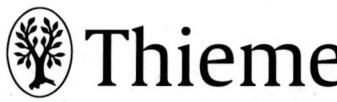

Pathologie verstehen

Molekulare Grundlagen
der allgemeinen Pathologie

Martin J. Oberholzer

167 Abbildungen
136 Tabellen

Georg Thieme Verlag
Stuttgart · New York

Prof. Dr. med. Martin J. Oberholzer
Institut für Pathologie
Universitätsklinik im Kantonsspital
Schönbeinstraße 40
CH-4003 Basel

Die Deutsche Bibliothek – CIP-Einheitsaufnahme

Oberholzer, Martin J.:
Pathologie verstehen : molekulare Grundlagen der allgemeinen Pathologie ; 136 Tabellen / Martin J. Oberholzer. [Zeichn.: Günter Bosch]. – Stuttgart ; New York : Thieme, 2001

Wichtiger Hinweis: Wie jede Wissenschaft ist die Medizin ständigen Entwicklungen unterworfen. Forschung und klinische Erfahrung erweitern unsere Erkenntnisse, insbesondere was Behandlung und medikamentöse Therapie anbelangt. Soweit in diesem Werk eine Dosierung oder eine Applikation erwähnt wird, darf der Leser zwar darauf vertrauen, dass Autoren, Herausgeber und Verlag große Sorgfalt darauf verwandt haben, dass diese Angabe **dem Wissensstand bei Fertigstellung des Werkes** entspricht.

Für Angaben über Dosierungsanweisungen und Applikationsformen kann vom Verlag jedoch keine Gewähr übernommen werden. **Jeder Benutzer ist angehalten,** durch sorgfältige Prüfung der Beipackzettel der verwendeten Präparate und gegebenenfalls nach Konsultation eines Spezialisten festzustellen, ob die dort gegebene Empfehlung für Dosierungen oder die Beachtung von Kontraindikationen gegenüber der Angabe in diesem Buch abweicht. Eine solche Prüfung ist besonders wichtig bei selten verwendeten Präparaten oder solchen, die neu auf den Markt gebracht worden sind. **Jede Dosierung oder Applikation erfolgt auf eigene Gefahr des Benutzers.** Autoren und Verlag appellieren an jeden Benutzer, ihm etwa auffallende Ungenauigkeiten dem Verlag mitzuteilen.

© 2001 Georg Thieme Verlag
Rüdigerstraße 14, D-70469 Stuttgart
Unsere Homepage: http://www.thieme.de

Printed in Germany
Zeichnungen: Günter Bosch, Münsingen-Dottingen
Umschlaggestaltung: Renate Stockinger, Stuttgart
Satz und Druck: Druckhaus Götz, Ludwigsburg
    System Textline

ISBN 3-13-129041-2   1 2 3 4 5 6

Meiner Ursula
und unsern beiden Kindern
Stefan und Catharina

*Die Methode der Wissenschaft ist die
Methode der kühnen Vermutungen und
der sinnreichen und ernsthaften Versuche,
sie zu widerlegen.*

*Wir können uns nie absolute Sicherheit
verschaffen, dass unsere Theorie nicht
hinfällig ist. Alles was wir tun können, ist
nach dem Falschheitsgehalt unserer besten
Theorie zu fahnden.
Das tun wir, indem wir sie zu widerlegen
versuchen, das heißt, indem wir sie im
Lichte unseres ganzen objektiven Wissens
und mit aller Erfindungskraft streng
prüfen.*

Karl R. Popper
Objective Knowledge, 1971

Vorwort

Das vorliegende Buch ist aus einer langjährigen Vorlesung für Allgemeine Pathologie an der Medizinischen Fakultät der Universität Basel entstanden. Ziel der Vorlesung war es, den Studierenden die wichtigsten Grundlagen der Medizin bleibend mit auf den weiteren Berufsweg zu geben. Ich habe versucht, dies praktisch umzusetzen.

Ausbilden bedeutet „Verstehen ermöglichen" und nicht nur „Wissen vermitteln". Verstehen befreit vom Ballast des Memorierens und entdeckt oft so etwas wie das kleinste gemeinsame Vielfache, das bei ganz unterschiedlich erscheinenden Sachverhalten und Phänomenen doch zu entdecken ist. Entdeckungen sind oft das Resultat hartnäckigen Fragens und vorwärts drängenden Suchens nach Antworten.

Allgemeine Pathologie kann verstanden werden als „Lehre der allgemein gültigen Prinzipien und Gesetzmäßigkeiten von Veränderungen der Funktion und der Morphologie von Organen". Eine moderne Auffassung des Faches wird versuchen, den teilweise vorhandenen, vermeintlichen Konflikt zwischen den beiden Polen der gestörten Funktion und der veränderten Morphologie bei Krankheiten aufzuheben. Wird die Aufgabe der Allgemeinen Pathologie so gesehen, ergeben sich zwei Thesen:

- Die klassische morphologische Nosologie, welche losgelöst von Vorstellungen über die die einzelnen Krankheitsbilder verursachenden Prozesse betrieben wird, verliert an Bedeutung, denn sie basiert primär auf Beobachten und Wissen und nicht so sehr auf Verstehen und Interpretieren.
- Eine Abgrenzung zwischen den beiden Fächern Pathologie und Pathophysiologie lässt sich immer weniger begründen, da sich die Grenzen zwischen Funktion und Morphologie zusehends verwischen.

So ist es interessant zu beobachten, wie viel Raum die Allgemeine Pathologie in namhaften, stark klinisch orientierten Zeitschriften einnimmt. Die wichtigsten Quellen des vorliegenden Buches waren denn auch die Zeitschriften *Nature, Nature Medicine, Cell, Hospital Practice* und *New England Journal of Medicine*.

In der Allgemeinen Pathologie kann entweder gefragt werden

1. nach Reaktionsmustern, mit denen der Organismus auf einen Stressfaktor reagiert (z. B. auf eine akute Entzündungsreaktion) oder
2. nach Modellen für gestörte Prozesse, die sich bei verschiedenen Krankheiten als gleich bleibendes ursächliches Prinzip manifestieren (z. B. eine Enzymstörung bei der chronischen rezidivierenden thrombotischen thrombozytopenischen Purpura und dem hämolytisch-urämischen Syndrom).

Der 1. Ansatz entspricht in der Didaktik dem Verfahren des orientierenden Lehrens, der 2. Ansatz dem Verfahren des exemplarischen Lehrens. Exemplarisches Lehren dient vor allem dazu, dass die Lerninhalte nicht nur memoriert, sondern durch Verstehen in dauernden Besitz genommen werden. Es basiert auf Gründlichkeit und Tiefe. (Die beim exemplarischen Lehren verwendeten Modelle werden denn auch als „Oasen der Gründlichkeit" bezeichnet.) Tiefe in der Allgemeinen Pathologie dürften in zunehmendem Maße die molekulare Pathologie und die molekulare Genetik vermitteln. Die Beschäftigung mit diesen neuen Fachgebieten erfordert minimale Kenntnisse der Sprache der Molekularbiologen. Als Beispiel sei zur Vermeidung von sprachlichen Missverständnissen bereits hier schon darauf hingewiesen, dass im Text des Buches die Abkürzungen für Gene stets mit Kleinbuchstaben geschrieben werden, die Abkürzungen für die von ihnen kodierten Proteine dagegen mit Großbuchstaben.

Allen Personen, die indirekt oder direkt an der Entstehung des Buches beteiligt waren, möchte ich herzlich danken: Herrn Prof. Dr. med. M. J. Mihatsch, dem Vorsteher des Instituts für Pathologie der Universität Basel, Herrn Dr. Chr. Urbanowicz, Programmplanung Klinik und Praxis des Thieme Verlags, für seine namhafte Unterstützung und permanente Ermutigung, das Projekt zu realisieren, Frau Dr. B. Frunder für ihre sorgfältige und äußerst zuverlässige Redaktion des Textes, den Herren M. Pohlmann (Projektmanagement) und K.-H. Fleischmann (Herstellung) des Thieme Verlags für die ausgezeichnete und zuvorkommende Zusammenarbeit, Herrn G. Bosch für die sehr anspre-chende grafische Gestaltung, den Herren Dr. H. Christen und Dr. R. Fröscher für die tatkräftige und kompetente Unterstützung bei der technischen Erstellung des Sachverzeichnisses und Herrn T. Schürch für die fachmännische Beratung und Hilfe bei der Herstellung der Histologiebilder. Ganz besonders möchte ich mich bedanken beim Abt des Benediktinerklosters Ganagobie (Frankreich) für die Gastfreundschaft, die ich im Sommer 2000 und 2001 in seinem Kloster in der Haute-Provence genießen durfte, und für den benediktinischen Geist seiner Gemeinschaft, der zu sehr fruchtbarer Arbeit am Buch stimuliert hat.

Basel, im Juli 2001   Martin Oberholzer

Inhaltsverzeichnis

1   Zellschädigung 1

1.1   Die lebende Zelle kontrolliert Barrieren zwischen sich und ihrer Umgebung 3

1.2   Die Zellen besitzen ein limitiertes Repertoire von Antworten auf Stress 7

1.2.1   Funktionelle Anpassungen an Stress 7

1.2.2   Zytologische Adaptationen 9

1.2.3   Histologische Adaptationen 14

1.3   Funktionelle Störungen müssen sich nicht zwangsläufig in morphologischen Veränderungen niederschlagen 16

2   Zelluntergang 17

2.1   Hauptursache des Zelluntergangs über eine Schwellung (Onkose) ist die Ischämie 19

2.1.1   Der „Leichnam" einer durch Onkose zugrunde gegangenen Zelle wird Nekrose genannt 19

2.1.2   Was entsteht aus dem nekrotischen Gewebe? 21

2.2   Der Zelluntergang über eine Schrumpfung (Apoptose) kann als „Opposition" zur Zellteilung (Mitose) verstanden werden 21

2.2.1   Eine Apoptose kann auf verschiedene Signale hin ausgelöst werden 21

2.2.2   Eine Apoptose kann über den Fas- oder den Perforin-Granzym-Weg erfolgen 22

2.2.3   Die Apoptose wird durch Gene gesteuert 25

3   Extrazellulärer Raum 27

3.1   Die extrazelluläre Matrix ist formgebende Matrix für Zellen und Gewebe 29

3.1.1   Kollagene machen den größten Teil der extrazellulären Matrix aus 29

3.1.2   Elastin bildet vernetzte Fibrillen und wird unter Mitwirkung der Lysyl-Oxidase synthetisiert 30

3.1.3   Die Glykoproteine der ECM haben eine Doppelfunktion: Sie sind Informationsträger und molekularer Leim zugleich 32

3.1.4   Proteoglykane sichern den Turgor und die Elastizität der Gewebe 33

3.1.5   Hyaluronsäure (ein Glykosaminoglykan) macht die Hauptkomponente der „Zwischensubstanz" der ECM aus 33

3.2   Basalmembranen sind dünne, flache Strukturen aus spezialisierter ECM 34

3.2.1 Die Beurteilung der Basalmembranen ist von großer diagnostischer
Bedeutung für die Unterscheidung
zwischen einer Dysplasie (oder
einem Carcinoma in situ) und
einem bereits invasiven Karzinom . 34

3.2.2 Eine Verdickung der Basalmembranen ist eine wichtige Ursache für
eine Störung ihrer Funktion als Filter 35

4 Interaktionen zwischen den Zellen und ihrer Nachbarschaft 37

4.1 Adhäsionsmoleküle sind transmembranöse Glykoproteine, die
auf der Zellmembran nahezu aller
Körperzellen vorkommen 39

4.2 Integrine nehmen an verschiedenen Prozessen der Zellmigration,
Embryogenese, Tumormetastasierung, Wundheilung, Blutgerinnung
und Immunabwehr teil 40

4.3 Selektine vermitteln zeitlich
begrenzte Zell-zu-Zell-Adhäsionen
im Blutgefäßsystem 40

4.4 Cadherine vermitteln eine homophile Adhäsion 41

4.5 Lektine sind kohlenhydratbindende Proteine 42

4.6 Die wichtigsten Adhäsionsmoleküle auf Zellen, welche mit Proteoglykanen der ECM reagieren, sind
der „receptor for hyaluronate-
mediated motility" und das CD44-
Molekül 43

4.7 Adhäsionsmoleküle spielen bei der
Metastasierung maligner Tumoren
eine wichtige Rolle 43

5 Zelluläre Signaltransduktion 45

5.1 Die „Sprache", mit der Signale
innerhalb der Zelle an den Zellkern
übermittelt werden, ist die Phosphorylierung 47

5.2 Die Typen der Signalübermittlung
können nach den am Prozess involvierten Rezeptoren eingeteilt werden 47

5.2.1 G-Protein-gekoppelte Rezeptoren
besitzen eine extrazelluläre, transmembranöse und intrazytoplasmatische Domäne 49

5.2.2 Viele Wachstumsfaktoren und
Insulin binden an Rezeptoren mit
eigener Tyrosinkinaseaktivität 50

5.2.3 Zytokine benützen Rezeptoren,
welche eng an Tyrosin-Kinasen
gekoppelt sind 51

5.3 Die verschiedenen Typen der Signalübermittlung können auch nach
den involvierten Proteinen in der
Zellmembran eingeteilt werden ... 51

5.4 Ca^{2+}-Ionen sind als Second Mes-
senger an der Übertragung von
Nervenimpulsen auf die Muskula-
tur, an der Muskelkontraktion, an
Sekretionsprozessen und an der
Zellproliferation beteiligt 52

6 Zellzyklus 53

6.1 Im Zellzyklus wird die genetische
Information in Phasen und geordnet von der Mutterzelle auf die
beiden Tochterzellen verteilt 55

6.2 Die Weitergabe der genetischen
Information wird an speziellen
Kontrollposten (Checkpunkte)
überwacht 56

6.2.1 Die DNA-Replikation wird an 2
Checkpunkten, dem G1- und G2-
Checkpunkt, kontrolliert 57

6.2.2 Am Checkpunkt der DNA-Reparatur arbeiten die Gene msh2, mlh1,
pms1 und pms2 59

6.2.3 Am Segregationscheckpunkt wird die Anheftung der Chromosomen an die Spindel überwacht 59

6.2.4 Neben den verschiedenen Checkpunkten sorgt ein Konservierungssystem für die Erhaltung der Integrität des Genoms 60

6.3 Die Zellen der einzelnen Organe zeigen eine unterschiedliche Bereitschaft, sich in den Zellzyklus zu begeben und sich zu teilen 61

6.4 Der Schlüssel für die molekulare Analyse des Genoms ist die In-situ-Hybridisierung (ISH) von DNA-Sequenzen 63

7 Wundheilung 65

7.1 Die Heilung eines Gewebedefekts erfolgt über eine Reparation oder Regeneration 67

7.2 Die Reparation läuft in verschiedenen Phasen ab 69

7.3 An der Reorganisation der extrazellulären Matrix sind nicht nur Zellen, sondern auch molekulare Mediatoren beteiligt 72

7.4 Wachstumsfaktoren spielen bei der Wundheilung, aber auch bei der Entstehung maligner Tumoren eine Schlüsselrolle 74

7.5 Voraussetzung für eine Reparation oder Regeneration ist eine Interaktion zwischen den beteiligten Zellen und der ECM 77

7.6 Eine Regeneration von zugrunde gegangenem Gewebe ist dann möglich, wenn in der Schadenszone Basalmembranen die Funktion von „Leitschienen" übernehmen 78

7.7 Ob eine Regeneration oder Reparation richtig erfolgt, hängt von verschiedenen „Umgebungsfaktoren" ab 78

7.8 Die Regenerationskapazität der einzelnen Organe bestimmt die Form der Heilung von Parenchymschäden 79

8 ARDS – acute respiratory distress syndrome 81

8.1 Im Zentrum des ARDS steht eine gestörte Reparation der geschädigten alveolokapillären Einheit der Lungen 84

8.2 Die morphologischen Hauptphänomene beim ARDS sind die Sequestrierung und Aktivierung von neutrophilen Granulozyten und die Störung der Mikrozirkulation 85

8.3 Eine Störung des Surfactant verstärkt beim ARDS die durch den Gewebeschaden hervorgerufene Einschränkung des Gasaustauschs . 85

9 Kohlenhydrate 87

9.1 Schleim ist ein hauptsächlich aus Glykoproteinen bestehendes elastisches Gel 89

9.1.1 Eine veränderte Synthese der Glykoproteine kann bei einer malignen Transformation von Schleim produzierenden Zellen (z. B. in der Kolonmukosa) beobachtet werden 90

9.1.2 Mukoviszidose ist eine angeborene Krankheit mit einer pathologischen Veränderung von Sekreten und Schleim 91

9.2 Beim Asthma bronchiale ist die Viskosität des Bronchialschleims erhöht 93

9.2.1 Asthma bronchiale kann in 2 Phasen ablaufen 93

9.2.2 Die Mastzellen können für den
Organismus bedrohlich werden,
wenn sie plötzlich den Inhalt ihrer
Granula freisetzen 95
9.2.3 Die eosinophilen Granulozyten
vermitteln die Hypersensitivitätsreaktion Typ 1 97
9.2.4 Molekulare Mediatoren beim
Asthma bronchiale sind Tryptase,
Histamin und Leukotrien LTC4 98
9.3 Diabetes mellitus, die häufigste
Störung des Kohlenhydratstoffwechsels, manifestiert sich in einer
Angiopathie 100
9.3.1 Ursache der diabetischen Mikroangiopathie ist eine Störung der
Basalmembranen durch Proteinglykosylierung 101

9.3.2 Die diabetische Makroangiopathie
entspricht einer Atherosklerose ... 104
9.3.3 Der insulinabhängige Diabetes
mellitus (IDDM) kann eine Autoimmunkrankheit oder idiopathisch
sein 105
9.3.4 Bei der Entstehung des NIDDM
spielen sowohl erworbene als auch
genetische Faktoren eine Rolle 107
9.3.5 Hauptkomplikationen des DM sind
Infarkte und eine erhöhte Infektanfälligkeit 107
9.4 Hintergrund lysosomaler Speicherkrankheiten sind Störungen des
Abbaus der Proteoglykane der
ECM 108

10 Proteine

10 Proteine 111

10.1 Viele Proteine sind an sich ständig
wiederholenden Schlüsselprozessen beteiligt 113
10.1.1 Histokompatibilitätsantigene sind
Identitätskarten der individuellen
Zelle 113
10.1.2 Es gibt 2 Klassen von Transportproteinen: solche die Energie benötigen, und Kanalproteine, die keine
Energie benötigen 113
10.1.3 Zytokine sind lösliche Proteine
oder Glykoproteine, welche hauptsächlich als chemische Kommunikatoren auf kleinem Raum wirken . 115
10.1.4 Prionen sind nichtmikrobielle Proteine, die Ursache ansteckender
Krankheiten sein können 120
10.1.5 Immunglobuline sind humorale
Mediatoren der Immunantworten . 122
10.1.6 Transkriptionsfaktoren sind intrazelluläre Proteine, die an regulatorische Sequenzen der DNA binden . 123
10.2 Defekte der Synthese, des Abbaus
oder der Ausscheidung von Proteinen können sich in Form verschiedener Krankheiten manifestieren .. 126

10.2.1 Intrazelluläre Proteinablagerungen
können auf eine veränderte Proteinsynthese oder abnorme
Struktur der Proteine hinweisen ... 126
10.2.2 Bei einer Amyloidose werden im
Rahmen verschiedener Krankheiten nichtlösliche, fibrilläre Proteine
in verschiedenen Organen extrazellulär abgelagert 136
10.2.3 „Hyalin" und „Fibrinoid" sind teils
extrazelluläre, teils intrazelluläre
Ablagerungen von Proteingemischen 139
10.3 Bei malignen Tumoren können
Proteine an ungewöhnlichen Orten
oder in ungewöhnlicher Menge
erscheinen 139
10.4 Proteine können mittels immunhistochemischer Methoden im histologischen Schnitt oder zytologischen Präparat sichtbar gemacht
werden 140

11 Lipide 143

11.1 Lipide werden im Blut mittels Trägerproteinen transportiert und von den Zellen über Rezeptoren aufgenommen 145

11.2 Der Umsatz der Lipide erfolgt in 2 Kreisläufen, dem „exogenen" und dem „endogenen" 146

11.2.1 Transportmedium des exogenen Lipidkreislaufs sind Chylomikronen 146

11.2.2 Transportmedien des endogenen Lipidkreislaufs sind Low-Density- und High-Density-Lipoproteine ... 146

11.3 Steatose ist die intrazelluläre Speicherung von freien Fettsäuren und Triglyceriden 148

11.4 Eine Hypercholesterinämie kann sich vielfältig manifestieren 149

11.5 Die Adipositas wird der Gruppe der „komplexen Krankheiten" zugeordnet 151

12 Kalk- und Kristallablagerungen 155

12.1 Calcium ist ein Metall und kontrolliert sehr viele Prozesse des Organismus 157

12.2 Calciumsalze erscheinen im Gewebe als granuläre Strukturen .. 157

12.2.1 Kalkablagerungen entstehen aus „Kristallisationskeimen" 157

12.2.2 Dystrophische und metastatische Kalkablagerungen 158

12.3 Die Feststellung von Verkalkungen hat einen hohen diagnostischen Wert 159

12.4 Kristallablagerungen in den Gelenken können schmerzhafte Gelenkerkrankungen verursachen 161

12.4.1 Primäre und sekundäre Gicht 161

12.4.2 Pathogenese der Gicht: Erhöhung der Harnsäurekonzentration und gesteigerte Phagozytose von Natriumuratkristallen 162

13 Lipopigmente, Tyrosinpigmente und anorganische Pigmente 165

13.1 Häufigste endogene Pigmente sind Lipofuszin, Melanin, Ferritin und Siderin 167

13.1.1 Lipofuszin 167

13.1.2 Melanin 167

13.1.3 Eisen 171

13.1.4 Kupfer 174

13.2 Das Ausmaß exogener Pigmente im Organismus hängt von zivilisatorischen und kulturellen Umständen ab 175

14 Porphyrinpigmente 177

14.1 Der Abbau des Hämoglobins wird über eine Öffnung des Hämrings durch die Häm-Oxigenase eingeleitet 179

14.2 Bilirubin ist das wichtigste Endprodukt des Hämkatabolismus 179

14.3 Eine Hyperbilirubinämie bedeutet für den Organismus eine Gefahr ... 180

14.4 Eine Cholestase muss nicht zu einem Ikterus führen 183

14.5 Gallensteine bestehen aus Bilirubin, Cholesterin und Calciumcarbonat 184

14.6 Derivate des Häms sind: Hämatin und das Malariapigment Hämozoin 185

15   Atherosklerose 187

15.1   Endothelzellen, Monozyten, Makrophagen und die glatten Muskelzellen sind die zellulären Akteure der Atherosklerose 191

15.1.1   Ausgangspunkt einer Atherosklerose ist eine Dysfunktion der Endothelzellen 191

15.1.2   Makrophagen sind hauptverantwortlich für die Oxidation von Lipoproteinen in den atheromatösen Plaques 193

15.1.3   Glatte Muskelzellen phagozytieren LDL in den atheromatösen Plaques und synthetisieren Elemente der ECM 193

15.2   Molekulare Mediatoren der Atherosklerose sind Zytokine, Wachstumsfaktoren und oxidierte LDL ... 194

15.3   2 Modelle der Atherosklerose werden diskutiert: das Modell der „Response-to-Injury" und das Modell der „oxidativen Modifikation" 195

15.3.1   „Response-to-Injury"-Modell: Dysfunktion der Endothelzellen und Aktivität der von Makrophagen beeinflussten glatten Muskelzellen 195

15.3.2   Modell der „oxidativen Modifikation": Schlüsselrolle des Homocysteins 196

15.4   Im transplantierten Herzen kann es an den Koronararterien zu einer schnell fortschreitenden, diffusen Atherosklerose kommen 197

15.5   Von der Atherosklerose ist die Arteriolosklerose abzugrenzen 197

16   Herzinsuffizienz 199

16.1   Hauptmanifestationen der Herzinsuffizienz sind Kongestion und Ödeme 201

16.1.1   Ursache einer Herzinsuffizienz ist oft eine mangelhafte Funktion der Herzmyozyten 204

16.1.2   Ischämie der Herzmuskulatur ist eine gefährliche Komplikation verschiedener Krankheiten 207

16.1.3   Kardiomyopathien sind Krankheiten der Herzwand, deren Ursache unbekannt sein kann 207

16.1.4   Rhythmusstörungen sind neben der Ischämie die größte Gefahr für das Herz 207

16.2   Herzinsuffizienz kann sich makroskopisch in Hypertrophie, exzentrischer Hypertrophie oder Dilatation des Herzens manifestieren 210

17   Kongestion 211

17.1   Folgen einer Kongestion im kleinen Kreislauf sind: Lungenödem, Hydrothorax, Venulosklerose, interstitielle Lungenfibrose oder pulmonale arterielle Hypertension 213

17.1.1   Ein intrathorakales Ödem wird auch Pleuraerguss oder Hydrothorax genannt 215

17.1.2   Steigt der hydrostatische Druck in den Pulmonalarterien über 20 mmHg an, spricht man von einer pulmonalen arteriellen Hypertension (PAH) 215

17.2   Chronische Kongestion im großen Kreislauf führt zu Veränderungen in der Leber und Milz sowie zum Auftreten von Aszites oder Beinödemen 216

17.2.1   Der Milz wurde in der Geschichte das Attribut eines Organs gegeben, das im Dienste der Reinigung steht 216

17.2.2   Ursachen einer Kongestion der Milz sind: chronische Herzinsuffizienz oder primäre portale Hypertension 217

17.2.3 Aszites entspricht einem intraab-
       dominellen Ödem 217

17.2.4 Portale Hypertension mit Aszites
       kann von einem hepatorenalen
       Syndrom begleitet sein 218

18 Ödeme 219

18.1 Ödeme sind pathologische Flüssig-
     keitsansammlungen im Intersti-
     tium von Organen oder in Körper-
     höhlen 221

18.2 Die Passage von Proteinen aus dem
     Blutplasma ins Interstitium hängt
     von strukturellen und physikoche-
     mischen Eigenschaften der Kapilla-
     ren ab 222

18.3 Vermehrter Austritt von Proteinen
     in den glomerulären Kapselraum
     führt zum nephrotischen Syn-
     drom 224

19 Hämostase 227

19.1 Für eine ausgewogene Homöostase
     der Blutgerinnung sorgen primär
     die Gerinnungskaskade und die
     Fibrinolyse 231

19.1.1 Das neue Modell des TFP (tissue
       factor pathway) unterscheidet
       nicht mehr zwischen dem intrinsi-
       schen und extrinsischen Weg der
       Gerinnungskaskade 231

19.1.2 Thrombin und Fibrin sind die End-
       produkte der Gerinnungskaskade . 231

19.1.3 Verstärkte Neigung zur Blutgerin-
       nung (Hyperkoagulabilität) kann
       angeboren oder erworben sein 234

19.2 Thromben sind solide Partikel aus
     Blutplättchen, Erythrozyten, Leu-
     kozyten und interzellulärer
     Matrix 234

19.2.1 Thromben können das Gefäßlumen
       entweder vollständig verschließen
       oder nur einengen 235

19.2.2 Bei der Entstehung der Thromben
       wird zwischen Adhäsion und
       Aggregation unterschieden 235

19.2.3 Thromben können sich in Venen
       und Arterien bilden 236

19.2.4 Emboli sind solide, flüssige oder
       gasförmige Partikel, die im Blutge-
       fäßsystem mit dem Blutstrom
       transportiert werden 237

19.2.5 Was wird aus den Thromben und
       Emboli? 238

19.3 Zelluläre Hauptakteure bei der Ent-
     stehung von Thromben sind
     Thrombozyten und Endothelzel-
     len 239

19.4 Eine Störung der Hämostase kann
     sich auch als Blutung äußern 243

20 Tumoren 245

20.1 Tumoren können gutartig oder
     bösartig sein und von Epithel-,
     Mesenchym- oder Keimzellen aus-
     gehen 247

20.1.1 Maligne Tumorzellen sind trans-
       formierte Zellen 247

20.1.2 Die wichtigste Information über
       einen Tumor ist die Aussage, ob er
       gutartig oder bösartig ist 248

20.2 Voraussetzung für eine optimale
     Tumortherapie ist eine exakte
     morphologische Tumordiagnose .. 251

20.2.1 Festlegung der Tumoren 251

20.2.2 Benennung der Tumoren 251

20.2.3 Stadium und Differenzierungsgrad
       maligner Tumoren 253

20.3 Die an der Entstehung maligner Tumoren beteiligten Gene können 3 Gentypen zugeordnet werden ... 254
20.3.1 Onkogene 254
20.3.2 Suppressorgene 255
20.3.3 Reparatur- oder Mutatorgene 256
20.4 „Kleinstes gemeinsames Vielfaches" bei der Entstehung maligner Tumoren ist eine Destabilisierung der genetischen Information 257
20.5 Tumoren können durch Viren erzeugt werden 258
20.5.1 Retroviren transformieren Zellen durch Integration oder Insertion ihres Genoms in die Zielzelle 258
20.5.2 Hauptverantwortlich für die Entstehung maligner Tumoren beim Menschen sind DNA/-Viren und nicht RNA-Viren 259
20.6 Tumoren können durch Strahlen erzeugt werden 263
20.7 Tumoren können durch chemische Substanzen erzeugt werden 264

20.8 Metastasen sind Zeichen einer erhöhten Aggressivität maligner Tumoren 266
20.8.1 Tumorzellen entfernen sich aus dem Primärtumor 266
20.8.2 Tumorzellen bilden ihr eigenes Kapillarnetz aus 268
20.8.3 Tumorzellen benützen zu ihrer Ausbreitung entweder Blut- oder Lymphgefäße 268
20.9 Der Organismus versucht, maligne Tumoren zu bekämpfen 269
20.10 Bösartige Tumoren können eine Vielzahl von Symptomen erzeugen 270
20.10.1 Lokale Effekte: mechanischer Druck, Obstruktion oder direkte Invasion der Tumoren 270
20.10.2 Wichtigste systemische Effekte: Kachexie, Fieber und Störungen der Blutgerinnung 270

21   Ischämie

21 Ischämie 273

21.1 Häufige Folge einer lokalen Ischämie ist ein Infarkt 276
21.2 In Organen mit einer doppelten Blutversorgung hängt die Entstehung und Größe eines Infarkts von der Funktion des Herzens ab 277

21.3 Ein Myokardinfarkt (ob subendokardial oder regional) kann zu verschiedenen akuten und chronischen Komplikationen führen 278

22   Entzündungsreaktionen

22 Entzündungsreaktionen 281

22.1 Entzündung ist eine allgemeine unspezifische Reaktion des Organismus auf eine Verletzung vaskularisierter Gewebe 283
22.2 Welche molekularen Mediatoren steuern die Entzündungsreaktion? 284
22.2.1 Anaphylatoxine sind molekulare Mediatoren, die eine Degranulierung der Mastzellen bewirken 286
22.2.2 Der plättchenaktivierende Faktor (PAF) ist ein Nebenprodukt der Eicosanoidsynthese 286
22.2.3 Das Komplementsystem steht im Dienst der unspezifischen humoralen Abwehr vor allem bakterieller Infekte 287

22.2.4 Molekulare Entzündungsmediatoren manifestieren sich vor allem in Form einer gesteigerten Gefäßpermeabilität im Entzündungsgebiet . 288
22.3 Bei der akuten Entzündungsreaktion spielen sowohl mobile als auch ortsständige Zellen eine zentrale Rolle 290
22.3.1 Neutrophile Granulozyten 290
22.3.2 Monozyten/Makrophagen 292
22.3.3 Natürliche Killerzellen 292
22.4 Schlüsselprozesse der akuten Entzündungsreaktion sind Chemotaxis, Exsudation, Opsonierung und Phagozytose 295

22.4.1 Als Chemotaxis wird die gerichtete Wanderung von Zellen entlang einem chemischen Gradienten bezeichnet 295

22.4.2 Als Phagozytose wird die aktive Aufnahme unbelebter oder belebter Partikel in das Innere einer Zelle bezeichnet 297

22.4.3 Extravasation und Exsudation aus der Blutbahn sind Folge der erhöhten Gefäßpermeabilität 297

22.5 Kann das Agens, das die Entzündung hervorgerufen hat, nicht eliminiert werden, wird die Entzündung chronisch 300

22.5.1 Histologisch weist die chronische Entzündung 2 Merkmale auf: Infiltrate von Lymphozyten und Plasmazellen sowie eine Fibrose .. 300

22.6 Die angeborene Abwehr kann aus verschiedenen Gründen ineffizient sein 301

23 Immunpathologie 303

23.1 Zelluläre Akteure der Immunantwort sind antigenpräsentierende Zellen, Lymphozyten und unspezifische Effektoren der Entzündungsreaktion 305

23.1.1 Antigene werden den T-Lymphozyten (T-Zellen) von den dendritischen Zellen, B-Lymphozyten (B-Zellen) und Makrophagen präsentiert 305

23.1.2 B-Zellen nehmen durch die Induktion der Antikörperbildung teil an der Abwehr extrazellulärer Antigene 308

23.1.3 T-Zellen bekämpfen intrazellulär gelegene Antigene und stimulieren sowohl Makrophagen als auch B-Zellen 310

23.2 Das Immunsystem bedient sich der „Sprache der Rezeptoren" und der „Sprache der Zytokine" 311

23.2.1 Der T-Zell-Rezeptor (TCR) ist ähnlich aufgebaut wie ein Immunglobulin 311

23.2.2 Aktivierte T-Zellen sezernieren Zytokine, Granzyme und Perforine 313

23.3 T-Lymphozyten brauchen 2 Signale, um von einem Antigen stimuliert zu werden: ein Erkennungs- und ein Aktivierungssignal 315

23.4 Eine Hypersensitivitätsreaktion entspricht einer unnötigen oder in ihrer Intensität übertriebenen Immunantwort 316

23.4.1 Folge der Hypersensitivitätsreaktion Typ 1 (HSR-1) ist eine akute endogene Überdosierung mit Histamin 316

23.4.2 Ziel der Hypersensitivitätsreaktion des Typs 2 (HSR-2) ist die Vernichtung schädlicher oder fremd gewordener Zellen 318

23.4.3 Die Hypersensitivitätsreaktion Typ 3 (HSR-3) wird durch Antigen-Antikörper-Komplexe provoziert .. 320

23.4.4 Im Zentrum der Hypersensitivitätsreaktion Typ 4 (HSR-4) stehen die T-Zellen 321

23.4.5 Die stimulatorische Hypersensitivitätsreaktion basiert auf der Aktivierung von Rezeptoren 323

23.5 Abstoßung von Organtransplantaten beruht sowohl auf zell- als auch auf antikörpervermittelten immunologischen Reaktionen 323

23.6 Autoimmunkrankheiten entstehen durch einen Angriff des Organismus auf körpereigene Zellen 326

23.6.1 Organspezifische und nichtorganspezifische Autoimmunkrankheiten 326

23.6.2 Superantigene können via eine oligo- oder polyklonale Stimulation der T- und B-Zellen eine Autoimmunreaktion auslösen 330

23.6.3 Antikörper gegen eigene Antikörper können eine weitere Ursache von Autoimmunkrankheiten sein .. 331

23.7 Eine ineffiziente Immunreaktion kann auf Defekten der humoralen, zellulären oder beider Arten der Immunantwort beruhen 332

24   Granulomatöse Entzündungen 335

24.1   Granulome sind ein Indikator dafür, dass die Elimination eines antigenen Agens große Mühe macht 337

24.2   Mycobacterium tuberculosis 340

24.3   Bei der Tuberkulose können gleichzeitig Phänomene der verzögerten Hypersensivität und der zellvermittelten Immunität auftreten 340

24.4   Wichtige spezifische granulomatöse Entzündungen sind: Tuberkulose, Sarkoidose und chronische Polyarthritis 343

24.4.1 Morphologisch manifestiert sich die Tuberkulose als exsudativkäsige (nekrotisierende) oder als produktivproliferative (nichtnekrotisierende) Entzündung 343

24.4.2 Morphologisches Schlüsselsymptom der Sarkoidose sind rein produktive Granulome 344

24.4.3 Die chronische Polyarthritis ist eine systemische Entzündung, die sich vor allem an den Gelenken manifestiert 345

24.5   Von den spezifischen granulomatösen Entzündungen sind unspezifische „granulomatöse" Reaktionen abzugrenzen 347

Literatur (Auswahl) 348

Sachverzeichnis 349

1 Zellschädigung

**1.1   Die lebende Zelle kontrolliert Barrie-
        ren zwischen sich und ihrer Um-
        gebung**

**1.2   Die Zellen besitzen ein limitiertes
        Repertoire von Antworten auf Stress**

1.2.1   Funktionelle Anpassungen an Stress

1.2.2   Zytologische Adaptationen
        Subzelluläre Adaptationen
        Zelluläre Adaptationen
            Hydropische Schwellung
            Atrophie
            Hypertrophie
            Hyperplasie
            Intrazelluläre Ablagerungen

1.2.3   Histologische Adaptationen

**1.3   Funktionelle Störungen müssen sich
        nicht zwangsläufig in morphologi-
        schen Veränderungen niederschlagen**

Zusammenfassung

Krankheiten können auf funktionelle oder strukturelle Schädigungen von Zellen zurückgeführt werden. Verallgemeinert können sie anhand der Art der Schädigung, der Reaktion des Organismus darauf und des Orts der Manifestation der Schädigung klassifiziert werden.

Eine Schädigung der Zellen kann als „Stress", der auf die Zellen wirkt, verstanden werden. Die wichtigsten dieser **Stressfaktoren** sind: Hypoxie, Ischämie, chemische Stoffe, ionisierende Strahlen, Bakterien, Viren und immunologische Prozesse. Der Hypoxie, der Ischämie, den chemischen Stoffen und den ionisierenden Strahlen ist gemeinsam, dass sie ihre zellschädigende Wirkung über **freie Radikale** entfalten. Freie Radikale sind Atome oder Moleküle mit einem ungepaarten Elektron in ihrer äußeren Schale. Sie sind dadurch sehr unstabil und hoch reaktiv. Hauptangriffsziele der freien Radikale sind die **Lipide der Zellmembran**. Das gefährlichste freie Radikal ist das Hydroxylradikal ($\cdot$OH). Es bewirkt: 1. die Bildung von freien Lipidradikalen (L$\cdot$), 2. eine Aggregation von Membranproteinen untereinander und 3. eine Interaktion mit der Desoxyribonukleinsäure (DNA).

Den Zellen steht nur ein **beschränktes Repertoire an Adaptationsmechanismen** an den Stress zur Verfügung. Die erste Reaktion der Zellen auf einen Stress ist eine vorübergehende Reduktion der Synthese ihrer physiologischen Proteine und eine vermehrte Synthese selektiver Proteine. Dazu gehören in erster Linie die „Hitzeschock-" oder „Stressproteine" und die Proteine der „Phase der akuten Antwort". Strukturelle Anpassungen der Zelle an eine Schädigung manifestieren sich sowohl auf der **zellulären** als auch auf der subzellulären **Ebene**. Phänotypische Veränderungen der Zellen nach einer Schädigung sind: hydropische Schwellung, Atrophie, Hypertrophie und Hyperplasie; phänotypische Veränderungen der Gewebe sind **Metaplasie** und Dysplasie. Unter einer Metaplasie versteht man eine Umwandlung eines differenzierten Zelltyps oder Gewebes in einen anderen, ebenfalls differenzierten Zelltyp oder in ein anderes differenziertes Gewebe. **Dysplastische Zellen** sind transformierte Zellen. Sie sind charakterisiert durch eine Vergrößerung der Zellkerne, eine Dyskaryose, eine Deformierung und Polymorphie der Zellkerne sowie eine Zunahme des Kern-Zytoplasma-Verhältnisses. Histologisches Hauptmerkmal einer Epitheldysplasie ist eine Störung der normalen Schichtung der betroffenen Epithelien: Die Kerne der dysplastischen Zellen liegen näher beieinander als normal, es treten Mitosen auch in höheren Zellschichten auf als nur in der Basalzellschicht und die Polarisierung des Epithels ist gestört oder aufgehoben. Dysplasien gelten als **Präkanzerosen**: Sie können in ein invasives Karzinom übergehen.

Die **sub- oder intrazelluläre Adaptation** manifestiert sich vielfach in abnormen intrazellulären Ablagerungen verschiedener Stoffe. Eine intrazelluläre Speicherung braucht nicht immer Ausdruck einer Adaptation an einen zellulären Stress zu sein (z. B. auf einen Alkoholabusus oder eine Hypercholesterinämie), sondern kann auch eine direkte Manifestation eines **subzellulären Defekts** oder einer **funktionellen Überlastung** sein. Beispiele dafür sind α_1-Antitrypsin-Mangel, Siderose und lysosomale Speicherkrankheiten.

Funktionelle Störungen müssen nicht immer von offensichtlichen strukturellen Veränderungen begleitet sein. Ein Beispiel dafür ist die **Cholera**. Die molekularbiologische Störung der Cholera ist bekannt. Sie beruht auf einer Störung der zellulären Signaltransduktion.

Basis aller Krankheiten ist eine Schädigung der kleinsten lebenden Einheit des Körpers, der Zelle. (Rudolf Virchow, deutscher Pathologe, 1821 – 1902)

Somatische Krankheiten sind Ausdruck von Störungen normaler Körperfunktionen durch ein schädigendes Agens. Die damit verbundenen Veränderungen der Zellen, Gewebe und Organe kann der Patient als Symptome wahrnehmen und der Arzt als Krankheitszeichen beobachten.

Zum Verständnis der Krankheiten ist es wichtig, die Ätiologie der Krankheiten zu kennen und die Pathogenese zu verstehen. Generell werden **3 ätiologische Typen von Krankheiten** unterschieden:

- angeborene oder vererbte Krankheiten,
- erworbene Krankheiten,
- multifaktorielle Krankheiten.

Für die Beurteilung der **Pathogenese** von Bedeutung sind:

- Faktoren, welche direkt zur Krankheit führen,
- Prozesse, welche durch diese Faktoren ausgelöst werden,
- Reaktionen des Organismus auf die eingetretenen Veränderungen.

Ein gutes Beispiel dafür, wie eine einzige Ätiologie über verschiedene pathogenetische Abläufe verschiedene Krankheiten hervorrufen kann, geben die **Streptokokken**. Diese grampositiven, kokkenförmigen Bakterien können 4 verschiedene Krankheiten bewirken:

- eine gewöhnliche Tonsillitis,
- eine Endokarditis der Herzklappen, vorausgesetzt, dass das Endokard vorgeschädigt ist,
- eine Glomerulonephritis, wenn der Organismus Antigene gegen bakterielle Proteine bil-

det und die Antigen-Antikörper-Komplexe in den Glomerula abgelagert werden,
- eine rheumatische Herzkrankheit, wenn die antibakteriellen Antikörper mit Proteinen der Herzwand kreuzreagieren.

Die Reaktionsmöglichkeiten des Organismus auf schädigende Einflussfaktoren sind begrenzt. Zu den wichtigsten Antworten gehören: eine Ischämie, eine akute Entzündung, eine Immunantwort, gutartige oder bösartige Tumoren, eine Atherosklerose oder morphologische und funktionelle Veränderungen des Herzens.

Die **allgemeine Pathologie** kann auf diesem Hintergrund in einem ersten Ansatz als Lehre der allgemeinen Reaktionsformen der Zellen, Gewebe und Organe auf ungünstige, schädigende Verhältnisse in der Umgebung des Organismus verstanden werden.

1.1 Die lebende Zelle kontrolliert Barrieren zwischen sich und ihrer Umgebung

Intakte **Membranen** ermöglichen es der Zelle, ihre Schlüsselaufgaben zu erfüllen:

- in ihrem Inneren eine konstante Ionenkonzentration gegenüber der Umgebung aufrechtzuerhalten,
- einen selektiven Molekülaustausch zwischen ihr und ihrer Umgebung zu kontrollieren,
- synthetisierte und metabolisierte Moleküle zu kompartimentieren.

Viele zelluläre Störungen haben eine Schädigung der Barriere zwischen der Zelle und ihrer Umgebung, der Zellmembran, als Ursache (Tab. 1.1). Die meisten Defekte der Zellmembran werden durch Traumen, Entzündungen, chemische Stoffe (z.B. freie Radikale) und immunologische Prozesse hervorgerufen.

An die Zellmembranen können Antikörper binden. So bewirkt eine Bindung von Antikörpern an die Membran der Blutplättchen eine verstärkte Adhäsion der Plättchen an die Endothelzellen und eine verstärkte Aggregation der Blutplättchen untereinander. Resultat ist eine Thrombose. Eine Interaktion zwischen Antikörpern und Molekülen der Zellmembran von Endothelzellen kann dazu führen, dass die Endothelzellen die Synthese von

gefäßrelaxierenden Faktoren drosseln. Resultat ist eine Gefäßkontraktion mit einer Hypoxie des nachgeschalteten Gewebes.

Plötzlich oder allmählich auftretende Veränderungen des intra- oder extrazellulären Milieus der Zelle werden als „zellulärer Stress" bezeichnet. Die wichtigsten **Stressfaktoren**, die direkt auf eine Zelle einwirken können, sind: Hypoxie (Ischämie), endogene und exogene chemische Stoffe, ionisierende Strahlen, Bakterien, Viren, Protozoen und immunologische Prozesse. Der Hypoxie, der Ischämie, der Wirkung chemischer Stoffe und ionisierender Strahlen ist gemeinsam, dass sie ihren zellschädigenden Einfluss vor allem über freie Radikale ausüben (Tab. 1.2). Auf diesem Hintergrund kann die allgemeine Pathologie in einem zweiten Ansatz als Spezialgebiet bezeichnet werden, welches die Expression einer präexistierenden Kapazität der Zelle, sich an Stress anzupassen, zum Gegenstand hat.

Eine Hypoxie bewirkt in der Zelle eine Reduktion der ATP-Synthese. Folge davon ist eine biochemische Kettenreaktion, welche in eine Erhöhung der Permeabilität der Zellmembran mündet (Abb. 1.1).

Tabelle 1.1 Formen der Schädigung der Zellmembranen.

Art der Schädigung der Zellmembran	Mechanismus (Beispiele)	Folgen (Beispiele)
Erhöhung der Membranpermeabilität	• Aktivierung einer Phospholipase • Peroxidation der Lipide der Zellmembran durch freie Radikale	• Aufbrechen der Zellmembran durch Lysolecithin[1] (Wirkung als Detergens)
Bildung von Disulfidbrücken zwischen Proteinen	freie Radikale	
Toxische Schädigung • Cholesterin • Anästhetika • Alkohol • Toxine	• „Versteifung der Membran" • „Verflüssigung" • „Verflüssigung" • Blockierung von Ionenkanälen	• Lyse zirkulierender Erythrozyten
Zerstörung der Membran	• Perforin der Killer-T-Lymphozyten • Komplementsystem • Hypersensitivitätsreaktion Typ 2 durch zytotoxische Lymphozyten	
Blockierung von Ionenkanälen	• Blockade der Na^+-Ionenkanäle durch Tetrotoxin (Fischtoxin) • Blockade der Ca^{2+}-Ionenkanäle durch Verapamil (Medikament) • Blockade der Ca^{2+}-Ionenkanäle durch Antikörper	• Myasthenia gravis
Störung des transmembranösen Transports durch Störung von Ionenpumpen		Mukoviszidose
Störung von Membranrezeptoren • Überstimulation des G-Proteins durch Toxine • Stimulation des TSH-Rezeptors durch Antirezeptor-Antikörper • Blockade durch Antirezeptor-Antikörper • Fehlen des LDL-Rezeptors • Reduktion der Insulinrezeptoren		• Cholera • Morbus Basedow der Schilddrüse[2] • Myasthenia gravis • familiäre Hypercholesterinämie • nicht insulinpflichtiger Diabetes mellitus Typ II

[1] Lysolecithin entsteht aus dem Membranphospholipid Lecithin durch Einwirkung einer Phospholipase. Die Phospholipase bricht eine der beiden Fettsäuren aus dem Lecithinmolekül heraus. Dabei entsteht Lysolecithin, ein sehr instabiles Molekül. Lysolecithin bewirkt eine Aggregation der Lipoproteine der Zellmembran in Form von Micellen. Folge davon ist eine Störung der Integrität der Zellmembran begleitet von einer Erhöhung der Membranpermeabilität.
[2] Hyperthyreose mit oder ohne Vergrößerung der Schilddrüse (Struma)

LDL Low-Density-Lipoproteine
TSH Thyreoidea-stimulierendes Hormon

Freie Radikale sind Atome oder Moleküle mit einem ungepaarten Elektron in ihrer äußeren Schale. Sie sind dadurch sehr unstabil und hoch reaktiv. Sie werden bei verschiedenen Gelegenheiten gebildet (s. Tab. 1.2). Freie Radikale, die aus Wasser oder Sauerstoff (O_2) entstehen, sind: Hyperoxid (O_2^-), Wasserstoffperoxid (H_2O_2) und das Hydroxylradikal ($\cdot OH$).

Hauptangriffsziele der freien Radikale sind die Lipide der Zellmembran. Das gefährlichste freie Radikal ist das Hydroxylradikal ($\cdot OH$). Es zeigt 3 Hauptwirkungen:

Tabelle 1.2 Freie Radikale.
Freie Radikale gehören zu den wichtigsten zellulären Stressfaktoren.

Bildung freier Radikale durch ... / oder bei ...	Nebenwirkung
Aktivierte neutrophile Granulozyten	Lipidperoxidation im benachbarten Gewebe
Aktivierte Makrophagen	Lipidperoxidation im benachbarten Gewebe
Freisetzung von Fe^{3+}-Ionen nach Blutungen	Fe^{3+}-Ionen katalysieren die Reaktionen freier Radikale und induzieren die Bildung des Hydroxylradikals[1]
Stimulation des Arachidonsäure-Stoffwechsels	Lipidperoxidation im benachbarten Gewebe
Ischämie	Adhäsion von neutrophilen Granulozyten an die Endothelzellen, Migration und Aktivierung der neutrophilen Granulozyten Proteolyse der Xanthin-Dehydrogenase und Bildung von Xanthin-Oxidase[2]
Ultraviolettstrahlen	Photolyse
Ionisierende (elektromagnetische) Strahlen	Radiolyse
Toxische Stoffe	
Atherosklerose	Oxidation der Low-Density-Lipoproteine (LDL)
Alterung	

[1] Das Hydroxylradikal ($\cdot$OH) ist ein starker chemotaktischer Faktor für neutrophile Granulozyten.
[2] Die Xanthin-Oxidase bildet aus Hypoxanthin unter der Einwirkung von O_2 die 3 Moleküle Urat, O_2^- und H_2O_2 (Sauerstoffradikale), aus denen – unter Einwirken von zellulärem Fe^{3+} – $\cdot$OH entsteht.

- die Bildung von freien Lipidradikalen (L$\cdot$) in der Zellmembran,
- eine Aggregation von Membranproteinen untereinander,
- eine Interaktion mit der Desoxyribonukleinsäure (DNA).

Die freien Radikale können durch verschiedene Enzyme neutralisiert werden. Die Superoxid-Dismutase, die Katalasen und Peroxidasen reagieren mit den Vorläuferradikalen des $\cdot$OH (O_2^- und H_2O_2). Direkt mit dem Hydroxylradikal reagieren: Vitamin E, β-Carotine, Vitamin C, Glutathion und Coeruloplasmin.

Wichtigste Folge einer Hypoxie auf die Zelle ist die Reduktion der ATP-Synthese der Zelle. Dies löst eine komplexe Kettenreaktion aus, welche schlussendlich in eine Erhöhung der Permeabilität der Zellmembran mündet (s. Abb. 1.1).

Chemische Stoffe können auf 2 Arten zu einer Zellschädigung führen:

- durch eine direkte Interaktion mit zellulären Komponenten ohne eine Aktivierung des Zellmetabolismus,
- über die Bildung von toxischen Metaboliten.

Bakterien schädigen die Zellen über Toxine. Ein Beispiel dafür ist das Bakterium Clostridium difficile Typ A, der Erreger des Gasbrands. Das Toxin (Myotoxin genannt) besitzt die Eigenschaft der Phospholipase C und führt deshalb zu einer Zerstörung der Membranen der Skelettmuskelzellen, der neutrophilen Granulozyten und Erythrozyten.

Viren können die Zelle auf 2 Arten zugrunde richten:

- direkt und irreversibel ohne Mitbeteiligung des Immunsystems,
- indirekt über eine Aktivierung des Immunsystems und die Auslösung einer Hypersensitivitätsreaktion Typ 2.

Direkt zytotoxisch wirkt das Poliovirus, ein RNA- oder Retrovirus. Vom Virus neu synthetisierte

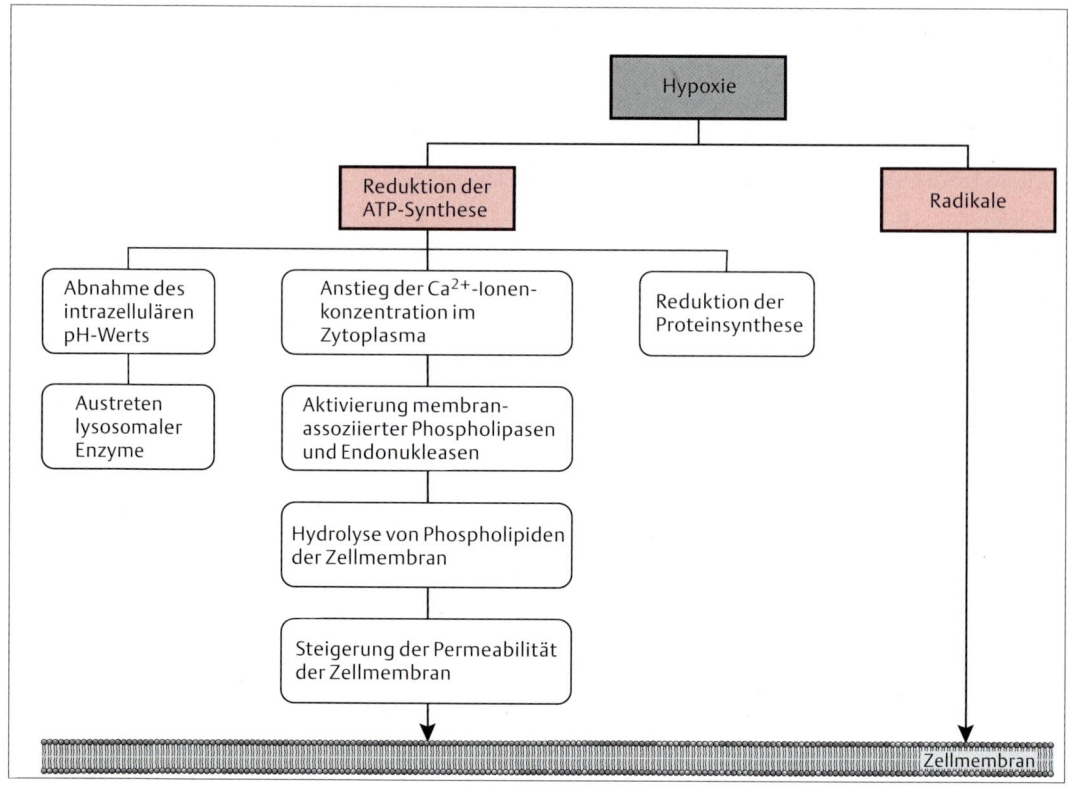

1.1 Hypoxie.
Eine Hypoxie bewirkt eine Reduktion der ATP-Synthese in der Zelle. Dadurch werden membranassoziierte Phospholipasen und Endonukleasen aktiviert. Dies induziert eine Störung der Zellmembranpermeabilität und führt zu einer Zellschädigung. Parallel dazu entstehen Radikale.

Proteine werden in die Membran der Zelle integriert und bilden neue Kanäle für Ca^{2+}-, Na^+- und K^+-Ionen. Dadurch steigt die Ca^{2+}-Ionenkonzentration im Zytoplasma an. Die Ca^{2+}-Ionen aktivieren die intrazytoplasmatische Proteolyse und die Phospholipasen.

Indirekt wirkt beispielsweise das Hepatitis-B-Virus, ein DNA-Virus. Die virusinfizierten Hepatozyten schieben die viralen Proteine mithilfe der Proteine der Klasse I des Haupthistokompatibilitätskomplexes (major histocompatibility complex, MHCP-1) an ihre Oberfläche. Dort werden sie vom Immunsystem erkannt und provozieren eine Hypersensitivitätsreaktion Typ 2. Dabei gehen die Hepatozyten zugrunde.

1.2 Die Zellen besitzen ein limitiertes Repertoire von Antworten auf Stress

Die Zellen verfügen über unterschiedliche Mechanismen, sich veränderten Umgebungsbedingungen anzupassen; sie können:

- Ionenkanäle schließen,
- gefährliche Substanzen detoxifizieren,
- metabolische Stoffe mobilisieren,
- katabolische Prozesse ankurbeln,
- schädliche Produkte im Zellinnern kompartimentieren, um sie entweder zu einem späteren Zeitpunkt abzugeben oder ihr eigenes Milieu vor ihnen zu schützen.

Eine solche Kompartimentierung geschieht z. B. mit Cholesterin.

Eine akute **Zellschädigung** tritt dann auf, wenn die Zelle nicht mehr in der Lage ist, über die erwähnten Mechanismen und Funktionen ihre Homöostase aufrechtzuerhalten.

Wenn der Stress, welcher auf die Zelle einwirkt, nur von kurzer Dauer ist und die Zelle der Belastung widerstehen kann, ist die Zellschädigung **reversibel**. Wenn der Stress intensiv ist, längere Zeit andauert und die Zelle Mühe hat, ihn zu bewältigen, kann die Zellschädigung **irreversibel** werden. Der Untergang der Zelle erfolgt dann meistens über eine Koagulationsnekrose.

Man kann zwischen funktionellen, zytologischen und histologischen Anpassungen der Zellen und Gewebe an Stress unterscheiden (Tab. 1.**3**).

1.2.1 Funktionelle Anpassungen an Stress

Die erste Reaktion der Zellen auf einen Stress ist eine vorübergehende Reduktion der Synthese ihrer physiologischen Proteine und eine vermehrte Synthese selektiver Proteine. Solche selektive Proteine sind:

- die „Hitzeschockproteine" (HSP, auch „Stressproteine" genannt), die in praktisch allen Zellen gebildet werden,
- die Proteine der „Phase der akuten Antwort" (PPAA), die vornehmlich in den Hepatozyten synthetisiert werden.

Die Synthese der **HSP** wird vor allem durch Veränderungen der Körpertemperatur (Fieber), eine Ischämie, eine akute Entzündung oder Alkohol induziert. Die HSP sind konstitutive Proteine: Sie werden permanent in niedrigen Dosen synthetisiert, aber normalerweise nicht sezerniert.

Tabelle 1.3 Reaktionsmöglichkeiten der Zelle auf Stress.
Den Zellen steht für die Bewältigung des auf sie einwirkenden Stresses nur eine beschränkte Anzahl von Reaktionsmöglichkeiten zur Verfügung.

Funktionelle Adaptationen	Zytologische Adaptationen	Histologische Adaptationen	Sub- oder intrazelluläre Adaptationen durch Speicherung von ...	
Hitzeschockproteine (Stressproteine)	hydropische Schwellung	Regeneration Reparation	Flüssigkeit	Bildung von Vakuolen hydropische Schwellung
Proteine der Phase der akuten Antwort	Atrophie Hypertrophie Hyperplasie	Metaplasie Dysplasie	Lipiden	Triglyceride Cholesterin Lipide
			Glykogen Metaboliten des Proteoglykan- und Sphingolipid-Stoffwechsels	
			Pigmenten	Anthrakose Ferritin und Siderin

Die einen HSP (HSP70) erkennen Moleküle, welche inkorrekt gefaltet oder inkorrekt glykosyliert sind, reparieren sie und begleiten sie an ihren intrazellulären Wirkungsort. Andere nehmen am transmembranösen Transport von Proteinen teil. Wieder andere (Ubiquitin) binden kovalent an denaturierte Proteine und bereiten sie so für die Denaturierung durch freie Proteasen vor.

Im Gegensatz zu den Stressproteinen werden die **PPAA** permanent sezerniert (Tab. 1.**4**). Die Reaktion der Hepatozyten auf Stress (z. B. Infekte, Traumen, Verbrennungen, körperliche Anstrengungen, aber auch Geburt) durch die Abgabe von PPAA erfolgt langsamer, dauert jedoch länger als die Reaktion der HSP. Die „Stoßrichtung" beider Proteinfamilien (PPAA und HSP) ist dagegen sehr ähnlich: Durch die Wirkung der HSP soll das Überleben der individuellen Zelle gesichert werden, durch die PPAA das Überleben des Organismus entweder durch Verteidigung oder Adaptation. Die Synthese der PPAA in den Hepatozyten wird durch die Zytokine (Interferon γ [IFN-γ], transformierender Wachstumsfaktor β [TFG-β], epidermaler Wachstumsfaktor [EGF]) und vor allem Interleukin-6 (IL-6) induziert. IL-6 ist der Hauptstimulator der Produktion der PPAA. Glucocorticoide steigern die Wirkung dieser Stimulatoren auf die Hepatozyten, Insulin hemmt sie.

Tabelle 1.4   Proteine der Phase der akuten Antwort (PPAA).
Die Proteine der Phase der akuten Antwort werden permanent in der Leber synthetisiert und auf Stress hin durch die Hepatozyten abgegeben. Sie haben die Aufgabe, das Überleben des Organismus durch Verteidigung oder Adaptation zu sichern. Im Rahmen der akuten Antwort kommt es unter anderem auch zu 1. einer Reduktion der Erythropoetinsynthese mit einer Anämie als Folge, 2. einer Reduktion der Mobilisation von Eisen aus den Makrophagen, 3. einer Steigerung der Lipogenese in den Hepatozyten und 4. einer Lipolyse in der Peripherie.

Protein	Bindung an ...	Wirkung Stimulation	Hemmung
C-reaktives Protein (CRP)	• Phosphocholin in der Zellmembran • Makrophagen	• Komplementsystem • Synthese des IL-1-R-Antagonisten durch die Monozyten	• Adhäsion der NGR an die Endothelzellen • Synthese von Peroxiden in den NGR
Serumamyloid A (SAA)	• HDL (als Apoprotein) • Makrophagen • Monozyten • Lymphozyten	• Chemotaxis für Monozyten und Lymphozyten • Oxidation der LDL (Atherosklerose)	
Haptoglobin	Radikale (Antioxidanzien)		
Hämopexin	Radikale (Antioxidanzien)		
α_1-Proteaseinhibitor (α_1-Antitrypsin)	Proteasen		
α_1-Antichymotrypsin	Proteasen		
Fibrinogen		Endothelproliferation	
Transthyretin			IL-1-Synthese in Monozyten und Endothelzellen
IL-4		• Synthese von Apoferritin • Sequestrierung des Serumeisens in Makrophagen (Anämie)	

HDL   High-Density-Lipoproteine
IL-1-R   Interleukin-1-Rezeptor
LDL   Low-Density-Lipoproteine
NGR   neutrophile Granulozyten

Das **C-reaktive Protein** (CRP) hat seinen Namen von seiner Eigenschaft, mit dem Phosphocholin des C-Polysaccharids in der Kapsel der Pneumokokken zu reagieren. Es scheint die Funktion zu haben, veränderte Moleküle in der Zellmembran zu erkennen und Abwehrprozesse (Entzündung oder Immunreaktion) einzuleiten. Das Ausmaß des Anstiegs der Plasmakonzentration des CRP gilt als direktes Maß für den Gewebeschaden. Über eine längere Zeitspanne erhöhte CRP-Konzentrationen werden bei chronischen Entzündungen (z. B. Tuberkulose und rheumatoide Arthritis) oder bei malignen Tumoren gefunden.

Das CRP bindet an das **Phosphocholin geschädigter Zellmembranen** (Abb. 1.2). Diese Bindung ist vergleichbar mit der Bindung eines Antikörpers an ein Antigen.

Die genaue biologische Rolle des CRP ist noch nicht in allen Details bekannt. Fest steht, dass es:
- den klassischen Weg der Komplementkaskade aktiviert,
- mit phagozytierenden Zellen (neutrophile Granulozyten, Monozyten und Makrophagen) interagiert,
- den plättchenaktivierenden Faktor (PAF) hemmt,
- die Aggregation von Blutplättchen und deren Degranulierung steigert,
- die durch Lymphozyten vermittelte Zytotoxizität erhöht.

Die molekulare Struktur des **Serumamyloidproteins A** (SAA) ist ähnlich jener des CRP. Das SAA kann als Apoprotein des High-Density-Lipoproteins (HDL) wirken und die Hypersensitivitätsreaktion Typ 4 dämpfen.

An der Antwort der akuten Phase der Entzündung sind neben Proteinen, welche von den Hepatozyten synthetisiert werden, auch die Zytokine beteiligt: Interleukin-1 und Tumornekrosefaktor α (TNF-α). Diese Zytokine werden durch Makrophagen sezerniert und induzieren im vorderen Hypothalamus eine gesteigerte Synthese der Prostaglandine. Diese sind über eine Erhöhung des Schwellenwerts der Thermoregulation für eine vermehrte Wärmeproduktion durch Muskelkontraktionen und Zittern und eine gesteigerte Wärmekonservierung verantwortlich. Resultat ist ein Anstieg der Körpertemperatur (Fieber).

1.2.2 Zytologische Adaptationen

Subzelluläre Adaptationen

Die wichtigsten subzellulären Adaptationen sind die Bildung von Blebs (Ausstülpungen der Zellmembran), Veränderungen des Chromatins des Zellkerns und Veränderungen der Funktion der Lysosomen. Die Bildung von Blebs ist eines der am häufigsten beobachteten Zeichen einer akuten Zellschädigung. Blebs können Flüssigkeit und allenfalls auch wenige Zellorganellen enthalten. Sie entstehen aufgrund einer Abkoppelung der Zellmembran vom Zytoskelett.

Das **Chromatin** des Zellkerns kann kondensieren (z. B. bei einer Zellatrophie), sich unregelmäßig anordnen (Dyskaryose, bei Dysplasien oder bei malignen Tumoren) oder ödematös aufschwellen (z. B. bei einer Hypoxie). Von diesen Veränderungen ist das Auseinanderbrechen des Chromatins (Karyorrhexis, z. B. bei einer Apoptose) zu unterscheiden.

Stress kann sich auch an den **Lysosomen** manifestieren: Es kann zu einer Ruptur lysosomaler Membranen kommen oder zu einer vermehrten

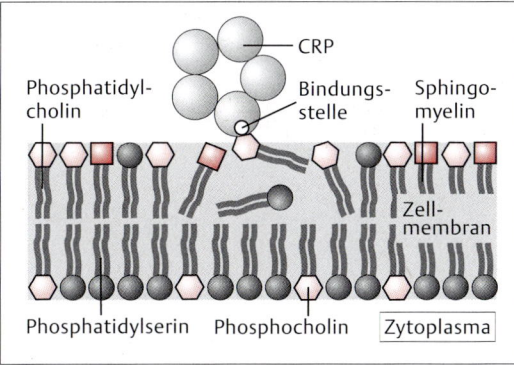

1.2 C-reaktives Protein (CRP).
Die Hauptaufgabe des CRP ist eine Unterstützung der phagozytierenden Zellen (z. B. neutrophile Granulozyten) und die Aktivierung des Komplementsystems bei einer entzündlichen Gewebeschädigung. Voraussetzung dafür ist eine Erkennung des geschädigten Gewebes. In den Zellmembranen lädierter Zellen ist der hydrophile Kopf der beiden Membranphospholipide Sphingomyelin und Phosphatidylcholin freigelegt. Das C-reaktive Protein (CRP), ein symmetrisches pentameres Molekül mit Bindungsstellen an allen 5 Untereinheiten, bindet (unter Beteiligung von Ca^{2+}-Ionen) an das Phosphocholin der beiden Membranphospholipide und „markiert" so die Zellen (nach Kushner 1990).

Ausschüttung lysosomaler Enzyme. Eine Ruptur lysosomaler Membranen ist von pathogenetischer Bedeutung bei 2 Krankheitsbildern: **Gicht** und **Silikose**, beides granulomatöse Entzündungen. Bei der Gicht phagozytieren neutrophile Granulozyten Uratkristalle, bei der Silikose phagozytieren Makrophagen Silicatkristalle. Bei beiden Prozessen werden die Urat- und Silicatkristalle über H⁺-Ionen, welche auf ihrer Oberfläche vorhanden sind, an die Membran der Lysosomen gebunden. Dies induziert eine Ruptur der lysosomalen Membran und einen Austritt proteolytischer lysosomaler Enzyme ins Zytoplasma und in den extrazellulären Raum.

Zelluläre Adaptationen

Hydropische Schwellung

Das Zellvolumen wird permanent durch einen energieabhängigen Austausch von Na^+- und K^+-Ionen sowie durch membrangebundene Enzyme

Tabelle 1.5   Ursachen der Atrophie.
Die wichtigsten Ursachen einer Zell- oder Gewebeatrophie sind eine reduzierte funktionelle Anforderung an das Gewebe oder eine protrahierte Mangelversorgung des Gewebes mit Sauerstoff.

Ursache	Vermittelt durch ...	Betroffene Organe/Krankheiten
Reduzierte funktionelle Anforderung	Inaktivität	Skelettmuskulatur Knochen (Osteoporose)
Mangelhafte Ernährung		Skelettmuskulatur
Protrahierte reduzierte Sauerstoffversorgung	Hypoxie	vaskuläre Schrumpfniere
Erhöhter lokaler Gewebedruck	Obstruktion der ableitenden Harnwege Bronchusobstruktion	Nierenatrophie bei Hydronephrose Lungenemphysem[1]
Unterbrechung trophischer Signale	Hypophysektomie mit Verlust von • ACTH • TSH • FSH Denervierung • motorisch • sensorisch	• Nebennierenrinden-Atrophie • Schilddrüsenatrophie • Ovaratrophie • Skelettmuskulatur (z.B. bei Poliomyelitis) • Haut
Chronische Entzündung		pyelonephritische Schrumpfniere
Alterung	Repression des c-fos-Gens in Fibroblasten	
Toxische Stoffe	Zigarettenrauch Östrogen	Bronchialschleimhaut-Atrophie Knochen (Osteoporose)
Immunologische Mechanismen	Zelluntergang	atrophische Gastritis bei Anaemia perniciosa autoimmun-hämolytische Anämie chronische lymphozytäre Thyreoiditis Hashimoto
Alzheimer-Krankheit	Zelluntergang	Hirnatrophie

[1] Unter einem Lungenemphysem wird eine Ausweitung der Lungenazini oder von Teilen der Azini verstanden. Der Azinus ist diejenige, distal des terminalen Brochiolus gelegene Struktur, in welcher der Gasaustausch stattfindet. Er besteht aus den respiratorischen Bronchiolen, Alveolargängen und Alveolen. Ein Lungenemphysem kann durch eine Überblähung, eine Atrophie oder einen Verlust des Lungenparenchyms entstehen.

aufrechterhalten. Normale Zellen weisen in ihrem Inneren eine höhere Konzentration an K^+-Ionen und eine niedrigere an Na^+-Ionen auf als der Extrazellularraum. Eine intakte Funktion der Ionenpumpen benötigt ATP. Steht ATP in zu geringer Konzentration zur Verfügung (z.B. bei Hypoxie), kommt es zu einer Störung der zellulären Volumenregulation mit einem **Einstrom von Wasser** in das Zytoplasma und die Mitochondrien. Das Erscheinungsbild der so veränderten Zelle wird als hydropische Schwellung, akutes Zellödem oder hydropische Zelldegeneration bezeichnet.

Atrophie

Eine Atrophie eines Organs kann durch einen **Verlust** oder eine **Verkleinerung von einzelnen Zellen** zustande kommen (Tab. 1.5). Eine Zelle schrumpft, wenn die normalen katabolen Prozesse in der Zelle (Autophagozytose und intrazelluläre nichtlysosomale Proteolyse) beschleunigt worden sind.

Eine schwere frontale und bitemporale Hirnatrophie begleitet von einem Hydrocephalus internus e vacuo sind die makroskopischen morphologischen Hauptsymptome der Alzheimer-Krankheit. Die Alzheimer-Krankheit zählt zu den neurodegenerativen Krankheiten. Im Gegensatz zur Infarktdemenz nimmt die Demenz bei der Alzheimer-Krankheit kontinuierlich und nicht in abrupten Schritten über Jahre hinweg zu.

Hypertrophie

Der Begriff „Hypertrophie" kann sich auf Zellen oder Organe beziehen. Hinter einer Organatrophie verbirgt sich eine **zelluläre Hypertrophie**, eine zelluläre Hyperplasie oder beide Formen der zellulären Adaptation. Unter einer zellulären Hypertrophie (Tab. 1.6) wird eine volumenmäßige Vergrößerung der Zellen, unter einer Hyperplasie eine zahlenmäßige Vermehrung der Zellen verstanden.

Zellen, die größer werden oder sich vermehren, synthetisieren vermehrt Proteine. Dies kann mikroskopisch sichtbar werden, weil 1. die Vermehrung der Ribosomen im Zytoplasma eine Basophilie des Zytoplasmas, 2. die gesteigerte Synthese der Ribonukleinsäure (RNA) eine Vergrößerung der Nukleolen und 3. die vermehrte Transkription der DNA eine Vergrößerung des Zellkerns kombiniert mit einer Auflockerung des Chromatins bewirkt.

Eine Vergrößerung des Zellkerns kann auch ein Hinweis auf eine **Polyploidisierung** sein. Unter Polyploidisierung wird eine Vermehrung des zweifachen Chromosomensatzes mit einem DNA-Gehalt von 2 c um eine ganzzahlige Potenz (2^2, 2^3, 2^4) verstanden. Der Sinn einer Polyploidisierung dürfte darin liegen, dass sich die Zellen durch mehrere vollständige Kopien der genetischen Information gegen die Folgen genetischer Schäden zu schützen versuchen.

Hyperplasie

Unter einer Hyperplasie wird eine zahlenmäßige Vermehrung der Zellen aus verschiedenen Gründen verstanden (Tab. 1.7).

Tabelle 1.6   Ursachen der Hypertrophie.

Ursache	Vermittelt durch ...	Betroffene Organe/Krankheiten
Gesteigerte funktionelle Anforderung	Hypertonie	Herzhypertrophie
Endokrine Stimulation	anabole Steroide	Skelettmuskulatur
Gestörtes Gleichgewicht zwischen Anabolismus und Katabolismus		Knochen (Osteopetrose)
Chronische Entzündung	Zytokine	Hypertrophie der Makrophagen
Immunstimulation	Zytokine	Hypertrophie der Makrophagen
Prolongierte inadäquate Sauerstoffversorgung	Aufenthalt in großen Höhen	Herzhypertrophie bei pulmonaler arterieller Hypertonie

Tabelle 1.**7**   **Ursachen der Hyperplasie.**

Ursache	Vermittelt durch ...	Betroffene Organe/Krankheiten
Gesteigerte funktionelle Anforderung: • Katabolisierung • Metabolisierung oder • Detoxifikation von Stoffen	endoplasmatisches Retikulum	„Milchglaszellen" der Leber
Endokrine Stimulation	paraneoplastische Syndrome renale Osteopathie Östrogen	z. B. Nebennierenrinden-Hyperplasie Nebenschilddrüsen-Hyperplasie Myohyperplasie des Uterus Hyperplasie des Endometriums
Zytokine		Hyperplasie der Makrophagen Hyperplasie der T-Lymphozyten
Prolongierte inadäquate Sauerstoffversorgung	Aufenthalt in großen Höhen	Polycythaemia vera

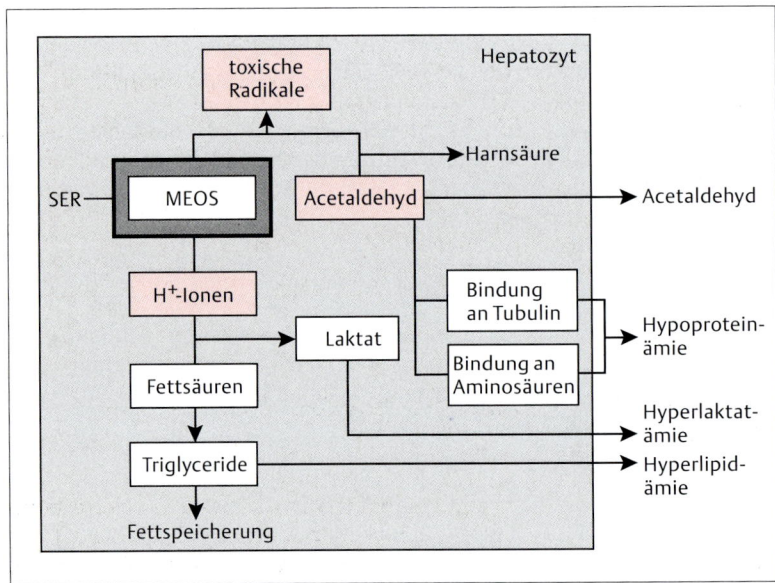

1.3   Wirkung des Alkohols an der Leberparenchymzelle.
Die wichtigsten Folgen einer chronischen Schädigung der Leber durch Alkohol sind: 1. die Bildung von Sauerstoffradikalen, 2. die verminderte Sekretion von Proteinen (bedingt durch eine Bindung von Acetaldehyd an Aminosäuren und an Tubulin des intrazellulären Transportsystems) und 3. die Steigerung der intrazellulären H⁺-Ionen-Konzentration. Die gestörte Proteinsekretion führt zu einer Hypoproteinämie und zu einer Reduktion der Gerinnungsfaktoren im Blut. Eine Beeinträchtigung der Gluconeogenese kommt durch eine Einschränkung der Funktion der Mitochondrien zustande, die Vermehrung der Fettsäuren durch die Zunahme der H⁺-Ionen; MEOS: microsomal ethanol oxidizing system; SER: glattes (smooth) endoplasmatisches Retikulum (nach Lieber u. Guadagnini 1990).

Tabelle 1.8   Sub- und intrazelluläre Ablagerungen.
Zu den subzellulären und zellulären Adaptationen gehören auch intrazelluläre Ablagerungen verschiedener Substanzen (Lipide, Proteoglykane, Sphingolipide, Glykogen und Pigmente).

Substanzen	Manifestation /Ort der Ablagerung	Betroffene Zellen
Lipide		
• Triglyceride	• Steatose	• Leberparenchymzellen[1]
• Cholesterin	• Schaumzellen	• Leberparenchymzellen Makrophagen glatte Muskelzellen
• Phospholipide	• Myelinfiguren	
• Lipofuszin		• Leberparenchymzellen Herzmuskelzellen
Proteoglykane • Abbauprodukte	Lysosomen	Leberparenchymzellen Neuronen Fibroblasten
Sphingolipide • Abbauprodukte	Lysosomen	Leberparenchymzellen Neuronen Fibroblasten
Glykogen	Zytoplasma Lysosomen	Leberparenchymzellen Herzmuskelzellen[2] Tubulusepithelzellen der Nieren[3]
	Corpora amylacea „Lafora bodies"	Neuronen Neuronen[4]
Pigmente • Siderin • Bilirubin • Kohlepigment (Anthrakose)[5]		

[1] bei Alkoholabusus
[2] bei lysosomalen Speicherkrankheiten und bei Anoxie
[3] bei Diabetes mellitus
[4] bei der myoklonen Epilepsie
[5] Die Kohlepigmentablagerungen in Lymphknoten und Lungen (Anthrakose) haben keinen Effekt auf die Makrophagen und gehen nicht mit einer Störung der Lungenfunktion einher.

Intrazelluläre Ablagerungen

Stress kann die Zellen zur abnormen intrazellulären Ablagerung verschiedener Substanzen (Tab. 1.8) animieren. Ein Beispiel dafür ist die Ablagerung von Triglyceriden in den Hepatozyten beim chronischen Alkoholabusus. Eine solche abnorme Ablagerung von Lipiden in der Leber wird als **Fettleber** bezeichnet.

90% des **Alkohols** werden durch die Leber metabolisiert, 2 – 10% werden über die Nieren und Lungen ausgeschieden. Die Leber verfügt über 2 Systeme der Alkoholmetabolisierung: 1. das System der Alkohol-Dehydrogenase (ADH) und 2. das MEOS (microsomal ethanol oxidizing system).

Hauptmetaboliten dieses Systems sind: Acetaldehyd, H^+-Ionen und Sauerstoffradikale (Abb. 1.3).

Zusätzlich zu einer solchen alkoholischen **Fettleber** (Steatose, s. Kapitel 11: Lipide) kann eine intrahepatische Fibrose und Cholestase auftreten. Die Fibrose beginnt um die Zentralvene herum. Sie bildet dort um einzelne Hepatozyten oder kleine Gruppen von Hepatozyten herum eine Art Maschenwerk („Maschendrahtfibrose"). Sie kann in einen vollständigen Leberparenchymumbau und einen Verlust von funktionellem Leberparenchym münden. Diese Form des alkoholischen Leberschadens entspricht einer **Leberzirrhose.** Folge der Zirrhose ist eine Erhöhung des intrasinusoidalen Drucks, welcher sich ins portale Blutstromgebiet fortpflanzt und eine **portale Hypertension** bewirkt. Morphologische Zeichen einer portalen Hypertension sind: distale Ösophagusvarizen, eine Splenomegalie (portale Stauungsmilz), Aszites und Dilatation der periumbilikalen Venen.

Eine intrazelluläre Speicherung braucht nicht immer Ausdruck einer Adaptation an einen zellulären Stress (z. B. Alkoholabusus oder Hypercholesterinämie) zu sein, sondern kann auch eine direkte Manifestation eines **subzellulären Defekts** (z. B. α_1-Antitrypsinmangel, lysosomale Speicherkrankheiten) oder einer **funktionellen Überlastung** (z. B. Chromatose) sein.

1.2.3 Histologische Adaptationen

Zwei wichtige Reaktionsmuster der Gewebe auf Stress sind die Metaplasie und die Dysplasie.

Unter einer **Metaplasie** versteht man die Umwandlung eines differenzierten Gewebes in ein anderes differenziertes Gewebe (Tab. 1.9). So kann eine chronische Inhalation von Tabakrauch zu einer Plattenepithelmetaplasie des Bronchusepithels führen, chronische Infektionen der Endozervix zu einer Plattenepithelmetaplasie des Zervixepithels und chronische Infekte der Harnblase zu einer Plattenepithelmetaplasie des Urothels. Metaplastisch verändern können sich nur Gewebe, deren Zellen zur Replikation fähig sind. Metaplasien sind potenziell reversibel.

Als häufigste Metaplasie wird ein Ersatz von Drüsenepithel durch Plattenepithel beobachtet (Plattenepithelmetaplasie). Dabei differenzieren sich Reservezellen des Drüsenepithels (Stammzellen) in Plattenepithelzellen. Die Metaplasie kann auf dem Hintergrund dieses Mechanismus auch als „abnorme Regeneration" interpretiert werden.

Metaplasien können auch Gefahren darstellen: Eine Plattenepithelmetaplasie der Pankreasdrüsenausführgänge führt häufiger zu einer Pankreasobstruktion als ein normaler Zylinderepithelbelag und das metaplastische Plattenepithel

Tabelle 1.9 Metaplasie.
Unter einer Metaplasie versteht man den Ersatz eines differenzierten Gewebes durch ein anderes differenziertes Gewebe. Es wird zwischen epithelialen, drüsigen und mesenchymalen Metaplasien unterschieden.

Ursprüngliches Gewebe	Topographie	Organ	Metaplastisches Gewebe	Typ der Metaplasie
Zylinderepithel mit Zilien	Schleimhaut	Bronchus	Plattenepithel	epithelial
Kubisches Epithel	Drüsenausführgänge	Pankreas	Plattenepithel	epithelial
Nichtverhornendes Plattenepithel	Portio	Uterus	Plattenepithel mit parakeratotischer Verhornung (Leukoplakie)	epithelial
Nichtsekretorisches Epithel	Schleimhaut	Ösophagus	Drüsenepithel (Barrett-Epithel)[1]	drüsig drüsig
Nichtsekretorisches Epithel	Urothel	Harnblase	Drüsenepithel[2]	drüsig
Sekretorisches Epithel	Schleimhaut	Magen	Dünndarmepithel (intestinale Metaplasie)	drüsig
Bindegewebe	Plaques	Arterien	Knochengewebe	mesenchymal
Bindegewebe	Kallus nach Fraktur	Knochen	Knorpelgewebe	mesenchymal
Bindegewebe	Herzklappen	Herz	myxoides Bindegewebe	mesenchymal

[1] Diese Form der Metaplasie kann zu einer Präkanzerose (siehe unten) führen.
[2] Diese Form der Metaplasie wird auch als „Urocystitis glandularis" bezeichnet.

der Bronchialschleimhaut kann dysplastisch werden.

Dysplastische Zellen sind transformierte, epitheliale oder mesenchymale Zellen, welche eine abnorme Wachstumstendenz aufweisen und das Potenzial einer malignen Entartung besitzen. **Dysplasien** manifestieren sich in charakteristischen zytologischen und histologischen Veränderungen und kommen vor allem in Plattenepithelien und Urothelien, weniger in Drüsenepithelien vor (Abb. 1.4a, b). Die Dysplasien beginnen an der Basis des Epithels oder Urothels und setzen sich Richtung Oberfläche fort. Wenn die Dysplasie sich auf das basale Drittel des Plattenepithels oder Urothels erstreckt, spricht man von einer leichten Dysplasie; ist auch das mittlere Drittel betroffen, von einer mittelschweren. Ist das Epithel oder Urothel in seiner ganzen Höhe dysplastisch, liegt eine schwere Dysplasie vor. Schwere Dysplasien können wie ein Karzinom aussehen und werden dann **Carcinoma in situ** genannt, weil sie die Basalmembran noch nicht durchbrochen haben. Dysplasien von metaplastischem Plattenepithel der Cervix uteri werden als zervikale intraepitheliale Neoplasie (CIN) bezeichnet, Dysplasien des Epithels der Prostatadrüsen als prostatische intraepitheliale Neoplasie (PIN).

Mit dem Begriff „Dysplasie" muss nicht immer eine Transformation von Zellen gemeint sein, er kann für eine Fehlbildung stehen. So umschreibt der Begriff „fibröse Dysplasie" einen Ersatz von Knochengewebe durch Bindegewebe.

Dysplasien sind an 4 zytologischen Veränderungen erkennbar (s. Abb. 1.4a, b):
- an einer Vergrößerung der Zellkerne,
- einer Dyskaryose,
- einer Deformierung und Polymorphie der Zellkerne,
- an einer Zunahme des Kern-Zytoplasma-Verhältnisses.

Histologisch zeigt eine Epitheldysplasie folgende Merkmale:
- Die Kerne der dysplastischen Zellen liegen näher beieinander als normalerweise.
- Mitosen kommen auch in höheren Zellschichten als in der Umgebung der Basalzellschicht vor.

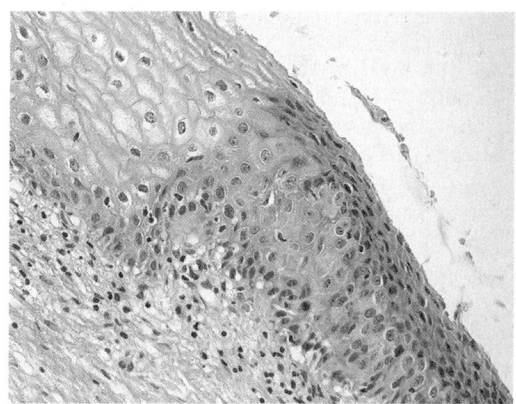

a

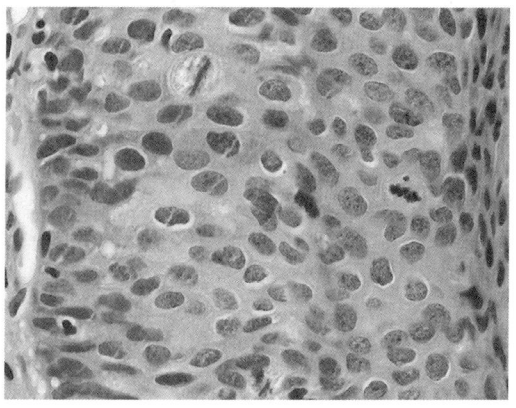

b

1.4a, b Dysplasie.
Dysplastische Zellen sind transformierte Zellen. Ihre Kerne sind – verglichen mit dem Zytoplasma der Zellen – vergrößert, polymorph und zeigen eine Störung der Chromatinstruktur. Diese Veränderungen werden unter dem Begriff „Dyskaryose" zusammengefasst. Histologisch ist eine Epitheldysplasie durch eine Störung der normalen Architektur des Epithelaufbaus (Schichtung) charakterisiert: Die Kerne liegen in der Zone der Dysplasie näher beieinander als in normalen Zonen; Mitosen sind nicht nur auf die basale und parabasale Zellschicht beschränkt, sondern reichen bis in höheren Zellschichten hinauf; die Polarisierung des Epithels ist gestört oder sogar aufgehoben. Dysplastische Epithelien sind meistens auch hyperplastisch.
a Metaplastisches Plattenepithel der Zervixmukosa mit Übergang in eine leichte bis mittelgradige Dysplasie.
b Mittelschwere bis schwere Dysplasie in einer anderen Zone des gleichen Plattenepithels mit histologisch deutlicher Störung der Architektur und zytologisch vorhandener Dyskaryose und Ausdehnung der Mitosen bis ins obere Drittel des Epithels. Die Basalmembran liegt im Bild links.

- Die Polarisierung des Epithels ist gestört oder aufgehoben.
- Oft ist das dysplastische Epithel auch hyperplastisch.

Dysplasien gelten als **Präkanzerosen**. Präkanzerosen sind epitheliale Veränderungen, welche in ein invasives Karzinom übergehen, wenn sie nicht entfernt werden. Als Schlüsselkriterium für die Diagnose eines **invasiven Karzinoms** gilt eine **Destruktion** der Basalmembran durch die dysplastischen Zellen und ein Durchbruch der dysplastischen Zellen durch die Basalmembran in das angrenzende Gewebe (**Infiltration**).

Schwere Dysplasien von metaplastischem Plattenepithel der Zervixschleimhaut gehen in 70–80 % der Fälle ohne adäquate Behandlung in ein Plattenepithelkarzinom über, mittelschwere in 40 % und leichte in 15 % der Fälle. Bei Dysplasie- und Karzinomrezidiven ist oft ein anderer HPV-Typ (HPV, human papilloma virus) nachzuweisen als bei der Ersterkrankung. Als Ursache dafür wird eine Immunität gegenüber demjenigen Virustyp, welcher die Ersterkrankung verursacht hat, angenommen.

Unter **Zell- und Kernatypien** werden Zell- und Kernveränderungen verstanden, welche morphologisch eine große Ähnlichkeit mit einer Dysplasie aufweisen können, deren Genese aber nicht eindeutig festlegbar ist: Sie können neoplastischer oder reaktiver Natur sein.

1.3 Funktionelle Störungen müssen sich nicht zwangsläufig in morphologischen Veränderungen niederschlagen

Eine Krankheit, die mit einer schweren lebensbedrohlichen funktionellen Störung einhergeht, bei der aber ein pathologisch-anatomisches Korrelat fehlt, ist die Cholera.

Die **Cholera** wird durch das Enterotoxin des gramnegativen Bakteriums Vibrio cholerae hervorgerufen. Die Infektion mit Vibrio cholerae erfolgt über kontaminiertes Wasser oder kontaminierte Nahrung. Die Bakterien passieren den Magen und vermehren sich im Dünndarm, ohne dass sie die Schleimhaut des Dünndarms beschädigen oder in sie eindringen.

Die molekulare Wirkkette zwischen dem Erreger der Cholera und den Symptomen der Krankheit beruht auf einer Bindung der B-Untereinheit des Toxins an die Oberfläche der Endothelzellen in der Tunica mucosa des Dünndarms. Dadurch wird die Transduktion von Signalen in den Endothelzellen gestört. Als Folge kommt es zu einem massiven Austritt von Wasser und Na^+-Ionen aus den Kapillaren schlussendlich ins Lumen des Dünndarms. Wenn die Kapazität der Rückresorption von Wasser und Na^+-Ionen im Kolon erschöpft ist, treten schwere wässrige Durchfälle auf mit einem Flüssigkeitsverlust bis zu einem Liter pro Stunde. Unmittelbare Folgen sind ein Anstieg der Hämatokritwerte auf 55–65, ein Kreislaufschock und eine schwere metabolische Azidose.

2 Zelluntergang

2.1 **Hauptursache des Zelluntergangs über eine Schwellung (Onkose) ist die Ischämie**

2.1.1 Der „Leichnam" einer durch Onkose zugrunde gegangenen Zelle wird Nekrose genannt

2.1.2 Was entsteht aus dem nekrotischen Gewebe?

2.2 **Der Zelluntergang über eine Schrumpfung (Apoptose) kann als „Opposition" zur Zellteilung (Mitose) verstanden werden**

2.2.1 Eine Apoptose kann auf verschiedene Signale hin ausgelöst werden

2.2.2 Eine Apoptose kann über den Fas- oder den Perforin-Granzym-Weg erfolgen

2.2.3 Die Apoptose wird durch Gene gesteuert

Zusammenfassung

Zellen können aus verschiedenen Ursachen zugrunde gehen: wegen eines „Unfalls", durch „Suizid" oder durch „Killer". Unabhängig von diesen Ursachen kann der Zelluntergang auf 2 Arten manifest werden: durch eine **Onkose** (Schwellung der Zellen), oder eine **Apoptose** (Schrumpfung der Zellen).

Eine Onkose wird entweder über eine Denaturierung zellulärer Proteine oder einen Abbau der Proteine durch eigene Enzyme hervorgerufen. Direkte Ursache des Zelluntergangs durch Onkose ist eine erhöhte Permeabilität der Zellmembranen, hervorgerufen durch eine Zunahme der intrazellulären Konzentration der Ca^{2+}-Ionen. Grund dafür ist eine Drosselung der ATP-abhängigen Ionenpumpen wegen einer Hypoxie. Die aus den Mitochondrien und dem endoplasmatischen Retikulum ins Zytoplasma ausgetretenen Ca^{2+}-Ionen aktivieren Phospholipasen, ATPasen, Proteasen und Endonukleasen.

Die **Nekrose** ist das morphologische Korrelat der Zelle, welche durch eine Onkose zugrunde gegangen ist. Anhand der vorherrschenden Morphologie werden 4 Typen von Nekrosen unterschieden: 1. Koagulationsnekrosen (Koagulation der Proteine durch Denaturierung), 2. Kolliquationsnekrosen (Lyse der Proteine durch Enzyme), 3. verkäsende Nekrosen (Mischform) und 4. fibrinoide Nekrosen.

Die **Koagulationsnekrosen** bestehen aus abgestorbenen Zellen, deren Proteine während des intravitalen Prozesses des Zelluntergangs koagulierten, die **Kolliquationsnekrosen** aus Zellen, deren Proteine durch die Einwirkung von Proteasen verflüssigt worden sind. **Verkäsende Nekrosen** zeigen folgende Eigenschaften: 1. sie sind stark angereichert mit Glykolipiden, 2. sie können expandieren und 3. sie können sich verflüssigen.

Verkäsende Nekrosen sind typischerweise bei der Tuberkulose zu beobachten. In nekrotischen Geweben kann es zu einer Akkumulation von Ca^{2+}-Ionen und einer anschließenden Verkalkung kommen, die Nekrose kann resorbiert und der Gewebedefekt repariert oder die Nekrose sekundär bakteriell infiziert werden.

Ein **Abszess** ist definiert als eine Ansammlung von Eiter in einem durch eine Kolliquationsnekrose entstandenen zystischen Hohlraum. Eiter entspricht lytisch-nekrotisch eingeschmolzenen Gewebe- und Zelltrümmern (z. B. Fragmente zugrunde gegangener Granulozyten).

Der Zelluntergang über eine **Apoptose** ist ein Vorgang, der als „Opposition" zu einer Zellteilung (Mitose) verstanden werden kann. Die beiden Hauptcharakteristika der Apoptose sind: 1. Die Kerndesoxyribonukleinsäure (DNA) ist zwischen den Nukleosomen aufgebrochen und liegt in Fragmenten aus ungefähr 185–200 Basenpaaren oder einem ganzzahligen Mehrfachen davon vor. 2. Die Apoptose kann durch eine Hemmung der Proteinsynthese unterbunden werden.

Die Apoptose wird durch eine Aktivierung des myc-, bax- oder p53-Gens stimuliert und durch eine Aktivierung des bcl-2-Gens gehemmt. Entscheidend für die Wirkung des Bcl-2-Proteins (Bcl-2) als Apoptosehemmer ist nicht dessen Menge, sondern das Verhältnis zwischen der Menge des vorhandenen Bcl-2- und jener des Bax-Proteins. Wenn – im Vergleich zum Bax-Protein – relativ viel Bcl-2 vorhanden ist, bleibt eine Apoptose aus, wenn relativ wenig Bcl-2 vorhanden ist, tritt eine Apoptose ein. Das Bcl-2 scheint die Lipidperoxidation von Membranen über einen Einfluss auf den Austausch von Ca^{2+}-Ionen verhindern zu können.

Zellen können zugrunde gehen:
- zufällig wegen eines „Unfalls",
- beabsichtigt durch „Suizid",
- gezielt durch „Killer" bei einer Entzündungs- oder Immunreaktion.

Unabhängig von den Ursachen kann der Zelluntergang auf 2 Arten manifest werden: durch eine Schwellung (Onkose) oder eine Schrumpfung (Apoptose).

2.1 Hauptursache des Zelluntergangs über eine Schwellung (Onkose) ist die Ischämie

Eine **Ischämie** (griech.: ισχειν = anhalten) ist eine Minderdurchblutung von Geweben infolge einer Obstruktion arterieller Gefäße durch einen Verschluss des Lumens wegen eines Embolus oder Thrombus oder durch eine Verdickung der Gefäßwand wegen einer Atherosklerose. Bei einer Ischämie kann der Zelltod für einzelne Zellen sehr schnell (innerhalb von Minuten) erfolgen (z. B. für Neuronen), für andere langsam (z. B. für Fibroblasten).

Eine Onkose wird entweder über eine Denaturierung zelleigener Proteine oder über eine Zerstörung zellulärer Proteine durch zelleigene Enzyme hervorgerufen. Welcher dieser beiden Mechanismen abläuft, hängt von der Umgebung der Zellen und dem Enzymgehalt der Zellen ab.

Die Onkose beginnt mit einer **Denaturierung der zellulären Proteine**. Startsignal ist wahrscheinlich ein Abfall des intrazellulären pH-Werts. Die Denaturierung der Proteine besteht in einer Veränderung ihrer Tertiärstruktur. Dadurch wird die Tendenz der Proteine sich zu aggregieren verstärkt.

Eine Denaturierung zellulärer Proteine hat folgende Auswirkungen:

- Sie hemmt die lysosomalen, proteolytischen Enzyme.
- Sie verhindert eine Diffusion zellulärer Proteine aus der Zelle hinaus, weil die denaturierten Proteine nicht mehr löslich sind.
- Sie hebt die antigenen Eigenschaften der intrazellulären Proteine auf.

Direkte Ursache des Zelluntergangs durch Onkose ist eine **erhöhte Permeabilität der Zellmembranen** – hervorgerufen durch eine Zunahme der intrazellulären Ca^{2+}-Ionenkonzentration (s. Abb. 1.1). Grund dafür ist eine Drosselung der ATP-abhängigen Ionenpumpen bei einer Hypoxie. Die aus den Mitochondrien und dem endoplasmatischen Retikulum ins Zytoplasma ausgetretenen Ca^{2+}-Ionen aktivieren Phospholipasen, ATPasen, Proteasen und Endonukleasen.

2.1.1 Der „Leichnam" einer durch Onkose zugrunde gegangenen Zelle wird Nekrose genannt

Eine Nekrose kann sich als Koagulationsnekrose (Tab. 2.1), als Kolliquationsnekrose, als verkäsende Nekrose (Mischform) und als fibrinoide Nekrose präsentieren.

Die **Koagulationsnekrosen** bestehen aus abgestorbenen Zellen, deren Proteine während des intravitalen Prozesses des Zelluntergangs koagulierten (Abb. 2.1), die **Kolliquationsnekrosen** aus Zellen, deren Proteine durch die Einwirkung von Proteasen verflüssigt worden sind. Dies erklärt, warum in Kolliquationsnekrosen die Gewebestruktur und die Zellkonturen aufgehoben sind, und aus Kolliquationsnekrosen schnell zystische Hohlräume entstehen können.

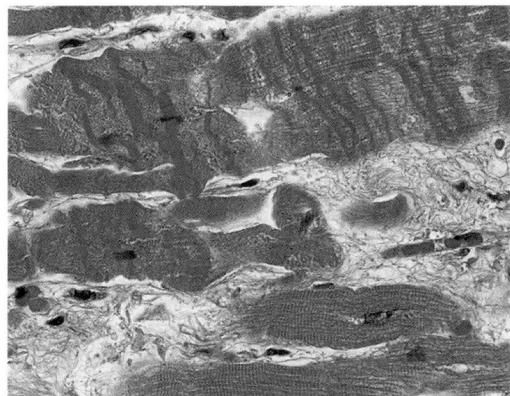

2.1 Koagulationsnekrosen.
Das morphologische Korrelat eines Myokardinfarkts ist eine Koagulationsnekrose der Herzmuskelzellen (Myozyten). Beim Zelluntergang durch Onkose infolge einer Hypoxie (s. Abb. 1.1) aggregieren zelluläre Proteine untereinander, weil sie durch die Hypoxie denaturiert worden sind. Die Zellkonturen bleiben dabei noch relativ lange erkennbar. In der oberen Hälfte des Bilds sind Anschnitte von 3 Myozyten mit einer bandförmigen Koagulation ihrer zytoplasmatischen Proteine erkennbar. Dies ist erstes morphologisches Zeichen des Zelluntergangs durch Onkose.

Tabelle 2.1   Formen von Nekrosen.
Die 2 Hauptformen der Nekrose sind die Koagulationsnekrose und die Kolliquationsnekrose.

Merkmal	Koagulationsnekrose	Kolliquationsnekrose
Zelluläre Proteine	denaturiert, koaguliert	durch Enzyme aufgelöst
Zellkonturen	längere Zeit noch erkennbar	nicht mehr erkennbar
Gewebestruktur	längere Zeit noch erkennbar	nicht mehr erkennbar
Färbbarkeit des Zytoplasmas mit Hämatoxilin-Eosin	hypereosinophil[1]	nicht anfärbbar
Zellkern	Karyolyse	basophile Pyknose, gefolgt von einer Karyorrhexis
Persistenz	kurzlebig	langlebig
Beispiele	akute Virushepatitis Myokardinfarkt Niereninfarkt Milzinfarkt Extremitäteninfarkt (trockene Gangrän) Mesenterialinfarkt	akute Virushepatitis Enzephalomalazie anämischer oder hämorrhagischer Hirninfarkt Extremitäteninfarkt (feuchte Gangrän[2]) Abszess (Heterolyse) akute Pankreatitis Fettgewebsnekrosen Dekubitus[2]

[1] Durch die Denaturierung der Proteine wird deren Tertiärstruktur verändert: Basische Regionen werden freigelegt und können verstärkt mit Eosin reagieren.
[2] Primär liegt eine Koagulationsnekrose vor. Sekundär kommt es infolge eines zusätzlichen bakteriellen Infekts zu einer Heterolyse des Gewebes (siehe unten).

Ein **Abszess** ist definiert als eine Ansammlung von Eiter in einem zystischen Hohlraum, der sich auf dem Boden einer Kolliquationsnekrose gebildet hat. Eiter entspricht lytisch-nekrotisch eingeschmolzenen Gewebe- und Zelltrümmern (z.B. Fragmente neutrophiler Granulozyten). Bei einer **Phlegmone** breitet sich eine akute Entzündung (oft durch Staphylococcus aureus oder Streptococcus Typ A verursacht) breit im Gewebe aus: Man beobachtet eine diffuse Infiltration von neutrophilen Granulozyten, noch ohne Destruktion des Gewebes.

Verkäsende Nekrosen enthalten viele Glykolipide (aus Zellmembranen oder Bakterien), können sich ausdehnen, weil die Makrophagen während ihrer Phagozytose selber zugrunde gehen und können sich verflüssigen. Verkäsende Nekrosen sind typischerweise bei der Tuberkulose, einer chronischen granulomatösen Entzündung, zu beobachten.

Von den Kolliquationsnekrosen sind Zellveränderungen zu unterscheiden, welche durch die beiden Prozesse Heterolyse und Autolyse zustande kommen. Die **Heterolyse** ist die Proteolyse der noch lebenden, jedoch zugrunde gehenden Zellen durch:

- Zellen in ihrer Umgebung (z.B. neutrophile Granulozyten),
- Mikroorganismen (z.B. Bakterien),
- aktivierte Faktoren im Blutplasma.

Die **Autolyse** ist die weitere Auflösung bereits toter Zellen durch noch vorhandene aktive lysosomale Enzyme.

Neben einer Ischämie können auch zytotoxische Prozesse zu einer Nekrose führen. Die beiden wichtigsten solchen Prozesse sind immunologische Abwehrreaktionen und die Aktivierung des Komplementsystems. Bakterielle Toxine erzeugen meistens Kolliquationsnekrosen.

Die Entstehung und Ausbreitung von Nekrosen kann auf verschiedene Art und Weise „abgewehrt" werden:

- intrazellulär durch eine Aktivierung von Autophagosomen und durch eine vermehrte Synthese von Proteinen, welche Ca^{2+}-Ionen binden,
- durch einen Verschluss von Gap Junctions zwischen den Zellen,
- durch das Auftreten von Fibrin in den Randzonen der Nekrosen („Demarkierung"),
- über eine Phagozytose derjenigen Zellen, welche zugrunde gegangen sind, durch neutrophile Granulozyten und Makrophagen.

2.1.2 Was entsteht aus dem nekrotischen Gewebe?

In nekrotischen Geweben kann es zu 4 Veränderungen kommen:

- In der Nekrosezone häufen sich Ca^{2+}-Ionen an; die Nekrose verkalkt schlussendlich.
- Aus den Zellmembranen frei gewordenes Cholesterin kristallisiert aus. Um diese Herde herum bilden sich Granulome (Cholesteringranulome).
- Die nekrotischen Zellen werden vollständig resorbiert und der Gewebedefekt wird repariert.
- Die Nekrosezone wird sekundär bakteriell infiziert und dehnt sich weiter aus.

2.2 Der Zelluntergang über eine Schrumpfung (Apoptose) kann als „Opposition" zur Zellteilung (Mitose) verstanden werden

Die **Apoptose** (griech.: απο = weg, ab, herunter; πτειν = fallen) entspricht einem beabsichtigten oder programmierten Zelltod. Die Apoptose ist dadurch charakterisiert, dass die Desoxyribonukleinsäure (DNA) des Zellkerns zwischen den Nukleosomen aufgebrochen wird und in Fragmenten aus ungefähr 185–200 Basenpaaren oder einem ganzzahligen Mehrfachen davon vorliegt. Die Fragmentierung erfolgt über eine Aktivierung einer Endonuklease (durch intrazytoplasmatische Ca^{2+}-Ionen). Die Apoptose kann demnach durch eine Hemmung der Proteinsynthese unterbunden werden.

Durch eine Selbstzerstörung ihrer DNA kommt die Zelle möglicherweise einem Transfer irregulärer genetischer Informationen nach dem Auftreten eines irreparablen DNA-Schadens zuvor. Die Apoptose unterscheidet sich morphologisch von einer Onkose in erster Linie durch eine Schrumpfung der apoptotischen Zelle (Tab. 2.2).

2.2.1 Eine Apoptose kann auf verschiedene Signale hin ausgelöst werden

Apoptosen können bei der Involution (Atrophie) von Organen, der Einwirkung von verschiedenen Zytokinen, bei immunologischen Reaktionen (z. B. im Rahmen von Autoimmunkrankheiten oder AIDS [acquired immunodeficiency syndrome]), der Zell- und Gewebeerneuerung (z. B. Granulopoiese, Lymphopoiese, in Basalzellen oder in embryonalen Geweben) und in malignen Tumoren auftreten (Tab. 2.3).

Die Apoptose wurde Anfang 1970 entdeckt. Viele Kenntnisse über das Modell der Apoptose wurden an einem Fadenwurm, dem Nematoden Caenorhabditis elegans, gewonnen. Dabei stellte es sich heraus, dass die apoptotischen Kontrollmechanismen in der Evolution stark konserviert sind. Dies beweist die große Bedeutung der Apoptose in der Morphogenese und der Sicherung der gesunden Gewebe.

Tabelle 2.2 Morphologie der Apoptose.
Die Apoptose unterscheidet sich von einer Onkose anhand verschiedener Merkmale, vor allem aber durch eine Schrumpfung der apoptotischen Zellen. Die Apoptose ist ein aktiver Prozess und erfordert Energie.

Merkmal	Onkose	Apoptose
Zelle	geschwollen, zu einem späteren Zeitpunkt rupturiert	geschrumpft
Zellkern	Pyknose Karyolyse	Pyknose
DNA	–	Karyorrhexis[1] aufgebrochen in Fragmente mit einer systematischen Größe
Intrazytoplasmatische Konzentration der Ca^{2+}-Ionen	erhöht	erhöht
Zytoskelett	lytisch verändert	rupturiert
Zellmembran	rupturiert	intakt
Organellen	destruiert	intakt
Lage in einer Ischämie	im Zentrum der Ischämie	am Rand der Ischämie
Begleitentzündung	vorhanden (Reaktion auf die Freisetzung zellulärer Bestandteile infolge der Ruptur)	fehlt
Gesamtprozess	passiv	aktiv (erfordert eine Neusynthese von Proteinen)

[1] Die Karyorrhexis (vgl. S. 9) ist der beste zytologische Marker für eine Apoptose.

2.2.2 Eine Apoptose kann über den Fas- oder den Perforin-Granzym-Weg erfolgen

Die Apoptose über den Fas-Weg läuft in 4 Phasen ab. Er beginnt in der Zellmembran mit einer **Aggregation** von Proteinen, welche die „**Todesdomäne**" besitzen (Abb. 2.2). Die wichtigsten beiden Vertreter dieser speziellen Proteinfamilie sind der Fas-Rezeptor (FasR) und der Tumornekrosefaktor-Rezeptor 1 (TNFR-1). Diese Aggregation führt zu einer Aktivierung der Caspase 8 über eine zweite „Todesdomäne", die FADD (fas-associated death domaine, ein Adaptorprotein). Die FADD bindet an den FasR. Dieser Kontakt wird durch das ubiquitär vorhandene Protein Sentrin kontrolliert. Die Caspasen sind Proteasen; in ihrem Name widerspiegeln sich ihre wichtigsten Komponenten und ihre Funktion (*Cystein*-*Aspartyl*-*Proteasen*). Die Caspasen sind an verschiedenen zellulä-

ren Prozessen beteiligt (Signaltransduktion, Aktionen der Zytokine, enzymatischer Abbau intrazellulärer Proteine). Bei einer Induktion der Apoptose über den Perforin-Granzym-Weg werden die Caspasen durch die Granzyme direkt aktiviert (s. Abb. 2.2).

Im Zentrum der zweiten Phase der Apoptose steht eine **Schädigung der mitochondrialen Membranen** durch eine vermehrte Bildung von Sauerstoffradikalen (z.B. als Folge der Einwirkung toxischer Substanzen). Daran beteiligt ist die Caspase 8. Es konnte beobachtet werden, dass Zellen mit einer reduzierten Sauerstoffversorgung gegenüber Apoptosen resistenter sind als Zellen mit einer normalen Sauerstoffaufnahme. Aus den geschädigten Mitochondrien tritt mehr Cytochrom c als normal ins Zytoplasma aus. Die Störung dieser funktionellen Homöostase der Mitchondrien kann durch Proteine aus der Familie der Bcl-2-Proteine (Bcl-2, Bcl-x und Mcl-1) unterdrückt werden. Der genaue Wirkungsmechanismus der

Tabelle 2.**3 Faktoren, welche eine Apoptose auslösen.**
Eine Apoptose kann durch verschiedene Faktoren induziert oder gehemmt werden.

Auslösendes Signal	Beispiele	Apoptose	Wirkung auf ...
Hormone	• Glucocorticoide • Erythropoetin • Entzug von Östrogen • Entzug von Testosteron	• induziert • gehemmt • induziert • induziert	• Lymphozyten • Vorläuferzellen der Erythropoese • Epithelzellen der Mamma (Involution) • Epithelzellen der Prostata (Involution)
Viren	HIV-Infekt	induziert	Helfer-T-Lymphozyten
Zytokine	• Tumornekrosefaktor[1] • Entzug von Interleukin-2	• induziert • induziert	• Endothelzellen • Lymphozyten hämatopoetische Stammzellen
Wachstumsfaktoren	Entzug von Nervenwachstumsfaktor	induziert	Neuronen
Gene	fas-Gendefekt	gehemmt	Lymphozyten (Gefahr: Entstehung maligner Lymphome)
Toxische Stoffe	Nicotin	gehemmt	Neuronen (Gefahr: Tumorentstehung und Chemotherapieresistenz)
Stimulation des Fas-Rezeptors (FasR[2]) (CD95)		induziert	Lymphozyten
Ionisierende Strahlen		induziert	

[1] Der Tumornekrosefaktor α induziert eine Erhöhung der Ca^{2+}-Ionenkonzentration im Zytoplasma.
[2] Bei Osteosarkomen kann eine lösliche Variante des normalerweise membranständigen CD95-Rezeptors (Fas-Rezeptor: FasR) vorhanden sein. Es wird vermutet, dass diese lösliche Variante Ursache der Chemotherapieresistenz von Tumoren sein kann, weil ein Teil der Zytostatikamoleküle durch den löslichen FasR absorbiert wird.

Bcl-2-Proteine, auch „Überlebensfaktoren" genannt, ist noch nicht definitiv bekannt.

Die dritte Phase beginnt damit, dass sich das freigesetzte Cytochrom c an das Protein Apaf-1 bindet und auf diesem Weg die Caspase 9 aktiviert. Die Caspase 9 kann durch Gammastrahlen direkt induziert werden und löst eine Kettenreaktion aus mit dem Ziel, **wichtige Zellkomponenten** (DNA, Zytoskelettprotein, Proteinkinasen und Proteine im Dienste der DNA-Reparatur) zu **zerstören**. So spaltet schlussendlich die CAD (caspase-*a*ctivated *d*eoxyribonuclase), eine Endonuklease, die DNA jeweils zwischen den einzelnen Nukleosomen (s. oben). Es sind heute Bestrebungen im Gange, Inhibitoren von Caspasen zu entwickeln mit dem Ziel, sie therapeutisch einzusetzen.

In der letzten Phase der Apoptose werden die Trümmer der apoptotischen Zellen (**Apoptosekörper**) von Zellen in der Umgebung phagozytiert. Es kann sein, dass dabei Proteine, welche in den Apoptosekörpern enthalten sind, fälschlicherweise als fremd erkannt werden und Anlass zu einer Autoimmunkrankheit geben können.

Mit zunehmendem Alter nimmt die Häufigkeit der Apoptosen von Neuronen im Hirn zu. Epidemiologen konnten feststellen, dass das Risiko für neurodegenerative Erkrankungen (Alzheimer- und Parkinson-Krankheit) bei Patienten mit einem Nicotinabusus kleiner ist als in einem Kollektiv von Nichtrauchern. Auf der Basis dieser Beobachtungen wird vermutet, dass Nicotin möglicherweise das Auftreten von Apoptosen zu verhindern vermag. Dies wäre dann eine mögliche

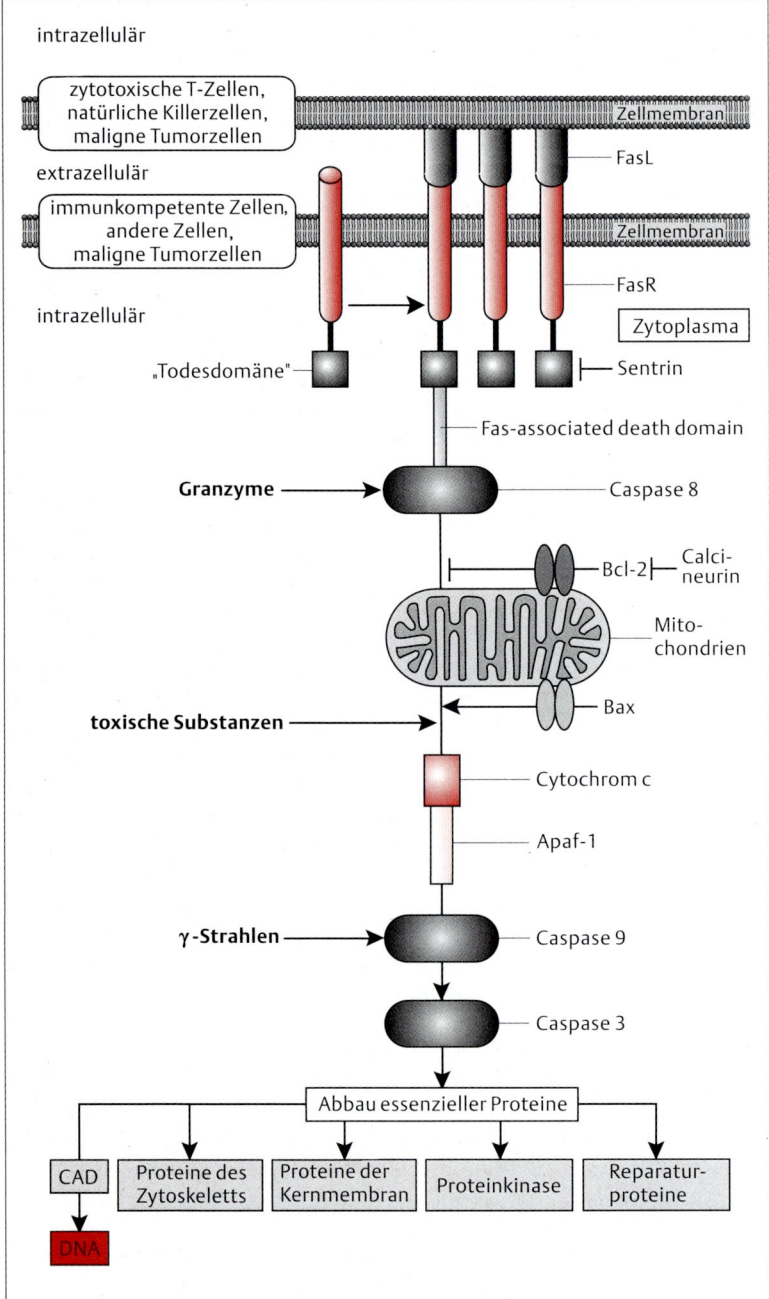

intrazellulär

zytotoxische T-Zellen,
natürliche Killerzellen,
maligne Tumorzellen

Zellmembran

extrazellulär

immunkompetente Zellen,
andere Zellen,
maligne Tumorzellen

Zellmembran

intrazellulär

FasL

FasR

Zytoplasma

„Todesdomäne"

Sentrin

Fas-associated death domain

Granzyme

Caspase 8

Bcl-2 — Calci-neurin

Mito-chondrien

Bax

toxische Substanzen

Cytochrom c

Apaf-1

γ-Strahlen

Caspase 9

Caspase 3

Abbau essenzieller Proteine

CAD | Proteine des Zytoskeletts | Proteine der Kernmembran | Proteinkinase | Reparatur-proteine

DNA

2.2 Apoptose.
Die Apoptose läuft in 4 Phasen ab: 1. Aggregation des „Todessignalkomplexes", 2. Schädigung der Mitochondrien und Austritt von Cytochrom c aus den Mitochondrien, 3. Aktivierung von intrazellulären Proteasen und Nukleasen, enzymatische Lyse der DNA und wichtiger zellulärer Proteine und 4. Phagozytose der Apoptosekörper. Der Tumornekrosefaktor-Rezeptor 1 (TNFR-1) ist ähnlich aufgebaut wie der Fas-Ligand (FasL): Er besitzt ebenfalls eine „Todesdomäne" (s. Text). Granzyme, toxische Substanzen und Gammastrahlen fördern die Apoptose, eine Methylierung genetischer DNA und Hitzschockproteine vermögen die Apoptose zu hemmen; FasL: Fas-Ligand; FasR: Fas-Rezeptor; CAD: caspaseaktivierte Desoxyribonuklease (nach Yeh 1998).

Erklärung dafür, dass die Chemotherapie maligner Tumoren bei Rauchern nicht selten weniger erfolgreich verläuft als bei Nichtrauchern und dass bei Patientinnen mit einem Mammakarzinom und bei Patienten mit einem malignen Melanom die Patientinnen und Patienten mit Nicotinabusus häufiger Metastasen aufweisen als Nichtraucherinnen und Nichtraucher.

2.2.3 Die Apoptose wird durch Gene gesteuert

Lymphozyten und Thymozyten gehen nach der Gabe von Glucocorticosteroiden nicht zugrunde, wenn vorher die Synthese der Protein- oder Ribonukleinsäure (RNA) blockiert worden ist. Das Gleiche gilt für die Wirkung niedriger Strahlendosen auf die beiden Zelltypen. Diese beiden Beobachtungen werden als Hinweis darauf interpretiert, dass die Apoptose genetisch kontrolliert ablaufen muss.

Die Apoptose ist das **„Gegenprinzip"** der **Zellproliferation**. Das Wachstum eines Tumors kann entweder als Folge einer gesteigerten Proliferation oder einer verlängerten Überlebenszeit seiner Zellen interpretiert werden. Die Proliferation der Tumorzellen wird durch Onkogene und Suppressorgene gesteuert, die Apoptose durch das bax- und p53-Gen sowie die Familie der bcl-2-Gene (Tab. 2.4).

Die Proteine der Bcl-2-Familie kommen nicht nur in mitochondrialen Membranen, sondern auch in der Kernmembran und im endoplasmatischen Retikulum vor. Es gibt Hinweise darauf, dass die Proteine der Bcl-2-Familie am intrazellulären Fluss von Ionen beteiligt sind. So scheint das Bcl-2 einen Anstieg der Konzentration der Ca^{2+}-Ionen im Zytoplasma zu hemmen. Dadurch verhindert es eine Lipidperoxidation von Membranen, wie sie durch eine Vermehrung von Ca^{2+}-Ionen induziert werden kann. Entscheidend für die Wirkung des Bcl-2 als **Apoptosehemmer** ist nicht seine Menge, sondern das Verhältnis zwischen der Menge des Bcl-2 und jener des Bax-Proteins (*Bcl*-2-*a*ssoziiertes *x*-Protein; x steht für unbekannt). Das Bax-Protein kann mit dem Bcl-2 Heterodimere bilden und so das Bcl-2 inaktivieren. Wenn, im Vergleich zum Bax, relativ viel Bcl-2 vorhanden ist, bleibt eine Apoptose aus, andernfalls tritt eine Apoptose ein.

Weitere Apoptosehemmer scheinen die Hitzeschockproteine zu sein und ein vorläufig noch nicht eindeutig indentifiziertes, methyliertes Gen. Dieses Gen dreht die Aktivität jenes Gens zurück, welches das Apaf-1-Protein (s. Abb. 2.2) kodiert. Folge davon ist eine Unterdrückung der Apoptose. Eine solche Störung ist beim malignen Melanom bekannt. Eine übermäßige Methylierung von Cytosinnukleotiden in der DNA (s. Abb. 20.8) oder von Acetylgruppen in Proteinen der Histone ist ein allgemeines Prinzip, mit welchem die Funktion eines Gens gedrosselt oder abgeschaltet werden kann, ohne dass ein permanenter Gendefekt vorhanden ist. Das Prinzip des „Abschaltens von Genen" wird „epigenetic gene silencing" genannt und dürfte in absehbarer Zeit zunehmend an Bedeutung für die Entwicklung neuer Strategien in der Tumortherapie gewinnen.

Tabelle 2.4 Tumorprogression als Folge von Proliferation und Apoptose.
Die Bilanz zwischen der proliferativen und apoptotischen Aktivität des Tumorgewebes prägt das Ausmaß der Progression eines malignen Tumors (s. Text).

Einflussfaktor	Proliferation	Apoptose	Verhalten des Tumors
Aktivierung von Onkogenen	intensiviert	–	Progression
Aktivierung der Familie der bcl-2-Gene	–	gehemmt	Progression
Aktivierung des p53-Gens	gehemmt	intensiviert	Regression
Aktivierung des bax-Gens	–	intensiviert	Regression
Aktivierung des Tumornekrosefaktors	–	intensiviert	Regression
Methylierung eines unbekannten Gens mit Einfluss auf die Expression des Apaf-1-Proteins	–	gehemmt	Progression

3 Extrazellulärer Raum

3.1 **Die extrazelluläre Matrix ist formgebende Matrix für Zellen und Gewebe**

3.1.1 Kollagene machen den größten Teil der extrazellulären Matrix aus

3.1.2 Elastin bildet vernetzte Fibrillen und wird unter Mitwirkung der Lysyl-Oxidase synthetisiert

3.1.3 Die Glykoproteine der ECM haben eine Doppelfunktion: Sie sind Informationsträger und molekularer Leim zugleich
  Fibronectin
  Tenascin

3.1.4 Proteoglykane sichern den Turgor und die Elastizität der Gewebe

3.1.5 Hyaluronsäure (ein Glykosaminoglykan) macht die Hauptkomponente der „Zwischensubstanz" der ECM aus

3.2 **Basalmembranen sind dünne, flache Strukturen aus spezialisierter ECM**

3.2.1 Die Beurteilung der Basalmembranen ist von großer diagnostischer Bedeutung für die Unterscheidung zwischen einer Dysplasie (oder einem Carcinoma in situ) und einem bereits invasiven Karzinom

3.2.2 Eine Verdickung der Basalmembranen ist eine wichtige Ursache für eine Störung ihrer Funktion als Filter

---

┌───┐

Zusammenfassung

Der extrazelluläre Raum kann unterteilt werden in die extrazelluläre Matrix (ECM) und in die Basalmembranen. Die ECM ist ein stabiler Komplex von selbstaggregierenden Makromolekülen. Sie gleicht einerseits einer Art Baugerüst aus vorfabrizierten Fertigelementen mit Stützfunktion, andererseits einer wichtigen Informationszentrale für Wachstum, Differenzierung und Migration der Zellen. Sie besteht im Wesentlichen aus Fasern (Kollagene, Elastin), Gykoproteinen (Fibronectin und Tenascin) sowie aus der Zwischensubstanz (Proteoglykane und Hyaluronsäure).

Kollagene dienen der Zug- und Reißfestigkeit der Gewebe. Die wichtigsten 2 Aminosäuren in den Kollagenmolekülen sind Hydroxyprolin und Hydroxylysin. Kollagene können von Fibroblasten, glatten Muskelzellen, Endothelzellen, aber auch von Epithelzellen synthetisiert werden.

Pathologische Veränderungen der ECM sind größtenteils erworben, können aber auch durch Gendefekte bedingt und angeboren sein. Hauptursachen für die erworbenen Defekte der Kollagensynthese sind Fehlernährung oder toxische Stoffe. Ein verstärkter Kollagenabbau kommt durch eine erhöhte Aktivität von Kollagenasen zustande.

Elastin weist (wie Kollagen) eine vernetzte Struktur auf und wird ebenfalls unter Mitwirkung der Lysyl-Oxidase synthetisiert. Das Elastinmolekül besteht aus Tropoelastin mit reichlich Lysin und Desmosin. Die häufigste der angeborenen Krankheiten des Bindegewebes, das Marfan-Syndrom, beruht auf einem Elastindefekt. Elastin ist resistenter gegenüber Elastasen als Kollagen gegenüber Kollagenasen.

Die **Glykoproteine** der ECM sind Informationsträger und molekularer Leim zugleich. Die wichtigsten Glykoproteine der ECM sind Fibronectin und Tenascin. Fibronectin kommt nicht nur in der ECM, sondern auch im Blutplasma vor. Fibronectin und Tenascin fördern beide die Adhäsion, Beweglichkeit und damit das Wachstum der Nervenfasern, Tenascin hindert aber die Bewegung der neuralen Satellitenzellen. Tenascin hat zusätzlich immunsuppressive Eigenschaften.

Die Hauptaufgabe der **Proteoglykane** in der ECM ist die Aufrechterhaltung des Gewebeturgors. Dies ist möglich, weil die Glykosaminoglykan-Komponente des Moleküls hydrophil ist und negative Ladungen aufweist. Da sich die Glykosaminoglykan-Ketten in den Proteoglykanen nicht falten können, haben die Proteoglykane auch eine Funktion als molekulares Sieb.

Die **Hyaluronsäure**, ein Glykosaminoglykan, ist ein wichtiges Molekül der „Zwischensubstanz". Es ist vor allem für die Wanderung der Zellen in der ECM verantwortlich.

Basalmembranen sind dünne, flache Strukturen aus spezialisierter extrazellulärer Matrix. Die wichtigste Aufgaben der Basalmembranen ist die Bildung des Gerüsts für die ihnen aufliegenden Zellen und damit die Aufrechterhaltung der Gewebestruktur. Eine Verdickung der Basalmembranen ist eine wichtige Ursache für eine Störung ihrer Funktion als Filter. Eine solche Verdickung liegt beim Diabetes mellitus vor. Ursache dafür ist eine vermehrte Glykosylierung der Basalmembranproteine.

Die Beurteilung der Basalmembranen ist von entscheidender Bedeutung für die Diagnose eines invasiven Karzinoms: Wird die Basalmembran vom dysplastischen Epithel noch nicht durchbrochen, liegt noch eine schwere Dysplasie oder ein Carcinoma in situ vor, andernfalls ein invasives Karzinom.

└───┘

Der extrazelluläre Raum besteht aus der extrazellulären Matrix und den Basalmembranen.

3.1 Die extrazelluläre Matrix ist formgebende Matrix für Zellen und Gewebe

Die ECM ist ein stabiler Komplex von selbstaggregierenden Makromolekülen mit den Aufgaben:

- ein „Skelett" oder „Gerüst" für die Gewebe zu bilden,
- die Funktionalität der Gewebe durch Sicherung des Turgors und der Gewebeelastizität aufrechtzuerhalten,
- im Dienste des Wachstums, der Differenzierung und der Motilität der Zellen Signale zu übermitteln.

Die ECM umgibt die Zellen des Mesenchyms oder Parenchyms. Sie kann einerseits bezeichnet werden als „das, was bleibt, wenn die mesenchymalen und parenchymatösen zellulären Elemente aus einem Gewebe entfernt worden sind", oder andrerseits eben als **Baugerüst und Informationszentrale**. Die ECM besteht im Wesentlichen aus Fasern (Kollagene, Elastin), Glykoproteinen (Fibronectin, Tenascin) und der Zwischensubstanz (Proteoglykane, Hyaluronsäure).

3.1.1 Kollagene machen den größten Teil der extrazellulären Matrix aus

Die Kollagene bilden eine Familie von Proteinen mit gemeinsamen Eigenschaften, die der Zug- und Reißfestigkeit der Gewebe dienen (Tab. 3.1). Sie haben eine Tripelhelixstruktur und bestehen aus 3 verschiedenen α-Ketten. Die wichtigsten beiden Aminosäuren in den Kollagenmolekülen sind Hydroxyprolin und Hydroxylysin.

Kollagene können von Fibroblasten, glatten Muskelzellen, Endothelzellen, aber auch von Epithelzellen synthetisiert werden. Zum Verständnis der verschiedenen krankhaften Veränderungen der ECM ist es wichtig, die einzelnen Syntheseschritte zu kennen (Tab. 3.2).

Pathologische Veränderungen der ECM sind größtenteils erworben, können aber auch durch **Gendefekte** bedingt und angeboren sein. Als Ursache kongenitaler Kollagendefekte kommen infrage:

Tabelle 3.**1** **Kollagentypen.**
Es existieren verschiedene Kollagentypen mit verschiedenen Eigenschaften.

Eigenschaft	Typ	Polymerisierte Form	Vorkommen in
Fibrillen bildend	I	• Fibrillen	• Knochen, Haut, Sehnen, Ligamente, Hornhaut, innere Organe, **reifes Narbengewebe** (insgesamt 90 % des Kollagens des Organismus)
	II	• Fibrillen	• Knochen, Knorpel, Zwischenwirbelscheiben, Glaskörper des Auges
	III	• Fibrillen	• Haut, Blutgefäße, innere Organe (Uterus, Gastrointestinaltrakt), embryonales Gewebe, **junges Narbengewebe**
	V	• Fibrillen mit Typ I	• wie Typ I
	XI	• Fibrillen mit Typ II	• wie Typ I
Fibrillenassoziiert	IX	• seitliche Verbindung mit Fibrillen des Typs II	• Knorpel
	XII	• seitliche Verbindung mit manchen Fibrillen des Typs I	• Sehnen, Bänder
Geflecht bildend	IV	• flächenhaftes Netz	• Basalmembranen
	VII	• Verankerungsfibrillen	• unter den Plattenepithelien

Tabelle 3.**2   Synthese der Kollagene.**
Die Synthese der Kollagene erfolgt hauptsächlich intrazellulär, wird aber extrazellulär abgeschlossen.

Lokalisation	Prozess	Produkt	Enzyme/Coenzyme
Endoplasmatisches Retikulum und Golgi-Apparat	• Synthese der Pro-α-Ketten mit terminalen Polypeptid-ketten • Hydroxylierung von Protein-, Serin- und Lysinresten • Glykosylierung von Hydroxy-lysin-Resten • Bildung von Disulfidbrücken • Selbstaggregation	• Prokollagen mit Poly-peptidketten	• Vitamin C
Sekretorische Vesikel		Prokollagen mit Poly-peptidketten	
Extrazellularraum	• Abspaltung der Polypeptid-ketten • Anordnung in Mikrofibrillen • Vernetzung durch oxidative Desaminierung von Lysin- und Hydroxylysin-Resten • Bündelung der Fibrillen	• Tropokollagen • Mikrofibrillen • Fibrillen • Fasern	• Peptidasen • Lysyl-Oxidase, Cu^{2+}-Ionen, Vitamin C

- Veränderungen von Genen, welche die Pro-α-Ketten kodieren
- Veränderungen von Genen, welche die für die **Vernetzung** benötigten Enzyme steuern.

Die kongenitalen Störungen der Kollagene können sich an verschiedenen Organen äußern (Knochen, Gelenken, Haut, großen Arterien, Mitralklappen, Augenlinsen). Zu den kongenitalen Kollagenstörungen gehören die **Osteogenesis imperfecta** und das **Ehlers-Danlos-Syndrom**. Das Ehlers-Danlos-Syndrom geht vor allem mit einer Dysfunktion der Mitralklappe, einem Aortenaneurysma (Abb. 3.**1 a**, **b**) und einer Osteoarthritis einher.

Hauptursachen für die erworbenen Defekte der Kollagensynthese sind **Fehlernährung** oder **toxische Stoffe**. Eine toxische Wirkung kommt typischerweise dem Penicillamin zu, weil es die Cu^{2+}-Ionen kompetitiv bindet. Cu^{2+}-Ionen werden aber für den Schritt der Vernetzung benötigt. Bei der Homocystinurie interagiert das akkumulierte Homocystein mit den Aldehyden der Fibrillen und stört so die Vernetzung.

Eine Dysfunktion des Kollagens kann auch Folge eines verstärkten Abbaus der Kollagenfa-

sern wegen einer gesteigerten Aktivität von **Kollagenasen** sein. So können Kollagenasen von Bakterien (z. B. Clostridium histolyticum) die Wundheilung verzögern. Hauptquellen der Kollagenasen sind: Fibroblasten, Makrophagen, neutrophile Granulozyten und Endothelzellen. Die Kollagenasen werden von diesen Zellen in einer inaktiven Form als Proenzyme (Zymogene) sezerniert. Die aktivierten Kollagenasen werden durch Inhibitoren kontrolliert. Kollagene können sich gegen einen Abbau durch eine Bindung an Fibronectin schützen.

3.1.2   Elastin bildet vernetzte Fibrillen und wird unter Mitwirkung der Lysyl-Oxidase synthetisiert

Elastische Fasern weisen die folgenden Charakteristika auf:
- Sie können bis zu 140 % gedehnt werden (Kollagen nur bis zu 2 %),
- sie sind in der ECM um Kollagenfasern herumgewunden,

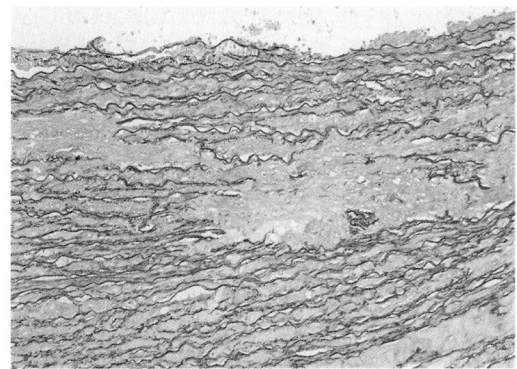

a

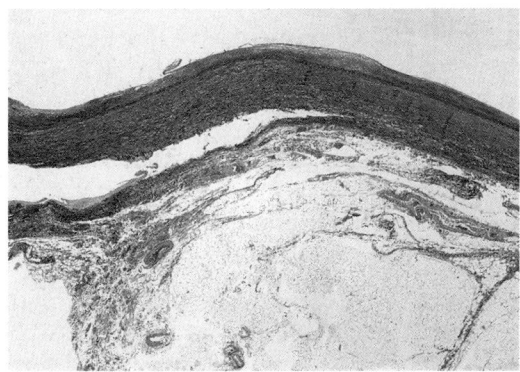

b

3.1 a, b   Gestörte Vernetzung von Proteinen der extrazellulären Matrix.
Beim idiopathischen Aortenaneurysma ist die Vernetzung der Faserproteine der Gefäßwand (aus verschiedenen Gründen) gestört, sodass sich in der Aortenwand „Spalten" bilden (**a**). Die Spalten werden zwar durch Proteoglykane ausgefüllt. Diese Proteoglykane sind aber keineswegs reißfest, sodass bei einem Defekt der Intima und intimanahen Media (z. B. bei einer gleichzeitig bestehenden Atherosklerose) Blut in die Spalten eintreten und sich dort ausbreiten kann (**b**). Wenn die Einblutung an Intensität zunimmt, steigt der Druck in der Gefäßwand an und kann schlussendlich eine Ruptur der Gefäßwand mit einem hypovolämischen Kreislaufschock auslösen (s. Abb. 21.**1**).

- sie können Lipide und Fettsäuren binden,
- sie werden durch Elastasen abgebaut.

Das Elastinmolekül besteht aus Tropoelastin mit reichlich Lysin und **Desmosin**. Ein Marker für die Intensität des Elastinabbaus ist die Urinkonzentration des Desmosins, vergleichbar mit der Prolinkonzentration als Marker für den Kollagenabbau. Synthetisiert wird Elastin in Fibrozyten, Chondrozyten und glatten Muskelzellen.

Die Elastinmoleküle bestehen aus 2 verschiedenen Regionen, einer plastischen Region, welche nicht polar und hydrophob ist, und einer nichtelastischen, welche polar und hydrophil ist. Die Moleküle liegen in zufällig geknäuelter Form vor. Das Protein Desmosin verknüpft sie zu einem elastischen Netzwerk.

Defekte des Elastins können wie jene des Kollagens angeboren oder erworben sein. Eine der häufigsten angeborenen Elastindefekte verbirgt sich hinter dem **Marfan-Syndrom**. An einem Marfan-Syndrom haben sehr wahrscheinlich der amerikanische Präsident Lincoln (1809 – 1865) sowie der Geigenvirtuose und Komponist Paganini (1782 – 1840) gelitten. Klinisch kann sich das Syndrom durch Schlottergelenke, Dislokationen der Augenlinse, Mitralklappenstörungen und Aortenaneurysmata manifestieren. Ursache der Krankheit ist ein Defekt des Gens, welches das Glykoprotein **Fibrillin** kodiert, eine Komponente der Mikrofibrillen des Elastins.

Häufiger als angeborene sind **erworbene Defekte** des Elastins: So nimmt die Vernetzung der Elastinmikrofibrillen und die Fähigkeit des Elastins, Ca^{2+}-Ionen zu binden, im Alter zu. Folge davon ist eine Versteifung der elastischen Fasern. Auch UV-Strahlen verändern die elastischen Fasern und können zur Elastose der Haut führen.

Elastin ist resistenter gegenüber **Elastasen** als Kollagen gegenüber Kollagenasen. Elastasen sind vor allem in den Granula der neutrophilen Granulozyten, in Fibrozyten, Thrombozyten, glatten Muskelzellen und Makrophagen vorhanden. Sie können auch von Bakterien (z. B. Pseudomonas) sezerniert werden. Die wichtigste Antielastase ist die α1-Proteinase (α_1-Antitrypsin).

3.1.3 Die Glykoproteine der ECM haben eine Doppelfunktion: Sie sind Informationsträger und molekularer Leim zugleich

Die Interaktion der Zellen mit der ECM ist nicht nur für die Embryonalentwicklung wichtig, sondern auch für das Zellwachstum, die Zelldifferenzierung, die Wundheilung und die Nervenregeneration. Die ECM ist vollgepackt mit molekular verschlüsselter Information. Für den Signalaustausch zwischen den Zellen und den Glykoproteinen der ECM sind auf den Glykoproteinen **Erkennungsmarken** vorhanden. Die Erkennungsmarken werden auf den Zellen durch die Adhäsionsmoleküle gebildet, auf den Glykoproteinen der ECM durch Sequenzen von Aminosäuren in einer definierten Reihenfolge. Die wichtigsten Glykoproteine im Dienste der Beziehung zwischen der ECM und den Zellen sind Fibronectin und Tenascin.

Fibronectin

Fibronectin funktioniert als molekularer Leim und Opsonin.

Das Molekül kommt als **Plasma- und als Gewebefibronectin** vor. Das Plasmafibronectin wird wie andere Plasmaproteine überwiegend in den Hepatozyten synthetisiert, das Gewebefibronectin in Fibroblasten, Endothelzellen und Monozyten. Das Gewebefibronectin formt während der Embryonalentwicklung die wichtige „primitive" Matrix, in der dann die Organbildung stattfinden kann. Verschiedene Bindungsstellen auf dem Fibronectinmolekül erlauben es ihm, an Kollagen, Proteoglykane, Komponenten der Basalmembran, Fibrinogen, Fibrin, Heparin, Zelloberflächen, Bakterienoberflächen und Desoxyribonukleinsäure (DNA) zu binden. Diese große Bindungsfähigkeit spiegelt sich im Namen wider und entspricht der Eigenschaft eines „molekularen Leims".

Bei der Wundheilung hat Fibronectin eine Doppelfunktionen, als **Chemotaxin** für Fibroblasten und als **Opsonin**. Opsonine sind körpereigene Moleküle, die durch eine Anlagerung an verschiedene Objekte (Mikroorganismen, Immunkomplexe, Fremdkörper) deren Phagozytose begünstigen. Fibronectin erscheint bei der Wundheilung als eines der ersten Elemente der ECM ca. 2 Tage nach der Gewebeschädigung. Fibronectin und Laminin werden durch die Metalloproteinase Stromelysin abgebaut.

Tenascin

Tenascin ist ein Glykoprotein, welches vor einigen Jahren entdeckt und vorerst als myotendinöses Antigen bezeichnet worden ist.

Das Molekül wird heute der ECM zugeordnet. Es ist primär während der embryonalen Morphogenese aktiv. Bei Erwachsenen erscheint es wieder bei der Wundheilung während Entzündungsprozessen und im Stroma maligner Tumoren.

Tenascin kann 2 gegensätzliche Funktionen ausüben: Einerseits stößt es Zellen ab, andererseits dient es der Zelladhäsion. Diese Doppelfunktion offenbart sich vor allem bei der Genese des peripheren Nervengewebes. Die peripheren Nerven entstehen aus Bündeln von **Nervenfasern und Satellitenzellen**. Aus den Satellitenzellen entwickeln sich die isolierenden Gliazellen. Während des Auswachsens benutzen die Nervenfasern und Satellitenzellen die ECM als Unterlage zur Fortbewegung. Das Mesenchym, in welches die Nerven einwachsen, enthält viel Fibronectin, die Satellitenzellen enthalten viel Tenascin. Fibronectin und Tenascin fördern beide die Adhäsion, Beweglichkeit und damit das Wachstum der Nervenfasern. Während die Satellitenzellen auf Fibronectin gut haften und sich darauf fortbewegen, sind sie jedoch wie gelähmt, wenn sie in die Umgebung von Tenascinmolekülen gelangen. Die Tenascinmoleküle scheinen also in der ECM Territorien zu definieren, welche durch unterschiedliche Konzentrationen der Tenascinmoleküle zustande kommen. Die Randzonen dieser Territorien wirken als selektive Schranken („Leitplanken") für die Bewegungen der Zellen in der ECM.

Tenascin ist auch in **immunologische Prozesse** involviert. So hemmt Tenascin die Aktivierung der T-Lymphozyten. Durch diese immunsuppressive Wirkung unterstützt das Molekül maligne Tumoren in ihrem Bemühen, der Immunabwehr zu entgehen.

3.1.4 Proteoglykane sichern den Turgor und die Elastizität der Gewebe

Die Proteoglykane sind wedelartige Moleküle (Abb. 3.2). Den „Stiel" der Wedel bildet die Hyaluronsäure (ein langes Glykosaminoglykanmolekül). An diese Hyaluronsäure sind über Verbindungsproteine weitere Proteine (die „Kernproteine") gekoppelt, an welche kleinere Glykosaminoglykanmoleküle (Chondroitinsulfat, Dermatansulfat, Heparansulfat, Keratansulfat) gebunden sind.

Die Proteoglykane der ECM erfüllen 3 Aufgaben:

- Sie sind für die Aufrechterhaltung des Gewebeturgors verantwortlich. Dies ist möglich, weil die in ihnen vorhandenen Glykosaminoglykane hydrophil sind und **negative Ladungen** besitzen. Dadurch ziehen sie osmotisch aktive Kationen an und wirken so als Flüssigkeitsspeicher.
- Sie steuern durch eine Änderung der Dichte ihrer negativen Ladungen die Wanderung von Molekülen und Zellen in der ECM.

- Sie erlauben wegen ihrer porösen Struktur wasserlöslichen Molekülen eine schnelle Diffusion in der ECM (wie durch ein „Sieb"). Die poröse Struktur wird durch die Ketten der Glykosaminoglykane bewirkt, weil sich diese Moleküle nicht falten können und deshalb in Bezug auf ihre Masse viel Raum beanspruchen.

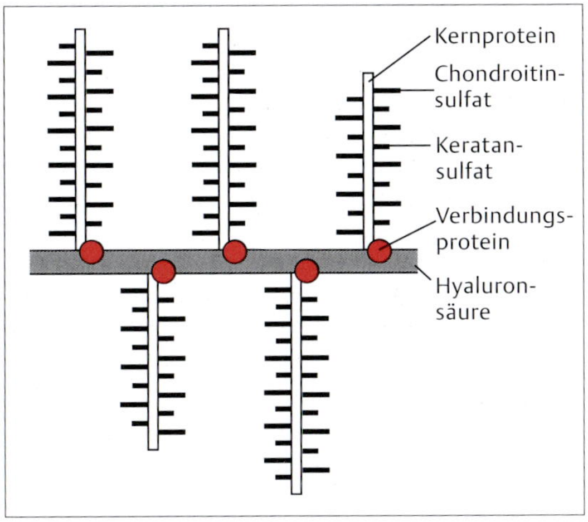

Die Proteoglykane können **Bindungen mit verschiedenen Makromolekülen** (Wachstumsfaktoren, Kollagen Typ I und Lipoproteinen), Molekülen der Basalmembranen und Rezeptoren auf Zellmembranen eingehen.

Proteoglykane kommen nicht nur in der ECM, sondern auch **in Zellen** (in sekretorischen Vesikeln und Zellmembranen) sowie **in Basalmembranen** vor. In den neutrophilen Granulozyten und Mastzellen halten sie die Entzündungsmediatoren in den Vesikeln fest (z. B. Serglycin). In den Zellmembranen wirken sie als als Corezeptoren für die Bindung der Zellen an die ECM. Die wichtigsten Proteoglykane in der ECM sind Aggrecan, Betaglycan, Biglycan und Decorin, in der Basalmembran Perlecan und in den Zellen Serglycin und Syndecan-1.

3.2 Proteoglykane.
Die Proteoglykane bestehen aus Hyaluronsäure und Glykosaminoglykanketten. Die Glykosaminoglykane sind über Verbindungsproteine („Kernproteine") an die Hyaluronsäure gebunden. Die Struktur des Moleküls erklärt die wichtige Funktion der Proteoglykane, den Gewebeturgor aufrechtzuerhalten (nach Darnell et al. 1986).

Labels in figure:
Kernprotein
Chondroitinsulfat
Keratansulfat
Verbindungsprotein
Hyaluronsäure

3.1.5 Hyaluronsäure (ein Glykosaminoglykan) macht die Hauptkomponente der „Zwischensubstanz" der ECM aus

Die Hyaluronsäure ist von spezieller Bedeutung in Geweben mit starker Zellwanderung (Embryogenese, Morphogenese, reparative Prozesse). Eine vermehrte Synthese von Hyaluronsäure begünstigt die Zellwanderung, eine Degradation der Hyaluronsäure durch die Hyaluronidase stoppt sie. Der Abbau der Hyaluronsäure ist beim fortgeschrittenen Hypothyreoidismus (Unterfunktion der Schilddrüse) reduziert. Dadurch wird die ECM verändert. Dies zeigt sich in einer Verdickung der Haut (Myxödem), einer heiseren Stimme und einer Schwellung der Zunge. Beim prätibialen Myxödem im Rahmen einer Hyperthyreose dagegen handelt es sich um eine gesteigerte Ablagerung von Glykosaminoglykanen im subkutanen Bindegewebe.

3.2   Basalmembranen sind dünne, flache Strukturen aus spezialisierter ECM

Auf Basalmembranen liegen die Epithelzellen, die meisten Endothelzellen und – in serösen Membranen – die Mesothelzellen (Abb. 3.**3a**, **b**). Keine Basalmembran besitzen die Endothelzellen der Sinusoide des Knochenmarks, der Milz, der Lymphknoten und der Leber. Im zentralen Nervensystem kommen Basalmembranen nur in Blutgefäßen vor. Basalmembranen umgeben auch die Muskel- und Schwann-Zellen.

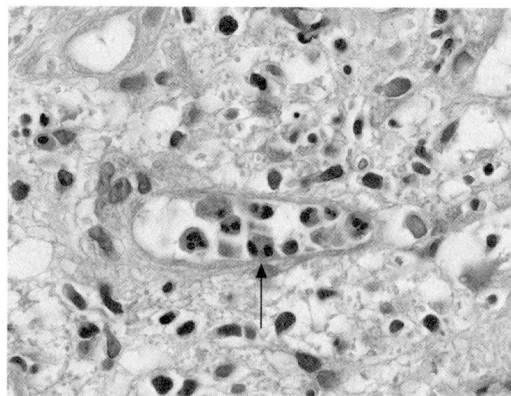

a

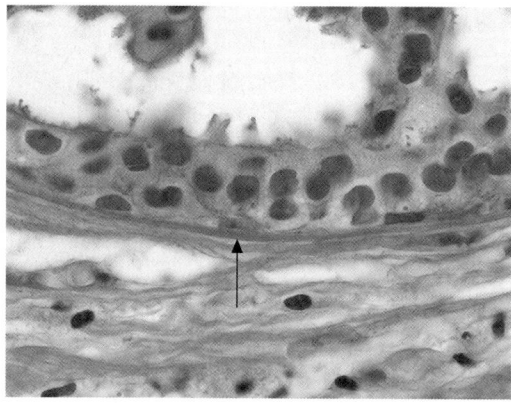

b

3.**3a, b   Basalmembranen.**
Das Endothel von Gefäßen (**a**) und die Epithelien (**b**) liegen meistens auf einer Basalmembran (mit einem Pfeil markiert). Im Lumen der Kapillare sind neutrophile Granulozyten zu beobachten, die teilweise dem Endothel angelagert sind. Diese Anlagerung dürfte Ausdruck eines beginnenden „Rollings" (s. Tab. 4.**3**) sein.

Die Basalmembranen bestehen aus einem **Netzwerk von Molekülen**, von denen die meisten auch in der ECM vorkommen: Kollagen Typ IV, Laminin, Entactin (stark sulfatiertes Glykoprotein), Perlecan (Heparansulfatproteoglykan) und Fibronectin. Laminin kommt praktisch ausschließlich in den Basalmembranen vor. Das Heparansulfatproteoglykan fällt durch 2 Eigenschaften auf: Es weist in seinem Kernprotein eine **antigene Determinante** auf und besitzt eine hohe Dichte **negativer Ladungen**.

Die einzelnen Komponenten der Basalmembranen werden hauptsächlich von denjenigen Zellen synthetisiert, welche den Basalmembranen aufliegen. Der Zusammenbau der einzelnen Komponenten in eine morphologische Struktur dürfte dann wahrscheinlich extrazellulär erfolgen.

3.2.1   Die Beurteilung der Basalmembranen ist von großer diagnostischer Bedeutung für die Unterscheidung zwischen einer Dysplasie (oder einem Carcinoma in situ) und einem bereits invasiven Karzinom

Ist die Basalmembran durch die dysplastischen Epithelzellen zerstört worden und sind die dysplastischen Epithelzellen in die umliegende extrazelluläre Matrix eingedrungen, liegt ein invasives Karzinom vor. Die allgemeine Regel „durch die Basalmembran durchbrechende dysplastische Epithelzellen bedeuten invasives Karzinom" gilt jedoch nicht in der Kolonmukosa. Ein invasives Kolonkarzinom darf erst dann diagnostiziert werden, wenn die dysplastischen Epithelzellen in die Lamina muscularis mucosae infiltriert sind.

Die wichtigsten **Aufgaben** der Basalmembranen sind:
- Bildung des Gerüsts für die ihnen aufliegenden Zellen zur Aufrechterhaltung der Gewebestruktur,
- Bildung selektiver Barrieren (Filter) mithilfe der Dichte ihrer negativen Ladungen,
- Gewährung der Polarität der Zellen,

- Organisation der Proteine in den Zellmembranen der ihnen anliegenden Zellen,
- Mitwirkung an der Differenzierung der Zellen,
- Bildung spezifischer Schienen für die Wanderung regenerierender Zellen,
- Bindung von Wachstumsfaktoren und Ionen (Ca^{2+}- und Ag^{2+}-Ionen).

3.2.2 Eine Verdickung der Basalmembranen ist eine wichtige Ursache für eine Störung ihrer Funktion als Filter

Zu einer Verdickung von Basalmembranen kommt es vor allem in Kapillaren und in Schleimhäuten. In der Bronchialschleimhaut gehört eine Verdickung der Basalmembranen beim Asthma bronchiale zu den morphologischen Hauptsymptomen. Die Ursache dieser Verdickung ist jedoch nicht bekannt. Die kapillären Basalmembranen sind besonders beim Phenacetinabusus und beim Diabetes mellitus verdickt.

Es kommen verschiedene Krankheiten vor, an denen Veränderungen der Basalmembranen pathogenetisch beteiligt sind (Tab. 3.**3**).

Tabelle 3.3 Störungen der Basalmembranen.
Die wichtigsten Krankheiten, bei denen es zu Störungen der Basalmembranen kommt, sind der Diabetes mellitus und die Immunkomplex-Glomerulonephritis.

Krankheit	Typ der Krankheit	Pathogenese	Morphologie
Alport-Syndrom (progressive Glomerulopathie)	hereditär	möglicherweise Defekt der Synthese der Basalmembranen	Lamellierung, lokale Verdickung
Diabetes mellitus	metabolisch	Reduktion der Kollagensynthese Proteinvernetzung durch Glykosylierung	Verdickung
Amyloidose	metabolisch	Einlagerung von Amyloid	Verdickung
Immunkomplex-Glomerulonephritis	immunologisch	Hypersensitivitätsreaktion Typ 3	Immundepots Doppelkonturierung
Goodpasture-Syndrom (nekrotisierende Glomerulitis)	immunologisch	Antibasalmembran-Antikörper	Destruktion
Bullöses Pemphigoid	immunologisch	Antibasalmembran-Antikörper	Destruktion
Asthma bronchiale	unbekannt		Verdickung
Maligne Tumoren		Kollagenasen	Destruktion

4 Interaktionen zwischen den Zellen und ihrer Nachbarschaft

4.1 Adhäsionsmoleküle sind transmembranöse Glykoproteine, die auf der Zellmembran nahezu aller Körperzellen vorkommen

4.2 Integrine nehmen an verschiedenen Prozessen der Zellmigration, Embryogenese, Tumormetastasierung, Wundheilung, Blutgerinnung und Immunabwehr teil

4.3 Selektine vermitteln zeitlich begrenzte Zell-Zu-Zell-Adhäsionen im Blutgefäßsystem

4.4 Cadherine vermitteln eine homophile Adhäsion

4.5 Lektine sind kohlenhydratbindende Proteine

4.6 Die wichtigsten Adhäsionsmoleküle auf Zellen, welche mit Proteoglykanen der ECM reagieren, sind der „receptor for hyaluronate-mediated motility" und das CD44-Molekül

4.7 Adhäsionsmoleküle spielen bei der Metastasierung maligner Tumoren eine wichtige Rolle

─── **Zusammenfassung** ───

Adhäsionsmoleküle spielen vor allem bei **Entzündungen** eine Rolle und können die **Metastasierung** von malignen Tumoren beeinflussen. Sie kommen auf der Zellmembran nahezu aller Körperzellen vor. Der durch Adhäsionsmoleküle vermittelte Kontakt zwischen 2 Zellen kann bewirken: 1. die Induktion eines Signals zur Aktivierung intrazellulärer Botenstoffe, welche die Genexpression für bestimmte Proteine induzieren, 2. eine Aktivierung von Proteinen, welche eine Veränderung des Zytoskeletts hervorrufen und auf diese Art und Weise Zellbewegungen induzieren, 3. eine Clusterbildung von Oberflächenproteinen zur Verstärkung der Zell-zu-Zell-Kontakte und 4. eine Exozytose.

Die Adhäsionsmoleküle werden in 5 verschiedene Familien eingeteilt: die Integrine, die immunglobulinähnliche Superfamilie, die Selektine, Cadherine und Hyaluronsäurerezeptoren (CD44-Moleküle).

Integrine nehmen an verschiedenen Prozessen teil: an der Zellmigration in der extrazellulären Matrix (ECM), Embryogenese, Tumormetastasierung sowie an der Funktion der T-Lymphozyten und Killerzellen. Die Integrine sind transmembranöse heterodimere Glykoproteine, die aus einer α- und β-Kette bestehen. Es werden 3 Unterfamilien von Integrinen unterschieden: die β_1-, β_2- und die β_3-Unterfamilie.

Cadherine sind transmembranöse homophile Adhäsionsmoleküle, welche Ca^{2+}-Ionen binden. Sie kommen vor allem in der Zona adhärens von Epithelzellen vor und sind intrazellulär mit der Zytoskelettkomponente Actin verbunden.

Selektine sind kohlenhydratbindende Zelloberflächenproteine, welche zeitlich begrenzte Zell-zu-Zell-Adhäsionen im Blutgefäßsystem vermitteln. Von ihrer Eigenschaft her, als Proteine Oligosaccharide zu binden, können die Selektine der Gruppe der **Lektine** zugeordnet werden. Die Selektine werden von neutrophilen Granulozyten und aktivierten Endothelzellen gebildet. Man unterscheidet zwischen L-Selektinen (im lymphatischen Gewebe entdeckt), E-Selektin auf Endothelzellen und P-Selektin auf Blutplättchen.

Zu einer der ersten Reaktionen des Organismus auf ein Gewebetrauma jeder Art gehört die Migration von neutrophilen Granulozyten und Monozyten in die Zone des Gewebeschadens. Vor dem Austritt der neutrophilen Granulozyten aus der Blutbahn in das angrenzende Gewebe (Diapedese) kommt es zu einer Strömungsverlangsamung der neutrophilen Granulozyten (Rolling) und anschließend einer Adhäsion an die Endothelzellen. Für beide Prozesse sind Selektine verantwortlich.

Lektine werden von Zellen im Blut- und Lymphgefäßsystem sowie von Bakterien als Adhäsionsmoleküle verwendet. Bakterien können an ihrer Oberfläche neben Zuckermolekülen (Oligo- und Polysaccharide) auch Lektine aufweisen. Dies ist von Bedeutung 1. für die Phagozytose von Bakterien durch neutrophile Granulozyten und Makrophagen, 2. für die Neutralisierung von Bakterien in Schleimen und 3. für die Infektiosität von Bakterien für einzelne Gewebe.

Eine Bindung von Zellen über **Hyaluronsäurerezeptoren** (CD44) an die Hyaluronsäure der ECM hat Einfluss auf Zellwachstum, Zelldifferenzierung und Tumorprogression. Adhäsionsmoleküle sind auf allen Stufen der Kaskade einer Tumormetastasierung an den einzelnen Prozessen beteiligt.

Die Zellen erhalten für ihre Differenzierung und ihr Wachstum ständig Impulse aus ihrer Umgebung (Nachbarzellen oder extrazelluläre Matrix). Wenn solche Impulse fehlen, können die Zellen durch eine Apoptose zugrunde gehen. Als „Empfängerstationen" für Impulse aus der Umgebung besitzen die Zellen Adhäsionsmoleküle, Rezeptoren und die Histokompatibilitätsantigene.

4.1 Adhäsionsmoleküle sind transmembranöse Glykoproteine, die auf der Zellmembran nahezu aller Körperzellen vorkommen

Die Adhäsionsmoleküle besitzen 2 bindende Domänen: eine extrazelluläre und eine intrazytoplasmatische, funktionelle. Die Adhäsionsmoleküle treten typischerweise nur **zeitlich begrenzt** auf der Zellmembranoberfläche auf. Das Vorhandensein oder Fehlen von Adhäsionsmolekülen kann die Fähigkeit mancher maligner Tumoren, unkontrolliert zu wachsen, lokal zu invadieren und zu destruieren oder zu metastasieren, in ganz entscheidendem Ausmaße beeinflussen. Der durch Adhäsionsmoleküle vermittelte Kontakt zwischen 2 Zellen löst verschiedene Aktionen aus:

- die Aktivierung intrazellulärer Botenstoffe für die Expression verschiedener Gene,
- Veränderungen von Proteinen des Zytoskeletts mit dem Ziel, Zellbewegungen auszulösen,
- die Aggregation von Oberflächenproteinen zur Verstärkung der Zell-zu-Zell-Kontakte,
- eine Exozytose.

Es existieren 5 wichtige **Familien von Adhäsionsmolekülen** (Tab. 4.1). Die einzelnen Familien der Adhäsionsmoleküle unterscheiden sich vor allem 1. durch die Art des Liganden (Protein oder Kohlenhydrat) und 2. das Vorkommen des Liganden – entweder auf einer Zelle oder in der ECM.

Tabelle 4.**1** **Familien der Adhäsionsmoleküle.**
Es werden 5 Hauptfamilien von Adhäsionsmolekülen unterschieden.

Familie	Interaktion Protein/Protein	Interaktion Protein/Kohlenhydrat	Kontakt Zelle/Zelle	Kontakt Zelle/ECM
Integrine - β_1-Integrine - β_2-Integrine - β_3-Integrine	+	–	+	+
Immunglobulinähnliche Superfamilie - CD2, CD4, CD8, CD22 - ICAM - VCAM - NCAM	+	–	+	–
Selektine	–	+	+	–
Cadherine	+	–	+	–
CD44 (Hyaluronsäure- oder Homing-rezeptor)	–	+	–	+

Die β_1-Integrine werden auch „very late activation antigens" (VLA) genannt,
die β2-Integrine „leucocyte function associated antigens" (LFA) und die β3-Integrine „Zytoadhesine".
CD   cluster of differentiation (cluster design protein)
ICAM   intercellular adhesion molecules
VCAM vascular adhesion molecules
NCAM neural cell adhesion molecules

4.2   Integrine nehmen an verschiedenen Prozessen der Zellmigration, Embryogenese, Tumormetastasierung, Wundheilung, Blutgerinnung und Immunabwehr teil

Integrine sind transmembranöse heterodimere Glykoproteine, die aus einer α- und β-Kette bestehen. Es werden 3 **Klassen von Integrinen** unterschieden. Diese Klassierung beruht auf den Eigenschaften der β-Ketten der Integrine (Tab. 4.2).

Den Integrinen sind die folgenden 5 Eigenschaften gemeinsam:

- Sie stehen mit dem Zytoskelett in Kontakt.
- Für eine Adhäsion der Integrine mit einem Liganden werden bivalente Kationen (z. B. Ca^{2+}- oder Mg^{2+}-Ionen) benötigt.

- Die Zellen können die Aktivität ihrer Integrine selber regulieren. Dazu müssen die Integrine nicht de novo synthetisiert, sondern nur aktiviert werden. Ein Molekül, welches die Funktion der Integrine reguliert, ist das karzinoembryonale Antigen (CEA).
- Die Integrine können die Aktivierung der intrazellulären Signaltransduktion oder eine Umordnung von Proteinen des Zytoskleletts auslösen.
- Die Integrine binden nur mit einer relativ geringen Affinität, dafür kommen sie aber in sehr hoher Dichte auf der Zelloberfläche vor.

Funktion der Integrine	β₁	β₂	β₃
Interaktionen zwischen Zellen und ECM	+	–	+
Interaktionen zwischen Zellen und Zellen	–	+	–
Adhäsion an die Makromoleküle der ECM oder Basalmembranen (Fibronectin, Kollagene, Laminin)	+	–	–
Adhäsion an Makromoleküle des Gefäßsystems oder an Thrombozyten (Fibrinogen, von-Willebrand-Faktor, Thrombospondin)	–	–	+
Expression auf neutrophilen Granulozyten	–	+	–

Tabelle 4.2 **Integrine.**
Die Klassierung der Integrine beruht auf den Eigenschaften der β-Ketten der Integrine.

4.3   Selektine vermitteln zeitlich begrenzte Zell-zu-Zell-Adhäsionen im Blutgefäßsystem

Die Selektine werden von neutrophilen Granulozyten und aktivierten Endothelzellen gebildet. Die 3 Familien der Selektine (Tab. 4.3) sind nach den Geweben benannt, in denen sie erstmals identifiziert worden sind: L-Selektine in lymphatischem Gewebe, E-Selektine auf Endothelzellen und P-Selektine auf Blutplättchen. Von ihrer Ei-

genschaft her, als Proteine Oligosaccharide zu binden, können die Selektine auch der Gruppe der **Lektine** zugeordnet werden.

Zu einer der ersten Reaktionen des Organismus auf ein Gewebetrauma jeder Art gehört die Migration von neutrophilen Granulozyten und Monozyten in die Zone des Gewebeschadens. Die-

Tabelle 4.3   Selektine.
Die Selektine spielen eine Schlüsselrolle beim Austritt von Zellen aus der Blutbahn.

Typ	Vorkommen	Funktion
L-Selektin	Lymphozyten neutrophile Granulozyten	Austritt von Lymphozyten aus der Blutbahn in die Lymphknoten über HEV **(Homing)** verlangsamtes Gleiten von neutrophilen Granulozyten vor der Diapedese entlang der Endothelzellen **(Rolling)**
E-Selektin	Endothelzellen (über Zytokine induziert)	Austritt von neutrophilen Granulozyten und Monozyten aus der Blutbahn **(Rolling und Adhäsion)**
P-Selektin	Endothelzellen (über Zytokine induziert) α-Granula der Thrombozyten (über Thrombin und Histamin induziert)	verlangsamtes Gleiten von neutrophilen Granulozyten, Monozyten vor der Diapedese entlang der Endothelzellen **(Rolling)**

HEV high endothelial venules

se Migration wird in der ersten Phase durch Selektine, in der zweiten durch Integrine vermittelt.

An der Adhäsion der neutrophilen Granulozyten und Monozyten/Makrophagen an die Endothelzellen sind alle 3 Familien der Selektine beteiligt. Interessanterweise adhärieren die neutrophilen Granulozyten nur in den postkapillären Venulen, die Monozyten vorwiegend in den großen Gefäßen. Der Grund für diese Spezifität der Adhäsion ist nicht restlos geklärt.

Mediatoren, welche zu Beginn einer akuten Entzündung auftreten (Histamin, Tumornekrosefaktor α und Thrombin), stimulieren die Endothelzellen, ein E-Selektin (GMP-140) und P-Selektin zu synthetisieren. An das GMP-140 docken Kohlenhydratliganden von neutrophilen Granulozyten an. Dies führt zu einer Abnahme der Strömungsgeschwindigkeit der neutrophilen Granulozyten im Blut. Dieser Prozess wird „Rolling" genannt. Während des Rollings werden die neutrophilen Granulozyten durch chemotaktische Substanzen aus der Umgebung der Gefäße aktiviert. Dadurch wird die Affinität ihrer β2-Integrine gegenüber Liganden auf den Endothelzellen gesteigert mit dem Resultat, dass die neutrophilen Granulozyten vollständig zum Stehen kommen und an der Oberfläche der Endothelzellen zu haften beginnen. Jetzt kann die **Diapedese** der neutrophilen Granulozyten durch das Endothel hindurch erfolgen. Es sind Krankheiten bekannt, bei denen die β2-Integrine der neutrophilen Granulozyten defekt sind. Patienten mit diesem Defekt leiden an rezidivierenden Infekten und einer schweren reaktiven Leukozytose.

4.4   Cadherine vermitteln eine homophile Adhäsion

Homophil wird eine Adhäsion dann genannt, wenn der Ligand und das Adhäsionsmolekül (Rezeptor) identisch sind. Unter den verschiedenen Typen der Cadherine ist das E-Cadherin am besten charakterisiert. Das E-Cadherin kommt vor allem in der Zona adhärens der Epithelzellen vor und ist intrazellulär mit der Zytoskelettkomponente Actin verbunden (Abb. 4.1). Der Name „E-Cadherin" steht für: Epithel (E), Ca^{2+}-Ionen (C),
Zona adhärens (Adherin). Bei malignen Tumoren kann es – abhängig von der Funktion des E-Cadherins – zu einer Erhöhung der Metastasierungsgefahr kommen. Dies geschieht, wenn 1. die Konzentration der E-Cadherine auf den Tumorzellen reduziert ist oder 2. das intrazytoplasmatische β-Catenin phosphoryliert ist. In den Desmosomen sind die beiden Cadherine Desmoglein und Desmocollin für die Adhäsion verantwortlich.

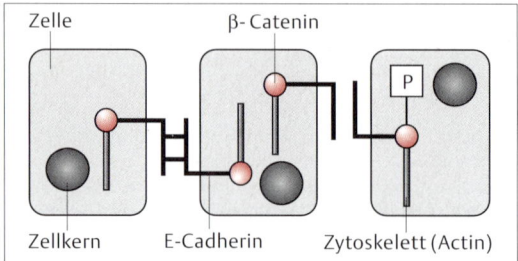

4.1 Cadherine.
Die Cadherine (Adhäsionsmoleküle) sind intrazellulär an Moleküle der Gruppe der Catenine gekoppelt, die mit Proteinen des Zytoskeletts in Kontakt stehen. Eine Phosphorylierung des β-Catenins hebt den Kontakt zwischen den beiden E-Cadherin-Molekülen zweier benachbarter Zellen auf (nach Boland 1997).

4.5   Lektine sind kohlenhydratbindende Proteine

Die Lektine wurden vor 100 Jahren in Pflanzen entdeckt und „Agglutinine" genannt. Diese Proteine haben ihren Namen von ihrer Eigenschaft erhalten, zwischen verschiedenen Blutgruppenantigenen unterscheiden zu können (lat.: legere = auswählen). Im menschlichen Organismus spielen die Lektine bei bakteriellen Infekten und der Metastasierung maligner Tumoren eine wichtige Rolle.

Lektine werden von Zellen im Blut- und Lymphgefäßsystem und von Bakterien als **Adhäsionsmoleküle** verwendet. Die Lektine sind von Bedeutung 1. bei der Phagozytose von Bakterien durch neutrophile Granulozyten und Makrophagen und 2. bei der Neutralisierung von Bakterien in Schleimen (Abb. 4.**2**).

Bakterien können auf 2 Arten phagozytiert werden:
- durch eine passive Lektinophagozytose (PLP),
- durch eine aktive Lektinophagozytose (ALP).

Die neutrophilen Granulozyten bedienen sich der PLP, die Makrophagen der ALP. Bei der PLP binden Oligosaccharide auf der Oberfläche der neutrophilen Granulozyten an Lektine auf der Oberfläche der Bakterien. Bei der ALP binden die Lektine auf der Oberfläche der Makrophagen an bakterielle Oligosaccharide (s. Abb. 4.**2**).

Die **Infektiosität verschiedener Bakterien** kann gewebe- oder blutgruppenspezifisch sein. Dies erklärt sich folgendermaßen:
- Lektine auf Epithelzellen können bewirken, dass ein Organ für einen Infekt mit einem bestimmten Bakterium, welches den entsprechenden Oligosaccharidliganden aufweist,

anfälliger ist als ein anderes Organ. So verursacht z. B. Escherichia coli im Darmtrakt keine Entzündung, dafür aber in den Nieren und ableitenden Harnwegen.

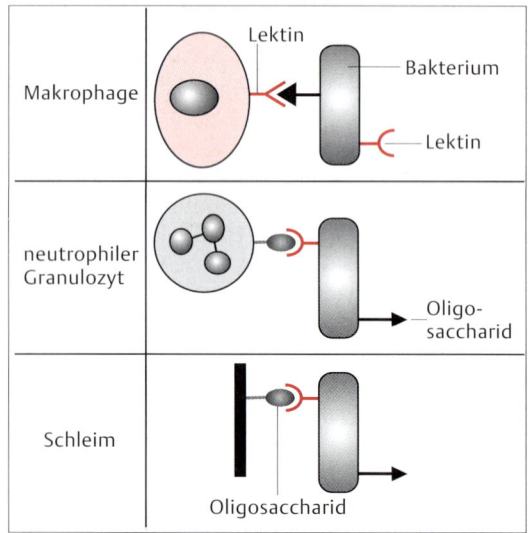

4.2 Lektine.
Man unterscheidet zwischen einer aktiven (ALP) und einer passiven Lektinophagozytose (PLP) von Bakterien. Die Makrophagen bedienen sich der ALP und binden die Bakterien mit den Lektinen auf ihrer Oberfläche. Die neutrophilen Granulozyten benützen die PLP und docken über die Zuckermoleküle auf ihrer Oberfläche an die Lektine der Bakterien an. Eine Neutralisierung von Bakterien in Schleimen erfolgt nach dem gleichen Muster der PLP (nach Gabius, Rüdiger u. Uhlenbruck 1988).

- Bakterien können Lektine besitzen, welche spezifisch mit Blutgruppenantigenen auf der Oberfläche von Parenchymzellen zu reagieren vermögen. Probanden mit der Blutgruppe AB erkranken z. B. häufiger an Infekten mit Escherichia coli und Klebsiella pneumoniae, Probanden mit der Blutgruppe B häufiger an Infekten mit Pseudomonas und Proteus.

4.6 Die wichtigsten Adhäsionsmoleküle auf Zellen, welche mit Proteoglykanen der ECM reagieren, sind der „receptor for hyaluronate-mediated motility" und das CD44-Molekül

Das CD44-Molekül kommt weit verbreitet vor. Es wird von hämatopoetischen Zellen (B- und T-Lymphozyten, Monozyten, neutrophilen Granulozyten), Epithelzellen, Gliazellen, Fibroblasten und Myozyten exprimiert. CD44 ist ebenfalls mit dem Zytoskelett der Zellen verknüpft. Es scheint bei der Adhäsion von Lymphozyten an die Venolen mit hohem Endothel (HEV) eine Schlüsselrolle zu spielen. An diesen Stellen findet der Austritt der Lymphozyten aus der Blutbahn in das lymphatische Gewebe statt. Dieser Austritt wird „homing" genannt. Die CD44-Moleküle sind auch fähig, an das Chondroitinsulfat der Proteoglykane, aber auch an Fibronectin, Laminin, Osteopontin und Kollagene (Typ I und VI) zu binden.

4.7 Adhäsionsmoleküle spielen bei der Metastasierung maligner Tumoren eine wichtige Rolle

Die Beteiligung von Adhäsionsmolekülen an der Metastasierung maligner Tumoren (Tab. 4.4) kann an verschiedenen Beispielen veranschaulicht werden. Ein Verlust der β_2-Integrine (z. B. VLA-2) ist relativ häufig bei wenig differenzierten Mammakarzinomen und kolorektalen Karzinomen zu beobachten. Eine Reduktion der E-Cadherine auf malignen Tumorzellen erhöht das Metastasierungsrisiko erheblich. In mehr als 75 % der großen Kolonschleimhaut-Adenome ist die Deletion des Gens für ein Protein bekannt, welches große Ähnlichkeiten mit den Adhäsionsmolekülen der

Tabelle 4.4 Adhäsionsmoleküle und Metastasierung.
Die Metastasierung maligner Tumoren erfolgt über verschiedene Schritte. An einigen dieser Schritte sind in einem wesentlichen Ausmaß Adhäsionsmoleküle beteiligt.

Schritt der Metastasierung	Integrine	E-Cadherin	Selektine	CD44	IgSF
Loslösung der malignen Zellen aus dem Tumor	+	+		+	+
Migration in die Umgebung der Gefäße	+			+	
Invasion in die Gefäße	+			+	
Dissemination innerhalb der Gefäße und Austritt aus den Gefäßen	+		+	+	+
Migration ins perivaskuläre Gewebe	+			+	

IgSF immunglobulinähnliche Superfamilie

immunglobulinähnlichen Superfamilie hat. Das Gen wird dcc-Gen[1] (deleted in colorectal cancer) genannt. Ist das dcc-Gen deletiert, nimmt die Gefahr der Entstehung eines Karzinoms in den Adenomen deutlich zu. Eine Vermehrung von Liganden für L-Selektine auf Endothelzellen kann bei kutanen malignen Lymphomen beobachtet werden, wenn sie sich über die Haut hinaus ausgebreitet haben.

---

[1] Die für die Gene verwendeten Abkürzungen werden im weiterfolgenden Text klein geschrieben; die gleichen Abkürzungen, welche für die von den Genen kodierten Proteine verwendet werden, werden mit großen Buchstaben wiedergegeben.

5 Zelluläre Signaltransduktion

5.1 Die „Sprache", mit der Signale innerhalb der Zelle an den Zellkern übermittelt werden, ist die Phosphorylierung

5.2 Die Typen der Signalübermittlung
können nach den am Prozess involvierten Rezeptoren eingeteilt werden

5.2.1 G-Protein-gekoppelte Rezeptoren
besitzen eine extrazelluläre, transmembranöse und intrazytoplasmatische
Domäne

5.2.2 Viele Wachstumsfaktoren und Insulin
binden an Rezeptoren mit eigener
Tyrosinkinaseaktivität

5.2.3 Zytokine benützen Rezeptoren, welche
eng an Tyrosinkinasen gekoppelt sind

5.3 Die verschiedenen Typen der Signalübermittlung können auch nach den
involvierten Proteinen in der Zellmembran eingeteilt werden

5.4 Ca^{2+}-Ionen sind als Second Messenger an der Übertragung von Nervenimpulsen auf die Muskulatur, an der
Muskelkontraktion, an Sekretionsprozessen und an der Zellproliferation beteiligt

Zusammenfassung

Die Zellen stehen in einem permanenten Kontakt mit ihrer Umgebung. An diesem Kontakt beteiligt sind externe Signalproteine, Rezeptoren für diese Proteine auf der Zelloberfläche und Adhäsionsmoleküle. Die Reaktion eines externen Signalproteins mit einem Rezeptor löst eine Wirkungskette aus, über welche die in den Signalproteinen verschlüsselte Information staffettenartig an den Zellkern übergeben wird.

Es werden **3 Haupttypen von Rezeptoren** unterschieden, welche extrazelluläre Signale empfangen können: 1. Rezeptoren, welche an G-Proteine gekoppelt sind, 2. Rezeptoren mit eigener Tyrosinkinaseaktivität und 3. Rezeptoren, welche an Tyrosin-Kinasen gekoppelt sind. Ein Vertreter des ersten Typs ist das G-Protein. Es entspricht in seiner Funktion einem molekularen Schalter: Wenn es GDP gebunden hat, steht der Schalter auf „aus", wenn es mit GTP ligiert ist, auf „ein". Veränderte G-Proteine können Ursachen von Krankheiten mit einer „Hormonresistenz" sein. So verbirgt sich hinter dem Pseudohypoparathyreoidismus ein funktioneller G-Proteindefekt.

Der zweite Typ der Zellmembranrezeptoren besitzt eine intrazelluläre Domäne, die nach einer Aktivierung des Rezeptors direkt als **Tyrosin-Kinase** wirken kann. Diese intrazelluläre Domäne mit Tyrosinkinaseaktivität hat Adenosintriphosphat (ATP) als Substrat und kann einen Phosphatrest aus ATP auf Tyrosin, auf intrazelluläre Proteine oder auf Tyrosinreste des Rezeptors selber übertragen. In diese Gruppe von Rezeptoren gehören die Rezeptoren vieler Wachstumsfaktoren und des Ret-Proteins, welches an der Entstehung der multiplen endokrinen Neoplasie (MEN) Typ 2 beteiligt ist.

An der Übergabe extrazellulärer Signale an den Zellkern nehmen hauptsächlich 2 Typen von Membranproteinen teil: die G-Proteine und die Ras-Proteine. Die Ras-Proteine gehören in die Familie der monomeren GTPasen.

Die Sprache für die intrazelluläre Weitergabe der Informationen (Signale) an den Zellkern ist die **Phosphorylierung** (Übertragung eines Phosphatrestes an ein Protein). Die Phosphorylierung hat 2 Effekte: 1. eine Änderung der Konformation des Empfängerproteins, dadurch wird das Protein in seiner enzymatischen Funktion aktiviert; 2. die Schaffung von „Ankerplätzen" für die Andockung anderer Proteine. Die Übertragung eines Phosphatrestes auf ein Protein kann über 2 Wege erfolgen: über Proteinkinasen oder einen Austausch von Guanosindiphosphat (GDP), welches an das Protein gebunden ist, durch Guanosintriphosphat (GTP).

Die **Calciumionen** (Ca^{2+}-Ionen) sind ebenfalls wichtige Second Messenger. An der Steuerung der Ca^{2+}-Ionenkonzentration im Zytoplasma sind aktive Ca^{2+}-Ionenpumpen, Ca^{2+}-Ionen-bindende Moleküle im Zytoplasma und passive, teils durch Liganden, teils durch elektrische Spannung kontrollierte Ca^{2+}-Ionenkanäle beteiligt.

Am Kontakt der Zellen mit ihrer Umgebung sind nicht nur Adhäsionsmoleküle, sondern auch externe Signalproteine und Rezeptoren für diese Proteine auf der Zelloberfläche beteiligt. Die Reaktion eines externen Signalproteins mit einem solchen Rezeptor löst eine staffettenförmige Wirkungskette aus. Dabei wird die im Signal enthaltene Information durch das Zytoplasma in den Zellkern transferiert, um im Zellkern die Expression von Genen zu induzieren.

5.1 Die „Sprache", mit der Signale innerhalb der Zelle an den Zellkern übermittelt werden, ist die Phosphorylierung

Die Phosphorylierung eines Proteins (Übertragung eines Phosphatrestes auf das Protein) hat 2 Effekte:

- eine Änderung der Konformation des Empfängerproteins: dadurch wird das Protein in seiner enzymatischen Funktion aktiviert,
- die Freilegung von „Ankerplätzen" für die Andockung anderer Proteine an das phosphorylierte Protein.

Die **Übertragung eines Phosphatrestes** auf ein Protein kann über 2 Wege erfolgen: über Proteinkinasen (auch einfach Kinasen genannt, Tab. 5.1)

oder einen Austausch von Guanosindiphosphat (GDP), welches an das Protein gebunden ist, durch Guanosintriphosphat (GTP). Die Ca^{2+}-Ionen-/Calmodulin-abhängigen Kinasen kommen vor allem in Nervenzellen vor, welche Katecholamine als Neurotransmitter verwenden. Sie sind aber auch an der Kontraktion glatter Muskelzellen beteiligt.

Die kaskadenförmige Signaltransduktion über multiple Phosphorylierungsschritte ist vor allem **sinnvoll**, weil auf diese Art und Weise 1. Signale verstärkt oder gehemmt werden können und 2. der Prozess der Signaltransduktion immer wieder kontrolliert werden kann.

Tabelle 5.1 Proteinkinasen.
Die Proteinkinasen, welche an der Signalübermittlung beteiligt sind, werden in Abhängigkeit des Modus ihrer Aktivierung verschiedenen Gruppen zugeordnet.

Gruppe	Aktiviert durch ...
Proteinkinase A[1]	zyklisches AMP (cAMP)
Proteinkinase C[2]	Diacylglycerol (DIAG)
CaM-Kinasen	Ca^{2+}-Ionen oder Calmodulinkomplexe[3]
Mitogen-aktivierte Proteinkinasen (MAP-Kinasen) • MAP-Kinase-Kinase • MAP-Kinase	 • Raf-Kinase • MAP-Kinase-Kinase
Raf-Kinasen	Ras-Protein

[1] A weist darauf hin, dass die Aktivierung der Proteinkinase von der Konzentration des cAMP abhängig ist.
[2] C weist darauf hin, dass die Aktivierung der Proteinkinase von der intrazytoplasmatischen Konzentration der Ca^{2+}-Ionen abhängig ist.
[3] Calmodulin ist ein weit verbreiteter intrazellulärer Ca^{2+}-Ionenrezeptor.
CaM Ca^{2+}-Ionen/Calmodulin

5.2 Die Typen der Signalübermittlung können nach den am Prozess involvierten Rezeptoren eingeteilt werden

Die extrazellulären Signale können von **3 Haupttypen von Rezeptoren** auf der Zellmembran empfangen werden:

- solche, die an G-Proteine gekoppelt sind,
- solche mit eigener Tyrosinkinaseaktivität,

- solche, die mit Tyrosin-Kinasen eng zusammenarbeiten (Abb. 5.1 a – c).

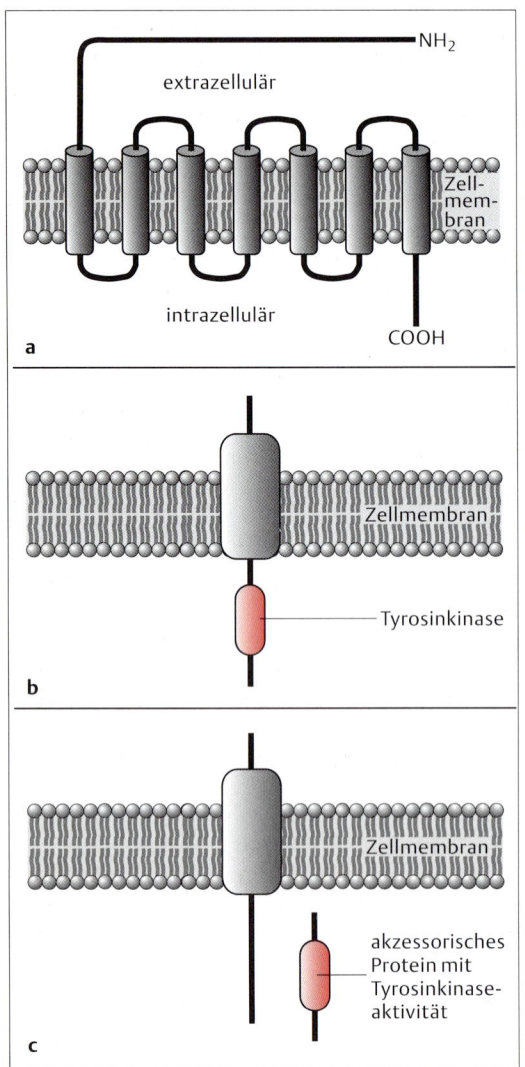

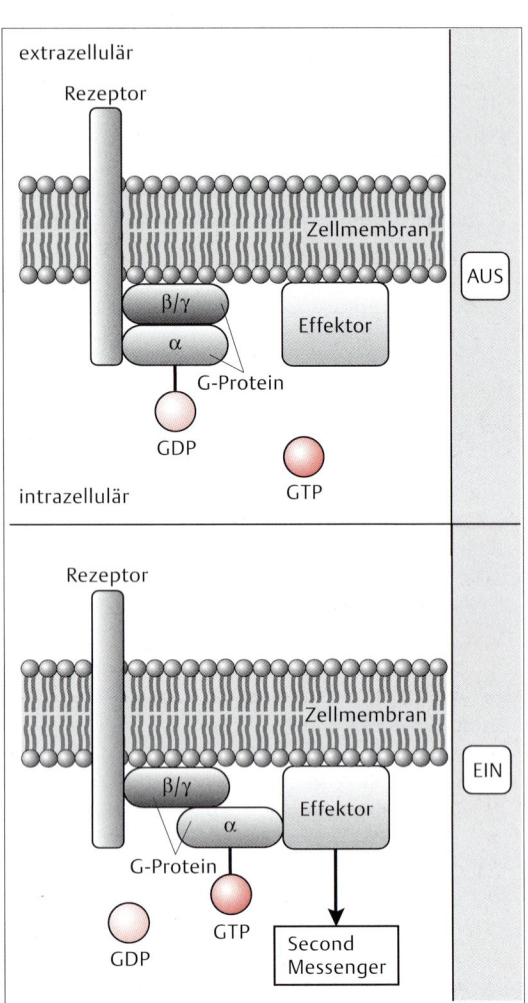

5.1 a – c   Zellmembranrezeptortypen.
In (oder auf) der Zellmembran können 3 Typen von Rezeptoren unterschieden werden: an das G-Protein gekoppelte Rezeptoren, welche 7 intramembranöse Domänen und 3 extrazelluläre und 3 intrazelluläre Loops aufweisen (**a**); Rezeptoren mit einer eigenen Tyrosinkinaseaktivität (**b**); „Zytokinrezeptoren" (Rezeptoren, welche mit einer Tyrosin-Kinase zusammenarbeiten; **c**).

5.2   G-Proteine.
Die G-Proteine entsprechen in ihrer Funktion einem molekularen Schalter: Wenn sie Guanosindiphosphat (GDP) gebunden haben, ist der Schalter ausgeschaltet, wenn sie mit Guanosintriphosphat (GTP) ligiert sind, steht er auf „EIN". Als Effektoren kommen die Phospholipase C-β und die Adenylcyclase infrage (s. Tab. 5.2) (nach Hanley u. Steiner 1989).

5.2.1 G-Protein-gekoppelte Rezeptoren besitzen eine extrazelluläre, transmembranöse und intrazytoplasmatische Domäne

Die Bindung eines Liganden an ein in der Zellmembran verankertes G-Protein bewirkt eine Aktivierung des G-Proteins, indem das an das G-Protein gebundene GDP durch GTP ersetzt wird (Abb. 5.**2**). Von der Eigenschaft des G-Proteins her, permanent mit dem Guanosinmolekül in Verbindung zu stehen, erhielt das Protein den Namen „G-Protein".

Das **G-Protein** ist ein trimeres Protein mit den 3 Ketten α, β und γ. Das phosphorylierte GDP bindet als GTP an die α-Kette des G-Proteins. Dies setzt 3 Aktionen in Gang:

- Die α-Kette löst sich aus dem Verband mit der β- und γ-Kette.
- Die α-Kette bindet neu an die Phospholipase C-β (Weg A der Signaltransduktion, Tab. 5.2) oder an die Adenylcyclase (Weg B der Signaltransduktion) in ihrer unmittelbaren Umgebung und aktiviert so diese beiden Effektoren.
- Das an das G-Protein gebundene GTP wird wieder zu GDP hydrolysiert und inaktiviert (Autodephosphorylierung).

Man unterscheidet zwischen stimulatorischen und inhibitorischen G-Proteinen.

Rezeptoren, welche **an G-Proteine gekoppelt** sind, werden z.B. vom Thyreoidea-stimulierenden Hormon (TSH), vom adrenocorticotropen Hormon (ACTH), von Adrenalin und vom Parathormon benützt. In den letzten 8 Jahre wurden verschiedene Mutationen als Ursache von Fehlfunktionen des Rezeptors des Thyreoidea-stimulierenden Hormons (TSH-R) festgestellt. Diese Fehlfunktionen können in einer Aktivitätssteigerung („Gain-of-Function"-Mutationen, Abb. 5.**3**) oder Aktivitätsverminderung („Loss-of-Function"-Mutationen) bestehen. Mutiert kann das Protein des TSH-R oder die α-Einheit des G-Proteins sein, welches an den Rezeptor gebunden ist. Bei bis zu 80% der toxischen Adenome wird als Ursache eine Mutation des TSH-R festgestellt, dagegen in nur 6% eine Mutation der α-Kette des G-Proteins. Hinter Krankheiten mit einer „Hormonresistenz" stehen oft Defekte von G-Proteinen.

Als **Second Messenger** wirkt auf dem Weg A der Signaltransduktion Diacylglycerol (DIAG), auf dem Weg B das zyklische AMP (cAMP). Unmittelbares Substrat der Phospholipase C-β ist das Membranphospholipid Phosphatidylinositolbisphosphat (PIP2; Abb. 5.**4**). PIP2 entsteht aus dem membranständigen Phosphatidylinositol (PI). PIP2 wird durch die Phospholipase C-β in DIAG und Inositoltriphosphat (IP3) gespalten. DIAG aktiviert die Proteinkinase C; IP3 bindet an Proteine von Ca^{2+}-Ionenkanälen in der Membran des endoplasmatischen Retikulums und verhilft so den Ca^{2+}-Ionen zum Austritt aus dem endoplasmatischen Retikulum ins Zytoplasma. Die Ca^{2+}-

---

Tabelle 5.2 Wege der intrazellulären Signaltransduktion.
Die extrazellulären Signale können auf 2 Wegen (A und B) staffettenförmig an den Zellkern herangetragen werden. Im Zellkern induzieren sie die Expression verschiedener Gene. Die „Messengers" stellen die eigentlichen Signaltransfermoleküle dar.

Stufe	Elemente	Weg A	Weg B
1	First Messenger • Transducer • Effector	Ligand-Rezeptor-Komplex GTP-bindende Proteine Phospholipase C-β[1]	Ligand-Rezeptor-Komplex GTP-bindende Proteine Adenylcyclase
2	Second Messenger • Zielmoleküle[2]	Diacylglycerol Inositoltriphosphat Ca^{2+}-Ionen Proteinkinase C	zyklisches AMP (cAMP) Proteinkinase A
3	Third (tertiär) Messenger	Transkriptionsfaktoren	Transkriptionsfaktoren

[1] Die Phospholipase C-β wird auch einfach als Phospholipase C bezeichnet.
[2] Als Zielmoleküle können verschiedene Enzyme (Kinasen) oder auch Proteine von Ionenkanälen infrage kommen.

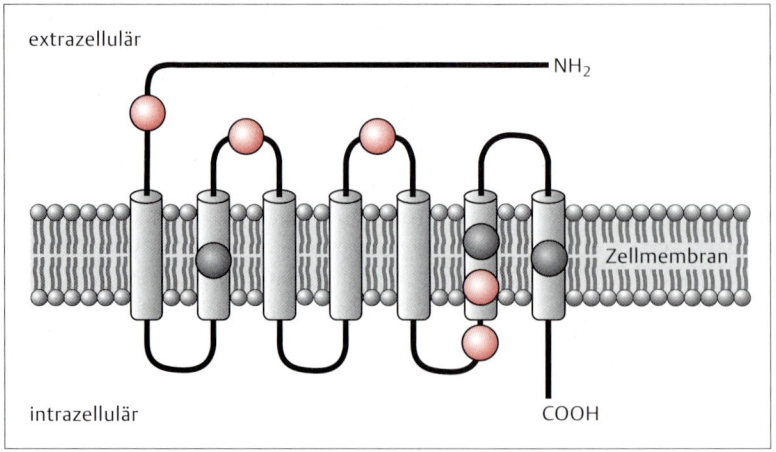

5.3   Rezeptor des Thyreoidea-stimulierenden Hormons (TSH-R).
Die Mutationen, welche zu einer Funktionssteigerung des TSH-R führen („Gain-of-Function"-Mutationen), können sich an verschiedenen Stellen des TSH-R auswirken. Die bekannten Veränderungen, welche auf somatischen Mutationen beruhen, sind rot markiert, jene bei Mutationen in den Keimzellen schwarz (nach Kaplan 1998).

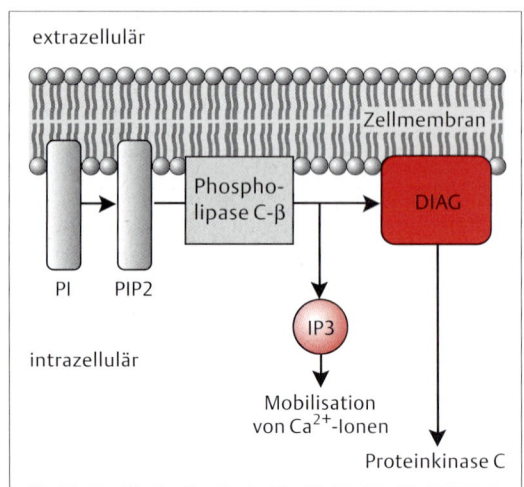

5.4   Inositolweg der Signaltransduktion.
Ein Teil der an G-Proteine gebundenen Rezeptoren benützt den Inositolweg (Weg A, s. Tab. 5.2). Dabei werden aus dem Phospholipid Phosphatidylinositol (PI) in der inneren Schicht der Zellmembran durch Phosphorylierungen über das Phosphatidylinositolbisphosphat (PIP2) die beiden Moleküle Diacylglycerol (DIAG) und Inositoltriphosphat (IP3) gebildet. DIAG ist membranständig und aktiviert die Proteinkinase C, IP3 diffundiert ins Zytoplasma und setzt aus dem endoplasmatischen Retikulum Ca^{2+}-Ionen frei (nach Wong u. Croce 1993).

Ionen wirken als allosterische Effektoren, die an spezifische Proteine in der Zelle binden, dadurch deren Konformation und Aktivität verändern und so das Signal weiterreichen (s. 5.4.). Ca^{2+}-Ionen können aber auch membranassoziierte Phospholipasen aktivieren.

5.2.2   Viele Wachstumsfaktoren und Insulin binden an Rezeptoren mit eigener Tyrosinkinaseaktivität

Neben Rezeptoren, die an G-Proteine gekoppelt werden, existieren Zellmembranrezeptoren mit einer intrazellulären Domäne, die nach einer Aktivierung des Rezeptors direkt als Tyrosin-Kinase wirken. Diese intrazellulären Domänen mit Tyrosinkinaseaktivität haben Adenosintriphosphat (ATP) als Substrat und können einen Phosphatrest von ATP auf Tyrosin, auf intrazelluläre Proteine oder auf Tyrosinreste des Rezeptors selber übertragen (Autophosphorylierung). Zu den Rezeptoren mit eigener Kinaseaktivität gehören Rezeptoren verschiedener **Wachstumsfaktoren** und das Ret-Protein (*r*earranged during *t*ransfection, Ret), welches eine Schlüsselrolle bei der Entstehung der familiären multiplen endokrinen Neoplasie (MEN, Typ 2) spielt.

Proteine, welche gleichzeitig mit autophosphoryliertem Tyrosin in Rezeptoren mit eigener Kinaseaktivität und mit anderen zellulären Proteinen (z. B. Ras-Proteine, s. Abschnitt 5.3) reagieren, werden **Adaptorproteine** genannt. Wichtige Adaptorproteine sind das Erb-B2-Protein und der Tumornekrosefaktor-assoziierte Faktor 3 (TRAF3). Der TRAF3 spielt eine Schlüsselrolle bei der Induktion maligner Tumoren durch das Epstein-Barr-Virus.

5.2.3 Zytokine benützen Rezeptoren, welche eng an Tyrosin-Kinasen gekoppelt sind

Zu den Rezeptoren, welche keine eigene Tyrosinkinaseaktivität besitzen, aber eng mit Tyrosin-Kinasen assoziiert sind, gehören viele Rezeptoren für lokale Mediatoren (Zytokine), einige Hormonrezeptoren (z. B. für Prolactin, Glucocorticoide) und antigenspezifische Rezeptoren (z. B. der Rezeptor der T-Lymphozyten: T-Zell-Rezeptor, TCR). Die meisten der Kinasen dieses Signalübertragungswegs gehören der Src- oder der Janus-Familie an.

5.3 Die verschiedenen Typen der Signalübermittlung können auch nach den involvierten Proteinen in der Zellmembran eingeteilt werden

An der Signaltransduktion sind hauptsächlich 2 Typen von Membranproteinen beteiligt: die G-Proteine (s. Abschnitt 5.2.1) und die Ras-Proteine (*Rat*-Sarcoma-Proteine).

Die **Ras-Proteine** sind monomere GTPasen. Von ihrer Eigenschaft her, GTP zu binden und wieder zu hydrolysieren, gehören sie theoretisch ebenfalls zur Gruppe der „G"-Proteine. Sie unterscheiden sich aber von den klassischen G-Proteinen dadurch, dass sie 1. GTP bedeutend langsamer hydrolysieren und 2. ihre Funktion von Proteinen gesteuert wird, welche GTPasen aktivieren. Die Ras-Proteine (K-Ras-, H-Ras- und N-Ras-Protein) kommen in 2 Zuständen vor: In der inaktiven Form sind sie im Zytoplasma gelöst und mit einem GDP-Molekül gekoppelt; in der aktiven Form sind sie an die Zellmembran und an ein GTP-Molekül gebunden. Die Verankerung des aktivierten Ras-Proteins in der Zellmembran wird über Farnesylgruppen sichergestellt. Würde es gelingen, diese „Farnesylierung" artefiziell zu beeinflussen, ließe sich möglicherweise auch die Aktivität des Ras-Proteins therapeutisch steuern. Hemmstoffe für Farnesylgruppen sind inzwischen bekannt.

Ein Wachstumsfaktor, welcher die Ras-Proteine benützt, ist der **EGF (epidermal growth factor).** Das Signal, welches der EGF-Rezeptor nach einer Bindung mit dem EGF erhält, werden über das GRB-Protein (growth factor receptor binding pro-

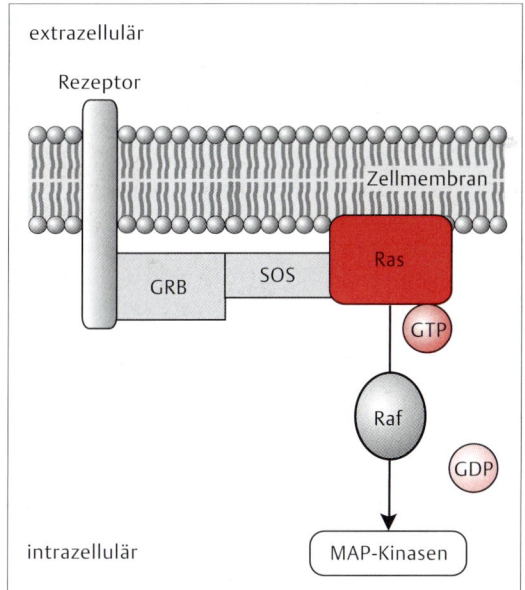

5.5 Signaltransduktion über das Ras-Protein. Das Ras-Protein erhält das Signal vom Rezeptor über die beiden Proteine GRB (growth factor receptor binding protein) und SOS (mammalian son of sevenless protein). Das durch GTP aktivierte Ras-Protein induziert die Proteinkinase Raf. Diese löst eine Kette von Phosphorylierungen der mitogenaktivierten Proteinkinasen (MAP-Kinasen) im Zytoplasma aus (nach Sirica 1996).

tein) und das SOS-Protein (mammalian son of sevenless protein) an das Ras-Protein weitergegeben (Abb. 5.5), indem die beiden Proteine mit dem Ras-Protein einen Komplex bilden. Nach der Aktivierung durch GTP dockt das Ras-Protein an die Proteinkinase Raf an. Diese Kinase leitet eine kaskadenförmige Phosphorylierung von mitogenaktivierten Proteinkinasen (MAP-Kinasen) ein und

gibt so das Signal an Transkriptionsfaktoren im Zellkern weiter. In defekten Ras-Proteinen ist die Aminosäure Glycin in der Tasche, in welcher das GTP-Molekül gebunden wird, durch Glutaminsäure ersetzt. Das ras-Gen ist in zirka 50% aller Kolonkarzinome und in 90% aller Pankreaskarzinome defekt.

5.4 Ca^{2+}-Ionen sind als Second Messenger an der Übertragung von Nervenimpulsen auf die Muskulatur, an der Muskelkontraktion, an Sekretionsprozessen und an der Zellproliferation beteiligt

Die Aktivität der Ca^{2+}-Ionen hängt von ihrer intrazytoplasmatischen Konzentration ab. Diese ist physiologischerweise gegenüber der Konzentration außerhalb der Zelle und im endoplasmatischen Retikulum klein (extrazellulär: ungefähr 10^{-3} Mol; intrazytoplasmatisch: ungefähr 10^{-7} Mol).

An der **Steuerung** der Ca^{2+}-Ionenkonzentration im Zytoplasma sind aktive Ca^{2+}-Ionenpumpen, Ca^{2+}-Ionen-bindende Moleküle und passive, teils durch Liganden, teils durch die elektrische Spannung kontrollierte Ca^{2+}-Ionenkanäle beteiligt. Ein Teil der Pumpen wirkt als membrangebundene ATPase. Die membrangebundenen ATPasen sind Transportproteine. Sie werden durch eine Phosphorylierung aktiviert; der Phosphatrest stammt aus dem ATP.

Es sind Krankheiten bekannt, bei denen es zu einer **Blockade von Ca^{2+}-Ionenkanälen** kommt, weil sich Autoantikörper an Proteine der Ca^{2+}-Ionenkanäle binden. Folgen davon sind:

- eine Blockade der Wege der Signaltransduktion, an welchen Ca^{2+}-Ionen-abhängige Kinasen beteiligt sind, oder

- eine Störung von Aktionen, welche durch eine Depolarisation von Membranen hervorgerufen wird.

Ein Beispiel: Bei kleinzelligen Bronchuskarzinomen können in der Zellmembran, im Zellkern und im Zytoplasma Proteine auftreten, welche physiologischerweise in den Neuronen des peripheren und zentralen Nervensystems gefunden werden können. Bei diesen Proteinen handelt es sich um Proteine, welche den Proteinen in spannungskontrollierten Ca^{2+}-Ionenkanälen sehr ähnlich sind. Kommt es in kleinzelligen Bronchialkarzinomen zu Nekrosen, was recht häufig der Fall ist, werden solche Proteine freigesetzt und vom Immunsystem als fremd wahrgenommen. Die in der Folge auftretenden Antikörper reagieren mit Proteinen von Ca^{2+}-Ionenkanälen normaler Neuronen kreuz. Dadurch kommt es zu einer Blockade dieser Ca^{2+}-Ionenkanäle und zur Pseudomyasthenie (Lambert-Eaton-Syndrom). Dieses Syndrom gehört in die Gruppe der paraneoplastischen Syndrome.

6 Zellzyklus

6.1 **Im Zellzyklus wird die genetische Information in Phasen und geordnet von der Mutterzelle auf die beiden Tochterzellen verteilt**

6.2 **Die Weitergabe der genetischen Information wird an speziellen Kontrollposten (Checkpunkte) überwacht**

6.2.1 Die DNA-Replikation wird an 2 Checkpunkten, dem G1- und G2-Checkpunkt, kontrolliert

6.2.2 Am Checkpunkt der DNA-Reparatur arbeiten die Gene rnsh2-, mlh1-, pms1- und pms2

6.2.3 Am Segregationscheckpunkt wird die Anheftung der Chromosomen an die Spindel überwacht

6.2.4 Neben den verschiedenen Checkpunkten sorgt ein Konservierungssystem für die Erhaltung der Integrität des Genoms

6.3 **Die Zellen der einzelnen Organe zeigen eine unterschiedliche Bereitschaft, sich in den Zellzyklus zu begeben und sich zu teilen**

6.4 **Der Schlüssel für die molekulare Analyse des Genoms ist die In-situ-Hybridisierung (ISH) von DNA-Sequenzen**

Zusammenfassung

Bevor eine Zelle neu entstehen kann, müssen 2 Aufgaben erledigt sein: 1. In der Mutterzelle muss der „Bauplan" vollständig und fehlerfrei kopiert und 2. anschließend die beiden Pläne korrekt auf die 2 Tochterzellen verteilt werden. Für die richtige Erledigung dieser Aufgaben sorgen die Steuerungsmechanismen des Zellzyklus (Zeitspanne zwischen 2 aufeinanderfolgenden Zellteilungen) und Reparaturmechanismen.

Der **Zellzyklus** kann in Phasen unterteilt werden: in 2 Ereignisphasen und 2 Zwischenphasen. In der einen Ereignisphase wird die Desoxyribonukleinsäure (DNA) verdoppelt. Dies geschieht in der S- oder Synthesephase. In der anderen Ereignisphase (M- oder Mitosephase) wird die DNA auf die Tochterzellen verteilt. Kernstück des Zellzyklusmotors sind Proteinkinasen. Die **Proteinkinasen** können nur in Kombination mit einem zweiten Molekül, einem **Cyclin**, wirken. Sie bilden dazu mit diesen Molekülen Komplexe. Ihrem zeitlichen Auftreten im Zellzyklus entsprechend teilt man die Cycline in 2 Gruppen ein: G1- und G2-Cycline.

Die Weitergabe der genetischen Information von der Mutterzelle an die Tochterzellen wird an verschiedenen **Checkpunkten** kontrolliert: 1. am Replikations- oder DNA-Checkpunkt (während des Zellzyklus), 2. am Segregations-, Spindel- oder Mitosecheckpunkt (unmittelbar vor der Mitose) und 3. am Signaltransduktionscheckpunkt (während des Zellwachstums). Den Checkpunkten gemeinsam ist das Ziel, dass die DNA nur dann repliziert wird, wenn allfällige Schäden der DNA vorher repariert sind, und die Zellen sich nur dann teilen, wenn die Kinetochoren der Chromosomen korrekt an die Mikrotubuli der Spindel angeheftet worden sind. Je nach Resultat der Kontrolle des Zellzyklus muss es möglich sein, 1. den Zellzyklus anhalten, 2. eine Zelldifferenzierung starten oder 3. den Tod der Zelle einleiten zu können. Die wichtigsten Kontrollelemente am DNA-Checkpunkt sind die Proteine P16 und P19 (im Rb- und P53-System) und am Segregationscheckpunkt die BUB1- und MAD2-Proteine.

Mit jeder Zellteilung geht an den Enden der Chromosomen (**Telomere**) ein kleines Fragment von DNA verloren. Telomere sind DNA-Abschnitte mit sich wiederholenden Sequenzen des Typs TTAGG an den Enden der Chromosomen. Sie sind gegenüber Endonukleasen und Ligasen resistent. Bei jeder Zellteilung werden sie geringfügig gekürzt. Wenn die Länge der Telomere eine Grenze unterschreitet, verliert die Zelle ihre Fähigkeit zur Teilung. Die Verkürzung der Telomere kann mit einem Mechanismus verglichen werden, welcher die Anzahl Mitosen zählt und darüber wacht, dass sich nicht zu viele Mitosen ereignen. Bei malignen Tumoren gehen mehr Telomere verloren als in normalen Geweben. Dies führt jedoch – im Vergleich zu normalen Zellen – zu einer spezifischen Aktivierung der Telomerase (eine reversible Transkriptase). Dieses Enzym baut die Telomere wieder auf. Dadurch wird der Verlust der Fähigkeit der Zelle zur Teilung erfolgreich sabotiert.

Befindet sich die Zelle außerhalb des Zellzyklus, wird sie als Zelle in der Ruhephase oder als Zelle in der G0-Phase bezeichnet. Es werden 2 Typen von Zellen in der Ruhephase unterschieden: solche, welche nicht mehr in den Zellzyklus eintreten können (**permanente Zellen**) und solche, die sich auf einen Stimulus hin wieder teilen können (**stabile Zellen**). Zellen, die sich ständig im Zellzyklus befinden, werden **labile Zellen** genannt.

Dem Organismus stehen zur **Reparatur** von chemischen oder physikochemischen DNA-Veränderungen 3 Systeme zur Verfügung: die Exzision von Basen, die Exzision von Nukleotiden und die DNA-Rekombination.

Im Organismus des Menschen werden täglich ungefähr 10^{12} Zellen neu gebildet. Bevor eine Zelle neu entstehen kann, muss die genetische Information vollständig und fehlerfrei verdoppelt und anschließend gleichmäßig auf 2 Tochterzellen verteilt werden. Für die richtige Erledigung dieser Aufgaben sorgen die Steuerungsmechanismen des Zellzyklus und die Reparaturmechanismen.

6.1 Im Zellzyklus wird die genetische Information in Phasen und geordnet von der Mutterzelle auf die beiden Tochterzellen verteilt

Unter dem Begriff „Zellzyklus" versteht man sowohl die Zeitspanne zwischen 2 aufeinanderfolgenden Zellteilungen als auch die Prozesse, welche in diesen Zeiträumen ablaufen. Der Zellzyklus kann in 4 **Phasen** unterteilt werden: 2 Ereignisphasen und 2 Zwischenphasen. In der einen Ereignisphase (S- oder Synthesephase) wird die Desoxyribonukleinsäure (DNA) verdoppelt, in der anderen (M- oder Mitosephase) auf die Tochterzellen verteilt. Beide Ereignisphasen werden durch Stoffwechselprozesse, die in den beiden Zwischenphasen (G- oder Gap-Phasen) ablaufen, vorbereitet (Abb. 6.**1**).

Motor des Zellzyklus sind – wie bei der intrazellulären Signaltransduktion – **Proteinkinasen**. Diese Enzyme aktivieren andere Proteine dadurch, dass sie Phosphoratome auf diese Proteine übertragen (Phosphorylierung). Die im Zellzyklus wirkenden Proteinkinasen (CDK: cyclin dependent kinases) benötigen die Mitarbeit einer ganzen Familie von Molekülen, den **Cyclinen**. Der Name „Cycline" stammt von der Eigenschaft dieser Moleküle, während des Zellzyklus in regelmäßigen zeitlichen Abständen zu erscheinen und wieder zu verschwinden.

Ihrem zeitlichen Auftreten im Zellzyklus entsprechend teilt man die **Cycline** in 2 Gruppen ein: in die Gruppe der G1- und die Gruppe der G2-Cycline. Zu den G1-Cyclinen gehören die Cycline D(1,2,3) und E, zu den G2- oder mitotischen Cyclinen die Cycline A und B.

Die einzelnen Phasen entsprechen Stadien, in denen der Zellzyklus kurze Zeit stillsteht, damit entweder Stoffwechselprozesse oder die Replikation oder Segregation der DNA erfolgen können. Die Übergänge zwischen den Stadien werden dadurch gesteuert, dass verschiedene Proteine lysiert werden. Diese Proteolysen werden durch das **Ubiquitinsystem** vermittelt. Das Ubiquitinsystem besteht aus 3 Komponenten:

- aus einem Enzym, welches Ubiquitin aktiviert (E1),
- aus einem Enzym, welches das aktivierte Ubiquitin auf einen Lysinrest im Protein, welches lysiert werden soll (Zielprotein), überträgt (E2),

Verdoppelung			Verteilung
G1-Cycline		G2-Cycline	
Restriktionspunkt			
G1	S	G2	M
Stoffwechsel-prozesse	Genom involviert	Stoffwechsel-prozesse	Genom involviert
Synthese von Proteinen und RNA	Sensibilität für Noxen	Synthese von Proteinen	
	Fixierung genetischer Schäden möglich	Kondensierung der Chromosomen	Fixierung genetischer Schäden möglich
	5–8 Stunden		30–60 Stunden
Zwischenphase	Ereignisphase	Zwischenphase	Ereignisphase

6.**1** **Zellzyklus.** Der Zellzyklus umfasst 4 verschiedene Phasen: 2 Ereignisphasen und 2 Zwischenphasen. Der Übergang zwischen den Phasen G1 (Gap-Phase) und S (Synthesephase) wird durch die Familie der G1-Cycline gesteuert, der Übergang zwischen den Phasen G2 und M (Mitosephase) durch die Familie der G2-Cycline (s. Text).

- aus einem Faktor, welcher das Zielprotein erkennt und Ubiquitin zur direkten Lyse kettenförmig an das Zielprotein bindet (E3).

Eine zyklische Proteolyse ist sowohl für die Progression der DNA-Replikation als auch für die Aufrechterhaltung der Homöostase in den einzelnen Stadien des Zellzyklus wichtig.

Die kritischen Schritte bei der Weitergabe der genetischen Information von der Mutterzelle an die Tochterzellen sind:
- der Übergang zwischen den Zwischen- und Ereignisphasen,
- die Beendigung des Zyklus,
- die Verteilung der DNA auf die Tochterzellen.

6.2   Die Weitergabe der genetischen Information wird an speziellen Kontrollposten (Checkpunkte) überwacht

Die verschiedenen **Checkpunkte** werden folgendermaßen bezeichnet:
- Replikations- oder DNA-Checkpunkt (während des Zellzyklus),

- Segregations-, Spindel- oder Mitosecheckpunkt (unmittelbar vor der Mitose),
- Signaltransduktionscheckpunkt (während des Zellwachstums; Tab. 6.**1**).

Tabelle 6.1   Checkpunkte der DNA-Replikation.
An 3 Checkpunkten wird kontrolliert, ob die Weitergabe der genetischen Information korrekt erfolgt (s. Text).

Checkpunkt	Steuerungselement	Kontrollelement Typ	Funktion im ...
DNA-Replikation • „G1-Checkpunkt"	CDK(4,6)-Cyclin D (1,2,3)-Komplex	Familie der INK4 • P16 • P19 Familie der universalen Inhibitoren der CDK (Kip) • P27 (Kip1)[1] • P21	• Rb- und P53-System • P53-System • Rb-System • P53-System
	CDK(2)-Cyclin(E)-Komplex	Familie der universalen Inhibitoren der CDK (Kip) • P27 (Kip1)[1] • P21	• Rb-System • P53-System
• „G2-Checkpunkt"	CDK(2)-Cyclin(B1)-Komplex	14 – 3-3σ-Protein	
DNA-Reparatur	BRCA1 und BRCA2 HMSH2 und HMLH1 P53 (s. Abb. 20.**7**)		
Segregation	HBUB1 HMAD1- und HMAD2-CDK20-Komplex		

[1] P27 hat verschiedene Funktionen: Es wirkt als Suppressor, als Regulator des Widerstands gegen Medikamente in soliden Tumoren, als Promotor der Apoptose und als Wächter gegen Entzündungen. Es wird durch TGF-β und E-Cadherin induziert.

CDK cyclin dependent kinase
INK4 Inhibitoren der CDK4

Den Checkpunkten gemeinsam ist das **Ziel**, dass:
- die DNA nur dann repliziert wird, wenn allfällige Schäden der DNA vorher repariert wurden,
- die Zellen sich nur dann teilen, wenn die Kinetochoren der Chromosomen korrekt an die Mikrotubuli der Spindel angeheftet worden sind.

Verantwortlich für in der DNA aufgetretene Schäden sind vor allem fehlerhaft funktionierende Polymerasen, exogene Faktoren (z. B. ionisierende Strahlen), endogene Toxine (z. B. Sauerstoffradikale) oder defekte DNA-Reparaturmechanismen.

6.2.1 Die DNA-Replikation wird an 2 Checkpunkten, dem G1- und G2-Checkpunkt, kontrolliert

Im Zentrum der Funktion des „**G1-Checkpunkts**" am Übergang von der G1- in die S-Phase stehen die Transkriptionsfaktoren der Familie E2F. Sie induzieren die Synthese des intranukleären Myc-Proteins, der RNA-Polymerase und des ARF-Proteins (alternate reading frame protein). Die Transkriptionsfaktoren sind an das Rb-Protein gebunden (Abb. 6.**2**) und werden vom Rb-Protein abgegeben, wenn es durch eine Phosphorylierung inaktiviert wird. Inaktivierung und Aktivierung des

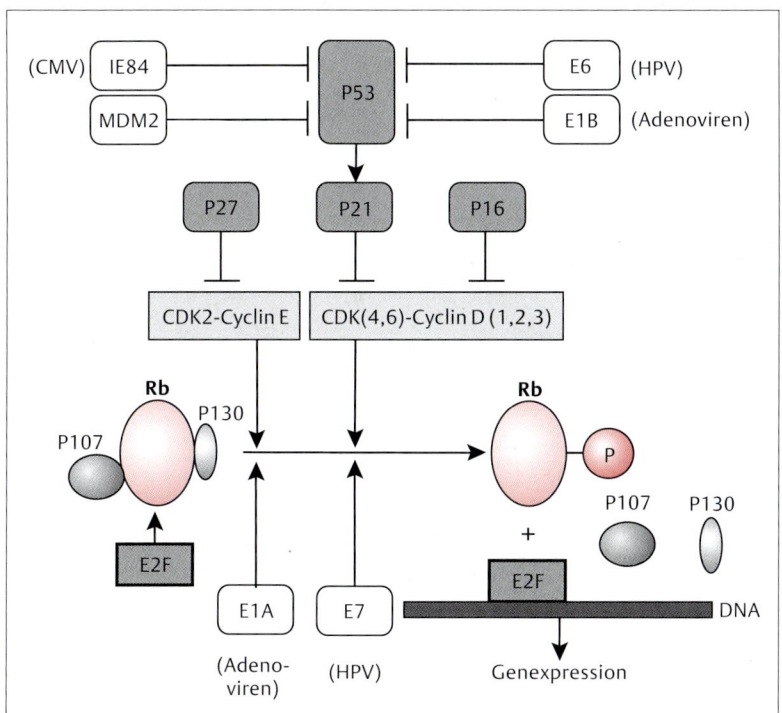

6.2 Das Rb-System.
Eines der beiden Systeme, welches den Zellzyklus maßgeblich kontrolliert, ist das Rb-System (s. Text). Das Rb-Protein verhindert während des Zyklus einen zu frühen Übergang der Zellen aus der G1- in die S-Phase. Dies geschieht durch die Bindung von Transkriptionsfaktoren der E2F-Familie an das Rb-Protein. Bereits 1974 wurde die Existenz eines solchen Kontrollpunkts im Zellzyklus postuliert. Schlüsselproteine, welche die Bildung der Komplexe zwischen den einzelnen Cyclinen und den mit ihnen liierten cyclinabhängigen Kinasen (CDK) kontrollieren, sind die Proteine P16, P19 und P27 (s. Tab. 6.**1**). Das P53-Protein kann 2 antiproliferative Antworten auslösen: Es kann den Zellzyklus temporär oder permanent stoppen oder über eine Expression des Bax-Proteins die Apoptose einleiten (s. Abb. 20.**7**); HPV: human papilloma virus; CMV: Zytomegalievirus; Rb: Retinoblastomprotein; E2F: Familie von Transkriptionsfaktoren; ℗: Phosphatrest.

Rb-Proteins erfolgen zyklisch in der mittleren bis späten G1-Phase und werden durch die G1-Cycline vermittelt. Die Aktivität der Transkriptionsfaktoren der E2F-Familie wird über eine Phosphorylierung unter dem Einfluss der beiden Komplexe CDK2-Cyclin A und CDK2-Cyclin E wieder aufgehoben.

Die Synthese der verschiedenen, am Checkpunkt der DNA-Replikation aktiven Cyclinkinasen und Cycline wird von 2 Familien von **Cyclinkinaseinhibitoren** überwacht:

- von der Familie der INK4 (Inhibitoren der cyclinabhängigen Kinase 4),
- von der Familie der Kip (auch „universelle Inhibitoren der cyclinabhängigen Kinasen" [CDK] genannt; s. Tab. 6.**1**).

Wichtige Vertreter der Familie der INK4 sind die beiden Proteine P16 und P19, wichtige Vertreter der Familie der Kip die Proteine P21 und P27. Die Analyse der Funktion des P19, welches zur Familie der INK4 gehört, hat zur Formulierung der „**One-Gene-two-Products-two-Pathways-Hypothese**" (Abb. 6.**3**) geführt. Ihr zufolge können 2 voneinander verschiedene unabhängige Prozesse der Tumorsuppression durch die Mutation nur eines einzigen Gens gestört werden. Ein solches Gen ist das ink4a-Gen der ink4-Genfamilie. Das Gen kodiert sowohl P16 als auch P19. P16 hemmt den CDK(4,6)-Cyclin-D(1,2,3)-Komplex und „aktiviert" das P53 über eine Einschränkung der Aktivität des MDM2-Proteins. P19 (wie P16 ebenfalls vom ink4a-Gen kodiert) hemmt die Degradierung des P53 durch die Bildung eines Komplexes mit dem MDM2-Protein (s. Abb. 6.**3**). Eine Deletion des ink4a-Gens wird bei vielen malignen Tumoren beobachtet. Ein anderes Gen, welches die Bauanleitung für 4 Proteine enthält, ist das Neurofibromatose-Typ1-Gen (NF1-Gen).

Endokrine Karzinome wachsen üblicherweise langsam, dies, auch wenn sie schon Metastasen gebildet haben. Man nimmt an, dass hinter dieser Eigenschaft eine sehr strenge Kontrolle des Zellzyklus in den endokrinen Organen steht und dass diese Kontrolle durch eine Dysregulation des P27 aus dem Gleichgewicht gebracht wird. An der Hemmung der Funktion des P27 scheint unter anderem auch das Toxin Dioxin beteiligt zu sein.

Die Unterscheidung zwischen einer **atypischen duktalen Hyperplasie** und einem bereits

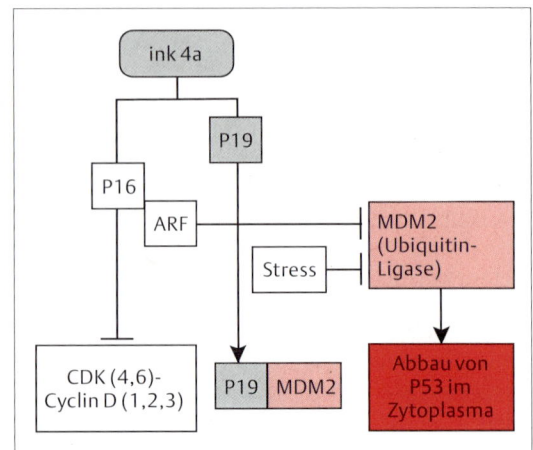

6.3 **One-Gene-two-Products-two-Pathways-Hypothese.**

Für einen geordneten Ablauf des Zellzyklus ist es wichtig, dass das P53-Protein über das Ubiquitinsystem immer wieder abgebaut wird. An diesem Steuerungsprozess sind 4 Proteine beteiligt: das Protein 16 (P16), das ARF-Protein (alternate reading frame protein), welches im Zellnukleolus vorkommt, das Protein 19 (P19) und das MDM2-Protein. Die Proteine P16 und P19 werden beide vom ink4a-Gen kodiert. Für den Abbau des P53 ist das MDM2-Protein verantwortlich. Es entspricht einer E3-Ubiquitin-Ligase und spielt die Rolle eines „P53-Hemmers". Das ARF-Protein und das P14 und P16 wirken als „P53-Aktivatoren", weil sie das MDM2-Protein hemmen. Die gleiche Wirkung hat auch der Stress, weil bei Stress die Bildung von P14 aktiviert wird. Wenn aber der Promotor des p14-Gens abnorm methyliert ist, kann Stress zu einer Einschränkung des P53 in seiner Funktion als Tumorsuppressor führen.

vorhandenen **Carcinoma in situ der Mamma** ist konventionell-morphologisch oft nicht eindeutig möglich. Der Nachweis einer Überexpression von Cyclin-D1-mRNA ist ein wichtiges Element für eine richtige Entscheidung zwischen beiden Differenzialdiagnosen: Bei der benignen epithelialen Hyperplasie und der prämalignen atypischen duktalen Hyperplasie wird die Cyclin-D1-mRNA nur in 18 % der Fälle vermehrt gebildet, bei duktalen Carcinomata in situ dagegen in 75–90 % der Fälle. Cyclin D1 wird in verschiedenen Tumoren vermehrt exprimiert (Abb. 6.**4**).

Am „**G2-Checkpunkt**" wirken 3 Elemente:

- das CDK25C-Protein,
- der Komplex bestehend aus dem CDK2- und Cyclin-B1-Molekül,

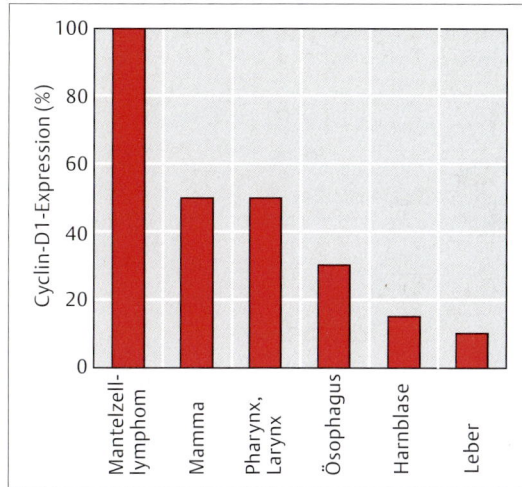

6.4 Cyclin D1 in malignen Tumoren.
Das Cyclin D1 wird in verschiedenen malignen Tumoren
in vermehrtem Ausmaß exprimiert.

- das 14 – 3-3σ-Protein (ein Mitglied der Familie
  der 14 – 3-3-Proteine).

Sowohl das CDK25C-Protein als auch der CDK2-
Cyclin-B1-Komplex zirkulieren permanent zwischen dem Zellkern und dem Zytoplasma hin und
her. Das CDK25C-Protein hat die Aufgabe, im Zellkern den CDK2-Cyclin-B1-Komplex zu aktivieren;
das 14 – 3-3σ-Protein hat die Aufgabe, den CDK2-
Cyclin-B1-Komplex am Übertritt aus dem Zytoplasma in den Zellkern zu hindern und so das An-
laufen der G2-Phase zu hemmen. Die Expression
des 14 – 3-3σ-Proteins wird durch das P53 induziert.

6.2.2 Am Checkpunkt der DNA-Reparatur arbeiten die Gene msh2, mlh1, pms1 und pms2

Die Reparaturgene kodieren verschiedene Polymerasen. Ein Verlust der Fähigkeit zur Reparatur
von Basenfehlpaarungen macht die Zelle sehr an-
fällig für weitere Mutationen. Dieser Zustand
wird als „Hypermutabilität" bezeichnet. Mutationen in den Reparaturgenen sind z. B. als Ursache
des hereditären, nichtpolypösen Kolonkarzinoms
(HNPCC) erkannt worden.

Ein anderes Syndrom, welches ebenfalls vererbt ist und mit einem erhöhten Risiko für ein Kolonkarzinom einhergeht, ist die **familiäre adenomatöse Polypose (FAP) des Kolon**. Ursache der Karzinome bei der FAP ist der Verlust der Heterozygosität des Adenomatous-polyposis-coli-(apc-)Sup-
pressorgens. Dieser Verlust bewirkt primär nicht
eine Hypermutabilität, sondern eine chromosomale Instabilität, die eine Folge von Genveränderungen nach sich zieht. Es konnte in der Zwischen-
zeit nachgewiesen werden, dass die Hypermutabilität und die Chromosomeninstabilität Merkmale nicht nur familiärer sondern auch sporadi-
scher Karzinome sein können. So steht bei 85 % der
sporadisch auftretenden Kolonkarzinome am Anfang der Tumorentwicklung ein LOH (loss of heterocygosity) des apc-Suppressorgens und bei den
restlichen 15 % ein Defekt der DNA-Reparatur.

6.2.3 Am Segregationscheckpunkt wird die Anheftung der Chromosomen an die Spindel überwacht

Die bei der Zellteilung zur **Segregation** der Chromosomen benötigte Spindel besteht aus Mikrotubuli. Die Spindel wird durch die Zentrosomen an
den beiden Zellpolen aufgebaut. Sie tritt über Kinetochoren mit den Chromosomen in Kontakt.
Dieser Kontakt löst die Anaphase aus. Die Anaphase entspricht im Wesentlichen einer durch
das Ubiquitinsystem bewirkten Proteolyse jener
Proteine, welche die Trennung der Chromosomen
in der Zeit unmittelbar vor der Anaphase blockieren.

Das MAD2-Protein (mitotic arrest-deficient)
ist in der Prophase der Mitose (neben anderen
Proteinen) an die Kinetochoren gebunden. Es bildet in dieser Stellung einen Komplex mit der
CDK20. Dadurch wird die CDK20 daran gehindert,
den APC (anaphase promoting complex) zu aktivieren und so die Anaphase einzuleiten. In der
Metaphase wird das MAD2-Protein nach dem
Kontakt der Kinetochoren mit der Spindel von
den Kinetochoren getrennt. Findet diese Trennung nicht statt, bleibt das MAD2-Protein am Kinetochor haften und behält die Bindung mit der
CDK20 (Abb. 6.5, bei gestörter Anaphase). Dadurch bleibt die Bildung des APC, wie er für die
normale Anaphase benötigt wird, aus.

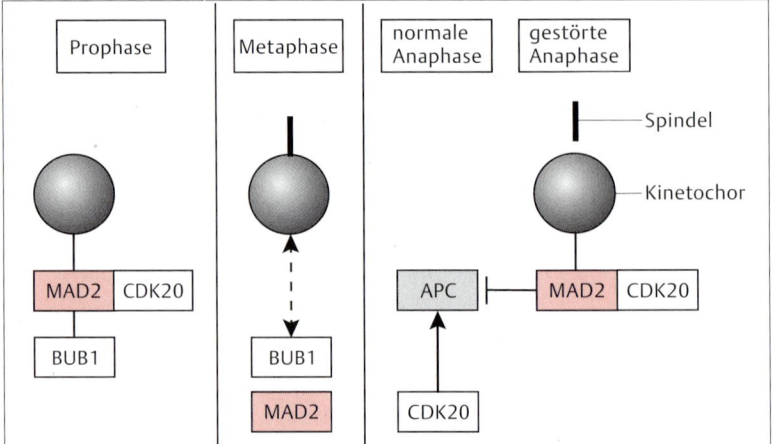

6.5 Segregationscheckpunkt.
Wenn in der Metaphase die Kinetochoren der Chromosomen an die Mikrotubuli der Spindel gebunden werden, haben sich vorher (in der Prophase) die an die Kinetochoren gebundenen Proteine von den Kinetochoren abgetrennt. Zu diesen Proteinen gehören neben dem MAD2 auch das BUB1-Protein (budding uninhibited by benomyl). Die BUB-Proteine werden durch die mad-Gene (mitotic arrest-deficient) kodiert. Durch die Trennung der Proteine von den Kinetochoren wird der Weg für die Bildung desjenigen Komplexes freigegeben, welcher die Anaphase induziert (APC). Der APC leitet eine Proteolyse jener Proteine ein, welche vor der Anaphase darüber wachen, dass die Chromosomen noch nicht getrennt werden. Der Ablauf der Anaphase wird gestört, wenn der Kontakt zwischen den Kinetochoren und der Spindel ausbleibt: Dann bleibt der Komplex aus dem MAD2-Protein und der cyclinabhängigen Kinase 20 (CDK20) am Kinetochor haften und verhindert, dass der APC – wie in der normalen Anaphase – gebildet und aktiviert werden kann.

Neben den Kinetochoren kann bei der Entstehung maligner Tumoren eine zweite Region der Chromosomen involviert sein: die Region der **Telomere**. Telomere sind DNA-Abschnitte mit sich wiederholenden Sequenzen des Typs TTAGG an den Enden der Chromosomen. Sie sind gegenüber Endonukleasen und Ligasen resistent. Bei jeder Zellteilung werden sie geringfügig gekürzt. Wenn die Länge der Telomere eine Grenze unterschreitet, verliert die Zelle ihre Fähigkeit zur Teilung. Die Verkürzung der Telomere kann mit einem Mechanismus verglichen werden, welcher die Anzahl Mitosen zählt und darüber wacht, dass sich nicht zu viele Mitosen ereignen. Bei malignen Tumoren gehen mehr Telomere verloren als in normalen Geweben. Dies führt jedoch – im Vergleich zu normalen Zellen – zu einer spezifischen Aktivierung der Telomerase (eine reverse Transkriptase). Dieses Enzym katalysiert das Anheften von TTAGG-Sequenzen an die telomere DNA-Sequenz und baut die Telomere so wieder auf. Dadurch wird die physiologische Längenreduktion der Telomere kompensiert und der Verlust der Fähigkeit der Zelle zur Teilung erfolgreich sabotiert. Die Aktivierung der Telomerase erfolgt während der Tumorentstehung relativ spät.

6.2.4 Neben den verschiedenen Checkpunkten sorgt ein Konservierungssystem für die Erhaltung der Integrität des Genoms

Die beiden wichtigsten Vertreter dieses Konservierungssystems sind das **BRCA1-** und das **BRCA2-Protein** (BRCA, breast carcinoma). Die beiden Gene brca1 und brca2 besitzen eine hohe Penetranz: Das Risiko für ein Mammakarzinom beträgt 70–90%, wenn das brca1-Gen mutiert ist, jenes für ein Ovarialkarzinom 40–60%.

Wirkungsort des BRCA1-Proteins ist der Zellkern, synthetisiert wird das Protein aber im Zytoplasma. Das Protein ist an 2 Prozessen beteiligt sein:

- an der Reparatur von Chromosomenbrüchen, welche Gammstrahlen erzeugt haben, über die Bildung eines Heterodimers mit dem Protein RAD51,
- an Transskriptionsvorgängen über die Bildung eines Heterodimers mit dem BARD1-Protein (*BRCA1-associated RING domain protein 1*).

Das Protein, welches für eine **gleichmäßige Verteilung der Chromosomen** auf die beiden Tochterzellen zu sorgen hat, ist vor kurzem entdeckt worden: Es ist das DMF-Protein (defective medial fission) und umgibt die Chromosomen wie ein Serviettenring eine Serviette.

6.3 Die Zellen der einzelnen Organe zeigen eine unterschiedliche Bereitschaft, sich in den Zellzyklus zu begeben und sich zu teilen

Eine Zelle, welche sich außerhalb des Zellzyklus befindet, wird als „Zelle in der Ruhephase" oder als Zelle in der „G0-Phase" bezeichnet. Es werden 2 Typen von Zellen in der **Ruhephase** unterschieden:
- solche, welche nicht mehr in den Zellzyklus eintreten können und definitiv in der Ruhephase verbleiben (permanente Zellen),
- solche, die auf einen Stimulus hin wieder in den Zellzyklus eintreten können (stabile Zellen).

Zellen, die sich ständig im Zellzyklus befinden, werden labile Zellen genannt (Tab. 6.2). Die permanenten Zellen sind endgültig differenziert, die stabilen Zellen entsprechen „Spezialisten". Die Strahlensensibilität von Geweben hängt wesentlich vom Zelltyp ab, aus welchem das Gewebe hauptsächlich besteht. Permanente Zellen sind beispielsweise nicht strahlensensibel.

Der **DNA-Gehalt** der einzelnen Zellen eines Gewebes kann densitometrisch gemessen und mit demjenigen einer Referenzzellpopulation mit

Tabelle 6.2 Zellen und Zellzyklus.
Zellen außerhalb des Zellzyklus (G0-Phase) werden als „ruhende Zellen" bezeichnet. In diese Gruppe gehören die endgültig differenzierten Zellen und die Zellen mit Spezialfunktionen. Zellen mit Spezialfunktionen können auf einen Stimulus hin wieder in den Zyklus eintreten.

Phase im Zellzyklus	Zelltyp	Charakteristikum	Beispiele
G0	permanente Zellen	endgültig differenzierte Zellen	Neuronen Ganglienzellen Herzmuskelzellen[1] Skelettmuskelzellen[2]
	stabile Zellen	Zellen mit Spezialfunktion	Hepatozyten Endothelzellen Parenchymzellen endokriner Drüsen
G1	labile Zellen	unipotente Stammzellen	Basalzellen der Epidermis (Keratozyten) Epithel des Dünn- und Dickdarms Urothelzellen Keimzellen
		pluripotente Stammzellen	Zellen des Knochenmarks Zellen der lymphatischen Organe

[1] Ein Myokardinfarkt hinterlässt immer eine Narbe.
[2] Die Skelettmuskelzellen machen dürftige Regenerationsversuche durch eine DNA-Verdoppelung und Kernteilungen (ohne Zytoplasmateilung). Dabei entstehen mehrkernige myogene Riesenzellen.

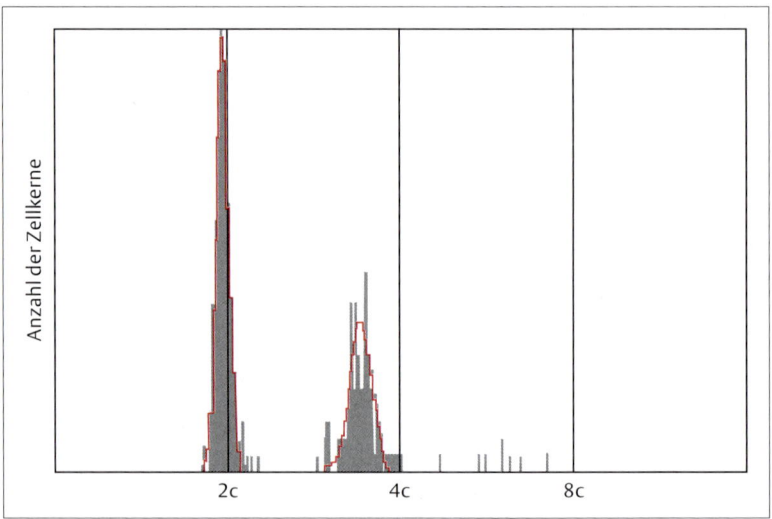

6.6 DNA-Histogramm (Ploidiebestimmung).
Der DNA-Gehalt der Zellkerne kann densitometrisch gemessen und mit jenem einer normalen Zellpopulation (Referenzpopulation) verglichen werden. Die gemessenen integrierten optischen Dichten der einzelnen Zellkerne werden auf Ploidiewerte umgerechnet und in einem Histogramm dargestellt (2 c entspricht dem Ploidiewert eines diploiden Chromosomensatzes, 4 c jenem eines tetraploiden und 8 c jenem eines oktoploiden).

Das dargestellte Histogramm stammt von Zellen eines Urothelkarzinoms. Im vorliegenden Karzinom ist neben einer Zellpopulation mit einem diploiden Chromosomensatz (erster Gipfel im Histogramm) auch eine Population mit einem aneuploiden Chromosomensatz vorhanden (der zweite Gipfel). Zusätzlich sind einzelne Zellen zu beobachten, welche einen Chromosomensatz zwischen tetraploid (4 c) und oktoploid (8 c) besitzen.

Tabelle 6.3 DNA-Ploidie.
Die Zellkerne besitzen regulär einen doppelten Chromosomensatz. Dieser wird als diploid bezeichnet. Je nachdem, ob ein Chromosomensatz vorliegt, der einer ganzzahligen Potenz des doppelten Chromosomensatzes entspricht (2^n) oder nicht, wird von einem tetraploiden oder polyploiden oder einem aneuploiden Chromosomensatz gesprochen.

DNA-Histo-gramm	Charakteristikum			
	Grundsätzliche Kongruenz mit dem Histogramm der Referenz-zellpopulation	Zellen in der G1-Phase	Zellen in der S-Phase	Zellen in der G2-Phase
Diploid	vorhanden	viel	wenig	wenig
Tetraploid	vorhanden	wenig	wenig	viel
Aneuploid	nicht vorhanden	wenig	viel	viel oder wenig[1]

[1] Neben Zellkernen in den einzelnen Phasen des Zyklus sind beim aneuploiden Verteilungsmuster auch Zellkerne vorhanden, welche einen höheren DNA-Gehalt aufweisen, als jene, die der G2- und M-Phase zugeordnet werden.

bekanntem DNA-Gehalt verglichen werden. Das Messresultat wird in Form eines Histogramms des DNA-Gehalts der analysierten Zellkerne präsentiert (Abb. 6.**6**). Zur Bestimmung des DNA-Gehalts stehen 2 Methoden zur Verfügung: die Durchflusszytophotometrie und die statische Zytometrie. Weil die Zellen in den verschiedenen Phasen des Zellzyklus unterschiedliche Mengen von DNA enthalten, weisen ruhende, physiologisch proliferierende oder maligne transformierte Zellen, welche proliferieren, verschiedene und je charakteristische DNA-Verteilungsmuster auf

(Tab. 6.**3**). Eine Veränderung des DNA-Histogramms gegenüber der Norm ist Ausdruck einer Destabilisierung des Genoms sein.

Die **genetische Instabilität** ist in Abschnitt 20.4 erklärt. Sie tritt oft bei einer erhöhten Wachstumsgeschwindigkeit maligne transformierter Zellen auf. Ursachen dafür können Störungen in der unmittelbaren Reparatur der DNA, welche bei einer beschleunigten Zellteilung vermehrt auftreten können, oder Störungen in den Mechanismen, welche die Reparatur steuern, sein.

6.4 Der Schlüssel für die molekulare Analyse des Genoms ist die In-situ-Hybridisierung (ISH) von DNA-Sequenzen

Die ISH macht sich die Reassoziationskinetik der doppelsträngigen Nukleinsäuremoleküle zunutze: Eine bekannte, künstlich hergestellte einsträngige Nukleinsäuresequenz (DNA-Sequenz, Testsequenz oder DNA-Sonde genannt) wird mit der einsträngigen chromosomalen DNA (Zielsequenz) in Kontakt gebracht; die Testsequenz bindet an ihre komplementäre Sequenz in der chromosomalen DNA. Die ISH erlaubt deshalb, numerische und strukturelle Aberrationen der Chromosomen, Translokationen von Chromosomenteilen oder segmentale Deletionen oder Amplifikationen ausfindig zu machen.

Es stehen 3 Haupttypen von DNA-Sonden zur Verfügung: einzelne Genloci, repetitive DNA-Sequenzen und einzelne Chromosomen. Die Sonden mit repetitiven DNA-Sequenzen erkennen spezifische Regionen auf den Chromosomen in der Nähe der Zentromere oder Telomere und werden deshalb vor allem zum Nachweis von Aneusomien (numerische Aberrationen der Chromosomen) eingesetzt. Die optimale Länge der Sonden beträgt ungefähr 200–300 Basen, weil mit solchen Basen die stabilsten Bindungen zwischen den Nukleinsäurepaaren erreicht werden können.

Um das Resultat der ISH sichtbar machen zu können, wird ein dreistufiges Verfahren verwendet:

- Die DNA-Sonden werden mit einem Markermolekül (Biotin [Vitamin H] oder Digoxigenin [ein pflanzliches Steroid]) versehen. Dazu wird das Markermolekül an ein Nukleotid ge-

bunden und dieses über Einzelstrangbrüche („nicks") in die vorerst noch doppelsträngige DNA-Sonde eingebracht („Nick"-Translation). Diese DNA wird anschließend denaturiert und als einzelsträngige Sonde bereitgestellt.

- Zum Nachweis der Markermoleküle an den Hybridisierungsstellen der Sonde mit der ebenfalls denaturierten Zielsequenz werden Reportermoleküle eingesetzt: Meistens sind dies Avidin, welches mit Biotin bindet, und Antidigoxigenin (ein Antikörper gegen Digoxigenin). An diese Reportermoleküle sind vorher Fluoreszenzfarbstoffe gekoppelt worden. Die am häufigsten verwendeten Fluoreszenzfarbstoffe sind FITC (*Fluorescein-Iso*thiocyanat) und TRITC (*Tetramethyl-Rhodamin-Iso*thiocyanat).

- Die Fluoreszenzfarbstoffe können mit spezifischen Wellenlängen (FITC mit 495 nm, TRITC mit 575 nm) angeregt werden, und das emittierte Licht kann mit geeigneten Filtern sichtbar gemacht werden (die mit FITC markierten Reportermoleküle erscheinen grün, die mit TRITC rot). Weil die Signalgebung mit Fluoreszenzfarbstoffen inzwischen zum Standard der ISH gehört, wird die Methode auch als **FISH** (*Fluoreszenz-In-situ-Hybridisierung*) bezeichnet. Die FISH kann auch an histologischen Schnitten durchgeführt werden.

Eine Weiterentwicklung der FISH ist die **CGH** (*comparative genomic hybridization*). Bei der

CGH werden simultan isolierte Proben einer Test-DNA (z.B. aus einem malignen Tumor) und einer Referenz-DNA (z.B. aus einem normalen Referenzgewebe) mit den Chromosomen normaler Zellen, welche sich im Zellzyklus befinden (Metaphasenchromosomen) zusammengebracht. Der Methode liegt die These zugrunde, dass die Intensität der Bindung der einzelnen DNA-Probe an die chromosomale DNA proportional zur Konzentration der entsprechenden DNA-Sequenz in der jeweiligen Probe ist: Wenn z.B. die Test-DNA ver-stärkt an einen Locus der DNA der Chromosomen bindet, muss der entsprechende Genlocus in der Test-DNA amplifiziert sein („gain"), wenn keine Test-DNA und nur Referenz-DNA bindet, ist er deletiert („loss"). Zentrale Messgröße der CGH ist das Verhältnis zwischen den Intensitäten der beiden Fluoreszenzfarben (z.B. rot für die Test-DNA und grün für die Referenz-DNA) auf den einzelnen Chromosomen. Die CGH setzt deshalb eine hochentwickelte digitale Bildanalyse voraus.

7 Wundheilung

7.1 Die Heilung eines Gewebedefekts erfolgt über eine Reparation oder Regeneration

7.2 Die Reparation läuft in verschiedenen Phasen ab

7.3 An der Reorganisation der extrazellulären Matrix sind nicht nur Zellen, sondern auch molekulare Mediatoren beteiligt

7.4 Wachstumsfaktoren spielen bei der Wundheilung, aber auch bei der Entstehung maligner Tumoren eine Schlüsselrolle

7.5 Voraussetzung für eine Reparation oder Regeneration ist eine Interaktion zwischen den beteiligten Zellen und der ECM

7.6 Eine Regeneration von zugrunde gegangenem Gewebe ist dann möglich, wenn in der Schadenszone Basalmembranen die Funktion von „Leitschienen" übernehmen

7.7 Ob eine Regeneration oder Reparation richtig erfolgt, hängt von verschiedenen „Umgebungsfaktoren" ab

7.8 Die Regenerationskapazität der einzelnen Organe bestimmt die Form der Heilung von Parenchymschäden

Zusammenfassung

Als **Wunde** wird ein Substanzverlust eines Gewebes bezeichnet. Zugrunde gegangenes Gewebe kann auf 2 Arten ersetzt werden: durch eigenes Gewebe des schadhaft gewordenen Organs (Regeneration) oder durch organfremdes Binde- oder Narbengewebe (Reparation). Die Regeneration entspricht meistens einer Heilung ohne irgendwelche übrig bleibenden Defekte; die Reparation hinterlässt einen permanenten, mindestens morphologischen Defekt in Form von Narbengewebe.

Besondere Wunden sind Erosionen und Ulzera. **Erosionen** sind Defekte von Epithelien oder Urothelien, welche die Basalmembran nicht durchbrechen, oder Defekte von Schleimhäuten, welche auf die Tunica mucosa beschränkt sind. Ulzera sind Epithel-, Urothel- oder Schleimhautdefekte, welche die Basalmembran respektive die Tunica mucosa überschreiten. Auch Bakterien können Ursache von Ulzera sein. Ein Beispiel dafür ist das Bakterium Helicobacter pylori. Es kann Ulzera und sogar das mukosaassoziierte maligne Lymphom (MALT) der Magenschleimhaut induzieren.

Bei der **Reparation** geht es darum, 1. die mit der Gewebeschädigung einhergehende Blutung sofort zu stoppen, 2. die geschädigte Gewebezone über den Aufbau einer neuen provisorischen Matrix zu stabilisieren, 3. zelluläre Entzündungsmediatoren zu mobilisieren, 4. Granulationsgewebe zu bilden und 5. den Gewebedefekt durch eine Narbe definitiv aufzufüllen. Ganz am Anfang einer Regeneration steht eine lokale Blutgerinnung und Thrombusbildung. Die von den Thrombozyten freigesetzten Moleküle steuern Rekrutierung, Bewegung und Proliferation all der Zellen, die zur Beseitigung des Gewebeschadens benötigt werden. Die neue provisorische Matrix besteht zu einem großen Teil aus dimeren Fibronectinmolekülen. Sie dient als Terrain für die zur Reparation benötigten Zellen. Die dritte Phase, jene der Entzündung, wird automatisch eingeleitet, ohne dass ein bakterieller Infekt vorliegt. Die Neoangiogenese sowie die Einwanderung und Aktivierung von Fibroblasten und Myofibroblasten in das Gebiet des Gewebeschadens führen zur Bildung des Granulationsgewebes. Die Synthese des Granulationsgewebes beginnt zirka am 3. Tag nach der Gewebeschädigung und erreicht ihren Höhepunkt 4–10 Tage später. Das Granulationsgewebe kann als „temporäres kontraktiles Organ" bezeichnet werden. Aus dem Granulationsgewebe beginnt sich zirka 3 Wochen nach der Gewebeschädigung die „junge Narbe" zu entwickeln. Das Ausmaß der Narbenbildung ist von Organ zu Organ verschieden.

Ein Wachstumsfaktor, der bei der Wundheilung eine Schlüsselrolle spielt, ist der transformierende Wachstumsfaktor β (TGF-β). Er wird hauptsächlich in den Blutplättchen, aber auch in Monozyten, Makrophagen und Endothelzellen gebildet.

Wird während einer Reparation Bindegewebe in einem Ausmaß gebildet, welches den physiologischen Rahmen der Reparation übersteigt, spricht man von einer **Fibrose**. Die Mitwirkung von TGF-β bei der Entstehung von Fibrosen konnte für verschiedene Organe (z. B. Leber und Lungen) nachgewiesen werden.

Man unterscheidet zwischen **lokalen und systemischen Umgebungsfaktoren**, welche den Prozess der Wundheilung beeinflussen. Die 3 wichtigsten lokalen Faktoren sind: Größe, Lokalisation und Blutversorgung der Wunde. Systemische Faktoren mit einem negativen Einfluss auf die Wundheilung sind neben einer Mangelernährung (vor allem Protein- und Vitamin-C-Mangel) Medikamente mit einer Hemmung der Proteinsynthese (z. B. Zytostatika, Glucocorticoide), generalisierte Infektionskrankheiten, eine kongestive Herzkrankheit (systemische Hypoxie) und allgemeine metabolische Störungen. Eine verzögerte Wundheilung beim Diabetes mellitus ist durch eine verstärkte Glykosylierung der Kollagenmoleküle, des Zytoskeletts der neutrophilen Granulozyten und des Hämoglobins verursacht.

Durch eine irreversible Schädigung von Zellen aufgetretene Gewebedefekte können repariert oder durch eine Regeneration des ursprünglichen Gewebes ersetzt werden. Beide Prozesse, die Reparation und die Regeneration, setzen eine geordnete Proliferation und Differenzierung der beteiligten Zellen voraus.

7.1 Die Heilung eines Gewebedefekts erfolgt über eine Reparation oder Regeneration

Bei der Reparation wird zugrunde gegangenes Gewebe durch organfremdes Binde- oder Narbengewebe ersetzt, bei der Regeneration durch organeigenes Gewebe. Die **Regeneration** entspricht einer Heilung ohne bleibende Defekte; die **Reparation** hinterlässt einen permanenten, mindestens morphologischen Defekt in Form von Narbengewebe. Parenchymatöse Regeneration und narbige Reparation sind oft miteinander kombiniert.

Haut- oder Schleimhautwunden werden als Erosionen und Ulzera bezeichnet.

Erosionen sind:
- Defekte von Epithelien oder Urothelien, welche die Basalmembran nicht durchbrechen, oder
- Defekte von Schleimhäuten, welche auf die Tunica mucosa begrenzt bleiben (Abb. 7.1 a).

Erosionen heilen durch eine Regeneration, indem die an den Defekt angrenzenden epithelialen Zellen proliferieren, in den Defekt einwandern und ihn schlussendlich vollständig beheben.

Ulzera sind Epithel-, Urothel- oder Schleimhautdefekte, welche die Basalmembran respektive die Tunica mucosa überschreiten (Abb. 7.1 b). Man unterscheidet zwischen akuten und chronischen Ulzera. Bei den akuten Ulzera steht die exsudative Entzündungsreaktion im Vordergrund, bei den chronischen die operative Phase des Reparationsprozesses (s. Tab. 7.2).

Als mögliche **Ursachen** von Ulzera werden diskutiert:
- chronische Hypoxie infolge Mangeldurchblutung,
- chronische lokale Gewebeirritation durch Infekte,
- Abbau von Wachstumsfaktoren durch toxische Stoffe,
- gestörte Sensibilität des Gewebes für neurogene Impulse.

Ulzera, die infolge von Minderdurchblutungen entstanden sind, werden als trophische Ulzera, jene infolge einer verminderten Sensibilität als neuropathische Ulzera bezeichnet. Die verschiedenen Ulzera der Mundhöhle und ihre Ätiologie sind in Tab. 7.1 zusammengestellt.

Neben Minderdurchblutungen oder neuralen Dysfunktionen können auch Bakterien Ursache von Ulzera sein (Abb. 7.2). Ein Beispiel dafür ist das Bakterium **Helicobacter pylori** (HP). HP ist ein spiralförmiges Bakterium, welches als Dauergast in der Schleimhaut des Magens nistet und über eine chronische Entzündung den Boden für Magen-

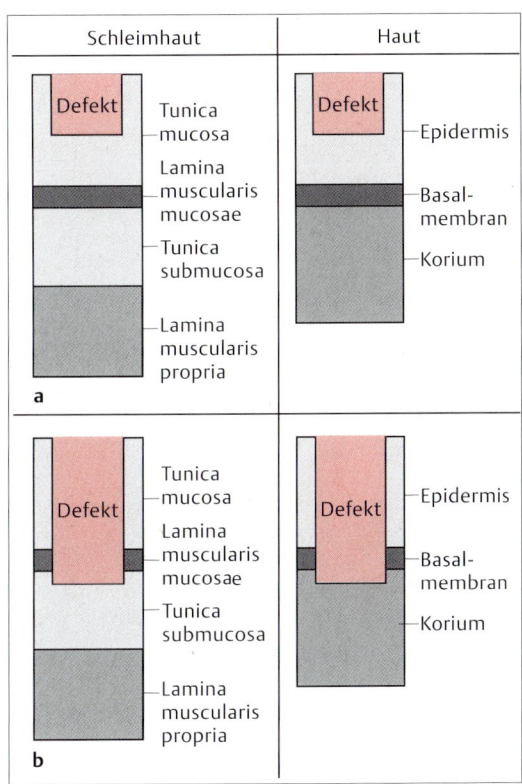

7.1 a, b   Erosionen und Ulzera.
a Erosionen sind Defekte von Epithelien oder Urothelien, welche die Basalmembran nicht durchbrechen, oder Defekte von Schleimhäuten, welche auf die Tunica mucosa beschränkt bleiben.
b Ulzera sind Epithel-, Urothel- oder Schleimhautdefekte, welche die Basalmembran respektive die Tunica mucosa überschreiten.

Tabelle 7.1   **Ulzera der Mundschleimhaut.**

Ulkustyp	Ursachen		
	Entzündlich	Immunologisch	Andere
Akut, einzeln			Trauma Aphthen Cheilitis[1]
Akut, multipel	Herpes simplex (primär) Herpes zoster Coxsackievirus akute, nekrotisierende ulzerative Cheilitis HIV-Infekt (parodontal)	Erythema multiforme allergische Stomatitis	Trauma Chemotherapie Radiotherapie
Akut, multipel, rezidivierend	Herpes simplex (sekundär) Herpes simplex Herpes zoster	rezidivierende aphthöse Stomatitis Morbus Behçet Erythema multiforme	
Chronisch, einzeln	Pilzinfekte (Aspergillus, Cryptococcus) Virusinfekte (Herpes simplex, Zytomegalie) bakterielle Infekte (Tuberkulose)		Trauma
Chronisch, multipel		Pemphigus bullöses Pemphigoid erosiver Lichen planus Lupus erythematosus	

[1] Cheilitis: Lippenentzündung (griech.: χειλοσ = Lippe)

HIV   human immunodeficiency virus

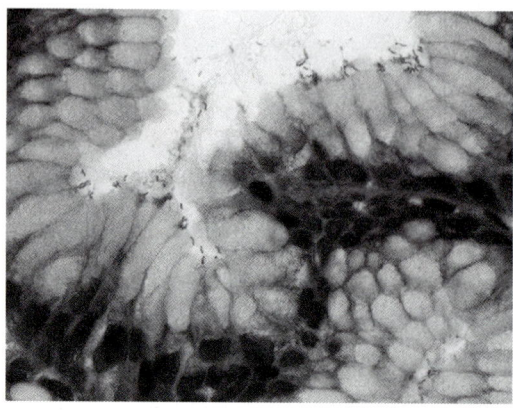

7.2   Magenulzera und Helicobacter pylori.
Das Bakterium Helicobacter pylori ist ein spiralförmiges Bakterium, welches im Schleim auf der Magenschleimhaut anzutreffen ist. Wenn es quer getroffen ist, kann es auch „kokkenförmig" erscheinen. Es kann in Spezialfärbungen sehr gut sichtbar gemacht werden. Schätzungsweise ist zirka die Hälfte der Weltbevölkerung mit dem Bakterium infiziert. Das Bakterium kann zu Ulzera führen, aber auch maligne Tumoren (maligne Lymphome und Karzinome) hervorrufen.

ulzera bereitet. Es kann aber auch maligne Lymphome des mukosaassoziierten lymphatischen Gewebes (MALT) und Karzinome der Magenschleimhaut induzieren.

Der HP lebt bevorzugt im präpylorischen Abschnitt des Magens. Das Bakterium schwimmt im Schleim, welcher die Oberfläche der Schleimhaut vor einer Verletzung durch die Magensäure schützt. Es wird oral aufgenommen. Auf dem Weg in sein Siedlungsgebiet ist es hohen Säurekonzentrationen ausgesetzt, welche für andere Bakterien tödlich wären. In dieser unwirtlichen Umgebung schützt es sich mithilfe des Enzyms Urease, welche es selber herstellt. Dieses Enzym spaltet den reichlich im Magensaft vorhandenen Harnstoff in Ammoniak und Hydrogencarbonat. Dadurch wird die in der unmittelbaren Umgebung des Bakteriums vorhandene Magensäure neutralisiert. Gegenwärtig wird versucht, einen Impfstoff gegen HP zu entwickeln, welcher gegen die Urease B gerichtet ist. Schätzungsweise ist die Hälfte der Weltbevölkerung mit HP infiziert.

7.2 Die Reparation läuft in verschiedenen Phasen ab

Bei der Reparation geht es darum:
- die mit der Gewebeschädigung einhergehende Blutung sofort zu stoppen,
- die geschädigte Gewebezone über den Aufbau einer neuen provisorischen bindegewebigen Matrix zu stabilisieren,
- zelluläre Entzündungsmediatoren zu mobilisieren,
- Granulationsgewebe zu bilden,
- einen definitiven Gewebeersatz in Form einer Narbe bereitzustellen (Tab. 7.**2**).

Die **Gerinnung** in der ersten Phase der Reparation wird durch den Kontakt von intravasalen Gerinnungsfaktoren mit freigelegten Kollagenmolekülen und mit dem aus den geschädigten Zellen freigesetzten „Gewebefaktor" (s. Abb. 19.**1**) induziert. Die sich im Thrombus aggregierenden Blutplättchen entleeren ihre α-Granula und setzen so Thrombospondin, Serotonin und Wachstumsfaktoren (Plättchenwachstumsfaktor [PDGF], transformierenden Wachstumsfaktor α und β [TGF-α, TGF-β]) frei. Thrombospondin ist chemotaktisch für Makrophagen, erleichtert die „Entsorgung" alternder neutrophiler Granulozyten durch die

Tabelle 7.**2**   **Phasen der Reparation von Geweben.**

Phase	Schritt	Intervall	Hauptakteure (zelluläre oder molekulare Mediatoren)
1	Hämostase	Minuten	Fibrin, Thrombozyten
2	Aufbau einer provisorischen ECM[1] durch Vernetzungen	Stunden	Fibronectin, Fibrin, Kollagen, Moleküle, die von Thrombozyten und neutrophilen Granulozyten abgegeben werden
3	Entzündungsreaktion	Stunden	
3.1	Auftreten von Chemotaxinen für neutrophile Granulozyten Exsudation		Komponenten des Komplementsystems und Gewebefibronectin Plasmafibronectin, neutrophile Granulozyten und Makrophagen[2]
3.2	Migration ortständiger Zellen in den Defekt		Fibroblasten und Endothelzellen
3.3	Fibrinolyse und Proteolyse		Makrophagen und neutrophile Granulozyten (proteolytische Enzyme)
3.4	Resorption von Fibrinabbauprodukten, Zelltrümmern und Bestandteilen der ECM durch Phagozytose[3]		Makrophagen und neutrophile Granulozyten
4	operative Phase	Tage	
4.1	Aufbau einer temporären ECM in Form von Granulationsgewebe		Fibroblasten, Myofibroblasten, Endothelzellen, Makrophagen
4.2	Bildung der jungen Narbe (vor allem Kollagen Typ III)	Wochen	Fibroblasten
4.3	Bildung der reifen Narbe (vor allem Kollagen Typ I)	Monate	Fibroblasten

[1] ECM: extrazelluläre Matrix
[2] Die Makrophagen können bereits ortsständig sein oder sich aus Monozyten bilden.
[3] Die Objekte, die phagozytiert werden (auch Fibrinabbauprodukte), können durch Fibronectin opsoniert werden (s. Kapitel 22.4.2).

Makrophagen, aktiviert den TGF-β und hemmt Proteasen der neutrophilen Granulozyten, die Fibrinolyse und die Neoangiogenese. Das Molekül wird in Blutplättchen, Endothelzellen, Makrophagen, Fibroblasten, Keratinozyten (Basalzellen der Epidermis) und in Tumorzellen gebildet. Das geronnene Blut stellt ein ausgezeichnetes Medium für die nachfolgende Invasion der reparierenden Zellen in die Schadenszone dar.

Die in der zweiten Phase aufgebaute **neue provisorische Matrix** (provisorische ECM) besteht zu einem großen Teil aus dimeren Fibronectinmolekülen, welche sich mit sich selber sowie mit Fibrin und Kollagen vernetzen. An zellulären Bestandteilen enthält sie Blutplättchen, neutrophile Granulozyten und Makrophagen.

Die Phase der **Entzündung** (s. Kapitel 22: Entzündungsreaktionen) beginnt mit einer Exsudation von neutrophilen Granulozyten, Monozyten und Blutserum aus dilatierten Arteriolen im Randbereich der Schadenszone. An der Exsudation sind Endothelzellen und Chemotaxine beteiligt. Moleküle im geschädigten Gewebe induzieren in den Endothelzellen die Synthese von Adhäsionsmolekülen für neutrophile Granulozyten und Monozyten. Als Chemotaxine für die beiden

Zelltypen wirken Fibrinopeptide, die bei der Transformation von Fibrinogen zu Fibrin entstanden sind, der Tumornekrosefaktor α (TNF-α) und Komponenten der ECM, darunter vor allem Fibronectin. Aufgabe der neutrophilen Granulozyten und Makrophagen ist die Phagozytose von Zell- und Gewebetrümmern sowie die Synthese molekularer Mediatoren (Tab. 7.3).

Zirka 24 Stunden nach dem Untergang des Gewebes beginnt die **Einwanderung stationärer Zellen** (Fibroblasten und Endothelzellen) aus der vitalen Umgebung in die Wunde. Wichtige Voraussetzung dafür ist das Vorhandensein der provisorischen ECM. Hauptstimulans für die Migration der Endothelzellen in die Wunde ist die lokal vorhandene Hypoxie und der von den Makrophagen abgegebene TNF-α.

Die Synthese des **Granulationsgewebes** beginnt ungefähr am 3. Tag nach der Gewebeschädigung und erreicht ihren Höhepunkt 4–10 Tage später. Das Granulationsgewebe stellt die erste echte neue ECM im Wundgebiet dar. Bei der Entstehung des Granulationsgewebes arbeiten Fibroblasten, Myofibroblasten und Endothelzellen eng miteinander zusammen: Die Fibroblasten bilden Proteine der ECM, die Endothelzellen synthetisie-

Tabelle 7.3   Die wichtigsten, von den Makrophagen abgegebenen molekularen Mediatoren bei der Reparation.

Funktion/Aufgabe	Molekülgruppe	Vertreter
Degradierung von Molekülen der ECM	Proteasen	Stromelysin (Metalloproteinase) Metalloelastasen (Gelatinase B) Kollagenasen
Zellbewegung	Gewebefibronectin Glykoproteine der ECM	Tenascin Osteopontin Osteonektin
	Glykosaminoglykane	Hyaluronsäure
Zellproliferation	Wachstumsfaktoren	basischer Fibroblastenwachstumsfaktor (bFGF)[1] vaskulärer endothelialer Wachstumsfaktor (VEGF)
Inflammatorische Begleitreaktion	Zytokine	Tumornekrosefaktor α (TNF-α)[2] Interleukin 1 (IL-1) Interferon γ (IFN-γ) Interleukin 6 (IL-6)
	Chemokine	Interleukin 8 (IL-8)[3]

[1] Der bFGF bindet über Heparin an spezifische zelluläre Rezeptoren.
[2] Der TNF-α besitzt auch die Eigenschaft eines Wachstumsfaktors.
[3] IL-8 ist eines der wichtigen Chemotaxine für neutrophile Granulozyten.

ren Bestandteile der Basalmembranen und sind namhaft an der Neoangiogenese beteiligt.

Die **Neoangiogenese** geht von Kapillaren oder postkapillären Venulen aus und beginnt unter dem parakrinen Einfluss des **VEGF** (vascular endothelial growth factor). Der VEGF wird hauptsächlich von den glatten Muskelzellen der Gefäßwände sezerniert, kann jedoch auch in anderen normalen oder tumorösen Zellen gebildet werden. Die Sekretion des VEGF ist vorwiegend hypoxiegesteuert, kann aber auch vom transformierenden Wachstumsfaktor β (TGF-β), dem basischen Fibroblastenwachstumfaktor (bFGF) und dem plättchenabhängigen Wachstumsfaktor (PDGF) induziert werden.

Der VEGF:

- moduliert die Regeneration des Endothels,
- hemmt die Proliferation der glatten Muskelzellen durch eine Stimulation der Endothelzellen zur Sekretion von Stickstoffmonoxid (NO),
- induziert die Expression von Adhäsionsmolekülen (Integrine) auf der Oberfläche der Endothelzellen,
- unterdrückt die Apoptose der Endothelzellen,
- steigert die Durchlässigkeit der Kapillaren und Venulen für Plasmaproteine.

Diese Plasmaproteine lockern die ECM auf und induzieren eine proteolytische Auflösung der kapillären Basalmembranen, sodass die Endothelzellen in die Umgebung auswachsen können. Beim direkten Kontakt mit der ECM rollen sich die auswachsenden Endothelzellen ein, bilden so kleine Kapillaren und synthetisieren neue Basalmembranen.

Entscheidend für den Erfolg der Angiogenese ist die Interaktion der Endothelzellen mit der ECM. Dabei sind **Adhäsionsmoleküle**, vor allem der Familie der Integrine, und Proteasen der Endothelzellen (Plasminogenaktivatoren und Metalloproteasen) mit im Spiel. Dafür, dass die Endothelzellen auf die verschiedenen Signale aus der Umgebung eine effiziente Antwort geben, sorgen die auf der Oberfläche der Endothelzellen exprimierten Integrine. Das Integrin $\alpha V\beta 3$, welches relativ spät in den Prozess der Neoangiogenese eingreift, vermittelt den aktivierten Endothelzellen auch ein wichtiges Überlebenssignal. Denn Antikörper, welche gegen dieses Integrin gerichtet sind, zerstören neu gebildete Kapillaren durch ei-

ne Induktion einer Apoptose der Endothelzellen. Das $\alpha V\beta 3$-Integrin gilt als wichtiges Markermolekül der Neoangiogenese. Die glatten Muskelzellen und Perizyten der neu gebildeten Gefäße entwickeln sich aus den Mesenchymzellen in der Umgebung der in die ECM eingewanderten Endothelzellen.

Die **Myofibroblasten** („Fibroblasten mit kontraktilen Eigenschaften") sorgen dafür, dass sich das Granulationsgewebe kontrahiert und dadurch das Wundgebiet verkleinert wird. Sie exprimieren vorübergehend α-SMA (smooth muscle antigen) und sezernieren Kollagen Typ III. Es wird angenommen, dass chemische und physikalische Faktoren die Umwandlung von Fibroblasten in Myofibroblasten induzieren.

Aus dem Granulationsgewebe beginnt sich ungefähr 3 Wochen nach der Gewebeschädigung die **„junge Narbe"** zu entwickeln. Dabei gehen die Endothelzellen und Fibroblasten des Granulationsgewebes durch Apoptose zugrunde und werden durch Kollagenfasern Typ III ersetzt. Das Ausmaß der Narbenbildung ist von Organ zu Organ verschieden. Da die Kapillaren mit dem Granulationsgewebe verschwinden, wird das Narbengewebe weiß. Der Prozess der Vernarbung kann bis zu 1 – 2 Jahren dauern. Da Narbengewebe die Tendenz hat, zu schrumpfen, können Stenosen oder andersartige Einschränkungen der Organfunktion als Spätkomplikationen von Gewebeschäden auftreten.

7.3   An der Reorganisation der extrazellulären Matrix sind nicht nur Zellen, sondern auch molekulare Mediatoren beteiligt

Reparation und Regeneration erfordern:
- die Rekrutierung kompetenter Zellen (neutrophile Granulozyten, Monozyten, Makrophagen, Endothelzellen, Fibroblasten, ortständige Epithelzellen),
- die Reorganisation der ECM durch Abbau und Neusynthese ihrer Komponenten,
- eine Neoangiogenese.

An der Steuerung der beiden ersten Prozesse sind hauptsächlich Metaboliten des Arachidonsäure-Stoffwechsels (Tab. 7.**4**), aber auch Produkte der Endothelzellen, Chemotaxine und Sauerstoffradikale beteiligt. Die **Arachidonsäure** wird über die Einwirkung der Phospholipase A2 aus Phospholipiden der Zellmembranen vitaler oder zugrunde gegangener Zellen gebildet.

Phospholipasen sind hauptsächlich an 3 Prozessen beteiligt:
- an der Zellschädigung durch eine chemotaktische Wirkung auf neutrophile Granulozyten oder durch die Bildung von Lysolecithin (via Phospholipase C),
- an der Signaltransduktion (via Phospholipase C, s. Tab. 5.**2**),
- an der Entzündungsreaktion (via Phospholipase A2; Abb. 7.**3**).

Die Arachidonsäure wird über 2 Wege metabolisiert: über den Lipoxygenaseweg und den Cyclooxygenaseweg. Der Cyclooxygenaseweg kann durch Acetylsalicylsäure oder Indometacin blockiert werden.

Das Zusammenspiel der zellulären Mediatoren der Wundheilung wird durch **Chemotaxine** moderiert. Die wichtigsten Moleküle unter ihnen sind: das Gewebefibronectin, Peptide aus dem Fibrinogenmetabolismus, die beiden Wachstumsfaktoren PDGF und TGF-β sowie die Leukotriene aus dem Arachidonsäure-Stoffwechsel. PDGF und TGF-β sind vor allem für Fibroblasten und Makrophagen chemotaktisch.

Die **Sauerstoffradikale**, welche ebenfalls an der Reorganisation der ECM beteiligt sind, können aus 2 Quellen stammen:
- aus geschädigten oder zugrunde gegangenen Zellen oder
- aus aktivierten Makrophagen und neutrophilen Granulozyten.

Sie induzieren im Wundgebiet eine Vasodilatation, indem sie die Freisetzung des Prostacyclins PGI_2 aus den Endothelzellen induzieren.

7.3   Arachidonsäure-Stoffwechsel.
Bei der akuten Entzündungsreaktion spielen Metaboliten des Arachidonsäure-Stoffwechsels eine sehr wichtige Rolle (s. Text). Sie sind vor allem an der Verhinderung oder Entstehung von Thrombosen und an der akuten Entzündungsreaktion beteiligt; a: Lipocortin, ein Metabolit der Glucocorticoide, welcher die Bildung der Phospholipase A2 hemmt; b: die Medikamente Acetylsalicylsäure und Indomethacin blockieren den Cyclooxygenaseweg des Arachidonsäure-Metabolismus; PAF: plättchenaktivierender Faktor (s. Tab. 22.**2**). Die verschiedenen Funktionen der Endothelzellen und deren Sekretionsprodukte sind im Kapitel 15.1.1. besprochen.

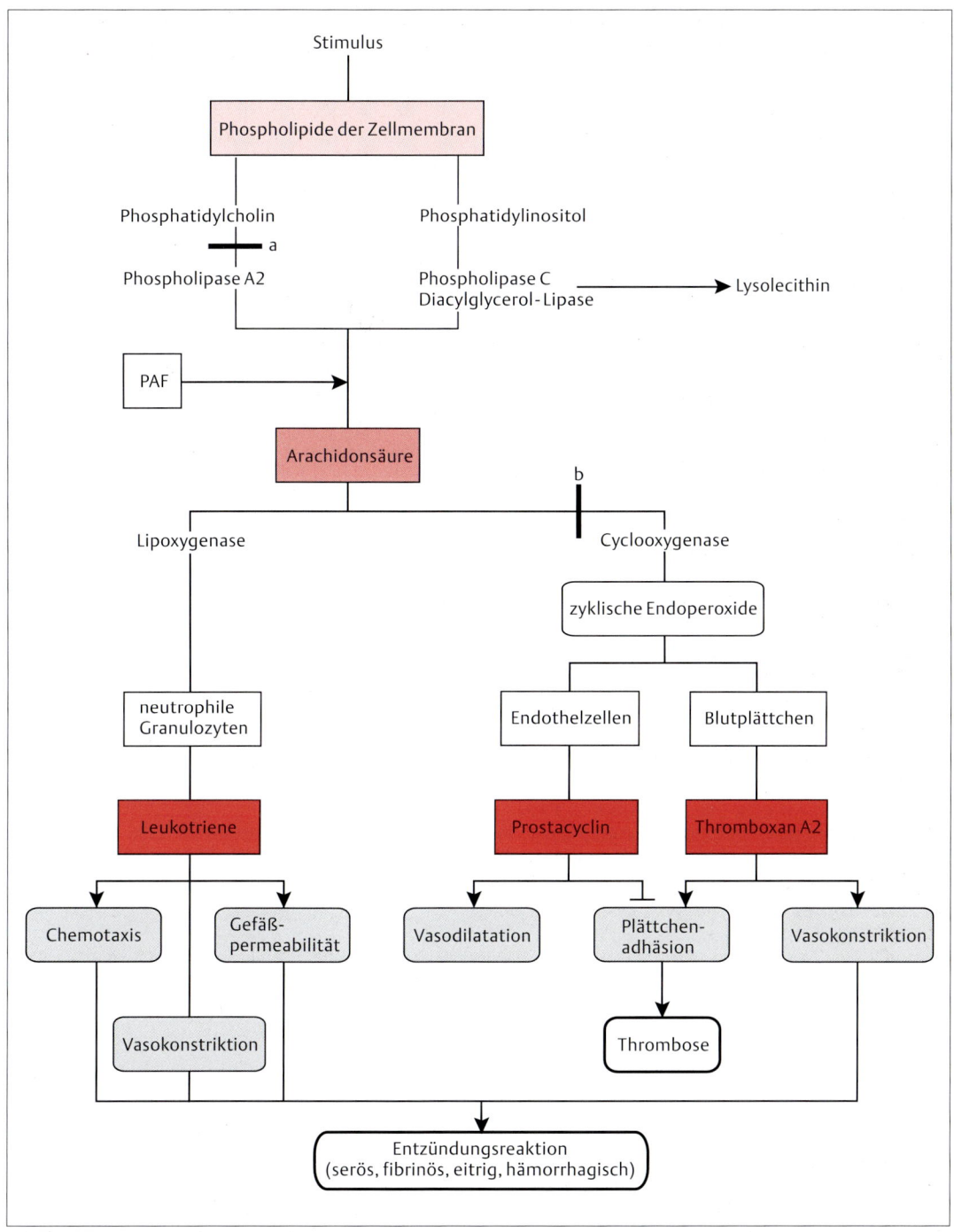

Tabelle 7.**4**   **Metaboliten der Arachidonsäure.**
Die Arachidonsäure wird über 2 Wege aus Membranphospholipiden metabolisiert: 1. über den Cyclooxygenaseweg, auch „Prostaglandin- und Thromboxanweg" genannt, und 2. über den Lipoxygenaseweg, auch als „Leukotrienweg" bezeichnet (s. Abb. 7.**3**). Die Hauptmetaboliten der Arachidonsäure sind: die Eicosanoide, Hydroperoxyeicosatetraensäure-Derivate (HPETE) und Hydroxyeicosatetraensäure-Derivate (HETE).

Metaboliten	Funktion	Metabolisierungsweg
Eicosanoide		
Leukotriene		
• LTB4[1]	• Chemotaxin Induktion des IFN-γ	• Lipoxygenase[2]

• LTC4[1]	• Chemotaxin
	  Induktion des IFN-γ
	  Vasokonstriktion
		• Lipoxygenase

• LTD4[3]	• Hemmung der T-Zellfunktion Bronchokonstriktion	• Lipoxygenase

• LTE4	• Hemmung der T-Zellfunktion
	  Erhöhung der Gefäßpermeabilität
	  Vasokonstriktion
		• Lipoxygenase

Prostacyclin • PGI2	Vasodilatation Hemmung der Plättchenaggregation	Cyclooxygenase
Prostaglandine • PGE2 • PGD2 • PGF2α	 • Vasodilatation, Hyperalgesie • Vasodilatation	Cyclooxygenase
Thromboxane • TA2	 • Vasokonstriktion Plättchenadhäsion	Cyclooxygenase
HPETE	Chemotaxine	Lipoxygenase
HETE	Chemotaxine	Lipoxygenase

[1] LTB4 und LTC4 sind besonders für neutrophile Granulozyten chemotaktisch.
[2] Der Lipoxygenaseweg läuft vor allem in den Blutplättchen, neutrophilen Granulozyten und Mastzellen ab.
[3] Die Leukotriene C4, D4 und E4 wurden früher als „langsam reagierende Substanz A" bezeichnet, um ihre konstringierende Wirkung
    auf die glatten Muskelzellen von jener des schnell und kurz reagierenden Histamin zu unterscheiden.

7.4   Wachstumsfaktoren spielen bei der Wundheilung, aber auch bei der Entstehung maligner Tumoren eine Schlüsselrolle

Der Prozess der Reparation erfordert von den zellulären Mediatoren eine Replikation ihrer Desoxyribonukleinsäure (DNA). Die Information darüber erhalten die Zellen über 4 „Kanäle":
• hauptsächlich über Wachstumsfaktoren aus der Mikroumgebung,
• über Zell-zu-Zell-Kontakte,
• über Nervenstimuli,
• über elektrische Impulse.

Wachstumsfaktoren sind Polypeptide (Tab. 7.**5**). Sie wirken lokal als Hormone („Botenstoffe") über eine Bindung an spezifische Rezeptoren:
• auf andere Zellen in ihrer unmittelbaren Umgebung (parakrine Wirkung) oder
• auf die sie synthetisierenden Zellen selber (autokrine Wirkung) oder
• innerhalb der sie synthetisierenden Zellen (intrakrine Wirkung).

Tabelle 7.5 **Wichtige Wachstumsfaktoren.**
Die Hauptwirkungen der Wachstumsfaktoren sind: 1. Stimulation oder Hemmung der Zellproliferation, 2. Stimulation des Zellwachstums, 3. Induktion der Zelldifferenzierung, 4. Zellaktivierung, 5. Wirkung als Chemotaxine und 6. Vasokonstriktion (z. B. der plättchenabhängige Wachstumsfaktor PDGF).

Faktor	Synthese in	Wirkung auf	Induktion der Synthese von	Freisetzung durch	Mitogen auf	Chemotaktisch für
IL-1	Fibroblasten Endothelzellen Keratinozyten Langerhans-Zellen glatten Muskelzellen neutrophilen Granulozyten	Stammzellen im Knochenmark Vorläuferzellen im Knochenmark Endothelzellen Fibroblasten	IL-6 und anderen Wachstumsfaktoren		T-Lymphozyten	
IL-3	T-Lymphozyten eosinophilen Granulozyten Mastzellen	Stammzellen der Hämatopoiese Vorläuferzellen der Hämatopoiese			Vorläuferzellen der Hämatopoiese Stammzellen der Hämatopoiese	
IL-6	Monozyten Makrophagen Fibroblasten Endothelzellen Tumorzellen TH-Zellen	hämatopoietische Stammzellen Hepatozyten	Proteinen der Phase der akuten Antwort		Stammzellen der Hämatopoiese	
GM-CSF[1]	Monozyten Fibroblasten Endothelzellen T-Lymphozyten	hämatopoietische Stammzellen eosinophile Granulozyten			eosinophile Granulozyten neutrophile Granulozyten Makrophagen	
G-CSF[1]	Monozyten Fibroblasten	hämatopoietische Stammzellen			neutrophile Granulozyten	
Erythropoietin	Niere (Erwachsene) Leber	Erythrozyten			Vorläuferzellen der Erythropoiese	
PDGF	Blutplättchen	Fibroblasten Makrophagen	TGF-β Kollagen Kollagenasen	Degranulierung aktivierter Plättchen	Fibroblasten Gliazellen	Fibroblasten Osteoblasten glatte Muskelzellen

Fortsetzung ▶

Tabelle 7.5   (Fortsetzung)

Faktor	Synthese in	Wirkung auf	Induktion der Synthese von	Freisetzung durch	Mitogen auf	Chemotaktisch für
TGF-β	Blutplättchen Makrophagen Endothelzellen	Makrophagen glatte Muskelzellen Osteoblasten Endothelzellen Epithelzellen suprabasale Keratinozyten Lymphozyten Fibroblasten	Kollagen Typ I Kollagen Typ III Fibronectin Elastin Glykosaminoglykanen Gewebeinhibitor der Metalloproteinasen Hemmung der Metalloproteinase Stromelysin Antagonismus zu IL-1, TNF-α, IFN-γ	Degranulierung aktivierter Plättchen	Makrophagen glatte Muskelzellen Osteoblasten Hemmung von Endothelzellen, Epithelzellen, Lymphozyten, natürlichen Killerzellen[2]	Makrophagen Fibroblasten neutrophile Granulozyten
EGF/ TGF-α	Makrophagen Blutplättchen	Fibroblasten Keratinozyten	Kollagenase Hyaluronidase	Degranulierung aktivierter Plättchen	Fibroblasten Gliazellen glatte Muskelzellen Chondrozyten Endothelzellen	Makrophagen Endothelzellen
bFGF	Endothelzellen Makrophagen	Endothelzellen Fibroblasten	Kollagen	Endothelschaden	Endothelzellen Fibroblasten verschiedene Zellen	verschiedene Zellen
IGF-1	Hepatozyten verschiedene Zellen	Fibroblasten glatte Muskelzellen Myofibrillen verschiedene Zellen	Kollagen Myofibrillen			
VEGF	Makrophagen	Endothelzellen				
NGF	Neuronen Gliazellen	Nervenfasern Nervenfasern		IL-2 und IL-3 IL-1 und TNF-α	B-Lymphozyten B-Lymphozyten	

[1] Beim Menschen sind 4 koloniestimulierende Faktoren (CSF) charakterisiert worden. [2] TGF-β wirkt immunosuppressiv und entzündungshemmend. bFGF = basischer Fibroblastenwachstumsfaktor, EGF = epidermal growth factor, epithelialer Wachstumsfaktor, G-CSF = Granulozyten-koloniestimulierender Faktor, GM-CSF = Granulozyten-Makrophagen-koloniestimulierender Faktor, IFN-γ = Interferon-γ, IGF-1 = insulinähnlicher Wachstumsfaktor 1, IL = Interleukin, NGF = Nervenwachstumsfaktor, PDGF = plättchenabhängiger Wachstumsfaktor, TGF-β = transformierender Wachstumsfaktor β, TH-Zellen = T-Helfer-Lymphozyten, TNF α = Tumornekrosefaktor α, VEGF = vascular endothelial growth factor

Die transmembranösen Rezeptoren für Wachstumsfaktoren besitzen auf ihrer zytoplasmatischen Seite eine Domäne, welche entweder selber als Kinase funktioniert, oder aber an welche eine Kinase zur Transduktion des Signals bindet. Eine verstärkte, nicht mehr richtig kontrollierte Synthese der Wachstumsfaktoren oder deren Rezeptoren kann zu einem malignen Tumor führen.

Bei der Wundheilung spielt der **transformierende Wachstumsfaktor β** (TGF-β) eine Schlüsselrolle. Der TGF-β wird hauptsächlich in den Blutplättchen, aber auch in Monozyten/Makrophagen und Endothelzellen gebildet. Das Protein ist primär in der Form eines Komplexes an ein anderes Protein gebunden und in dieser Konformation inaktiv. Der Komplex kann sowohl auf der Oberfläche der durch den TGF-β beeinflussten Zellen als auch in der ECM angetroffen werden. Er wird vor allem in Gewebezonen mit gesteigerter Proteolyse durch Plasmin, Cathepsin D, Glykosidasen und einen niedrigen pH-Wert aktiviert.

Der TGF-β ist beteiligt an:
- der Neubildung der ECM durch eine Induktion der Synthese der meisten Matrixproteine und Antiproteasen,
- einer Hemmung der Synthese von Proteasen,
- einer vermehrten Induktion von Adhäsionsmolekülen,
- einer Suppression der Immunabwehr und der Entzündungsreaktion.

Daneben wirkt er als Chemotaxin. Nach Abschluss der Wundheilung wird die Aktivität von TGF-β möglicherweise durch eine Bindung von TGF-β an Proteoglykane abgeschaltet.

Wenn während einer Reparation Bindegewebe in einem Ausmaß gebildet wird, welches den physiologischen Rahmen der Reparation übersteigt, spricht man von einer **Fibrose**. Die Mitwirkung von TGF-β bei der Entstehung von Fibrosen konnte für verschiedene Organe (z. B. Leber und Lungen) nachgewiesen werden. Bei Patienten mit chronischen Lebererkrankungen wird eine enge Korrelation zwischen der Bildung von mRNA für TGF-β1, einer Isoform des TGF-β, und der Synthese des Kollagens Typ I im Lebergewebe beobachtet: Erhöhte Plasmakonzentrationen von TGF-β sind stark prädiktiv für eine Leberfibrose und allenfalls eine Leberzirrhose.

7.5 Voraussetzung für eine Reparation oder Regeneration ist eine Interaktion zwischen den beteiligten Zellen und der ECM

Die für die Wundheilung bedeutendsten Moleküle sind die heterodimeren Integrine, das Proteoglykan Syndecan, welches an Kollagen bindet, und das CD44-Molekül, welches mit der Hyaluronsäure in Kontakt treten kann.

Unter physiologischen Bedingungen befinden sich die stromalen und epithelialen Komponenten eines Gewebes in einem ausgewogenen Gleichgewicht (**balance point**). Daran und an der Differenzierung der Epithelzellen ist vor allem das Stroma beteiligt. Wenn zum Beispiel fetale Stromazellen aus der Portio uteri in die Nachbarschaft von Drüsenepithelzellen des Endometriums gebracht werden, wandeln sich die Drüsenepithelzellen in nichtverhornende Plattenepithelzellen um, wie sie für die Portio uteri typisch sind.

Es können 3 Arten von **Beziehungen zwischen Epithel- und Stromazellen** eines Organs unterschieden werden:
- parakrine Interaktionen via Wachstumsfaktoren oder Zytokine,
- Interaktionen über Kontakte mit der ECM; die ECM wirkt dabei als Interface zwischen den Epithel- und Stromazellen und als molekulares Sieb für Ionen und Wachstumsfaktoren,
- direkte Kontakte via fokale Adhäsionen.

7.6   Eine Regeneration von zugrunde gegangenem Gewebe ist dann möglich, wenn in der Schadenszone Basalmembranen die Funktion von „Leitschienen" übernehmen

Eine architektonisch vollwertige Regeneration von Gewebedefekten erfolgt über das Einwandern von Epithelzellen von den Wundrändern her entlang stehen gebliebener oder neu synthetisierter Basalmembranen. Auf diesem Weg gelingt es den Epithelzellen, ihren richtigen Platz in der wieder neu aufzubauenden Struktur zu finden. Dieses Prinzip gilt vor allem für Regenerationsprozesse in der Leber, in den Lungen und Nieren, nicht aber in der Epidermis. In der Epidermis werden innerhalb von Stunden nach einem Gewebeschaden aus der intakten Randzone des Schadens Basalzellen mobilisiert und aktiviert. Dies geschieht wahrscheinlich über den Verlust des Kontakts dieser Zellen zu Nachbarzellen (Effekt der „freien Ecke"). Die aktivierten Zellen der Epidermis (Keratinozyten) gleiten dann über das Maschenwerk von Fibrin und Fibronectin je von den Rändern der Nekrosezone her aufeinander zu. Aktivierte Keratinozyten verfügen – im Gegensatz zu normalen Keratinozyten – über Rezeptoren für Fibronectin.

7.7   Ob eine Regeneration oder Reparation richtig erfolgt, hängt von verschiedenen „Umgebungsfaktoren" ab

Der Prozess der Wundheilung wird von lokalen und systemischen Umgebungsfaktoren beeinflusst. Die beiden wichtigsten **lokalen Faktoren** sind: Größe und Lokalisation der Wunde. So können sich Wunden, welche in unmittelbarer Nachbarschaft des Knochens liegen, weniger gut kontrahieren als anderswo gelegene Wunden. Weitere bedeutende lokale Einflussfaktoren sind:

- die Intensität der lokalen Durchblutung,
- die Funktionalität des Gewebes vor dem Schaden,
- sekundäre Infekte im Wundgebiet,
- der Aktivitätsgrad der Myofibroblasten.

Eine Hypoxie schränkt die Wundheilung erheblich ein. So heilen Wunden in Gebieten mit einer Varikose stark verzögert. Eine am Ort der Verletzung früher stattgehabte Einwirkung ionisierender oder ultravioletter Strahlen kann die Wundheilung einschränken, weil die Proliferationsfähigkeit der an der Heilung beteiligten Zellen reduziert ist oder eine starke Gewebefibrose im Wundgebiet die Bildung der provisorischen ECM und nachfolgend des Granulationsgewebes behindert. Ein begleitender Wundinfekt bewirkt eine Abnahme des pH-Werts in der Wunde. Ein tiefer pH-Wert aber stimuliert die Makrophagen, vermehrt Proteasen zu synthetisieren.

Systemische Faktoren mit einem negativen Einfluss auf die Wundheilung sind: eine Mangelernährung (vor allem Protein- und Vitamin-C-Mangel), Medikamente, welche die Proteinsynthese hemmen (z.B. Zytostatika, Glucocorticoide, Antikoagulanzien), generalisierte Infektionskrankheiten, eine kongestive Herzkrankheit, welche mit einer systemischen Hypoxie einhergeht, allgemeine metabolische Störungen (z.B. Diabetes mellitus [s. Tab. 9.11]) und das Alter des Patienten. So nimmt die Wundheilung bei älteren Patienten mehr Zeit in Anspruch als bei jüngeren.

Die hauptsächlichsten **Komplikationen der Wundheilung** sind: mechanische Risse im Granulationsgewebe oder in der jungen Narbe (Dehiszenz), Ulzerationen, Keloidbildung, Strikturen oder Kontraktionen. Keloide sind tumorartige Herde im Narbengewebe mit einem vermehrten Gehalt an Kollagenfasern des Typs III. Narbenstrikturen und -kontraktionen treten vor allem im Magendarmtrakt auf und gelten als Folge einer pathologisch gesteigerten Aktivität der Myofibroblasten.

7.8 Die Regenerationskapazität der einzelnen Organe bestimmt die Form der Heilung von Parenchymschäden

Sofern bei einem Parenchymschaden in der **Leber** nicht mehr genügend Basalmembranen zur Regeneration zur Verfügung stehen, tritt herdförmig eine Reparation ein: Dabei bilden sich einerseits Regenerationsknoten, andererseits treten Fibroseherde auf. Folge davon ist ein unvollständiger oder vollständiger Umbau des Lebergewebes. Ein vollständiger Umbau des Lebergewebes nach einem Virusinfekt oder der Einwirkung toxischer Substanzen wird als **Zirrhose** bezeichnet. Eine Zirrhose galt bis vor kurzem als irreversibel.

Die **Nieren** haben ein stark von den einzelnen Organstrukturen abhängiges Regenerationspotenzial. So ist die Fähigkeit zur Regeneration in den Nierenrindentubuli maximal und in den Nierenmarktubuli minimal, in den Glomerula fehlt sie praktisch vollständig.

In den **Lungen** hängt das Ausmaß der Regeneration vom Ausmaß der Schädigung der extrazellulären Matrix ab. Solange die alveolären Basalmembranen intakt bleiben, findet eine Regeneration statt. Dabei wird das intraalveoläre Exsudat durch neutrophile Granulozyten und Makrophagen vollständig abgebaut. Wenn aber die Basalmembranen zerstört sind und das intraalveoläre Exsudat nicht mehr resorbiert wird, entwickelt sich in den Alveolen Granulationsgewebe. Durch diese **fibrosierende Alveolitis** kommt es zu einer Reduktion des Sauerstoffaustauschs. Der Prozess mündet schlussendlich in der Bildung von Lungenparenchymnarben und eines Lungenemphysems.

Schädigungen von **Hirn-** oder **Rückenmarkgewebe** (Gewebe des zentralen Nervensystems) führen durchwegs zu einer Resorption des zugrunde gegangenen Gewebes, gefolgt von einer Gliose oder der Ausbildung einer Zyste. Die Gliose kommt durch Proliferationen von Astrozyten und Mikrogliazellen zustande und entspricht einer Narbe. Die Gliazellen im Hirn- und Rückenmarkgewebe Erwachsener produzieren Proteine, welche ein Weiterwachsen der lädierten Axone verhindern. Die **Neuronen des peripheren Nervengewebes** dagegen können ihre Axone regenerieren. Voraussetzung dazu ist eine perfekte Ausrichtung der beiden Enden der Axone aufeinander zu. Ist dies nicht der Fall, sprossen Granulationsgewebe und Bindegewebefasern zwischen die Axone: Es entsteht ein Narbenneurom, welches Ursache starker Schmerzen sein kann.

Die Heilung einer **Knochenfraktur** zeigt große Ähnlichkeiten mit der Heilung einer Hautwunde. Bei beiden Prozessen wird zwischen einer primären Heilung und einer sekundären Heilung unterschieden. Von einer primären Heilung spricht man dann, wenn die beiden Wundränder chirurgisch miteinander in Kontakt gebracht worden sind, entweder durch eine Hautnaht oder eine Osteosynthese. Bei der sekundären Frakturheilung werden – wie bei der Heilung von Wunden anderer Organe – verschiedene Phasen unterschieden (Tab. 7.6). Kommt es während der Frakturheilung zu einer Instabilität der beiden Frakturenden, so besteht die Gefahr, dass anstelle von Faserknochen Knorpelgewebe gebildet wird. Folge davon ist die Entstehung einer Pseudarthrose, also die Bildung eines „falschen Gelenks".

Tabelle 7.6   Phasen der Heilung von Knochenfrakturen.

Die Heilung von Knochenfrakturen ist generell mit der Wundheilung vergleichbar. Der provisorische bindegewebige Kallus tritt ca. 2 – 8 Tage nach der Fraktur auf, der provisorische knöcherne nach ca. 1 – 4 Wochen; die Bildung von lamellärem Knochen beginnt nach ca. 4 – 6 Wochen.

Heilung von Knochenfrakturen		Heilung von Wunden (s. Tab. 7.2)	
Phase	**Prozess**	**Phase**	**Prozess**
1	Hämatom	1	Hämostase
2	Entzündungsreaktion	3	Entzündungsreaktion
3	Fibrinolyse	3.3	Fibrinolyse und Proteolyse
4	Resorption nekrotischer Knochensplitter	3.4	Resorption von Fibrinabbauprodukten, Zelltrümmern und Bestandteilen der ECM durch Phagozytose
5	Granulationsgewebe im Frakturspalt (provisorischer bindegewebiger Kallus)	2	Aufbau einer provisorischen ECM durch Vernetzungen
6	Bildung von Osteoid durch Osteoblasten	4.1.	Aufbau einer echten temporären ECM in Form von Granulationsgewebe
7	Bildung von Faserknochen durch Verkalkung des Osteoids: provisorischer endostaler, intermediärer und periostaler knöcherner Kallus	4.2	Bildung der jungen Narbe
8	Bildung von lamellärem Knochen	4.3	Bildung der reifen Narbe

8 ARDS – acute respiratory distress syndrome

8.1 Im Zentrum des ARDS steht eine gestörte Reparation der geschädigten alveolokapillären Einheit der Lungen

8.2 Die morphologischen Hauptphänomene beim ARDS sind die Sequestrierung und Aktivierung von neutrophilen Granulozyten und die Störung der Mikrozirkulation

8.3 Eine Störung des Surfactant verstärkt beim ARDS die durch den Gewebeschaden hervorgerufene Einschränkung des Gasaustauschs

─── **Zusammenfassung** ───

Bei der Reparation von Gewebeschäden kann die Entzündungsreaktion dominant werden und die Reparatur irreleiten. Ein Beispiel dafür sind die Lungenveränderungen, welche zum ARDS (acute respiratory distress syndrome) führen. Ursache dieses Syndroms ist eine gestörte Interaktion zwischen den Hauptakteuren der Wundheilung, den Monozyten und Makrophagen, neutrophilen Granulozyten und Endothelzellen einerseits und den lokalen, spezialisierten Alveolarepithelzellen Typ II andererseits. Die **Hauptsymptome des ARDS** sind: schwere Dyspnoe, Tachypnoe, reduzierter arterieller Sauerstoffpartialdruck, refraktäre arterielle Hypoxämie, reduzierter pulmonal-arterieller Druck und eine reduzierte Lungencompliance.

Ein Lungenparenchymschaden wirkt sich vorerst in Form einer schweren lokalen Hypoxie aus. Diese kann den bereits gesetzten Schaden durch die Induktion verschiedener pathologischer Stoffwechselprozesse in den Endothelzellen verstärken.

Die **strukturellen Veränderungen**, die einem ARDS zugrunde liegen, entstehen in 2 Phasen: In der ersten Phase treten neutrophile Granulozyten und Monozyten/Makrophagen in die Zone des Schadens und werden die Endothelzellen zur Synthese des plättchenaktivierenden Faktors (PAF), von Mitogenen und des Gewebewachstumsfaktors β (TGF-β) angeregt. In der zweiten Phase treten Fibroblasten auf die Bühne. Zytokine der Makrophagen (Interleukin-1 [IL-1] und der Tumornekrosefaktor α: [TNF-α]) aktivieren sowohl die Endothelzellen als auch die neutrophilen Granulozyten. Wichtigster Faktor, welcher auf die neutrophilen Granulozyten wirkt, ist der von den Endothelzellen gebildete PAF. Die lokale Hypoxie und IL-8 sind chemotaktisch für neutrophile Granulozyten. Die von den neutrophilen Granulozyten abgegebenen Defensine hemmen die Fibrinolyse und stimulieren die Proliferation der Fibroblasten.

Der Lungenparenchymschaden, der schlussendlich in ein ARDS mündet, kann auf verschiedene Art und Weise **provoziert** werden: 1. direkt durch eine Aspiration oder Inhalation toxischer Stoffe (Endotoxine gramnegativer Bakterien oder Peptidoglykane der Wand grampositiver Bakterien), 2. indirekt hämatogen bei einer Sepsis oder akuten Pankreatitis oder 3. bei einer Polytraumatisierung oder einem Kreislaufschock. Das Risiko, dass bei einer Sepsis oder Aspiration ein ARDS auftritt, beträgt zirka 30 %. Allen 3 Entstehungsmechanismen ist eine Schädigung der Endothelzellen der alveolokapillären Einheit gemeinsam.

Eine **Störung des Surfactant** verstärkt die durch den entzündlichen Gewebeschaden hervorgerufene Einschränkung des Gasaustauschs. Der Surfactant wird von den Alveolarepithelzellen Typ II kontinuierlich gebildet und sezerniert und von den Makrophagen und Alveolarepithelzellen Typ I abgebaut. Folge einer Veränderung des Surfactant ist eine Reduktion der alveolären Oberflächenspannung mit der Konsequenz, dass der alveoläre Sauerstoffaustausch eingeschränkt wird. Beim ARDS kann die Synthese des Surfactant gestört sein oder der Surfactant durch Proteasen und Sauerstoffradikale direkt geschädigt werden.

Bei der Reparation von Gewebeschäden kann es vorkommen, dass die am Prozess beteiligte Entzündungsreaktion (Phase 3 der Reparation, s. Tab. 7.**2**) dominant wird und die Reparatur irreleitet. Eine solche irregeleitete Reparatur einer „Wunde der Lunge" liegt dem ARDS (acute respiratory distress syndrome) zugrunde. Das ARDS wird durch eine gestörte Interaktion zwischen den Hauptakteuren der Wundheilung (Monozyten/Makrophagen, neutrophile Granulozyten, Endothelzellen und lokale, spezialisierte Alveolarepithelzellen Typ II [AEZ II]) hervorgerufen (Abb. 8.**1**). Die AEZ II werden auch „Nischenzellen" oder „große Alveolarepithelzellen" genannt. Die AEZ II sind sekretorisch aktive Zellen. Sie können proliferieren und einen als Surfactant bekannten „Oberflächenfaktor" exprimieren. Aus den AEZ II entwickeln sich die AEZ I (auch „Deckzellen" genannt). Diese sind sehr flach und kleiden ungefähr 95 % der Alveolaroberfläche aus.

Die **Hauptsymptome** des ARDS sind: schwere Dyspnoe, Tachypnoe, reduzierter arterieller Sauerstoffpartialdruck ($<$ 300 mmHg), refraktäre arterielle Hypoxämie, reduzierter pulmonal-arterieller Druck ($<$ 18 mmHg) und eine reduzierte Lungencompliance. Das Thoraxröntgenbild zeigt bilaterale diffuse alveoläre Infiltrate, welche einem schweren, nichtkardiogenen Lungenödem

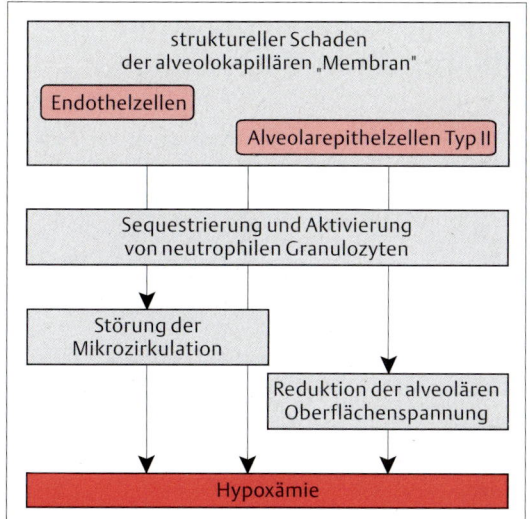

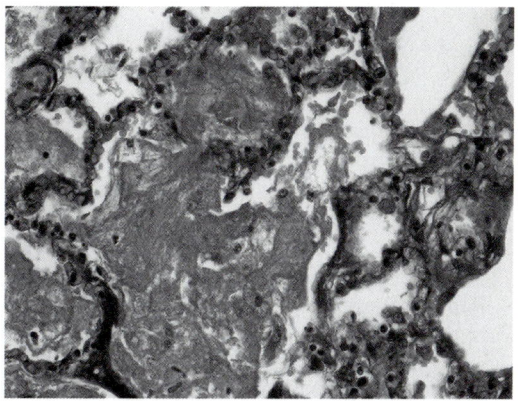

a

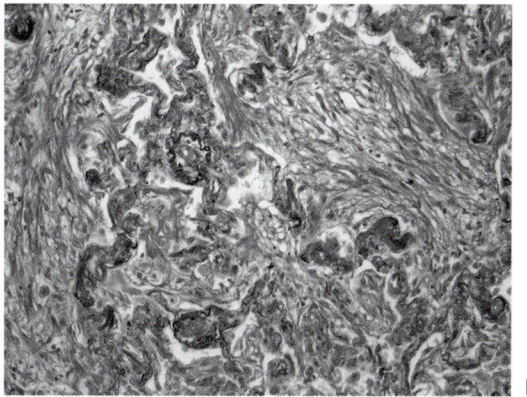

b

**8.1   ARDS (acute respiratory distress syndrome):
Übersicht.**
Dem klinischen Bild des ARDS liegt eine therapieresistente Hypoxämie zugrunde. Ursache dafür ist ein struktureller Schaden der alveolokapillären Einheit, welcher vor allem die Endothelzellen und Alveolarepithelzellen Typ II betrifft. Klinisch besteht ein nichtkardiogenes Lungenödem mit einer diffusen radiologischen Lungenverschattung, eine schwere Dyspnoe und eine refraktäre arterielle Hypoxämie. Hauptursache der Hypoxämie ist eine Störung der Mikrozirkulation in den Alveolarsepten und eine fibrosierende Alveolitis.

**8.2   Störung der alveolokapillären „Einheit"
der Lungen.**
Beim ARDS (acute respiratory distress syndrome) tritt eine schwere Veränderung der alveolokapillären „Membran" der Lungen auf. In der 1. Phase (**a**) werden die Alveolarwände von Proteinen ausgekleidet („hyaline Membranen") und die Alveolen von Fibrin, Blut und einigen neutrophilen Granulozyten ausgefüllt; in der 2. Phase (**b**) wächst Granulationsgewebe ins Lumen der Alveolen und terminalen Bronchiolen ein. Dadurch wird der Sauerstoffaustausch erheblich erschwert und entwickelt sich eine respiratorische Insuffizienz.

entsprechen. Ungefähr 25 % der Patienten mit einem ARDS leiden zusätzlich unter einer schweren Thrombopenie, einer Neutropenie und einem Defizit an Fibrinogen. Eine Glucocorticoidtherapie ist deshalb praktisch erfolglos, weil die Glucocorticoide durch den MIF (macrophage migration inhibitory factor), welcher beim ARDS in erhöhter Konzentration vorhanden ist, in ihrer Wirkung gehemmt werden (s. Abb. 8.**3**). Das ARDS verläuft bei ca. 50 % der Patienten tödlich. Es ist nicht selten die erste Manifestation eines Multiorganversagens als Folge eines massiven generalisierten Endothelschadens. Pathologisch-anatomisch manifestiert sich das ARDS unter dem Bild einer fibrosierenden Alveolitis (Abb. 8.**2 a**, **b**).

8.1   Im Zentrum des ARDS steht eine gestörte Reparation der geschädigten alveolokapillären Einheit der Lungen

Ein Lungenparenchymdefekt geht mit einer schweren lokalen Hypoxie einher. Diese bewirkt eine weitere Schädigung von Zellen in ihrer Umgebung und induziert in den Endothelzellen verschiedene pathologische Prozesse (Tab. 8.1).

Die **strukturellen Veränderungen**, die hinter einem ARDS stehen, entwickeln sich **in 2 Phasen**:
- In der 1. Phase werden die Endothelzellen und die AEZ Typ II geschädigt oder zerstört. Dies führt zur Exsudation von proteinreichem Serum sowie von neutrophilen Granulozyten und Monozyten/Makrophagen in die Alveolarsepten und -lumina (Abb. 8.3).
- In der 2. Phase kommt es zu einer vermehrten Bildung von Granulationsgewebe und einer verstärkten Fibrosierung des Lungenparenchyms. Die Hauptakteure in dieser Phase sind die Fibroblasten.

Tabelle 8.1   Wirkung der Hypoxie auf die Endothelzellen.

Steigerung der Synthese von ...	Reduktion der Synthese von ...
Prostacyclin	ICAM-1
Mitogenen	E-Selektin
Endothelin 1	Thrombomodulin
Chemotaxinen für neutrophile Granulozyten	angiotensin converting enzyme
PAF	

ICAM-1 intercellular adhesion molecule 1
PAF   plättchenaktivierender Faktor

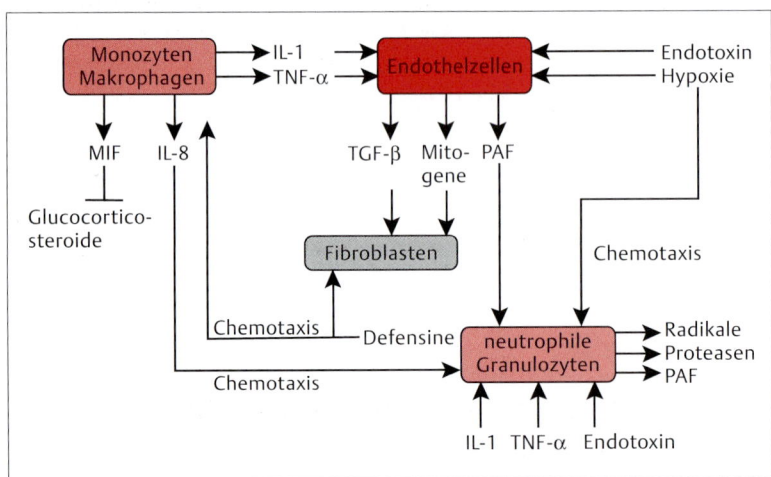

8.3   ARDS (acute respiratory distress syndrome): Pathogenese.
Das ARDS entsteht in 2 Phasen. Hauptakteure der 1. Phase sind die in die Zone des Schadens (Alveolarsepten) ausgetretenen neutrophilen Granulozyten und Monozyten sowie die Endothelzellen, jene der 2. Phase die Fibroblasten. Die Zytokine Interleukin 1 (IL-1) und Tumornekrosefaktor α (TNF-α) der Makrophagen aktivieren sowohl die Endothelzellen als auch die neutrophilen Granulozyten. Wichtigster Faktor, welcher auf die neutrophilen Granulozyten wirkt, ist jedoch der von den Endothelzellen bei einer Hypoxie vermehrt synthetisierte plättchenaktivierende Faktor (PAF). Die lokale Hypoxie und das von den Makrophagen zusätzlich freigesetzte Interleukin 8 (IL-8) sind chemotaktisch für neutrophile Granulozyten. Die von den neutrophilen Granulozyten abgegebenen Defensine sind ihrerseits chemotaktisch für die Monozyten und Makrophagen, hemmen die Fibrinolyse, steigern die Permeabilität der Endothelzellen und stimulieren die Proliferation der Fibroblasten. Neben PAF synthetisieren die aktivierten Endothelzellen auch Mitogene für Fibroblasten und den transformierenden Wachstumsfaktor β (TGF-β), was eine Proliferation der Fibroblasten bewirkt; MIF: macrophage migration inhibitory factor.

Der primäre Schaden des Lungenparenchyms, der zu einem ARDS führt, kann auf 3 Arten entstehen:
- direkt durch eine Aspiration oder Inhalation toxischer Stoffe (Endotoxine gramnegativer Bakterien oder Peptidoglykane aus der Wand grampositiver Bakterien),
- indirekt hämatogen bei einer Sepsis oder akuten Pankreatitis,
- indirekt bei einem protrahierten Kreislaufschock oder einer Polytraumatisierung.

Die Wahrscheinlichkeit, dass bei einer Sepsis oder Aspiration ein ARDS auftritt, beträgt zirka 30%. Allen 3 Entstehungsmechanismen ist eine Schädigung der Endothelzellen der alveolokapillären Einheit gemeinsam.

8.2 Die morphologischen Hauptphänomene beim ARDS sind die Sequestrierung und Aktivierung von neutrophilen Granulozyten und die Störung der Mikrozirkulation

Aktivierte neutrophile Granulozyten haben eine mehrfach schädigende Wirkung:
- Sie aggregieren in verstärktem Ausmaß untereinander, was zur Bildung von Mikrothromben und zur Störung der Mikrozirkulation führt.
- Sie sezernieren toxische Substanzen (freie Sauerstoffradikale, Proteasen), Produkte des Arachidonsäure-Stoffwechsels mit prothrombotischer und bronchokonstriktorischer Wirkung sowie den plättchenaktivierenden Faktor (PAF).

Die Proteasen ihrerseits aktivieren den Hagemann-Faktor, das Komplement- und Kininsystem und hemmen den Surfactant der AEZ II.

Die beim ARDS auftretende Schädigung der Endothelzellen führt zu einer intravasalen Gerinnung oder ebenfalls zur Bildung von Mikrothromben. Diese Beeinträchtigung der Mikrozirkulation verstärkt die Hypoxämie (s. Abb. 8.1). Die Bildung von Mikrothromben wird durch bakterielle Endotoxine und den TNF-α noch verstärkt, da beide zum Untergang der Endothelzellen führen können. Bei Patienten mit einem ARDS sind in der bronchoalveolären Lavage die Konzentrationen von TNF-α und IL-8 erhöht.

8.3 Eine Störung des Surfactant verstärkt beim ARDS die durch den Gewebeschaden hervorgerufene Einschränkung des Gasaustauschs

Der **Surfactant** wird von den AEZ II kontinuierlich gebildet, durch Exozytose an die Umgebung abgegeben und von den alveolären Makrophagen und AEZ Typ I abgebaut. Seine Halbwertszeit beträgt 14–24 Stunden. Der Surfactant besteht aus Phospholipiden, Proteinen und einem geringen Anteil von Kohlenhydraten (Tab. 8.2). Die Exozytose des Surfactant wird durch die Inflation der Lungen, β-Adrenergika und Prostaglandine induziert.

Der Surfactant hat **4 Hauptaufgaben**:
- Er hält den intraalveolären Druck – unabhängig von der Größe der Alveolen und somit des Lungenvolumens – aufrecht. Dies geschieht durch eine Anpassung der Oberflächenspannung der Alveolen an den sich ständig ändernden Radius der Alveolen. Der Sinn dieser Funktion leitet sich aus der Formel, welche die Beziehung zwischen dem Druck und der

Tabelle 8.2   Surfactant der Alveolen.
Der Surfactant besteht überwiegend aus Phospholipiden. Seine Qualität hängt hauptsächlich vom Anteil der beiden Komponenten Phosphatidylcholin und Sphingomyelin ab.

Komponente	Anteil am Surfactant
Phospholipide • Phosphatidylcholin (Lecithin) • Phosphatidylglycerol • Sphingomyelin	• 70–80% • 5–10% • wenige %
Apoproteine[1] • Surfactant-Protein A • Surfactant-Protein B • Surfactant-Protein C	< 5%

[1] Die Apoproteine sind wichtig für die Spreizung der Phospholipide.

Oberflächenspannung in einer Kugel beschreibt, ab:

$$\text{Druck} = k \cdot \frac{\text{Oberflächenspannung}}{\text{Radius}}$$

• Er wirkt den hydrostatischen Kräften entgegen, welche den Austritt von Blutserum in das Alveolarlumen fördern.

• Er erleichtert die Phagozytose von Bakterien durch die alveolären Makrophagen.
• Er hemmt die Proliferation der T- und B-Lymphozyten.

Folge einer Veränderung der Zusammensetzung oder der Konzentration des Surfactant ist eine Reduktion der alveolären Oberflächenspannung. Dadurch kommt es zu einer Einschränkung des alveolären Sauerstoffaustauschs (s. Abb. 8.1).

Beim ARDS kann der **Surfactant aus 2 Gründen verändert** sein:
• Seine Synthese ist gestört, sodass er weniger Phosphatidylcholin, aber mehr Sphingomyelin als normal enthält. Da die Qualität des Surfactant hauptsächlich vom Verhältnis dieser beiden Phospholipide bestimmt wird, wirkt sich die Abnahme des Quotienten Phosphatidylcholin/Sphingomyelin in Form einer unregelmäßigen, herdförmigen Verdichtung des „Netzes" des Surfactant aus.
• Der Surfactant wird durch Fibrinmonomere, Proteasen und Sauerstoffradikale direkt zerstört.

9 Kohlenhydrate

9.1 **Schleim ist ein hauptsächlich aus Glykoproteinen bestehendes elastisches Gel**

9.1.1 Eine veränderte Synthese der Glykoproteine kann bei einer malignen Transformation von Schleim produzierenden Zellen (z. B. in der Kolonmukosa) beobachtet werden

9.1.2 Mukoviszidose ist eine angeborene Krankheit mit einer pathologischen Veränderung von Sekreten und Schleim

9.2 **Beim Asthma bronchiale ist die Viskosität des Bronchialschleims erhöht**

9.2.1 Asthma bronchiale kann in 2 Phasen ablaufen

9.2.2 Die Mastzellen können für den Organismus bedrohlich werden, wenn sie plötzlich den Inhalt ihrer Granula freisetzen

9.2.3 Die eosinophilen Granulozyten vermitteln die Hypersensitivitätsreaktion Typ 1

9.2.4 Molekulare Mediatoren beim Asthma bronchiale sind: Tryptase, Histamin und Leukotrien LTC4

9.3 **Diabetes mellitus, die häufigste Störung des Kohlenhydratstoffwechsels, manifestiert sich in einer Angiopathie**

9.3.1 Ursache der diabetischen Mikroangiopathie ist eine Störung der Basalmembranen durch eine Proteinglykosylierung

9.3.2 Die diabetische Makroangiopathie entspricht einer Atherosklerose

9.3.3 Der insulinabhängige Diabetes mellitus (IDDM) kann eine Autoimmunkrankheit oder idiopathisch sein

9.3.4 Bei der Entstehung des NIDDM spielen sowohl erworbene als auch genetische Faktoren eine Rolle

9.3.5 Hauptkomplikationen des DM sind Infarkte und eine erhöhte Infektanfälligkeit

9.4 **Hintergrund lysosomaler Speicherkrankheiten sind Störungen des Abbaus der Proteoglykane der ECM**

┌─ **Zusammenfassung** ──────────────────

Die Kohlenhydrate (KH) gehören neben den Fett- und Aminosäuren zur Familie der „kleinen organischen Moleküle".

Schleim (lat.: mucus) wird von Drüsenepithelzellen, Deckzellen der Synovialis und mesenchymalen Zellen gebildet. Er dient einer Verhinderung des Kontakts zwischen Makromolekülen oder großen Partikeln und den Zellmembranen. Die **Mucine** machen die Hauptkomponenten des Schleims aus. Eine veränderte Synthese der Glykoproteine kann bei einer malignen Transformation von Schleim produzierenden Zellen (z. B. im Magen oder Kolon) auftreten.

Die **Mukoviszidose**, eine Störung der Schleimzusammensetzung, wird auch als zystische Fibrose (CF) bezeichnet, weil im exokrinen Pankreas eine starke Ausweitung der Ausführgänge und eine reaktive interstitielle Fibrose zu beobachten sind. Ursache der CF ist eine Störung der Aufnahme von Chloridionen in die sekretorischen Zellen wegen eines Defekts des dafür zuständigen Transportproteins.

Ca. 5 % der Bevölkerung leiden an einem **Asthma bronchiale**. Es wird durch eine reversible obstruktive Ventilationsstörung hervorgerufen. Die wichtigsten strukturellen Symptome des Asthma bronchiale sind: 1. Schädigung und Desquamation der Epithelzellen der Bronchien oder Bronchiolen, 2. Störung des mukoziliaren Transportsystems, 3. Wandverdickung der Bronchien und Bronchiolen und 4. erhöhte Viskosität des Schleims. Das Asthma bronchiale kann in 2 Phasen ablaufen: In der ersten, kurz dauernden Phase steht eine Reaktion auf Histamin im Vordergrund, in der zweiten eine Entzündungsreaktion. Hauptakteure bei der Entstehung des Asthma bronchiale sind die Mastzellen (MZ), eosinophilen Granulozyten, Epithelzellen und Myofibroblasten. Das Asthma bronchiale kann entweder durch eine immunologische Hypersensitivitätsreaktion Typ 1 oder durch eine Stimulation von sensorischen afferenten Nervenfasern des Typs C ausgelöst werden.

Als Ursachen des **Diabetes mellitus** (DM) werden diskutiert: Umweltfaktoren (Virusinfekte, andere Infektionskrankheiten), Stress, Schwangerschaft, genetische und immunologische Faktoren. Der DM ist durch eine klassische Trias von klinischen Symptomen charakterisiert: Polyurie, Polydypsie und Polyphagie. Die Prognose des DM wird vor allem durch sekundäre Veränderungen am Blutgefäßsystem (Makro- und Mikroangiopathie) und die Dauer dieser Veränderungen bestimmt. Es werden 2 Typen des DM unterschieden: der insulinabhängige (Typ-I-DM, IDDM) und der nicht insulinabhängige (Typ-II-DM, NIDDM). 90 % aller Patienten mit einem DM weisen einen NIDDM auf, nur 10 % einen IDDM. Neben einer Glykosylierung treten bei einer Hyperglykämie vielfältige weitere metabolische Veränderungen auf. Unter einer diabetischen Mikroangiopathie wird morphologisch eine homogene, PAS-positive (PAS: periodic acid Schiff reaction) Verdickung und Lamellierung der Basalmembranen von Arteriolen, Venolen, Blutkapillaren und Lymphgefäßen verstanden. Eine nachweisbare Proteinurie (Mikroalbuminurie) ist ein untrügliches Zeichen dafür, dass die Schädigung der Nierenglomerula beim DM praktisch irreversibel ist und eine Nephropathie aufzutreten beginnt. Die Makroangiopathie entspricht einer Atherosklerose. Die hauptsächlichen Komplikationen des DM sind: Infarkte, eine erhöhte Neigung zu Infekten und eine verzögerte Wundheilung.

Proteoglykane werden in Lysosomen vorwiegend mesenchymaler Zellen abgebaut. Ist der enzymatische Abbau der Proteoglykane defekt, kommt es wegen pathologischer intralysosomaler Ablagerungen von Glykosaminoglykanen in den Lysosomen zu den **„lysosomalen Speicherkrankheiten"**.

└───────────────────────────────────────

Die Kohlenhydrate (KH) gehören wie die Fett- und Aminosäuren zur Familie der „kleinen organischen Moleküle". Sie bestehen aus Zuckermolekülen (Tab. 9.**1**). Die einfachsten Zuckermoleküle sind die **Monosaccharide** mit der Struktur $(CH_2O)_n$ (n = 4, 5, 6 oder 7). Monosaccharide mit 5 Kohlenstoffatomen werden Pentosen und solche mit 6 Hexosen genannt. Die wichtigsten **Hexosen** sind: Glucose, Mannose, Galactose, *N*-Acetylglucosamin, *N*-Acetylgalactosamin, Fucose und Sialinsäure (*N*-Acetylneuraminsäure). Die Sialinsäuren sind negativ geladen. Von den Hexosen kommt nur die Glucose als Einzelmolekül vor; die anderen sind Bestandteile polymerisierter Zucker, der **Oligo-** und **Polysaccharide**.

Tabelle 9.1 Charakteristika und Funktion der Saccharide.

Saccharid	Zucker	Charakteristika/Funktionen
Monosaccharide • Hexosen • Pentosen	• Glucose	• Energiequelle • Element der Nukleotide
Disaccharide	Lactose Sucrose	
Polysaccharide (langkettig)	Glykogen Glykoproteine	Energiespeicher (Polymer der Glucose) Blutplasmaproteine, Blutgruppensubstanzen, Mucine, Bestandteile der ECM
Oligosaccharide (kurzkettig)	Glykosaminoglykane[1] Glykoproteine Glykolipide	Bestandteile der ECM Membranproteine Serumproteine Blutgruppenantigene Membranlipide Blutgruppenantigene

[1] Die Glykosaminoglykane der Proteoglykane wurden früher Mukopolysaccharide genannt.

Die einzelnen **Zuckermoleküle** haben verschiedene **Funktionen**:

- Glucose ist die Hauptenergiequelle der Zellen (Glykogen ist ein Polymer der Glucose).
- Pentosen sind Elemente der Nukleotide (Untereinheiten der Nukleinsäuren).
- Oligosaccharide können kovalent an Proteine und Lipide gebunden sein und dann Glykoproteine oder Glykolipide bilden.

Glykoproteine und Glykolipide sind:

- wichtige Bestandteile der Zellmembran, der extrazellulären Matrix und des Schleims,
- dienen der Zelladhäsion,
- definieren die verschiedenen Blutgruppen.
- kommen in gelöster Form in Blutserum und im Schleim vor.

9.1 Schleim ist ein hauptsächlich aus Glykoproteinen bestehendes elastisches Gel

Schleim (lat.: mucus) wird von Drüsenepithelzellen, Synovialiszellen und mesenchymalen Zellen gebildet. Er dient vor allem dem Schutz sich konstant bewegender Oberflächen (Tab. 9.2), weil er den Kontakt von Makromolekülen oder großen Partikeln mit den Zellmembranen auf ein Minimum reduziert. Schleim ist gegenüber pH-Veränderungen sehr sensitiv. Er kann seine Viskosität an verschiedene Bedingungen anpassen, indem chemische Verbindungen zwischen den im Schleim vorhandenen Molekülen verändert werden.

Die **Mucine** bilden die Hauptkomponenten des Schleims. Mucine sind Glykoproteine mit einer hohen Molmasse. Diese Glykoproteine besitzen heterogene Seitenketten aus KH (Oligosaccharide), welche an ein Protein (Apomucin) gebunden sind. Ca. 80 % der Masse der Mucine besteht aus solchen Oligosacchariden. Die Oligosaccharide sind primär für die hohe Dichte und die Viskosität der Mucine verantwortlich, aber auch für die korrekte Faltung und intrazelluläre Positionierung der Proteine, welche an sie gebunden sind. Zusätzlich können sie als Rezeptoren für Proteine wirken. So ist Schleim imstande, Mik-

Organ	Funktion
Magen-Darm-Trakt	„Haut des Magen-Darm-Trakts": Schutz gegen aggressive Faktoren „Molekularfilter": Schutz gegen plötzliche Veränderungen des osmotischen Drucks und Regulation der Absorption einfacher Moleküle
Respirationstrakt	Schutz gegen bakterielle und virale Infekte Bindung von Bakterien über eine Reaktion mit Bakterienlektinen Abtransport von Fremdmaterial
Weiblicher Genitaltrakt	Ermöglichen der Spermienpassage Schutz der Spermien vor Phagozytose Energiequelle für die Spermien

Tabelle 9.**2**   **Die wichtigsten Funktionen des Schleims in den einzelnen Organsystemen.**

roorganismen oder Bakterientoxine zu binden und abzutransportieren. Proteine, welche an KH binden können, werden **Lektine** genannt. Die Glykoproteine als Ganzes sorgen über Peptid- und Disulfidbrücken für das schwammartige Netzwerk und die starke Hydrophilie des Schleims. Im Schleim der **Cervix uteri** sind die Glykoproteine in Bündeln angeordnet, die verschieden lang sind und verschieden enge Maschen bilden. Östrogene induzieren „lange" Bündel, Progesterone „kurze" mit einer sehr engen Vernetzung.

Histochemisch werden **5 Typen von Glykoproteinen** unterschieden: neutrale, sialinsäurehaltige, neuraminidasesensitive, neuraminidaseresistente und schwefelsäurehaltige. Mit der Alcianblau-PAS-Färbung (PAS, periodic acid Schiff reaction) können diese Typen von Glykoproteinen (teilweise nach Vorbehandlung mit Neuraminidase) histologisch dargestellt werden.

9.1.1 Eine veränderte Synthese der Glykoproteine kann bei einer malignen Transformation von Schleim produzierenden Zellen (z. B. in der Kolonmukosa) beobachtet werden

Wenn die Anlagerung von Oligosacchariden an Proteine gestört ist, können im Schleim Tn- und T-Proteine (Abb. 9.**1**) akkumulieren. Im Schleim von Karzinomen des Kolon, Pankreas und Ovars treten vor allem sialinsäure- und galactosehaltige Gly-

koproteine auf. Diese Glykoproteine gelten heute als tumorassoziierte Antigene und haben teilweise diagnostische Bedeutung. Die Tn-Proteine, welche Sialinsäure gebunden haben, reagieren immunhistochemisch mit dem B72.3-Antikörper und können auf diese Art und Weise morphologisch dargestellt werden. Bei Kolonkarzinomen können auf der Oberfläche der Karzinomzellen Blutgruppenantigene auftreten. Die Eigenschaft, Blutgruppenantigene zu exprimieren, besitzen die Epithelzellen des Kolon nur in der Fetalzeit bis zur Geburt.

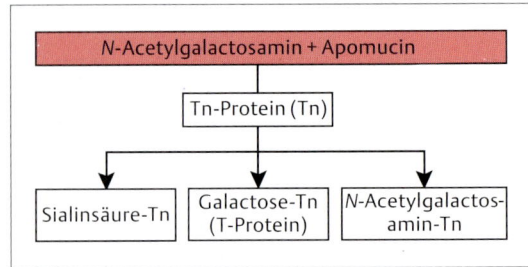

9.**1**   **Schleim (Mukus).**
Die Mucine (Glykoproteine) bilden die Hauptkomponente des Schleims. Es werden 3 Hauptachsen der Synthese der Glykoproteine unterschieden, abhängig vom Oligosaccharid im Glykoprotein, das entweder an ein Serin- (Ser) oder Threoninmolekül (Thr) gebunden wird. Am Anfang der Synthese des Mukus steht die Bindung des N-Acetylgalactosamins an das Apomucin; T-Antigen: GalNAc-α-O-Ser/Thr; Tn-Antigen: Galβ1,3 GalNAc-α-O-Ser/Thr (nach Springer 1984).

Auch bei **Magenkarzinomen** sind die Glykoproteine moduliert: Es treten vermehrt sulfatierte Glykoproteine mit veränderter Antigenizität auf. Eine solche Änderung der Antigenizität des Schleims gilt als feiner biochemischer Marker einer Mutagenese oder präkanzerösen Transformation des Epithels der Magenschleimhaut.

9.1.2 Mukoviszidose ist eine angeborene Krankheit mit einer pathologischen Veränderung von Sekreten und Schleim

Wie der Name „Mukoviszidose" besagt, wird die Symptomatik der Krankheit vor allem durch eine erhöhte Viskosität des Schleims hervorgerufen (Tab. 9.**3**). Die Krankheit wird auch als zystische Fibrose (CF) bezeichnet, weil im exokrinen Pankreas eine zystische Ausweitung der Ausführgän-

Tabelle 9.**3 Symptome der zystischen Fibrose (Mukoviszidose).**

Organsystem	Symptomatik
Gastrointestinaltrakt	• erhöhte Schleimviskosität infolge einer verstärkten Sekretion von Glykoproteinen, die mit Ca^{2+}-Ionen gebunden sind • Insuffizienz des exokrinen Pankreas: Maldigestion und Steatorrhö • Parenchymatrophie und interstitielle Fibrose des exokrinen Pankreas[1] • Mekoniumileus des Neugeborenen • Erweiterung der Krypten von Dünn- und Dickdarm • zystische Ausweitung der Brunner-Drüsen im Duodenum • Rektumprolaps bei Kleinkindern • „Mikrogallenblase" • Verschluss der intrahepatischen Gallengänge durch abnormes Sekret • sekundäre biliäre Leberzirrhose nach chronischer Cholangitis
Respirationssystem	• eitrige Entzündung der oberen Atemwege bei Sekretstase • chronische Bronchitis, Bronchiektasen und Pneumonie • Beeinträchtigung der Zilientätigkeit des Bronchusepithels
Urogenitales System	• Atrophie der Derivate des Wolff-Gangs (Samenblasen, Vasa deferentia, Ductuli efferentes) • Infertilität[2]
Haut	• erhöhte Konzentrationen von Na^+-, K^+- und Cl^--Ionen[3]
Blut und Urin	• Dyskinesefaktor im Blutplasma und Urin („mukoziliarer Inhibitor")

[1] Das endokrine Pankreas funktioniert lange Zeit normal.
[2] Bei jungen Erwachsenen mit einer chronischen Bronchitis und gleichzeitiger Infertilität ist der Verdacht auf eine zystische Fibrose (CF) angezeigt.
[3] Als erstes diagnostisches Symptom der CF wurde Anfang der 1950er-Jahre eine erhöhte Elektrolytkonzentration im Schweiß beschrieben. Die Krankheit wurde deshalb zunächst als „salty-baby syndrome" bezeichnet.

ge und eine reaktive interstitielle Fibrose zu beobachten sind. Grund dafür ist die abnorme Zusammensetzung und stark erhöhte Viskosität des Pankreassekrets. Die Krankheit wird autosomal-rezessiv vererbt; ihre Inzidenz beträgt 0,25–0,30 %. Trotz symptomatischer Behandlung der Insuffizienz des exokrinen Pankreas und der Infekte des Respirationssystems beträgt die mediane Überlebenszeit der Patienten nur 30 Jahre. Todesursache ist bei 80–90 % der Patienten eine Pneumonie.

Primäre Ursache der CF ist eine **Störung der Aufnahme von Chloridionen** in die sekretorischen Zellen. Wie es dabei auch zu einer Erhöhung der Viskosität des Schleims kommt, ist noch nicht definitiv geklärt. Hinter der Störung verbirgt sich ein fehlerhaftes Transportprotein: Infolge einer Gendeletion auf dem langen Arm des Chromosoms 7 fehlt dem Protein an der Position 508 des NBF1 (nucleotid binding fold 1) die Aminosäure Phenylalanin (mit F bezeichnet). Die Abkürzung für den Defekt lautet deshalb „ΔF508". Das Protein wird CFTR (CF transmembrane conductance regulator) genannt. Der CFTR gehört in die Familie der ATP-bindenden **„Kassettenproteine"** (ABC). Er steht in einer engen Beziehung zu 2 weiteren Ionenkanälen, dem ORCC (outwardly rectified chlorid channel) und dem ENAC (epithelial sodium channel). Ein Defekt oder Fehlen des CFTR wirkt sich auch auf die Funktion dieser Ionenkanäle aus. Die Deletion ΔF508 wird bei über 70 % der Patienten mit einer CF beobachtet.

Das **Transportprotein** liegt in der apikalen Zellmembran der sekretorischen Epithelzellen von Lungen, Pankreas, Kolon, Leber, Speicheldrüsen und Schweißdrüsen, aber auch in Membranen von Zellorganellen. Es besteht aus 4 Komponenten: einem intramembranösen glykosylierten Segment, 2 nukleotidbindenden Regionen (NBF1 und NBF2) sowie einer zentralen Region mit regulatorischer Funktion (R-Domäne; Abb. 9.**2**). Sobald ATP an die beiden Regionen NBF1 und NBF2 gebunden wird, öffnet sich das intramembranöse Segment des Regulators und lässt die Cl⁻-Ionen in die Zelle eintreten. Es schließt sich wieder, wenn ATP hydrolysiert worden ist. Der bei der CF vorhandene Defekt liegt in der nukleotidbindenden Region des Transportproteins. Er hat zur Folge, dass das Protein irregulär gefaltet ist und deshalb nicht korrekt in die Membranen der Zelle und Organellen eingebaut werden kann.

In den **Membranen der Zellorganellen** wirkt der CFTR als pH-Regulator: Ein Eintreten von H⁺-Ionen in die Organellen ist möglich, wenn die H⁺-Ionen von Cl⁻-Ionen begleitet werden. Eine Störung der Cl⁻-Ionenpassage zwischen dem Zytoplasma und den Zellorganellen schlägt sich deshalb in einer Veränderung des pH-Werts in den

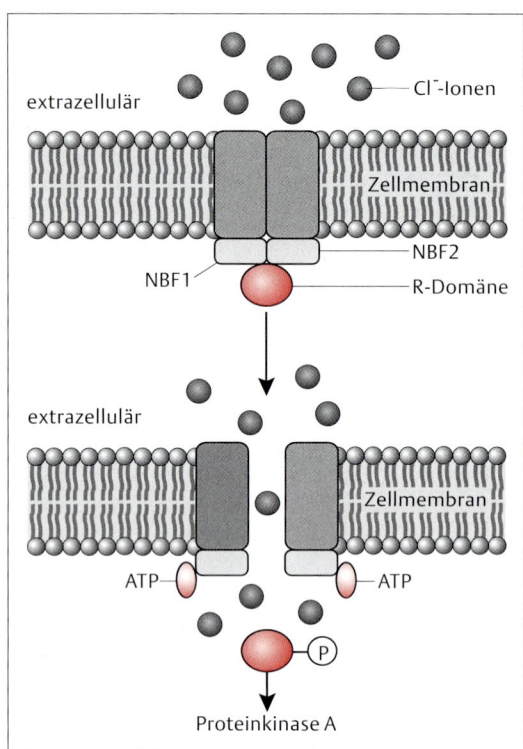

9.2   Mukoviszidose (zystische Fibrose, CF).
Ursache der Mukoviszidose ist ein Defekt an einem Transportprotein, dem CFTR (transmembrane conductance regulator). Das Molekül besteht aus 4 Elementen: einem transmembranösen Segment, aus 2 ins Zytoplasma reichenden Regionen, die ATP binden und hydrolysieren können (NBF: nucleotid binding fold) und einer regulatorischen Domäne (R-Domäne). Das Molekül wird wahrscheinlich über eine Phosphorylierung der R-Domäne aktiviert. An dieser Phosphorylierung scheint die Proteinkinase A beteiligt zu sein. Dabei werden die beiden Regionen NBF1 und NBF2 freigelegt, sodass sie ATP binden können. Diese Bindung induziert eine Öffnung des Transportproteins (oder „Ionenkanals"), sodass Cl⁻-Ionen in die Zelle aufgenommen werden können. Bei der zystischen Fibrose fehlt in der Region NBF1 die Aminosäure Phenylalanin (nach Tsui u. Durie 1997).

Zellorganellen nieder. Folge davon sind Dysfunktionen von Enzymen (z.B. in Lysosomen) oder eine gestörte Metabolisierung von Polypeptiden. Es wird vermutet, dass solche enzymatische Fehlfunktionen die Synthese veränderter Glykoproteine und dadurch eine Erhöhung der Viskosität des Schleims bewirken.

9.2 Beim Asthma bronchiale ist die Viskosität des Bronchialschleims erhöht

Ca. 5% der Bevölkerung leiden an einem Asthma bronchiale. Das griechische Wort „Asthma" heißt wörtlich übersetzt „Atemnot" oder „Keuchen". Mit Atemnot wird eine exspiratorische Dyspnoe bezeichnet, welche durch eine **reversible obstruktive Ventilationsstörung** hervorgerufen wird. Die Ventilationsstörung manifestiert sich funktionell primär in einer Reduktion der Sekundenkapazität (Abb. 9.**3**) und in Flussraten der Lungen mit Werten, welche unter 75% der Norm liegen.

Morphologisch können beim Asthma bronchiale die in Tab. 9.**4** zusammengestellten Veränderungen beobachtet werden. Im Vordergrund stehen:
- Schädigung und Desquamation der Epithelzellen der Bronchien oder Bronchiolen,
- Störung des mukoziliären Transportsystems,
- Wandverdickung der Bronchien und Bronchiolen, hervorgerufen durch ein Ödem und eine Gefäßdilatation,
- erhöhte Viskosität des Schleims.

Die Summe dieser Veränderungen führt zwingend zu einer **Obstruktion der Atemwege** (Abb. 9.**4**). Direkte Folgen dieser Obstruktion sind: Lungenemphysem, sackförmige Bronchiektasen (vor allem in den Lungenoberlappen, bei 20% der Patienten zu beobachten), Auftreten von abgeschuppten Epithelteilen (Curschmann-Spiralen) und von Membranproteinen zugrunde gegangener eosinophiler Granulozyten (Charcot-Leyden-Kristalle) im Sputum. Curschmann-Spiralen und Charcot-Leyden-Kristalle können in der Sputumzytologie diagnostische Bedeutung haben. Auf dem Hintergrund der wichtigsten morphologischen Befunde wurde vor kurzem vorgeschlagen, das Krankheitsbild nicht mehr länger mit dem primär klinisch ausgerichteten Begriff „Asthma" zu bezeichnen, sondern mit dem morphologisch orientierten Begriff „chronische desquamative eosinophile Bronchitis".

9.2.1 Asthma bronchiale kann in 2 Phasen ablaufen

In der ersten, kurz dauernden Phase („frühe Phase") steht die Reaktion auf **Histamin** (anaphylaktische Reaktion) oder auf Tachykinine (Neurotransmitter) nach Stimulation vagaler Nervenfasern im Vordergrund, in der zweiten Phase („späte Phase") die **Entzündungsreaktion** (Tab. 9.**5**). Bei über 50% der Patienten mit einem akuten Asthma bronchiale folgt auf die erste Phase eine zweite, länger dauernde Phase, ebenfalls mit einer eingeschränkten Lungenfunktion. Die Symptomatik in dieser Phase wird nicht mehr durch die Hypersensitivitätsreaktion, welche die erste Phase do-

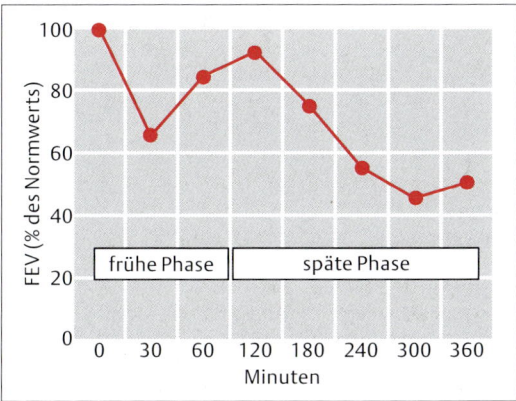

9.**3** **Asthma bronchiale: Lungenfunktion.**
Die beim Asthma bronchiale vorhandene obstruktive Ventilationsstörung zeigt sich im Abfall der Sekundenkapazität (FEV$_1$) auf unter 75% des Normalwerts sowohl in der frühen als auch in der späten Phase der „asthmatischen" Antwort. Eine späte „entzündliche" Phase wird bei über 50% der Patienten beobachtet (nach Larsen 1987).

Tabelle 9.**4 Die wichtigsten morphologischen Veränderungen der Bronchien und Bronchiolen beim Asthma bronchiale.**

Struktur	Veränderung
Oberflächenepithel	Zerstörung oder oberflächliche Desquamation Verlust der Zilien Becherzellmetaplasie
Drüsen	Becherzellmetaplasie gesteigerte Schleimsekretion erhöhte Viskosität des Schleims
Interstitium	Infiltrate von Mastzellen, eosinophilen und neutrophilen Granulozyten sowie T- und B-Lymphozyten Ödem (erhöhte Permeabilität der Gefäße)
Gefäße	Dilatation erhöhte Permeabilität
Basalmembran	Verdickung durch Einlagerungen von Kollagen (Typ II und Typ V) und Fibronectin[1]

[1] Kollagene und Fibronectin werden von subepithelialen Myofibroblasten gebildet.

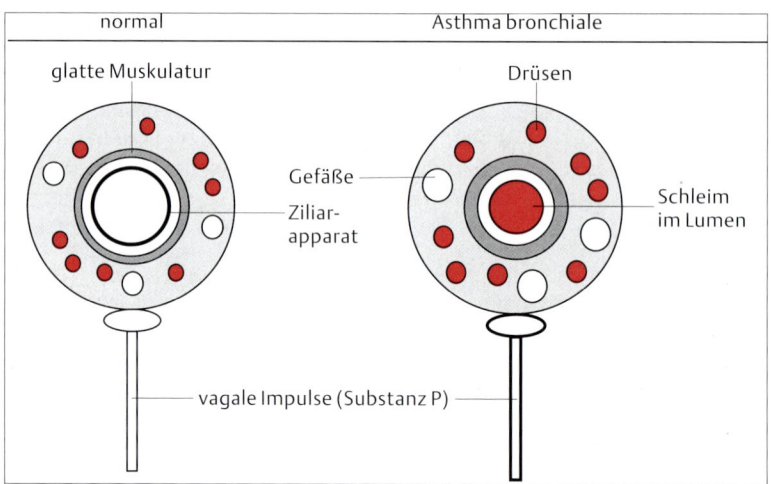

9.4   Asthma bronchiale: Morphologie.

Das Asthma bronchiale geht morphologisch mit einer schweren Obstruktion der Bronchien und Bronchiolen einher. Gründe dafür können sein: 1. Verdickung der glatten Muskulatur, 2. Vergrößerung (Hypertrophie) der Drüsenläppchen, 3. Verdickung der Bronchuswand durch ein Ödem, 4. Zunahme der Viskosität des Schleims oder 5. gesteigerte vagale Stimulation. Der visköse Schleim kann intraluminale Pfropfen bilden. Die Substanz P entspricht dem Neurokinin 1.

Tabelle 9.**5** **Eigenschaften der frühen und späten Phase des Asthma bronchiale.**

	Frühe Phase anaphylaktische Reaktion oder Reaktion auf Tachykinine	Späte Phase Entzündungsreaktion
Hauptcharakteristika	Atemwegsobstruktion Bronchospasmus	• Entzündung mit Infiltraten von eosinophilen, neutrophilen und basophilen Granulozyten • Zerstörung des Epithels und des mukoziliaren Systems • erhöhte Viskosität des Schleims
Beginn innerhalb von …	5 – 15 min	2 – 6 h
Peak der Reaktion innerhalb von …	30 – 60 min	5 – 6 h
Dauer	ca. 1 – 2 h	ca. 12 – 24 h
Typ der Mastzellen (MZ)	MZ (Typ T) (siehe unten)	MZ (Typ TZ) (siehe unten)

miniert, bewirkt, sondern durch eine Entzündung. Diese Entzündung kann chronisch werden und sekundär zu einem Lungenemphysem oder zu Bronchiektasen führen.

Hauptakteure bei der Entstehung des Asthma bronchiale sind die Mastzellen (MZ), eosinophilen Granulozyten, Epithelzellen und Myofibroblasten (Tab. 9.**6**). Diese Zellen bilden verschiedene Mediatoren, welche die Schleimhaut schädigen.

9.2.2 Die Mastzellen können für den Organismus bedrohlich werden, wenn sie plötzlich den Inhalt ihrer Granula freisetzen

Die MZ (Abb. 9.**5**) stammen von den basophilen Granulozyten, welche im Blut zirkulieren, ab. Aus der Blutbahn ins Gewebe ausgetretene basophile Granulozyten werden MZ genannt. Beide Zelltypen spielen eine wichtige Rolle in der Regulierung der **Gefäßpermeabilität** und des **Tonus der glatten Muskulatur** der Bronchien, vor allem im Zusammenhang mit allergischen Reaktionen. Wachstum und Entwicklung der MZ werden durch IL-3, IL-4 und IL-5 gesteuert.

Es existieren 2 **Populationen** von MZ – die des Bindegewebes und die der Schleimhäute (Mukosa). Die Mukosa-MZ kommen vor allem im La-

rynx, Darmtrakt und in den Lungen vor. Die MZ tragen auf ihrer Oberfläche einen Rezeptor für IgE (CD23). Dieser IgE-Rezeptor ist hochaffin. Neben den MZ benützen auch die B-Zellen, T-Zellen, Monozyten und eosinophilen Granulozyten solche IgE-Rezeptoren. Die MZ der Mukosa sind im Gegensatz zu jenen des Bindegewebes kleiner, kurzlebiger und besitzen mehr IgE-Oberflächenrezeptoren. Von ihren Sekretionsprodukten her werden die MZ unterteilt in:

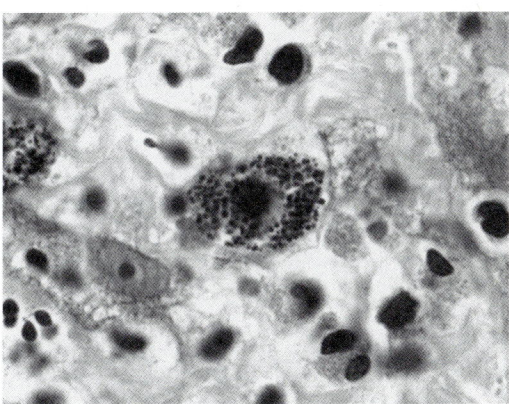

9.5 Mastzellen (Hypersensitivitätsreaktion Typ 1).
Die Mastzellen sind an ihrem runden Kern und dem feingranulierten Zytoplasma zu erkennen. In den Granula sind die Mediatoren gespeichert. Verschiedene Reize (vor allem eine Hypersensitivitätsreaktion Typ 1; s. Abb. 9.**6**) lösen eine Freisetzung des Inhalts der Granula aus.

Tabelle 9.6 Die wichtigsten zellulären und molekularen Mediatoren des Asthma bronchiale.
In der späten Phase des Asthma bronchiale wird bereits das „airway remodelling" eingeleitet.

Hauptreaktion	Hauptakteure	Wichtigste molekulare Mediatoren	Wirkung
Entzündung	eosinophile Granulozyten	MBP (major basic protein) und Metalloproteasen	Zerstörung von Epithelzellen Zerstörung des mukoziliaren Systems Erhöhung der Viskosität des Schleims
		Sauerstoffradikale	Induktion des Transkriptionsfaktors NF-ϰB
		IgA Zytokine	
	neutrophile Granulozyten	Sauerstoffradikale Produkte des Arachidonsäurestoffwechsels	Induktion des Transkriptionsfaktors NF-ϰB
	Mastzellen	Tryptase Histamin Prostaglandin D2 Leukotrien LTC4 Zytokine	s. Text Bronchokonstriktion
	Makrophagen	PAF	
Expression von Adhäsionsmolekülen	Endothelzellen	Zytokine	Rekrutierung von eosinophilen und neutrophilen Granulozyten
		Endothelin	Bronchokonstriktion subepitheliale Fibrose
„airway remodelling"	Epithelzellen	Zytokine	Chemotaxis von eosinophilen Granulozyten
		15-HETE PDGF	Bronchokonstriktion Proliferation der glatten Muskulatur
	Myofibroblasten	Kollagen Typ II Kollagen Typ V Fibronectin Zytokine Stammzellenfaktor	Verdickung der Basalmembran

15-HETE 15-Hydroxyeicosatetraensäure, ein Intermediärprodukt, das beim Abbau der Arachidonsäure über den Lipoxygenaseweg entsteht und gleichzeitig die „Quelle" der Leukotriene ist.
IgA Immunglobulin A
NF-ϰB Der nukleäre Faktor ϰB ist ein Transkriptionsfaktor, der im Zytoplasma an einen Komplex gebunden und so inaktiv ist. Er wird durch Phosphorylierung des Komplexes aktiviert.
PAF plättchenaktivierender Faktor
PDGF platelet-derived growth factor (Plättchenwachstumsfaktor)

- MZ vom Typ T (mit Sekretion von Tryptase [T])
- MZ vom Typ TC (mit Sekretion von Tryptase in Kombination mit anderen enzymatischen Mediatoren).

Die MZ vom Typ T sind vor allem in der frühen Phase des Asthma bronchiale aktiv, die MZ vom Typ TC in der späten.

Die MZ enthalten vorgebildete Mediatoren (z. B. Histamin, chemotaktische Faktoren für Granulozyten, lysosomale Hydrolasen) und unmittelbar neu synthetisierte Mediatoren (z. B. Produkte des Arachidonsäurestoffwechsels und der plättchenaktivierende Faktor [PAF]). Die Freisetzung der chemischen Mediatoren aus den MZ erfolgt in erster Linie auf eine Reaktion eines Antigens mit IgE hin. Die IgE, an welche das Antigen gebunden wird, sind an den IgE-Rezeptor der MZ gekoppelt. Weitere Impulse zur Freisetzung der Mediatoren können sein: kalte Luft, Medikamente, Hypoxie, PAF und kationische Proteine.

Bei einer Degranulierung werden die **Mediatoren** der MZ in 2 Wellen freigesetzt:

- In der ersten Welle wird Histamin aus den Granula abgegeben. Histamin bewirkt lokal eine Steigerung der Gefäßpermeabilität und dadurch ein Ödem. Systemisch kann es zu einem Blutdruckabfall und einer Bronchokonstriktion kommen. Parallel zur Histaminsekretion kommt es zu einer vermehrten Freisetzung der 2 Mediatoren des Arachidonsäurestoffwechsels: der Leukotriene (früher „langsam reagierende Substanzen der Anaphylaxie" genannt) und der Prostaglandine sowie des PAF. PAF ist über das Alkylacylglycerophosphocholin (eine Komponente der Zellmembran) mit dem Arachidonsäurestoffwechsel verknüpft. Das Leukotrien LTC4 wird nicht nur von den Mastzellen, sondern auch von den eosinophilen Granulozyten sezerniert. Im Gewebe wird LTC4 zu LTD4 konvertiert. LTD4 bewirkt eine Kontraktion der glatten Muskulatur der Bronchuswand, eine gesteigerte Schleimsekretion und eine erhöhte Gefäßpermeabilität. Die Abgabe von LTC4 durch die eosinophilen Granulozyten erfolgt nach Kontakt der eosinophilen Granulozyten mit Objekten, welche durch IgG opsonisiert sind.
- In der zweiten Welle (ca. 2–4 Stunden nach der ersten Welle) setzen die MZ langsam Proteasen frei. Diese wirken auf Plasmaproteine und lösen eine Entzündungsreaktion aus. Die Ausschüttung der Mediatoren aus den MZ wird blockiert, wenn die Konzentration des cAMP in den MZ ansteigt. Ein solcher Anstieg kann durch Substanzen, die den Abbau von cAMP hemmen, aufgelöst werden (z.B. Theophyllin).

9.2.3 Die eosinophilen Granulozyten vermitteln die Hypersensitivitätsreaktion Typ 1

Die eosinophilen Granulozyten kommen vorwiegend in Geweben vor, welche durch ein Epithel von der Außenumgebung getrennt sind (Atemwege, Magen-Darm- und Urogenitaltrakt). Sie leben länger als die neutrophilen Granulozyten und synthetisieren eine Vielzahl verschiedener Proteine (Tab. 9.**7**).

Die eosinophilen Granulozyten üben drei **Schlüsselfunktionen** aus:

- Sie stehen im Dienste der Abwehr großer, nichtphagozytierbarer Organismen, vor allem von Würmern und weniger von Protozoen. Sie binden dabei über spezifische Fc-Rezeptoren an IgG-, IgE- und C3b-Moleküle auf der Oberfläche der Parasiten. An der Abwehr bakterieller Infekte beteiligen sie sich nur, wenn neutrophile Granulozyten fehlen.
- Sie generieren chemische Entzündungsmediatoren (z.B. Leukotriene).
- Sie sind direkt zytotoxisch via ihre kationischen Proteine und via Sauerstoffradikale.

Die eosinophilen Granulozyten werden im Knochenmark hauptsächlich unter der Einwirkung der 3 Zytokine GM-CSF, IL-3 und IL-5 gebildet. IL-5 wird durch TH2-Lymphozyten (TH2-Zellen) auf eine Stimulation durch IL-2 hin synthetisiert.

Für eine optimale **Funktion** der eosinophilen Granulozyten ist es wichtig, dass sie dorthin gelangen, wo sie gebraucht werden. Die wichtigsten chemotaktischen Faktoren mit einer Wirkung auf die eosinophilen Granulozyten sind: der PAF (vor allem von den Endothelzellen, neutrophilen und eosinophilen Granulozyten, Blutplättchen, Makrophagen und Mastzellen gebildet), der Eosinophilen-chemotaktische Faktor der Anaphylaxie (ECF-A), das LTB4 (von den Mastzellen gebildet), der Eosinophilen-stimulierende Promotor (ESP; von den T-Lymphozyten gebildet), Komponenten des Komplementsystems und Proteine von Parasiten. Diese Chemotaxine induzieren auch eine Aktivierung der eosinophilen Granulozyten. Weitere solche aktivierende Faktoren sind: der Eosinophilen-aktivierende Faktor (EAF) und M-ECAF (eosinophil cytotoxicity enhancing factor; in den Monozyten gebildet).

Tabelle 9.7   Die wichtigsten Funktionen und Aufgaben der eosinophilen Granulozyten.

Proteintyp	Protein	Wirkung/Bemerkungen/Beispiele
Intrazelluläre Proteine	MBP (major basic protein)	toxisch gegenüber Würmern toxisch gegenüber Tumorzellen Neutralisierung von Heparin Anaphylaxie gering antibakteriell
	kationisches Protein (ECP)	Verstärkung der Wirkung von Plasminogen toxisch gegenüber Würmern (10-mal stärker als MBP) neurotoxisch Hemmung peripherer Blutlymphozyten Anaphylaxie RNase-Aktivität
	Eosinophilenperoxidase (EPO) EPO-H_2O_2-HOCl-Komplex	zytotoxisch gegenüber Parasiten und Tumorzellen Anaphylaxie Inaktivierung von Leukotrienen
Oberflächenproteine	Rezeptoren für IgG, IgA und IgE	Bindung von Liganden an den IgG-Rezeptor führt zu einer Degranulierung der esoinophilen Granulozyten
	Rezeptoren für Elemente des Komplementsystems	CR1, CR3
	Rezeptoren für Zytokine	IL-3, IL-5, GM-CSF
	Rezeptoren für Lipidmediatoren	PAF, Leukotriene Lipidmediatoren sind chemotaktisch für eosinophile Granulozyten, sie stimulieren deren Degranulierung und die Bildung von Sauerstoffradikalen
	Adhäsionsmoleküle	
	CD4	die Bindung von Liganden an den CD4 führt zu einer Aktivierung der eosinophilen Granulozyten und einer Steigerung ihrer Motilität
	Moleküle des MHC Klasse 2 Lysophospholipase	Protein, das in kristalliner Form den Charcot-Leyden-Kristallen im Sputum entspricht
Mediatorproteine	PAF Eicosanoide Leukotriene	

GM-CSF   Granulozyten-Makrophagen-koloniestimulierender Faktor
MHC   major histocompatibility complex
PAF   plättchenaktivierender Faktor

9.2.4 Molekulare Mediatoren beim Asthma bronchiale sind Tryptase, Histamin und Leukotrien LTC4

Die Tryptase hat verschiedene Wirkungen, sie:
- sensibilisiert die glatte Muskulatur für die Reaktion auf Histamin,
- stimuliert die Proliferation von Fibroblasten, Myofibroblasten, glatten Muskelzellen und Epithelzellen,
- induziert die Bildung von Kininen,
- stimuliert die Expression des interzellulären Adhäsionsmoleküls 1 (ICAM-1) auf der Oberfläche der Endothelzellen,

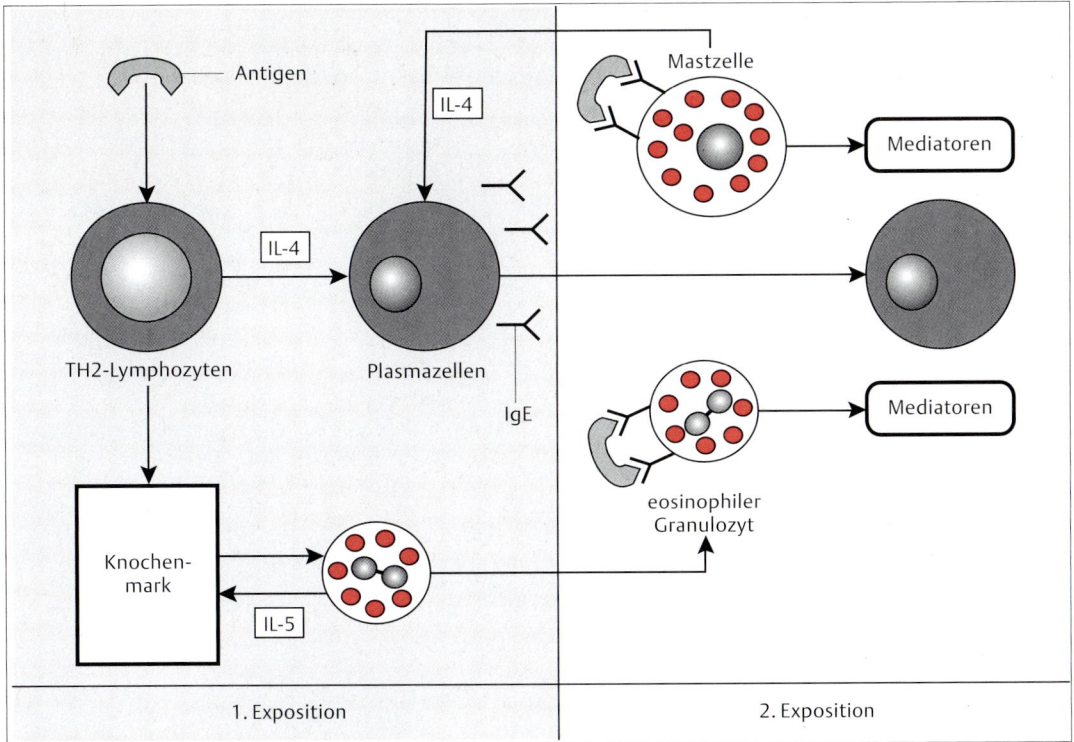

9.6   Asthma bronchiale: Pathophysiologie.
Hinter dem Asthma bronchiale steht eine Hypersensitivitätsreaktion Typ 1 (HSR-1). Damit eine HSR ausgelöst wird, muss die Bronchialschleimhaut gegenüber dem Antigen zweimal exponiert gewesen sein. Die ersten Exposition bewirkt die Bildung von IgE-Antikörpern. Während der zweiten Exposition binden die Mastzellen und eosinophilen Granulozyten die Antigene unverzüglich an die IgE-Antikörper auf ihrer Oberfläche und werden dadurch angeregt, ihre Mediatoren freizusetzen (für Details s. Abschnitt 23.4.1). IL-4 wird vor allem von den T-Helferlymphozyten Typ 2 (TH2-Zellen) gebildet. Es stimuliert die Bildung von B-Zellen, Plasmazellen und die Sekretion des Immunglobulins IgE durch die Plasmazellen (nach Drazen 1998).

- regt die Sekretion von IL-8 (Chemotaxin für neutrophile Granulozyten) und von Chemotaxinen für eosinophile Granulozyten an.

Das Asthma bronchiale kann entweder durch eine immunologische Hypersensitivitätsreaktion Typ 1 (anaphylaktische Reaktion; Abb. 9.6) oder durch eine Stimulation von sensorischen afferenten vagalen Nervenfasern des Typs C ausgelöst werden (Tab. 9.8). Das immunologisch induzierte Asthma wird **atopisches Asthma** genannt, das neural induzierte **nichtatopisches**. Beim atopischen **extrinsischen** Asthma gelangen die Stoffe, welche die immunologische Reaktion induzieren (Allergene), von außen in die Luftwege, beim atopischen **intrin-** **sischen** sind es im Organismus selber entstandene Stoffe. Die sensorischen Nervenfasern liegen in den Bronchien und Bronchiolen plexusförmig zwischen den Epithelzellen. Eine Stimulation dieser Nervenfasern führt zur Freisetzung von Neurotransmittern (Tachykinine). Die wichtigsten beiden Tachykinine mit einer Wirkung an den Atemwegen sind die Substanz P und das Neurokinin A.

Tabelle 9.8   Ursachen des Asthma bronchiale.
Die immunologische Hypersensitivitätsreaktion Typ 1 oder die Stimulation von sensorischen afferenten Nervenendigungen manifestieren sich in der ersten (frühen) Phase des Asthma (s. Text).

Auslösender Faktor (direkte Ursache)	Hauptreaktion	Hauptelemente	Wichtigste molekulare Mediatoren	Wirkung
Allergische Stimuli (Allergene[1]) (atopisches[2] Asthma)	**Hypersensitivitäts-reaktion Typ 1**	Mastzellen	Histamin Tryptase	Öffnung intraepithelialer Tight-Junctions Bronchospasmus Epithelschädigung Vasodilatation erhöhte Gefäßpermeabilität
Nichtallergische Stimuli (nichtatopisches Asthma) • chemische Stimuli Ozon Zigarettenrauch Medikamente • Mikroorganismen Viren Aspergillus • Stress • physikalische Stimuli Kälte Anstrengungen[3]	**Stimulation des intraepithelialen Plexus sensorischer, nichtmyelinisierter Nervenfasern („krankhafte Erregbarkeit der Nerven")**	Nervenfasern	Tachykinine • Substanz P • Neurokinin A	Vasodilatation Erhöhung der Permeabilität von Arteriolen und postkapillären Venulen Adhäsion eosinophiler und neutrophiler Granulozyten an die Endothelzellen Steigerung der Schleimsekretion

[1] Der Begriff „Allergie" wurde 1906 vom Wiener Pädiater C. P. J. von Pirquet eingeführt. Von Pirquet beobachtete, dass Antigene ein „verändertes Verhalten" (griech.: αλλοσ = anders und εργειν = handeln) hervorrufen können. Allergie wird heute praktisch ausschließlich für die Bezeichnung einer durch IgE vermittelten immunologischen Krankheit verwendet.

[2] Mit dem Begriff „Atopie" (α = von, weg und τοπος = Ort) wird eine Krankheit bezeichnet, welche auf der Basis einer hereditären Prädisposition besteht und bei der gegen ganz allgemeine Allergene der Umgebung in vermehrtem Ausmaß IgE-Antikörper gebildet werden.

[3] Körperliche Anstrengungen führen zu einer Änderung der Osmolarität des Schleims. Diese Änderung kann eine Stimulation der Mastzellen bewirken.

9.3   Diabetes mellitus, die häufigste Störung des Kohlenhydratstoffwechsels, manifestiert sich in einer Angiopathie

Die Prävalenz des Diabetes mellitus (DM) in der adulten Bevölkerung der Industrienationen beträgt ca. 1–2%. Als Ursachen des DM werden diskutiert: Umweltfaktoren (Virusinfekte, andere Infektionskrankheiten), Stress, Schwangerschaft, genetische und immunologische Faktoren. Der DM gehört zum **metabolischen Syndrom** (auch Wohlstandssyndrom genannt). Unter dem metabolischen Syndrom wird das Zusammentreffen einer Insulinresistenz mit einer Glucoseintoleranz, eine arterielle Hypertonie und eine Dyslipoproteinämie mit einer Adipositas verstanden.

Der DM ist durch eine **klassische Trias** von klinischen Symptomen charakterisiert: **Polyurie, Polydypsie** und **Polyphagie**. Diese Trias wurde vom Schweizer Arzt Johann Conrad Brunner (1653–1727), der in Diessenhofen (Kanton Thurgau) praktizierte, erstmals beschrieben. Ursache der Polyurie ist eine osmotische Diurese.

Die Prognose des DM wird vor allem durch das Ausmaß und die Dauer der morphologischen **Veränderungen** am **Blutgefäßsystem** bestimmt. Es wird zwischen der diabetischen **Makroangiopathie (Atherosklerose)** und **Mikroangiopathie (Arteriolosklerose und Glomerulosklerose)** unter-

Tabelle 9.**9** **Die beiden Typen des Diabetes mellitus.**
Es werden 2 Typen des Diabetes mellitus unterschieden: der insulinabhängige (IDDM) und der nicht insulinabhängige (NIDDM). Die diabetische Makroangiopathie (Atherosklerose) ist häufiger beim NIDDM zu beobachten, die Mikroangiopathie häufiger beim IDDM.

Kriterium	IDDM	NIDDM
Alternativbezeichnung	Typ I	Typ II
Klinik • Alter • Körpergewicht • Insulinkonzentration im Serum • Antikörper gegen Inselzellen • Ketoacidose	 • < 20 Jahre alte Patienten • normalgewichtig • erniedrigt • vorhanden • oft	 • > 30 Jahre alte Patienten • übergewichtig • normal oder erhöht • nicht vorhanden • selten
HLA[1]-D-Assoziation	vorhanden	nicht vorhanden
Ätiologie	Autoimmunkrankheit	Insulinresistenz der Zielorgane
Insulinmangel	absolut	relativ
Verlust an β-Zellen im Pankreas	hochgradig	geringgradig
Angiopathie	vorwiegend Mikroangiopathie	vorwiegend Makroangiopathie

[1] human leucocyte antigen (MHCP-2)

schieden. Sind Gefäßkomplikationen vorhanden, reduziert sich die durchschnittliche Lebenserwartung der Patienten mit einem DM im Mittel um 30 % gegenüber jener einer vergleichbaren Population.

Es werden **2 Typen des DM** unterschieden (Tab. 9.**9**): der insulinabhängige oder Typ-I-DM (IDDM: insulin dependent diabetes mellitus) und der nicht insulinabhängige DM oder Typ-II-DM (NIDDM). 90 % aller Patienten mit einem DM weisen einen NIDDM auf, nur 10 % einen IDDM. Beim IDMM steht die Mikroangiopathie im Vordergrund, beim NIDDM die Makroangiopathie.

9.3.1 Ursache der diabetischen Mikroangiopathie ist eine Störung der Basalmembranen durch Proteinglykosylierung

Die biochemischen Veränderungen in den Basalmembranen (BM) beim DM sind komplex: Einerseits sind in der BM Heparansulfatmoleküle reduziert, andererseits die „**advanced glycosylation endproducts**" (AGE) erhöht. Die Reduktion des Heparansulfats und die Vermehrung der AGE gehen mit einer **Verminderung der Dichte der nega-**tiven Ladungen einher; Folge davon ist eine gesteigerte Permeabilität der glomerulären Kapillaren (s. Abschnitt 18.2).

Der Prozess der **Glykosylierung** beginnt damit, dass eine Aldehydgruppe der Glucose zufällig mit einer Aminogruppe eines Proteins (Kollagene, Hämoglobin, Serumproteine, Apoprotein B der Low-Density-Lipoproteine) reagiert. Diese Reaktion ist vorerst noch reversibel. Der Prozess mündet aber schlussendlich in die Bildung von instabilen AGE. Diese Moleküle haben die Eigenschaft, Proteine in ihrer Nachbarschaft (z.B. Kollagene oder Lipoproteine) intensiv miteinander zu vernetzen und dadurch die Funktion dieser Proteine zu stören.

Beim DM kommt es wegen der erhöhten Konzentration zirkulierender Glucosemoleküle zu einer vermehrten Bildung von AGE (Tab. 9.**10**). Diese AGE sind eigentlich der Hauptgrund für die Feindschaft, welche zwischen der Glucose und den Proteinen der extrazellulären Matrix herrscht. Die AGE-vermittelten pathologischen Vernetzungen erklären verschiedene Komplikationen des DM: das beschleunigte Auftreten der Atherosklerose, die Entstehung einer Katarakt, einer Neuropathie, einer Mikroangiopathie und die Versteifung der kleinen Gelenke.

Tabelle 9.**10**   **Folgen der Glykosylierung beim Diabetes mellitus.**

Glykosylierung von ...	Folgen (Komplikationen)
Kollagenmolekülen	Verdickung der Basalmembranen Reduktion der Proteolyse der Kollagene
Verschiedenen anderen Proteinen	Erhöhung der Antigeneigenschaft dieser Proteine
Albumin	Aufnahme von Albumin durch die Endothelzellen Reduktion der Proteolyse
IgG	Aktivierung des Komplementsystems
Stickstoffmonoxid (NO)	Vasokonstriktion infolge Inaktivierung des Moleküls
Membranskelettteilen der Erythrozyten	Reduktion der Deformierbarkeit der Erythrozyten
Membranskelettteilen der neutrophilen Granulozyten	Reduktion der Deformierbarkeit der neutrophilen Granulozyten kombiniert mit einer Reduktion der Phagozytose- und Bewegungsfähigkeit
Oberflächenrezeptoren • der Zellen allgemein • der Endothelzellen Reduktion der Thrombomodulinsynthese Zunahme der Synthese prothrombotischer Faktoren • der Makrophagen • der mesangialen Zellen in den Glomerula	 • Induktion der Sekretion von Zytokinen und Wachstumsfaktoren • Erhöhung der Gefäßpermeabilität erhöhtes Thromboserisiko erhöhtes Thromboserisiko • Induktion der Sekretion von Zytokinen • diffuse Glomerulosklerose
Phospholipiden der Low-Density-Lipoproteine (LDL)	Initiierung der Oxidation der LDL
LDL-Rezeptoren	erhöhte Konzentration von LDL im Serum (Hyperlipidämie) gesteigerte Chemotaxis für Monozyten

Die Glykosylierung nimmt physiologischerweise im Alter zu. Bei gesunden Probanden sind 6,0–6,5% des Gesamthämoglobins glykosyliert, bei Patienten mit DM dagegen bis zu 20,0%. Das glykosylierte Hämoglobin ist sehr stabil und besitzt eine große Affinität zu Sauerstoff. Deshalb besteht beim DM permanent die Gefahr einer Hypoxie. Neben der Glykosylierung sind beim DM aber noch verschiedene andere metabolische Veränderungen zu beobachten (Tab. 9.**11**).

Unter einer **Mikroangiopathie** wird morphologisch eine homogene, PAS-positive Verdickung (PAS: periodic acid Schiff reaction) und Lamellierung der Basalmembranen von Arteriolen, Venolen, Blutkapillaren und Lymphgefäßen verstanden. Gleichzeitig kann eine Intimaproliferation der Arteriolen (vor allem im zentralen Nervensystem) vorhanden sein. Zu einer Mikroangiopathie kommt es beim DM vor allem in den Nierenglomerula, der Retina und im peripheren Nervengewebe.

In den **Nierenglomerula** kann sich der DM grundsätzlich auf 3 Arten manifestieren:
- als diffuse interkapilläre Glomerulosklerose,
- als noduläre Glomerulosklerose,
- als „hyaline Kappen".

Eine Nephropathie kann ca. 10 Jahre nach Beginn der Erkrankung klinisch manifest werden.

Bei der **diffusen interkapillären Glomerulosklerose** wird lichtmikroskopisch eine Vermehrung der Matrix des Mesangiums und eine Wandverdickung der glomerulären Kapillaren beobachtet. Das Ausmaß der Glomerulosklerose ist mit der Dauer des DM korreliert. So kann es bei einem IDDM schon nach 3 Jahren zu einer deutlichen Verbreiterung der glomerulären Basalmembran kommen.

Tabelle 9.**11** **Stoffwechselveränderungen beim Diabetes mellitus.**

Stoffwechselveränderung	Folgen (Komplikationen)
Gesteigerte Bildung von Sorbit	osmotische Veränderungen in den Geweben: erhöhtes Risiko für eine Katarakt, Ödem in der Intima von Blutgefäßen Störung der Funktion der Endothelzellen
Reduktion der intrazellulären Konzentration von Myoinositol	Reduktion der Aktivität der Proteinkinase C (zelluläre Signaltransduktion) und der Na^+-/K^+-ATPase
Reduktion der Synthese von Prostacyclinen in den Endothelzellen	erhöhtes Thromboserisiko
Vermehrte Synthese von Thromboxan A_2 in den Thrombozyten	erhöhtes Thromboserisiko
Vermehrte Synthese von Bestandteilen der Basalmembran (vor allem Laminin)	Verdickung der Basalmembranen[1]
Vermehrte Synthese von Kollagen	vermehrte Gewebefibrosierung
Reduktion der Proteoglykane	erhöhte Permeabilität der Basalmembranen für anionische Proteine
Erhöhung der α-Globulin-Konzentration im Serum	Viskositätserhöhung des Serums und Verstärkung der Scherkräfte[2] auf die Endothelzellen
Abnahme der Albuminkonzentration im Serum	Viskositätserhöhung des Serums und Verstärkung der Scherkräfte auf die Endothelzellen
Erhöhte TNF-α-Konzentration	vermehrte Expression von ICAM-1, P-Selektin und E-Selektin auf den Endothelzellen: Obstruktionen von Kapillaren durch adhärierende neutrophile Granulozyten
Erhöhte Konzentration des Fibrinogens	erhöhtes Risiko für intravasale Gerinnung und Hypoxie
Gesteigerte Aktivität des Angiotensin II	Erhöhung des intraglomerulären Kapillardrucks
Stimulation der Triglyceridsynthese in der Leber	Leberparenchymverfettung
Hemmung der Synthese und Aktivität der Lipoproteinlipase in den Endothelzellen (s. Abschnitt 11.2)	Reduktion des Abbaus triglyceridreicher Lipoproteine: erhöhte Konzentration von VLDL (Very-low-Density-Lipoproteine)

[1] Die Basalmembranverdickung im Skelettmuskel tritt früher ein als jene an Gefäßen in der Retina oder in den Nieren.
[2] Die Scherkräfte bewirken eine Deformierung oder einen Untergang der Endothelzellen. Dies erleichtert die Insudation von Albumin- und Fibrinmolekülen in die Gefäßwand. Sie werden dort glykosyliert. Dadurch wird deren Proteolyse erschwert, sodass sie als Hyalin in der Gefäßwand abgelagert werden.

ICAM-1 intercellular adhesion molecule 1

Bei etwa der Hälfte aller Patienten mit diffusen Glomerulumläsionen sind zusätzlich knotenförmige Verbreiterungen der Mesangiummatrix im Zentrum oder in peripheren Abschnitten einzelner oder zahlreicher Läppchen vorhanden. Dieser Befund wird als **noduläre Glomerulosklerose** bezeichnet (Abb. 9.**7**).

Die Insudationen von eosinophilem, lichtoptisch homogenem, azellulärem, elektronenoptisch granulärem Material zwischen die Bowman-Kapsel und die Podozyten oder subendothelial erscheinen lichtoptisch als **„hyaline Kappen"**. Biochemisch enthalten diese „Kappen" Proteine, Glykoproteine, Albumin, Globulin, Fibrinogen, Komplement, Proteoglykane und Lipide. Wahrschein-

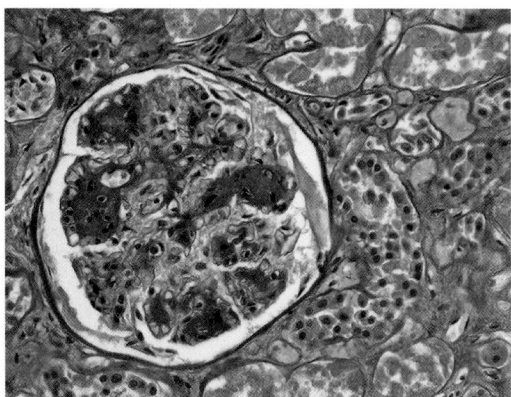

**9.7 Noduläre Glomerulosklerose
(Diabetes mellitus).**
Bei der nodulären Glomerulosklerose handelt es sich um eine knotenförmige Verbreitung der Matrix des Mesangium. Diese Knoten bestehen einerseits aus Teilen verdickter Basalmembranen (Kollagen Typ IV), andererseits aus mesangialer Matrix. Die Herde werden auch als „Kimmelstiel-Wilson-Knoten" bezeichnet.

lich handelt es sich dabei um Präzipitate von Blutbestandteilen infolge der veränderten Kapillarpermeabilität.

Eine nachweisbare Mikroalbuminurie (Proteinurie zwischen > 30 und $< 300\,mg/24$ Stunden) ist ein untrügliches Zeichen dafür, dass eine bereits irreversible Schädigung der Glomerula und eine **Nephropathie** vorliegt. Mit dem Auftreten einer Nephropathie ist ungefähr 10 Jahre nach Beginn eines DM zu rechnen. Das Fortschreiten der Krankheit zur Niereninsuffizienz mit einer schnellen Abnahme der glomerulären Filtrationsrate und dem Auftreten einer Makroproteinurie ($> 300\,mg/24$ Stunden) hängt jedoch zusätzlich auch noch vom Ausmaß einer möglicherweise gleichzeitig vorhandenen Hypertonie und dem Schweregrad der Makroangiopathie ab.

Ein DM geht nicht selten mit einer **arteriellen Hypertension** einher. Grund dafür ist eine erhöhte Serumkonzentration von Angiotensin II. Angiogensin II kontrahiert die efferenten Arteriolen der Glomerula. Dadurch steigt der Blutdruck im Kapillarbett der Glomerula an. Einen Beitrag zur Hypertonie leistet auch die Makroangiopathie. Mit einer wirksamen antihypertensiven Therapie kann die Mikroalbuminurie eingedämmt werden.

Der **glomeruläre Schaden** steht mit dem Ausmaß der Hyperglykämie in einem direkten Zusammenhang. Neben einer vermehrten Glykosylierung von Proteinen bewirkt eine Hyperglykämie eine Abnahme der intrazellulären Konzentration von Myoinositol. Folge davon ist eine Desorganisation zellulärer Membranproteine, unter anderem begleitet von einer Reduktion der Aktivität der Na^+-/K^+-ATPase. Die Dehiszenz zwischen den Kollagenfasern der mesangialen Matrix, welche beim DM beobachtet werden kann, ist ein Stimulus für die mesangialen Zellen, vermehrt Bestandteile der extrazellulären Matrix zu synthetisieren. Auch Angiotensin II wirkt stimulierend auf die mesangialen Zellen.

Die Mikroangiopathie der Retina (**Retinopathie**) manifestiert sich vorwiegend in Form von Mikroaneurysmata. Das Risiko, 15 Jahre nach Beginn eines DM an einer Retinopathie mit Erblindungsgefahr zu erkranken, beträgt 50 %. Zusätzlich zu Mikroaneurysmata kommt es in der Retina gehäuft zu einer Neovaskularisation und einer Fibrose.

Bei der **diabetischen Neuropathie** handelt es sich überwiegend um eine symmetrische, periphere Polyneuropathie, vor allem der unteren Extremitäten. Sie befällt sowohl motorische als auch sensorische Nerven und hat 2 Ursachen:
- hypoxische Schädigung der Axone und Schwann-Zellen,
- Degeneration des Myelins nach Glykosylierung.

9.3.2 Die diabetische Makroangiopathie entspricht einer Atherosklerose

Am Anfang der Pathogenese einer Atherosklerose steht eine Dysfunktion der Endothelzellen. Eine solche Dysfunktion wird beim DM hauptsächlich durch die Hyperlipidämie, die Ketoacidose, Veränderungen des Sorbitstoffwechsels und eine Glykosylierung von Rezeptoren auf der Oberfläche der Endothelzellen hervorgerufen. Ca. 10 Jahre nach dem Beginn eines DM muss mit der Entwicklung einer Atherosklerose gerechnet werden. Häufige Komplikationen einer Atherosklerose sind: Myokardinfarkt, Enzephalomalazie, Extremitätengangrän und Aneurysma verum der Aorta abdominalis. Eine Gangrän tritt bei einem DM

deshalb gehäuft auf, weil neben einer Makroangiopathie oft auch eine Mikroangiopathie
vorhanden ist. Diese verhindert die Kompensati-
on einer regionalen Minderdurchblutung durch
Kollateralen.

9.3.3 Der insulinabhängige Diabetes mellitus (IDDM) kann eine Autoimmunkrankheit oder idiopathisch sein

Der IDDM geht mit den folgenden morphologischen Veränderungen des endokrinen Pankreas
einher: einer starken zahlenmäßigen Reduktion
der **β-Zellen** (normalerweise machen sie ca. 70%

des endokrinen Pankreasgewebes aus), einer
Atrophie der Inseln und einer geringgradigen interstitiellen Fibrose. Die Inseln werden von zytotoxischen T-Lymphozyten, B-Lymphozyten, Makrophagen und natürlichen Killerzellen infiltriert.
Damit ein IDDM manifest wird, müssen ca. 80%
der β-Zellen fehlen.

Man unterscheidet zwischen einem **autoimmunen** IDDM (Typ IA) und einem **idiopathischen**
IDDM (Typ IB). Beiden Typen ist eine starke
Reduktion der β-Zellen gemeinsam. Als Ursache
der Destruktion der β-Zellen beim IDDM Typ IA
wird eine zytotoxische Immunreaktion angenommen, als Ursache beim IDDM Typ IB ein
Virusinfekt. An der autoimmunen Pathogenese
des IDDM können zytoplasmatische und Insulin-
autoantikörper beteiligt sein. Das Auftreten von

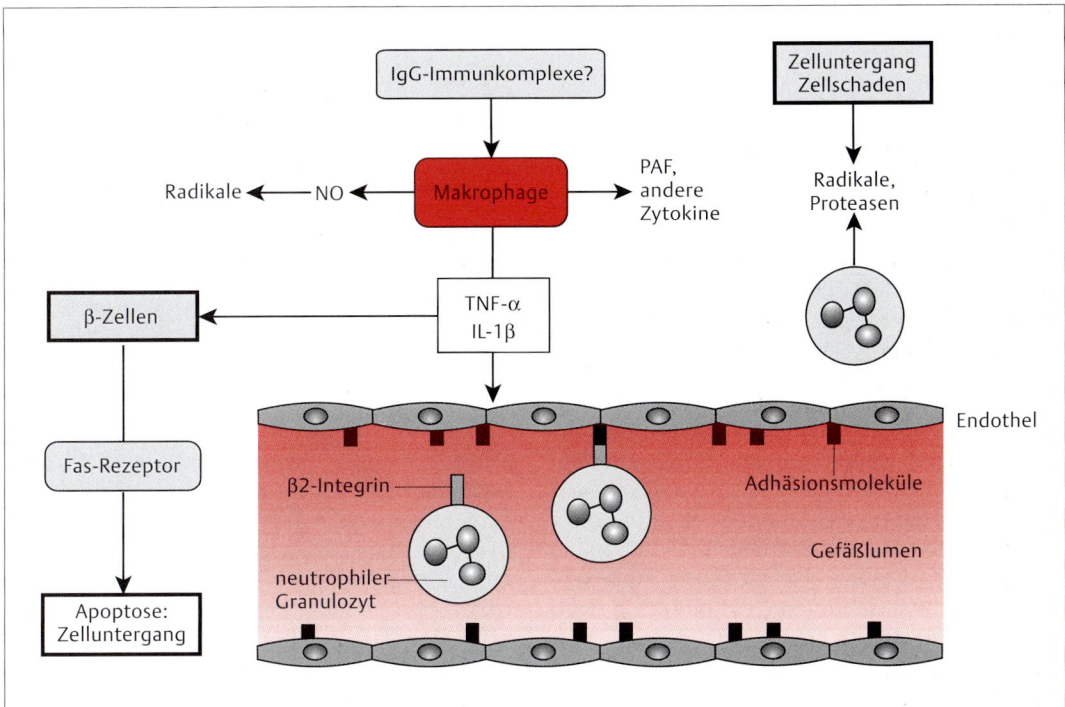

9.8 Diabetes mellitus Typ I: Ätiologie.
Beim Diabetes mellitus Typ I sind die β-Zellen des endokrinen Pankreas stark vermindert. Pathogenetisch wird
unter anderem ein entzündungsbedingter Gewebeschaden („Gewebeschadenmodell") postuliert. Entzündliche
Prozesse führen zur Stimulation von Makrophagen. Die
von den Makrophagen sezernierten Zytokine veranlas-
sen die β-Zellen, an ihrer Oberfläche den Fas-Rezeptor
zu exprimieren. Mit diesem Rezeptor reagieren die
Liganden der zytotoxischen T-Lymphozyten. Dadurch
wird die Apoptose der β-Zellen eingeleitet (s. Abb. 2.**2**)
(nach PD Dr. med. Zumstein, Universitätskinderklinik
bei der Basel, mündliche Mitteilung).

Antikörpern bei jungen Patienten ist ein Hinweis darauf, dass die Krankheit schnell progredient sein kann.

Die wichtigsten **Antigene**, gegen welche Autoantikörper auftreten können, sind die Carboxypeptidase H, ein Enzym, welches in den Sekretgranula der β-Zellen die Konversion von Proinsulin zu Insulin katalysiert, die Glutamat-Decarboxylase und das Tyrosin-Phosphatase-ähnliche Protein.

Zur Erklärung der **Pathogenese des IDDM** dienen 2 Modelle: das „Autoimmunmodell" und das „Gewebeschadenmodell". Beim Autoimmunmodell wird davon ausgegangen, dass bei einem Infekt Proteine auftreten können, welche große Ähnlichkeiten mit einem Protein der β-Zellen aufweisen. So bildet das Coxsackie-Virus ein Protein, welches der Glutamat-Decarboxylase sehr ähnlich ist. Dieses Protein provoziert im Organismus eine antivirale zytotoxische Reaktion. Da das Immunsystem jedoch nicht zwischen den viralen und körpereigenen Proteinen zu unterscheiden vermag, richtet sich die Abwehrreaktion nicht nur gegen das Virusprotein, sondern auch gegen die Glutamat-Decarboxylase. Hauptakteur in diesem Modell ist der Makrophage. Er wird im Rahmen eines pathologischen Prozesses zur vermehrten Sekretion von Entzündungsmediatoren und Zytokinen angeregt. Als Zytokine stehen das Interleukin 1β und der Tumornekrosefaktor α (TNF-α) im Vordergrund (Abb. 9.**8**). Beide haben 2 Zielzellen: die Endothelzellen und die β-Zellen. An den Endothelzellen induzieren beide Zytokine die Expression von Adhäsionsmolekülen für neutrophile Granulozyten. Durch die Adhäsion an die Endothelzellen werden die neutrophilen Granulozyten zur Bildung von Radikalen aktiviert. Diese Radikale schädigen die Endothelzellen und provozieren Mikrothrombosierungen. Unmittelbare Folge davon ist eine Gewebehypoxie. An den β-Zellen bewirkt das IL-1β eine verstärkte Expression des Fas-Rezeptors. Dadurch kann es zu einer vermehrten Bindung von zytotoxischen T-Lymphozyten und natürlichen Killerzellen an die β-Zellen und zur Induktion einer Apoptose kommen.

Der IDDM ist auch mit Veränderungen des MHC-Gens (**MHC: major histocompatibility complex**) assoziiert. Das Gen liegt auf dem Chromosom 6 und kodiert unter anderem für das HLA-DR3 (human leucocyte antigen) oder HLA-DR4.

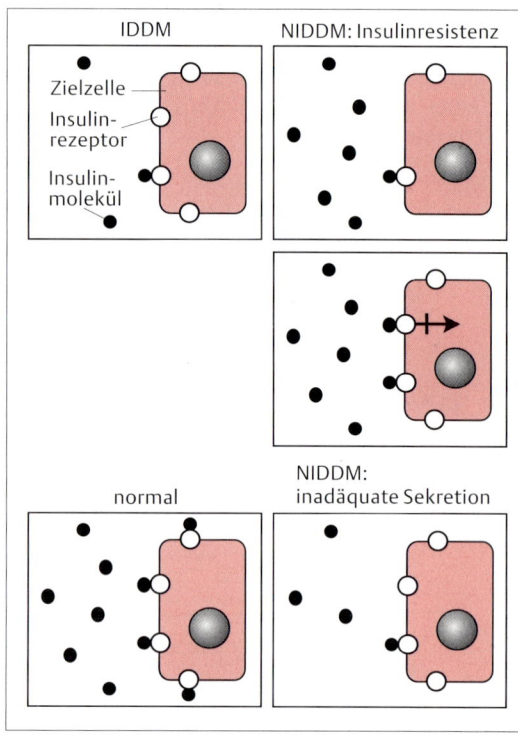

9.9 Diabetes mellitus Typ I und Typ II: Pathogenese. Beim IDDM (insulin dependent diabetes mellitus) ist die Insulinproduktion stark reduziert. Beim NIDDM (non-insulin-dependent diabetes mellitus) können 2 verschiedene Defekte vorhanden sein: eine Insulinresistenz oder eine inadäquate Insulinsekretion; weiße Kreise: Insulinrezeptoren auf der Zielzelle; schwarze Punkte: Insulinmoleküle (nach Cotran, Kumar u. Robbins 1989).

95 % der Patienten mit einem DM weisen das HLA-DR3 oder HLA-DR4 auf. Personen, welche die beiden Antigene HLA-DR11 und HLA-DR15 exprimieren, scheinen dagegen vor einem IDDM geschützt zu sein. Das Risiko für einen IDDM ist bei HLA-DR3- und HLA-DR4-positiven Probanden 5- bis 8-mal größer als in einem Vergleichskollektiv (s. Abb. 10.**1**).

9.3.4 Bei der Entstehung des NIDDM spielen sowohl erworbene als auch genetische Faktoren eine Rolle

Die Inzidenz des NIDDM beträgt 5 %. Die Hälfte der Patienten mit einem NIDDM ist über 55 Jahre alt, 60 – 80 % der Patienten leiden parallel zum NIDDM an einer Adipositas. Umgekehrt haben 15 % der Personen mit einer Adipositas einen NIDDM. Möglicherweise besteht eine genetische Beziehung zwischen der Adipositas und dem NIDDM. So konnte bei Mäusen mit einem DM eine erhöhte Plasmakonzentration von Leptin, dem Protein des ob-Gens, dessen Dysfunktion für die Entstehung einer Adipositas mit verantwortlich gemacht wird, gefunden werden.

Beim NIDDM sind 2 Hauptdefekte bekannt: eine reduzierte Wirkung des Insulins im Zielgewebe (Insulinresistenz) und eine Dysfunktion der β-Zellen mit einer **inadäquaten Insulinsekretion** (Abb. 9.**9**).

Eine **Insulinresistenz** kann durch einen Defekt des Insulinrezeptors oder einen Postrezeptorendefekt zustande kommen. Sie ist wahrscheinlich die primäre Störung des NIDDM und entspricht einer verminderten biologische Reaktion auf einen normalen Insulinanstieg. Sie kann dem manifesten DM bis zu 20 Jahren vorausgehen. Das klinische Spektrum der Insulinresistenz ist breit, vor allem wenn sie auf einem Rezeptordefekt beruht. Der Insulinrezeptor auf den Zielzellen wird durch ein Gen auf dem Chromosom 19 kodiert. Eine Bindung von Insulin an den heterotetrameren Rezeptor bewirkt physiologischerweise eine Konformationsänderung des Rezeptors und die Induktion der Signaltransduktion. Es sind verschiedene Mutationen des Gens, welches den Insulinrezeptor kodiert, bekannt.

9.3.5 Hauptkomplikationen des DM sind Infarkte und eine erhöhte Infektanfälligkeit

Die wichtigsten Komplikationen des DM sind: Infarkte als Folge der Makroangiopathie, eine erhöhte Neigung für Infekte und eine verzögerte Wundheilung als Folge entweder der Mikroangiopathie, der Glykosylierung oder der Hypoxie (Tab. 9.**12**).

Tabelle 9.**12**   **Die klinischen Komplikationen des Diabetes mellitus.**

Komplikationen	Ursache	Pathogenese
Infarkte	Makroangiopathie erhöhtes Thromboserisiko	• Glykosylierung der LDL • Glykosylierung von Oberflächenproteinen der Endothelzellen, dadurch Reduktion der Synthese von Prostacyclinen (antithrombotischer Faktor) • Glykosylierung von Oberflächenproteinen der Thrombozyten: vermehrte Synthese von Thromboxan A_2 (prothrombotischer Faktor)
Verminderte Wundheilung	Hypoxie	• Glykosylierung des Hämoglobins • erhöhte Konzentration des TNF-α, dadurch Okklusion der Kapillaren durch neutrophile Granulozyten • Inaktivierung von Stickstoffmonoxid (NO) • erhöhte Konzentration von Fibrinogen, dadurch Mikrothrombosen
	Mikroangiopathie	• Glykosylierung von Kollagenen und anderen Proteinen
	Reduktion der Proteolyse der Kollagenmoleküle	• Glykosylierung von Kollagenen

LDL Low-Density-Lipoproteine

Fortsetzung ▶

Tabelle 9.12 (Fortsetzung)

Komplikation	Ursache	Pathogenese
Neigung zu Infekten	reduzierte Phagozytose- und Bewegungsfähigkeit der neutrophilen Granulozyten	Glykosylierung des Membranskeletts der neutrophilen Granulozyten
Leberparenchymverfettung		Stimulation der Triglyceridsynthese in der Leber
Polyneuropathie	Hypoxie Mikroangiopathie Degeneration von Myelin Störung des Stoffwechsels der Schwann-Zellen durch Sorbit	s. oben: verminderte Wundheilung s. oben: verminderte Wundheilung Glykosylierung des Myelins
Fetopathie		

9.4 Hintergrund lysosomaler Speicherkrankheiten sind Störungen des Abbaus der Proteoglykane der ECM

Der Abbau der „Zwischensubstanz" der ECM erfolgt in Zellen des Mesenchyms und des Knorpelgewebes über Pinozytose, Endozytose und hydrolytische Abspaltung der einzelnen Monosaccharide der Proteoglykane durch lysosomale Glykosidasen und Sulfatasen. Grundsätzlich haben die meisten Zellen die Fähigkeit, Proteoglykane zu katabolisieren. Es sind **genetische Defekte** einzelner, am Abbau der Proteoglykane und Glykosaminoglykane beteiligter Enzyme bekannt. Diese Defekte bewirken eine Hemmung des physiologischen Katabolismus der „Zwischensubstanz" der ECM und eine Speicherung von Metaboliten der Proteoglykane und anderer Makromoleküle in den Lysosomen der betroffenen Zellen (von daher die Bezeichnung für die Krankheiten).

Die **lysosomalen Speicherkrankheiten** werden nach den Substraten klassifiziert, welche infolge des Enzymdefekts in den Zellen akkumuliert werden. Die wichtigsten dieser Substrate sind: Glykogen, Glykoproteine, Glykosaminoglykane, Sphingolipide und Mukolipide. Ursache der Speicherkrankheiten ist das Fehlen eines wichtigen Enzyms und nicht eine pathologisch gesteigerte Synthese des intrazellulär gespeicherten Stoffs. Die Substrate werden in denjenigen Zellen abgelagert, welche am stärksten in den Katabolismus der Proteoglykane involviert sind. Häufig sind dies Fibrozyten, Chondrozyten, Epithelzellen der Kornea und Zellen, welche zur Gruppe der Makrophagen gehören (z. B. Mikrogliazellen).

Die **Enzyme**, welche die Lysosomen zum Abbau der verschiedenen Glykosaminoglykane benötigen, werden auf 2 Wegen in die Lysosomen geliefert:

- Sie werden im Golgi-Apparat synthetisiert und von dort direkt in die Lysosomen transportiert.
- Sie werden nach ihrer Synthese in einem ersten Schritt aus der Zelle in die Umgebung abgegeben und in einem zweiten Schritt über Zellmembranrezeptoren von außen wieder in die Zelle aufgenommen.

Für eine physiologische Funktion der lysosomalen Enzyme müssen in den Lysosomen 2 Bedingungen erfüllt sein: Die Enzyme müssen korrekt gebaut und zur Entfaltung ihrer Wirkung über Liganden an Membranrezeptoren der Lysosomen gebunden sein. Als solcher Ligand dient das Mannose-6-phosphat-Molekül. Das gleiche Molekül wird auch wieder für die Aufnahme der Enzyme von außen via die Zellmembran benötigt (Abb. 9.**10**).

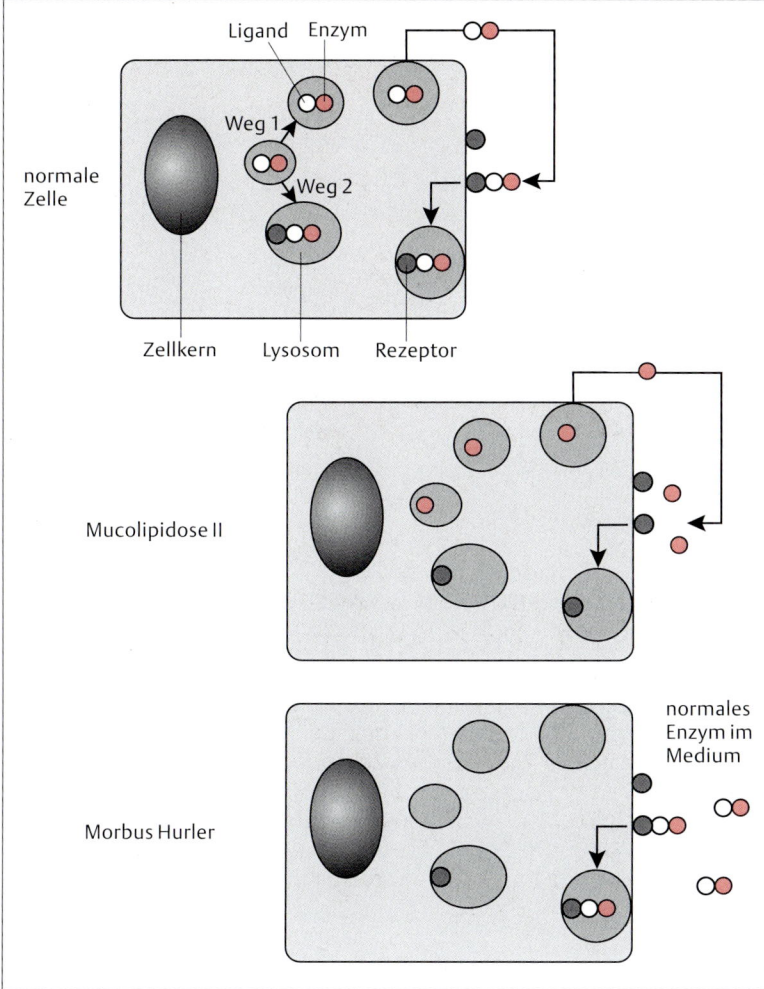

9.10 Lysosomale Speicherkrankheiten.
Am Metabolismus der Proteoglykane der extrazellulären Matrix sind verschiedene Enzyme beteiligt. Sie wirken in den Lysosomen. Für die Aufnahme der Enzymmoleküle in die Lysosomen und in die Zellen werden die Moleküle an Mannose-6-phosphat gekoppelt. Auf der Zellmembran und in der Wand der Lysosomen sind Rezeptoren für den Liganden Mannose-6-phosphat vorhanden. Es kommen Krankheiten vor, bei denen die Synthese des Mannose-6-phosphats defekt ist (z. B. bei der Mukolipidose II, auch I-Krankheit genannt). Beim Morbus Hurler (s. Text) werden weder das Enzym noch der Ligand synthetisiert. Wird aber bei diesen Patienten das normale Enzym einer Kultur von Zellen der Patienten beigegeben, funktionieren die Zellen normal (nach Kornfeld u. Sly 1985).

Als Ursachen lysosomaler Speicherkrankheiten können 3 Arten von **Defekten** infrage kommen:
- defekte Synthese der Enzyme selber,
- Defekt in der Synthese von Enzymen, welche zur Synthese des Liganden Mannose-6-phosphat benötigt werden,
- Defekt in der Synthese des Rezeptors in der Wand der Lysosomen oder auf der Zellmembran.

Ein Defekt in der Synthese des Mannose-6-phosphats liegt z.B. der Mukolipidose Typ II (I-Cell-Krankheit [I: inclusion]) zugrunde.

Die lysosomalen Enzymdefekte betreffen häufig den Abbau der Glykosaminoglykan-Komponenten **Dermatan- und Heparansulfat**. In den Abbau des Dermatansulfats beispielsweise sind 4 Enzyme involviert: die α-Iduronidase, die Iduron-Sulfatase, die *N*-Acetylgalactosamin-Sulfatase und die β-Glucuronidase. Die beiden wichtigsten Krankheiten mit einer lysosomalen Speicherung von Glykosaminoglykanen sind der Morbus Hurler und der Morbus Hunter (Tab. 9.**13**).

Tabelle 9.13 Lysosomale Speicherkrankheiten.
Die 2 bekanntesten lysosomalen Speicherkrankheiten, die auf einen gestörten Abbau von Proteoglykanen beruhen, sind der Morbus Hurler und der Morbus Hunter. Die Patienten, die an diesen Krankheiten leiden, sterben oft an einem Myokardinfarkt infolge einer Intimaverdickung der Koronararterien.

	Morbus Hurler	Morbus Hunter
Frühere Bezeichnung	Mukopolysaccharidose Typ I	Mukopolysaccharidose Typ II
Enzymdefekt	α-Iduronidase	Iduron-Sulfatase
Symptome	Zwergwuchs Gargoylismus[1] mentale Retardierung[2] Korneatrübung Stenose der Koronararterien Verdickung der Herzklappen	Zwergwuchs Gargoylismus mentale Retardierung Stenose der Koronararterien Verdickung der Herzklappen
Todesursache	oft Myokardinfarkt	oft Myokardinfarkt
Vererbung	autosomal rezessiv	x-gebunden rezessiv
Überlebenszeit	10 Jahre	20 Jahre
Glykosaminkonzentration im Urin	erhöht	erhöht

[1] Unter Gargoylismus wird ein „Wasserspeiergesicht" verstanden: ein großer, plumper Schädel mit eingezogener Nasenwurzel, wulstige Lippen und ein kurzer Hals. Dieser Phänotyp ist bei allen Formen der Speicherkrankheiten zu beobachten, die mit einer Ablagerung von Glykosaminoglykanen einhergehen.
[2] Morphologisches Begleitsymptom der mentalen Retardierung sind Zysten der Arachnoidea.

10 Proteine

10.1 **Viele Proteine sind an sich ständig wiederholenden Schlüsselprozessen beteiligt**

10.1.1 Histokompatibilitätsantigene sind Identitätskarten der individuellen Zelle

10.1.2 Es gibt 2 Klassen von Transportproteinen: solche, die Energie benötigen, und Kanalproteine, die keine Energie benötigen

10.1.3 Zytokine sind lösliche Proteine oder Glykoproteine, welche hauptsächlich als chemische Kommunikatoren auf kleinem Raum wirken

10.1.4 Prionen sind nichtmikrobielle Proteine, die Ursache ansteckender Krankheiten sein können

10.1.5 Immunglobuline sind humorale Mediatoren der Immunantworten

10.1.6 Transkriptionsfaktoren sind intrazelluläre Proteine, die an regulatorische Sequenzen der DNA binden

10.2 **Defekte der Synthese, des Abbaus oder der Ausscheidung von Proteinen können sich in Form verschiedener Krankheiten manifestieren**

10.2.1 Intrazelluläre Proteinablagerungen können auf eine veränderte Proteinsynthese oder abnorme Struktur der Proteine hinweisen
Viruskrankheiten
Störungen des Zyto- oder Membranskeletts
α_1-Antitrypsin-Mangel
Alzheimer-Krankheit

10.2.2 Bei einer Amyloidose werden im Rahmen verschiedener Krankheiten nichtlösliche, fibrilläre Proteine in verschiedenen Organen extrazellulär abgelagert

10.2.3 „Hyalin" und „Fibrinoid" sind teils extrazelluläre, teils intrazelluläre Ablagerungen von Proteingemischen

10.3 **Bei malignen Tumoren können Proteine an ungewöhnlichen Orten oder in ungewöhnlicher Menge erscheinen**

10.4 **Proteine können mittels immunhistochemischer Methoden im histologischen Schnitt oder zytologischen Präparat sichtbar gemacht werden**

Zusammenfassung

Störungen von Proteinen können in erheblichem Ausmaß Körperfunktionen beeinträchtigen. Sie können sich auch **morphologisch manifestieren**; Beispiele dafür sind die Mallory-Körperchen (Mallory bodies) in den Hepatozyten, die Speicherung von Vorstufen des α_1-Antitrypsins (AT) beim α_1-AT-Mangel in den Hepatozyten, die „Viruseinschlüsse" in verschiedenen Zellen bei Viruserkrankungen und die Amyloidablagerungen.

Zu den wichtigsten Proteinen, welche die Funktion der Zellen in ihrem Umfeld definieren, sichern und steuern, gehören: Histokompatibilitätsantigene, Proteine im Dienste der Signaltransduktion, Transport- und Kanalproteine, Proteine der „Phase der akuten Antwort", Zytokine, Chemokine, Immunglobuline, Transkriptions- und Wachstumsfaktoren. Die **Histokompatibilitätsantigene** sind die Identitätskarten der individuellen Zelle. Man unterscheidet 2 Sets von Histokompatibilitätsantigenen: Proteine der Klasse 1 des Haupthistokompatibilitätskomplexes (MHCP-1, major histocompatibility complex) und jene der Klasse 2 (MHCP-2). Die **Transportproteine** spielen grundsätzlich die Rolle membrangebundener Enzyme. Ein Teil der Transportproteine benötigt für ihre Funktion Energie. Ein Vertreter dieser Gruppe ist das P-Glykoprotein, auch MDR (multi-drug resistance protein) genannt. **Zytokine** sind lösliche Proteine oder Glykoproteine, welche hauptsächlich als chemische Kommunikatoren auf kleinem Raum wirken. Sie moderieren entscheidend entzündliche Prozesse (z. B. der Tumornekrosefaktor α), die Entstehung von Thromben und der disseminierten intravasalen Gerinnung, und sie kontrollieren Intensität und Dauer der verschiedenen Immunantworten (Interleukine). Die **Chemokine** (eine Familie der Zytokine) stehen in erster Linie im Dienst der Chemotaxis, der Rekrutierung von Leukozyten und der Migration von Lymphozyten und dendritischen Retikulumzellen. **Prionen** sind nichtmikrobielle Proteine, welche ansteckende, degenerative Erkrankungen des zentralen Nervensystems hervorrufen. **Transkriptionsfaktoren** sind intrazelluläre Proteine, welche an regulatorische Sequenzen der DNA binden. Sie bilden als tertiäre Messenger das letzte Glied in der Signaltransduktion. **Defekte in der Proteinsynthese** können ein Zuviel oder ein Zuwenig an Proteinen bewirken. Bei einer Abbaustörung oder verminderten Ausscheidung kommt es zu einer intrazellulären oder extrazellulären Ablagerung (z. B. bei Virusinfekten, bei Krankheiten, die mit einer Störung des Zyto- oder Membranskeletts einhergehen, beim α_1-AT-Mangel und bei der Alzheimer-Krankheit). Bei der Alzheimer-Krankheit sind pathologische Proteinablagerungen extrazellulär in den Plaques des Hirngewebes (Amyloidprotein β) und intraneuronal (fibrilläre Tangles, phosphoryliertes Tau-Protein) vorhanden.

Die **Amyloidose** steht für extrazelluläre Ablagerungen nichtlöslicher, fibrillärer Proteine in verschiedenen Organen bei verschiedenen Krankheiten. Ursache der AL-Amyloidose (amyloid light chain) ist meistens eine monoklonale Überproduktion der λ- oder $\varkappa$-Leichtketten, einer AA-Amyloidose (amyloid associated) eine chronische Entzündung. „Hyalin" und „Fibrinoid" sind teils extrazelluläre, teils intrazelluläre Ablagerungen von Proteingemischen.

Bei malignen Tumoren können Syndrome auftreten, die nicht direkt auf eine Destruktion des umgebenden Gewebes oder die Fernwirkung des Tumors via Metastasen zurückzuführen sind, sondern auf Proteine, welche vom Tumorgewebe pathologischerweise synthetisiert und als Hormone oder Antigene wirksam werden können. Die Syndrome werden als **paraneoplastische Syndrome** bezeichnet.

Proteine können mittels **immunhistochemischer Methoden** im histologischen Schnitt oder zytologischen Ausstrichpräparat sichtbar gemacht werden.

Proteine haben vielfältige **Aufgaben**, vor allem als intra- und extrazelluläre Bausteine, Rezeptoren, Oberflächenproteine, Transmitter oder Sekretionsprodukte. Defekte der Proteine führen zu Beeinträchtigungen der Körperfunktionen und manifestieren sich morphologisch, z. B. als Mallory-Körperchen (Mallory bodies) in den Hepatozyten, Ablagerungen von Vorstufen des α_1-Antitrypsins beim α_1-Antitrypsin-Mangel in den Hepatozyten oder als „Viruseinschlüsse" in verschiedenen Zellen bei Viruserkrankungen.

10.1 Viele Proteine sind an sich ständig wiederholenden Schlüsselprozessen beteiligt

Zu den Proteinen, welche die Funktion der Zellen in ihrem Umfeld definieren, sichern und steuern, gehören: die Histokompatibilitätsantigene, die Proteine im Dienste der Signaltransduktion, darunter die Transkriptionsfaktoren, die Transport- und Kanalproteine, die Proteine der Phase der akuten Antwort, Zytokine, Chemokine, Immunglobuline und Wachstumsfaktoren. Die Proteine im Dienste der Signaltransduktion sind in Kapitel 5 (Signaltransduktion), die Proteine der Phase der akuten Antwort in Kapitel 1 (Zellschädigung) und die Wachstumsfaktoren in Kapitel 7 (Wundheilung) im Detail besprochen.

10.1.1 Histokompatibilitätsantigene sind Identitätskarten der individuellen Zelle

Zellen können sich gegenseitig durch „Schnüffeln" oder durch Berühren erkennen. Die Informationen, die sie durch „Schnüffeln" wahrnehmen, werden ihnen durch extrazelluläre Signalmoleküle (First Messenger) vermittelt. Die Kontakte durch Berühren setzen voraus, dass die Zellen miteinander in Kontakt treten können.

Alle Zellen haben auf ihrer Oberfläche ein Set von Markern in Form von Glykoproteinen zur Verfügung, welche ihnen erlauben, **sich gegenseitig zu identifizieren**. Diese Marker werden Histokompatibilitätsantigene oder HLA (human leucocyte antigen) genannt. Die Gene, welche die HLA kodieren, sitzen in Form eines Clusters auf dem kurzen Arm des Chromosoms 6. Der Cluster wird als Haupthistokompatibilitätskomplex (major histocompatibility complex, mhc) oder als hla-Komplex bezeichnet (Tab. 10.1). Auf dem gleichen Chromosom liegen auch 3 Gene für Komponenten des Komplementsystems und das Gen für den Tumornekrosefaktor (tnf). Der mhc-Komplex kodiert 2 Klassen von Proteinen: die MHC-Proteine der Klasse 1 (MHCP-1) und Klasse 2 (MHCP-2). Die mhc-Gene, welche die MHCP-2 kodieren, werden auch als „Immunantwortgene" bezeichnet. Die Expression dieser Gene ist Voraussetzung 1. für die Aktivierung von T-Lymphozyten durch die antigenpräsentierenden Zellen und 2. die Se-

lektion der T-Lymphozyten bei der Reifung im Thymus. Es sind Defekte der MHCP-2 bekannt. Ursache dieser Defekte sind Störungen der Gene der Regulationsproteine, welche die Expression der mhc-Gene für die Proteine der Klasse 2 steuern.

Die **MHC-Proteine** (MHCP) zeigen 3 wichtige Eigenschaften:

- Sie regulieren die Interaktion zwischen den Effektorzellen der Immunantwort. Sie stellen den „Personalausweis" oder „Pass" der Effektorzellen dar. Sensibilisierte zytotoxische T-Lymphozyten zerstören z.B. Zellen, welche mit einem Virus infiziert sind, nur dann, wenn die infizierten Zellen das gleiche MHCP-1 besitzen wie die zytotoxischen T-Lymphozyten. Diese Bedingung wird als HLA-Restriktion bezeichnet.
- Die Expression verschiedener MHCP-1 und MHCP-2 ist mit einem erhöhten Risiko für verschiedene Krankheiten verbunden (Abb. 10.**1**). Die Ursache dieses Phänomens ist nicht definitiv geklärt.
- Bei Organtransplantationen wird angestrebt, dass die MHCP-1 und MHCP-2 des Empfängers und Spenders eine möglichst weitgehende Übereinstimmung zeigen. Die MHCP der Zellen eines transplantierten Organs können beim Empfänger als Antigene wirken und eine Abstoßungsreaktion (Host-versus-Graft- oder Graft-versus-Host-Reaktion) hervorrufen.

10.1.2 Es gibt 2 Klassen von Transportproteinen: solche die Energie benötigen, und Kanalproteine, die keine Energie benötigen

Die Transportproteine (auch Carrierproteine genannt) beziehen die Energie über eine Hydrolysierung von vorher gebundenen ATP-Molekülen. Die Carrierproteine werden deshalb der Familie der ATP-bindenden **„Kassettenproteine"** (ABC) zugeordnet. Den Namen „Kassettenproteine" erhielten diese Proteine wegen ihrer Funktionsweise: Wenn ATP in das Protein „hineingeschoben"

Tabelle 10.**1**   **Die Proteine des Haupthistokompatibilitätskomplexes (major histocompatibility complex, MHCP).**
Man unterscheidet 3 Sets von Proteinen des MHC-Komplexes: Proteine der Klasse 1 (MHCP-1), Proteine der Klasse 2 (MHCP-2) und Proteine der Klasse 3 (MHCP-3). Zu den MHCP-3 gehören unter anderem Proteine der Komplementkaskade, die Hitzeschockproteine und die Tumornekrosefaktoren.

	MHCP-1	MHCP-2
Genlocus	A, B, C	DR, DQ, DP
Struktur des Proteins	Glykoprotein β2-Mikroglobulin	α-Kette β-Kette

Vorkommen	– auf den meisten kernhaltigen somatischen Zellen
	– auf Blutplättchen
		– auf den meisten immunkompetenten Zellen:
		  • Monozyten
		  • Makrophagen
		  • B-Lymphozyten
		  • aktivierte T-Lymphozyten
		– auf Spermatozoen
		– auf Endothelzellen und Fibroblasten nach Induktion durch γ-Interferon
		– auf den antigenpräsentierenden Zellen

Präsentation des Antigens gegenüber …	zytotoxischen T-Lymphozyten (Killerzellen)	Helfer-T-Lymphozyten
Vielfalt	groß	klein
Herkunft des präsentierten Peptids	in der Zelle hergestellt (virale, Tumor- und eigene Proteine)	aus phagozytierten Plasmamembranen und extrazellulären Proteinen
Präsentationsmechanismus	via Golgi-Apparat (nach intrazellulärer Synthese)	via Endosomen und Lysosomen (nach Phagozytose)
Primäre Funktion	Vermittlung der Zytolyse	Antigenpräsentation
Agens	Virus	Bakterium

wird (wie eine Kassette in ein Wiedergabegerät), tritt das Protein in Aktion.

Die Carrierproteine spielen grundsätzlich die Rolle von membrangebundenen Enzymen. Man kann die Carrierproteine – abhängig von ihrem Energiebedarf – wiederum in 2 Gruppen einteilen:
• in die Gruppe, bei der die benötigte Energie von der Menge der transportierten Moleküle abhängt,
• in die Gruppe, bei der Energie nur für den Start der Funktion der Moleküle (Öffnung des Ionenkanals) benötigt wird.

2 wichtige Vertreter der ersten Gruppe sind die **Ionen-ATPasen** und das P-Glykoprotein. Die Na$^+$- und K$^+$-Ionen-ATPase z. B. pumpt aktiv Na$^+$-Ionen aus der Zelle heraus und K$^+$-Ionen in die Zelle hi-

nein. Auf der dem Zytoplasma zugewandten Oberfläche besitzt das membrangebundene Protein Bindungsstellen für Na$^+$-Ionen und ATP, auf der Richtung Extrazellulärraum gelegenen Oberfläche die Bindungsstelle für K$^+$-Ionen. Einige Ca^{2+}-Ionenpumpen sind ebenfalls membrangebundene ATPasen.

Das **P-Glykoprotein**, auch MDR (multi-drug resistance protein) genannt, wurde 1986 entdeckt. Die Bezeichnung „P" erhielt es, weil vorerst vermutet wurde, dass das Protein die Permeabilität der Zellmembran steuere. Das P-Glykoprotein gehört jedoch heute – wie der „cystic fibrose transmembrane conductance regulator" (CFTR, s. Kapitel 9: Kohlenhydrate) – eindeutig in die Familie der „Kassettenproteine". Das P-Glykoprotein ist physiologischerweise in verschiedenen Zellen anzutreffen: in Epithelzellen (Hepatozyten, Zellen

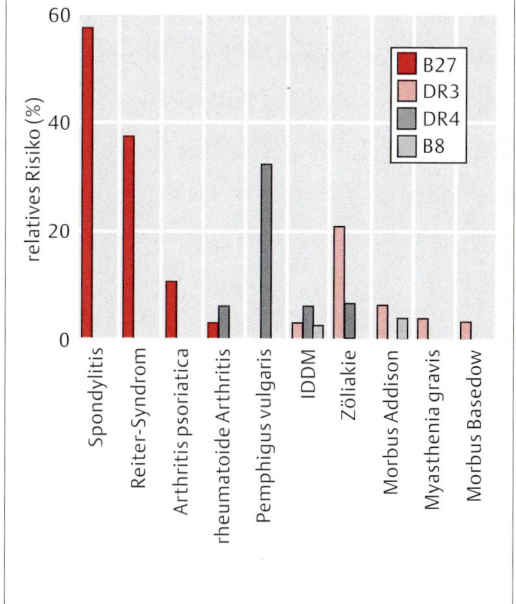

10.1 Risiko für Krankheiten in Abhängigkeit vom HLA-Phänotyp.
Verschiedene Krankheiten manifestieren sich häufiger bei Patienten, welche bestimmte Allele für verschiedene MHCP (major histocompatibility complex proteins) oder HLA (human leucocyte antigens) besitzen: Das relative Risiko (Häufigkeit der Manifestation einer Krankheit bei exponierten Personen verglichen mit der Häufigkeit der Krankheitsmanifestation bei nichtexponierten Personen) für diese Krankheiten ist erhöht; IDDM: Diabetes mellitus Typ I; Reiter-Syndrom: Krankheit, die mit einer Konjunktivitis, Urethritis, Polyarthritis und Hautexanthemen einhergeht; B27, DR3, DR4, B8: HLA-Typen.

der Nebennierenrinde, der Gallencanaliculi, des Gastrointestinaltrakts, der Nierentubuli und Lungenalveolen), in Zellen der Plazenta, in Endothelzellen der Blut-Hirn-Schranke und des Hodens sowie in Stammzellen des Knochenmarks. Die Hauptaufgabe des P-Glykoproteins ist die Elimination von fremden Substanzen aus der Zelle. So ist das Protein z. B. für die Resistenz des Malariaerregers Plasmodium falciparum gegenüber Chloroquin verantwortlich.

Zellen **maligner Tumoren** können das P-Glykoprotein vermehrt exprimieren. Zwischen der Konzentration der P-Glykoproteine in einem Tumor und der Antwort auf eine Chemotherapie gegen den Tumor ist eine Korrelation mit negativem

Vorzeichen zu beobachten: Die Chemotherapie hat nur einen geringen Effekt, wenn viel P-Glykoprotein auf den Tumorzellen vorhanden ist. Das P-Glykoprotein transportiert das Chemotherapeutikum wieder aus der Zelle heraus, bevor es seine Wirkung entfalten kann. Cyclosporin, Verapramil und Corticosteroide können diese Pumpfunktion des P-Glykoproteins hemmen. Tumoren, welche viel P-Glykoprotein exprimieren, zeigen auch mehr Gefäßinvasionen und Lymphknotenmetastasen als Tumoren mit weniger „P-Glykoproteinpumpen".

Die **Kanalproteine** benötigen für ihre Funktion keine Bioenergie. Sie bilden hydrophile Poren, welche durch die Membran hindurchreichen. Alle Kanalproteine gestatten den gelösten Molekülen einen passiven Membrandurchtritt (auch als „passiver Transport" oder „erleichterte Diffusion" bezeichnet). Ist das zu transportierende Molekül ungeladen, treibt der Konzentrationsgradient den passiven Transport an; ist das Molekül geladen, beeinflussen sowohl der Konzentrationsgradient als auch die elektrostatische Potenzialdifferenz seinen Transport.

10.1.3 Zytokine sind lösliche Proteine oder Glykoproteine, welche hauptsächlich als chemische Kommunikatoren auf kleinem Raum wirken

Die Zytokine moderieren verschiedene wichtige Prozesse: akute und chronische Entzündung, Entstehung der Thromben und Immunreaktionen. Die Zytokine werden hauptsächlich in Leukozyten gebildet, können aber auch von anderen Zellen synthetisiert werden. Die meisten Zytokine werden auf eine Stimulation hin direkt synthetisiert und sezerniert; einige werden jedoch in intrazellulären Granula oder in der extrazellulären Matrix (ECM) gespeichert und stehen deshalb zum Zeitpunkt einer Stimulation sofort zur Verfügung. Die Zytokine wirken autokrin (auf die Zelle, in der sie synthetisiert worden sind), parakrin (auf Nachbarzellen) oder endokrin („Fernwirkung" über das Blutgefäßsystem); sie sind grundsätzlich in nur geringen Konzentrationen vorhanden. Zytokine können nach 2 Kriterien eingeteilt werden:
- nach ihrer chemischen Struktur (Tab. 10.**2**),
- nach ihrer Wirkung oder Herkunft.

Familie	Vertreter
Hämatopoetine	IL-2 – IL-7, IL-9, IL-10, IL-12, IL-13, IL-15 G-CSF, GM-CSF, M-CSF Erythropoetin CNTF IFN-α, IFN-β, IFN-γ
Epidermale Wachstumsfaktoren	EGF, TGF-α,
Zytokine mit „β-Kleeblatt-Konfiguration"	IL-1 aFGF, bFGF
Tumornekrosefaktoren	TNF-α, TNF-β
Zytokine mit „Cysteinknoten"	NGF, TGF-β, PDGF, VEGF
Chemokine	

Tabelle 10.**2**   **Familien der Zytokine.**

aFGF	saurer Fibroblastenwachstumsfaktor	IFN	Interferon
bFGF	basischer Fibroblastenwachstumsfaktor	M-CSF	Makrophagen-CSF
CNTF	ziliarer neurotrophischer Faktor	NGF	nerve growth factor
CSF	koloniestimulierende Faktoren	PDGF	Plättchenwachstumsfaktor
G-CSF	Granulozyten-CSF	TNF	Tumornekrosefaktor
GM-CSF	Granulozyten-Makrophagen-CSF	VEGF	vaskulärer endothelialer Wachstumsfaktor
IL	Interleukin		

Von ihrer Struktur her werden 6 Familien von Zytokinen unterschieden, von ihrer Wirkung oder Herkunft her 7 Gruppen (Interferone, inflammatorische Zytokine, lymphozytenabhängige Zytokine, makrophagenabhängige Zytokine, Chemokine, hämatopoetische Wachstumsfaktoren und transformierende Wachstumsfaktoren).

Chemokine (Tab. 10.3) sind spezielle Zytokine, welche primär im Dienst der selektiven Rekrutierung von Leukozyten für die spezifische und unspezifische Abwehr stehen und so die Migration von Zellen aus den Blutgefäßen in den extravaskulären Raum kontrollieren. Sie lösen diese Aufgabe dadurch, dass sie eine gerichtete Bewegung der von ihnen beeinflussten Zellen bewirken (Abb. 10.**2**). Man ordnet die Chemokine – entsprechend ihrer Struktur – 3 Gruppen zu:
- C-(γ-)Chemokine sind ausschließlich chemotaktisch für Lymphozyten.
- CC-(β-)Chemokine sind vorwiegend chemotaktisch für Lymphozyten, Monozyten, basophile und eosinophile Granulozyten.
- CXC-(α-)Chemokine wirken besonders auf neutrophile Granulozyten.

Die für die Chemokine verwendeten Abkürzungen leiten sich von der chemischen Struktur der Moleküle ab: CC bedeutet, dass die ersten beiden

Cysteinmoleküle des Chemokins unmittelbar hintereinander liegen; bei den CXC-Chemokinen liegt zwischen ihnen eine andere Aminosäure. Die

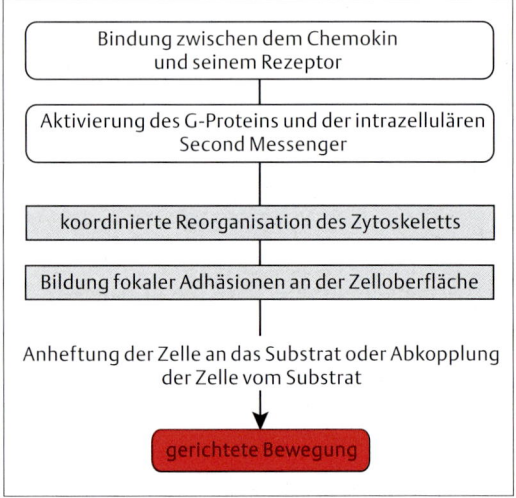

10.2   Wirkung von Chemokinen.
Die Chemokine lösen in den Zellen, auf welche sie wirken, eine gerichtete Zellbewegung aus, entweder über eine Anheftung der Zelle an ein Substrat oder eine Abkoppelung der Zelle von einem Substrat. Bei beiden Varianten muss die Zelle sich bewegen. Dies geschieht entweder über die Ausbildung von Pseudopodien oder über Kontraktionen des Zytoskeletts.

Tabelle 10.**3 Die wichtigsten Chemokine und ihre Rezeptoren.**
Die verschiedenen Chemokine stehen hauptsächlich im Dienste der Chemotaxis und der Migration und Rekrutierung von Leukozyten (darunter vor allem der immunkompetenten Zellen).

Biologische Aktivität	Chemokine	Chemokinrezeptoren
Migration		
naiver T-Zellen zu den Lymphknoten und Peyer-Plaques	TCA-4, MIP[1]	CCR7
naiver T-Zellen innerhalb der lymphatischen Gewebe	SDF-1	CXCR4
der Gedächtnis-T-Zellen[2] in die lymphatischen Gewebe	TCA-4, MIP	CCR7
der Gedächtnis-T-Zellen in die Haut	MDC	CCR4
der Gedächtnis-T-Zellen in die Darmmukosa	TECK	CCR9
der Gedächtnis-T-Zellen in Entzündungsherde	MCP	CCR2
	RANTES, MIP	CCR5
der TH1-Zellen (Effektorzellen)	MCP	CCR2
	RANTES, MIP	CCR5
	IP-10	CXCR3
der TH2-Zellen (Effektorzellen)	Eotaxin	CCR3
	MDC	CCR4
	SDF-1	CXCR4
der B-Zellen	TCA-4, MIP	CCR7
	SDF-1	CXCR4
der dendritischen Zellen in die lymphatischen Gewebe	TCA-4, MIP	CCR7
der dendritischen Zellen in die Haut	MIP	CCR6
der dendritischen Zellen in Entzündungsherde	MCP	CCR2
	RANTES, MIP	CCR5
	IL-8	CXCR1
von hämatopoetischen Stammzellen	SDF-1	CXCR4
von Prä-B-Zellen	SDF-1	CXCR4
Rekrutierung von		
Monozyten	PBF-4	
	RANTES, MIP	CCR5
	MCP	CCR2
	IL-8	CXCR1
neutrophilen Granulozyten	IL-8	CXCR1
	MIP	CCR6
	PBP, PBF-4	
eosinophilen Granulozyten	Eotaxin	CCR3
	RANTES, MIP	CCR5
basophilen Granulozyten (Histaminfreisetzung)	IL-8	CXCR1
Fibroblasten	PBP	
Aktivierung von		
Monozyten	MCP	CCR2
Lymphozyten	TCA-4, MIP	CCR7
neutrophilen Granulozyten	IL-8	CXCR1
	MIP	CCR6
eosinophilen Granulozyten	RANTES, MIP	CCR5
basophilen Granulozyten	RANTES	CCR5

Fortsetzung ▶

Tabelle 10.**3**   (Fortsetzung)

Biologische Aktivität	Chemokine	Chemokinrezeptoren
Proliferation von		
hämatopoetischen Stammzellen	MIP	CCR6
Prä-B-Zellen	MIP	CCR6
Endothelzellen	IL-8	CXCR1
	PBF-4	
Blutplättchen	PBF-4	
glatten Muskelzellen	PBF-4	

[1]   Bei MIP und MCP wird nicht zwischen den einzelnen Typen unterschieden.
[2]   Gedächtnis-T-Zellen werden in 2 Subgruppen unterteilt: in CCR7-rezeptorpositive (CCR7$^+$) und CCR7-rezeptornegative (CCR7$^-$). Die CCR7$^+$-Gedächtniszellen exprimieren das L-Selektin, was ein Hinweis dafür ist, dass sie vor allem in die Lymphknoten wandern; die CCR7$^-$ besitzen das L-Selektin nicht und finden sich vor allem an den Wirkungsorten in peripheren, nichtlymphatischen Geweben. Die CCR7$^+$ werden deshalb auch als „zentrale Gedächtniszellen" bezeichnet, die CCR7$^-$ als „Effektorgedächtniszellen".

IP-10	inducible protein 10 (10 kd)
MIP	Makrophagen-inflammatorisches Protein (MIP-1, MIP-2, MIP-3)
MCP	Monozyten-chemotaktisches Protein (MCP-1, MCP-2, MCP-3)
PBP	Plättchen-basisches Protein
PBF-4	Plättchenfaktor 4 (Oncostatin)
RANTES	regulated upon activation, normal T-expression, presumably secreted
SDF-1	stroma cell-derived factor 1
TCA-4	thymus-derived chemotactic agent 4
TECK	thymusexprimierte Chemokine

meisten Chemokine werden unter pathologischen Bedingungen von Zellen verschiedener ortsständiger Gewebe und von infiltrierenden Leukozyten gebildet. Neuerdings sind 2 weitere Funktionen der Chemokine entdeckt worden: Hemmung und Stimulation der Angiogenese und der Myelopoese.

Molekularpathologisch ebenso wichtig wie die Chemokine selber sind deren **Rezeptoren** (heparinähnliche Glykosaminoglykane) auf der Oberfläche vieler Zellen, an welche sie binden, und in der ECM. Die Verteilung dieser Rezeptoren entspricht einer „Fahrrinne", in der die immunkompetenten Zellen (Lymphozyten, antigenpräsentierende Zellen) an ihren Einsatzort gelangen können. Wenn verschiedene Chemokine und Chemokinrezeptoren benötigt werden, um die Zellen richtig zu lotsen, spricht man von „multistep navigation".

Die Chemokin-spezifischen Rezeptoren werden auch von infektiösen Agenzien (z. B. Herpesviren und HIV [human immunodeficiency virus]) benützt.

Beim Eintritt von HIV in die Zellen spielen 2 Faktoren eine Schlüsselrolle:
- Kofaktoren zum Glykoprotein 120 (gp120), welches auf der Oberfläche der Viren liegt,

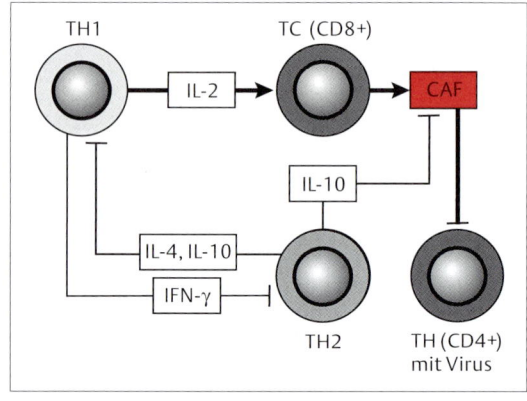

10.**3**   **Latenz bei Infekten mit dem HIV (human immunodeficiency virus).**
Ein Infekt mit dem HIV führt nicht immer sofort zum Ausbruch von AIDS (acquired immunodeficiency syndrome): Die infizierten CD4$^+$-Lymphozyten können über längere Zeit in einem stabilen Status verharren, weil sie durch CD8$^+$-Lymphozyten supprimiert werden. Dies ist durch eine „Dominanz der TH1-Zellen" gewährleistet. Weicht diese „Dominanz der TH1-Zellen" einer „Dominanz der TH2-Zellen", kommt es zu einer Reduktion der antiviralen Aktivität der CD8$^+$-Lymphozyten (s. Text). Diese antivirale Aktivität der CD8$^+$-Lymphozyten wird durch den „cell antiviral factor" (CAF) vermittelt; TC: zytotoxische T-Lymphozyten; TH: T-Helfer-Lymphozyten; IFN: Interferon (nach Yang 1998).

- Suppressorfaktoren, welche durch aktivierte CD8-Lymphozyten gebildet werden und die Virusreplikation in aktivierten CD4-Lymphozyten hemmen (Abb. 10.3).

Die Kofaktoren des gp120 auf der Oberfläche der vom HIV angegriffenen Zellen sind die beiden Chemokinrezeptoren CXCR4 und CCR5. CXCR4 (auch „Fusin" genannt) wird von den T-tropen Viren (Viren, welche sich nur in transformierten T-Lymphozyten vermehren) benützt, CCR5 von den HIV, welche nur Monozyten und Makrophagen zu infizieren vermögen (M-trope Viren). Es ist inzwischen bekannt, dass eine homozygote Mutation des CCR5 vor einem Infekt mit dem M-tropen HIV schützt und eine heterozygote Mutation den Ausbruch von AIDS um ca. 10 Jahre zu verzögern vermag. Ein relativer Schutz vor einem Infekt mit einem T-tropen HIV wird auch durch eine Mutation des Liganden des CXCR4 (SDF-1: stroma cell derived factor 1) gewährleistet. Der mutierte Ligand löst eine verstärkte Bildung von normalem SDF-1 aus. Die so erhöhte Konzentration des SDF-1 reicht aus, um den CXCR4 kompetitiv zu blockieren und die Bindung des HIV an die T-Lymphozyten zu verhindern.

Auf eine Ansteckung mit dem HIV hin folgt gewöhnlich eine lange **Latenzzeit**. Dahinter verbirgt sich wahrscheinlich eine durch CD8$^+$-Lymphozyten vermittelte Suppression der virusinfizierten CD4$^+$-Zellen (s. Abb. 10.3). Diese Suppression wird durch einen „cell antiviral factor" (CAF), welcher von den CD8$^+$-Zellen abgegeben wird, vermittelt. Diese antivirale Funktion der CD8$^+$-Zellen wird durch das IL-2 der nichtinfizierten TH1-Lymphozyten verstärkt, weil IL-2 die CD8$^+$-Zellen stimuliert. Das von den TH1-Zellen ebenfalls sezernierte IFN-γ blockiert die TH2-Zellen und reduziert so die durch IL-10 vermittelte Hemmung der Sekretion des CAF. Unter diesen Bedingungen können die CD8$^+$-Zellen genügend CAF bilden. Beim Fortschreiten der Krankheit stellt sich aber allmählich ein Überwiegen der Expression der Zytokine der TH2-Zellen ein („Dominanz der TH2-Zellen"). Dies führt gleichzeitig zu einer Hemmung der TH1-Zellen und zu einer verminderten Sekretion des CAF durch die CD8$^+$-TH-Zellen.

Es konnte neuerdings nachgewiesen werden, dass verschiedene von Viren gebildete Proteine mit Interleukinen interagieren können. Diese viralen Proteine werden als **Virokine** bezeichnet. So kann das Vacciniavirus ein Protein sezernieren, welche IL-1 bindet, oder das Myxomavirus ein Protein, welches an den Rezeptor für das IFN-γ andockt, oder das Zytomegalievirus ein Protein, welches dem Rezeptor des makrophageninhibierenden Proteins 1α (MIP-1α) sehr ähnlich ist.

Der Tumornekrosefaktor (TNF) ist der Hauptmediator für die Entzündungs- und Schockreaktionen des Organismus. Es werden 2 Typen des TNF unterschieden:

- TNF-α (Kachektin) wird von Makrophagen gebildet. Er wird als Antwort auf unspezifische Reize verschiedener Bakterien sezerniert.
- TNF-β (Lymphotoxin) wird von den T- und B-Lymphozyten sowie den Fibroblasten als Antwort auf einen Stimulus durch ein Antigen oder einen mitogenen Reiz gebildet.

Die potentesten **Stimulatoren für den TNF-α** sind bakterielle Toxine (vor allem Lipopolysaccharide gramnegativer Bakterien [LPS]) und IFN-γ. Die LPS werden im Blut an das LPS-bindende Protein (LPSBP) gekoppelt transportiert. TNF kommt sowohl in membrangebundener als auch in löslicher Form vor. TNF-α kann an 2 verschiedene Rezeptoren binden: an den Tumornekrosefaktor-Rezeptor 1 (TNFR1) und an den TNFR2. Diese beiden Rezeptoren gehören in die Familie der Rezeptoren, zu der auch der Rezeptor für den Nervenwachstumsfaktor und für das Fas-Protein (Fas-Ligand) gezählt werden. Der Name „Tumornekrosefaktor" stammt von der ursprünglichen Beobachtung her, dass Tumoren bei Patienten mit schweren bakteriellen Infekten nekrotisch werden können. Dieses Phänomen ist gut erklärbar: Bakterielle Endotoxine können – an das LPSBP gekoppelt – über eine Bindung an das CD14-Oberflächenprotein der Makrophagen diese zu einer verstärkten Abgabe von TNF-α, IL-6 und Stickstoffmonoxid (NO) stimulieren. **TNF-α schädigt** unter anderem die Endothelzellen der Gefäße in der Umgebung seines Wirkungskreises (Tab. 10.4), sodass sich Mikrothromben oder eine disseminierte intravasale Gerinnung begleitet von einer Hypoxie entwickeln können. Da TNF-α aber auch neutrophile Granulozyten zur Bildung von freien Radikalen anregt, wird die durch die Hypoxie bereits eingeleitete Gewebedestruktion noch verstärkt. TNF-α vermag ebenfalls einen direkten Effekt auf den Hypothalamus auszuüben mit dem Resultat eines verminderten Appetits. Anderer-

Tabelle 10.**4**   **Die wichtigsten Funktionen und Aufgaben des Tumornekrosefaktors α (TNF-α).**

Ort der Wirkung	Art der Wirkung
Zellen (generell)	• direkte zytotoxische Wirkung (Mechanismus nicht definitiv klar)

Endothelzellen	• Reduktion der antithrombotischen Wirkung des Oberflächenproteins Thrombomodulin
	• gesteigerte Synthese prothrombotischer Faktoren (Thromboplastin und Gerinnungsfaktor IX): Folge ist eine intravasale Gerinnung
	• Expression von Adhäsionsmolekülen für neutrophile Granulozyten (ELAM-1, ICAM-1, VCAM-1): Folge ist ein vermehrtes Rolling der neutrophilen Granulozyten
	• Reduktion der Synthese der Lipoproteinlipase: Folgen sind:
	  – eine Reduktion der Triglyceride und freien Fettsäuren in den Lipozyten mit der Möglichkeit, dass sich eine Kachexie entwickelt;
	  – eine gesteigerte Synthese von Interleukin 1 (IL-1)

Neutrophile Granulozyten	• Chemotaxis • Degranulierung • Stimulierung der Bildung freier Radikale → Gewebenekrosen • Verstärkung der Adhärenz an die Endothelzellen und an andere neutrophile Granulozyten
Fettstoffwechsel	• Hemmung der Fettsäuresynthetase • Hemmung der Acetyl-Coenzym-A-Carboxylase
Quer gestreifte Muskulatur	• Hemmung des Transkriptionsfaktors MyoD (s. Text)
Thymozyten	• Proliferation
Fibroblasten	• Aktivierung
Zytotoxische T-Lymphozyten	• Reifung • gesteigerte MHCP-Expression • gesteigerte IL-6-Expression
Epithelzellen der intrahepatischen Gallengänge	• Cholestase

MHCP   major histocompatibility complex-Protein

seits scheint TNF-α die Bildung des Transkriptionsfaktors MyoD, der für die Differenzierung und Ausreifung der Myozyten von Bedeutung ist, zu hemmen, und zwar über eine Aktivierung des NF-ϰB: Der aktivierte NF-ϰB supprimiert die mRNA des MyoD. Diese Fakten erklären teilweise den Gewichtsverlust (Kachexie) bei Patienten mit einem malignen Tumor. NO induziert eine Vasodilatation, welche zu einem „warmen", nicht durch einen Blutverlust bedingten Schock (Endotoxinschock) führen kann.

10.1.4 Prionen sind nichtmikrobielle Proteine, die Ursache ansteckender Krankheiten sein können

Die Prionenerkrankungen („Prion": proteinaceous infectious only) gehören in die große Gruppe der **degenerativen Erkrankungen des zentralen Nervensystems**. Die Prionenkrankheiten weisen die folgenden Merkmale auf:

- Es sind keine mikrobiellen Partikel nachweisbar.
- Es fehlt primär eine Entzündungs- oder immunologische Reaktion.
- Die Krankheit ist mit Plaques im Hirngewebe assoziiert. Um diese Plaques herum ist das

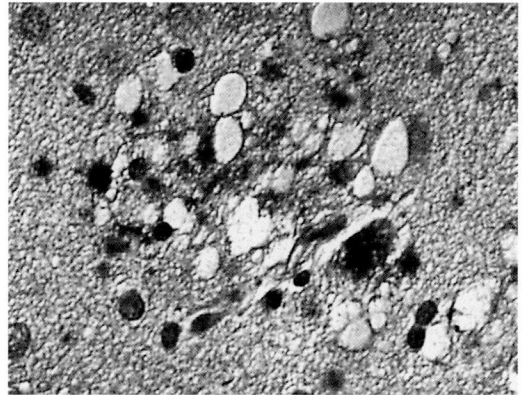

10.4 Prionenkrankheit: Morphologie.
Das Hirngewebe von Patienten, die an einer Prionenkrankheit leiden, zeigt schwammförmige Vakuolen. Daher stammt die für die Krankheit auch verwendete Bezeichnung „spongioforme Enzephalopathie" (lat.: spongia = Schwamm). Die Prionen können immunhistochemisch dargestellt werden (schwarze „Flecken" in der Abbildung). Bei der neuen Variante der Creutzfeldt-Jakob-Krankheit finden sich „blumenblütenartige" Plaques (vorliegendes Bild) (nach Chazot et al. 1996, mit Genehmigung von Prof. Dr. med. A. Aguzzi, Universitätsspital Zürich).

Hirngewebe vakuolisiert. Dieses Phänomen hat der Krankheit auch den Namen „spongioforme Enzephalopathie" eingebracht (Abb. 10.4).

- In den Plaques um die vakuolisierten Areale herum oder diffus im Hirngewebe wird ein abnormales Protein abgelagert.
- Eine Schädigung von Nukleinsäuren (z.B. durch eine Bestrahlung des Hirngewebes) hemmt das Auftreten der Krankheit nicht.
- Das Gen, welches das nichtinfektiöse Protein kodiert, ist bekannt. Es ist physiologischerweise vor allem in Lymphozyten und Neuronen aktiv.

Man unterscheidet **2 Formen von Prionen**: die normalen (harmlosen, PrP^C-Form) und die pathogenen (PrP^{RES}-Form). Die pathogenen Prionen können beim Menschen 4 Krankheitsbilder hervorrufen:

- Creutzfeldt-Jakob-Krankheit (CJD),
- fatale familiäre Schlaflosigkeit (FFI),
- Gerstmann-Sträussler-Scheinker-Syndrom (GSS),

- Kuru, eine CJD-ähnliche Erkrankung der Eingeborenen Neuguineas, die angeblich durch rituellen Kannibalismus weitergegeben wird.

Die CJD tritt mit einer Häufigkeit von ca. 1 : 1.000.000 Personen pro Jahr auf. Die Latenzzeit zwischen dem Auftreten der pathogenen Prionen und dem Ausbruch der Krankheit wird auf 5 – 7 Jahre geschätzt.

Das **normale PrP** (PrP^C) des Menschen kann in 2 Ausprägungen vorhanden sein: Entweder ist an der Position 129 die Aminosäure Methionin oder die Aminosäure Valin vorhanden. Neuere Untersuchungen zeigten, dass das PrP^C 2 verschieden strukturierte Zonen aufweist: wendeltreppenartige Abschnitte (α-Helices) und 2 als β-Faltblätter bezeichnete leiterähnliche Abschnitte. Eine der „Wendeltreppen" verbindet in Form eines Zwischenbogens die beiden „Leiterstangen" und ist deshalb vom übrigen Teil des Proteins etwas abgewandt. Dadurch erhält das ganze Molekül eine spezielle Beweglichkeit. Es sind Hinweise darauf vorhanden, dass es in pathogenen Prionen am „Zwischenbogen" zur Bildung eines zusätzlichen β-Faltblatts („Leiterstange") gekommen ist. Eine solche Umfaltung könnte durch eine „falsche" Aminosäure im „Zwischenbogen" nach einer Mutation verursacht sein.

Bereits vor 30 Jahren wurde zur Erklärung der **Pathogenese** der Prionenerkrankungen die „**Protein-only"-Hypothese** aufgestellt. Diese Hypothese postuliert, dass eine Konformationsänderung des PrP^C in den Neuronen durch gleichzeitig vorhandene PrP^{RES} hervorgerufen wird und sich schneeballartig fortsetzen kann. Ausgangspunkt dieses Prozesses ist ein Kontakt zwischen einem PrP^{RES} und einem PrP^C. Dieser Kontakt bewirkt, dass sich das normale PrP^C „umfaltet" und zu einem PrP^{RES} wird. Das PrP^C ist also mit einem Substrat in einem chemischen Prozess zu vergleichen, welcher vom PrP^{RES} katalysiert wird (Abb. 10.5). Der genaue Mechanismus dieser katalytischen Konversion (auch als „Matrizenmodell" bezeichnet) ist noch nicht bekannt. Das neu entstandene PrP^{RES} tritt wiederum mit einem normalen PrP^C in Kontakt. Der Prozess setzt sich fort, bis die Menge an PrP^{RES} in den Neuronen ein kritisches Ausmaß erreicht hat und eine Vakuolisierung der Neuronen eintritt. Diese Vakuolisierung ist wahrscheinlich Ausdruck einer Schädigung der intraneuronalen Lysosomen.

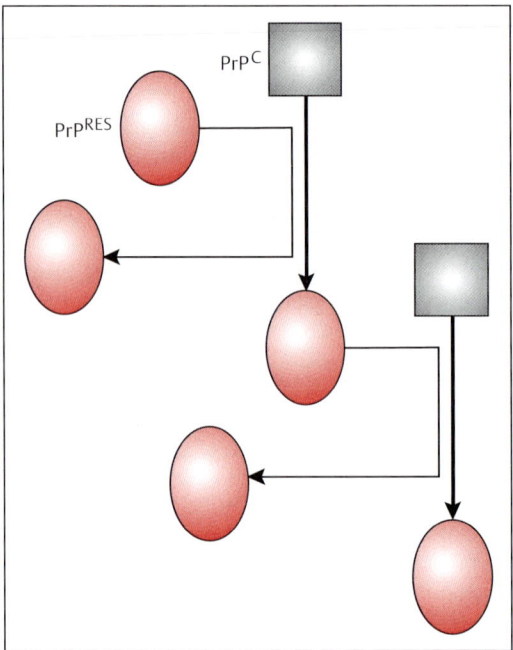

10.5   Prionenkrankheit: Ätiologie.
Die „Protein-only"-Hypothese postuliert, dass patholo-gische Prionenproteine (PrP^{RES}) aus normalen Prionen-proteinen (PrP^{C}) durch Umfaltung einer α-Helix in den PrP^{C} unter Einwirkung der PrP^{RES} entstehen können. In Tiermodellen konnte gezeigt werden, dass die Prionen-krankheit ausbleibt, wenn im Hirngewebe kein normales Prion vorhanden ist (nach Chazot et al. 1996).

Für die „Protein-only"-Hypothese spricht, dass meistens eine gute Übereinstimmung zwi-schen der Menge an PrP^{RES} und dem sog. „in-fektiösen Agens" festgestellt werden konnte. Zu-sätzlich war nachweisbar, dass die Abwesenheit des normalen PrP^{C} zu einem vollständigen Schutz gegenüber einer Infektion mit Prionen führt. An-dererseits steht der Beweis noch aus, dass PrP^{RES} auch in vitro PrP^{C} in einen infektiösen Erreger um-zuwandeln vermag. Alternativ zum vorgestellten Modell der Konversion wird ein „Kristallisations-modell" diskutiert. Dieses Modell unterscheidet sich vom Modell der Konversion durch die Annah-me, dass die physiologische Bildung von PrP^{RES} pathologisch gesteigert sei.

10.1.5   Immunglobuline sind humorale Mediatoren der Immunantworten

Das Immunsystem ist einer der wichtigsten Ver-teidigungsmechanismen des Organismus gegen Bakterien, Viren, Pilze und andere Fremdmolekü-le, die Infektionen oder eine Zellschädigung ande-rer Art verursachen können. Die **Reaktion des Im-munsystems** läuft grundsätzlich in 2 Phasen ab: Erkennung und Identifikation der gefährlichen oder eingedrungenen Moleküle und Auslösung einer spezifischen Abwehr. Die Abwehr kann wie-derum über 2 Achsen erfolgen: über Antikörper (AK), die an das Antigen (AG) binden und dadurch das AG neutralisieren oder über die Mobilisierung von Zellen (Effektorzellen), welche das AG und seinen Träger aufspüren und den Träger dann zer-stören (s. Kapitel 23: Immunpathologie). Die AK an sich sind für die Bekämpfung eines Krankheits-erregers nicht sehr wirksam. Mit den Signalen aber, die sie auslösen können, werden speziali-sierte Zellen und weitere Proteine rekrutiert, um die Zellen, welche das AG enthalten, zu zerstören.

Die AK sind Immunglobuline mit einer spezi-fischen Affinität zu den AG. Entsprechend ihrer Struktur und Wirkungen werden **verschiedene Typen von Immunglobulinen** unterschieden (Tab. 10.**5**). Das Immunglobulin M (IgM) wird fast ohne Zeitverzug unmittelbar nach der Konfronta-tion des Organismus mit einem AG gebildet. Aller-dings ist IgM ein „minderwertiger" AK, der schnell wieder abgebaut wird. Seine Schutzwirkung ist begrenzt, doch sorgt er für eine Art „erste Hilfe", solange noch keine wirkungsvolleren AK verfüg-bar sind. Bedeutend hochwertiger sind die IgG-AK. Deren Produktion kommt allerdings erst ca. 10 – 14 Tage nach dem ersten Kontakt mit dem AG in Gang.

Die Form der Immunglobulinmoleküle ist für ihre Wirkung von großer Bedeutung. **IgM** besteht aus 5 einzelnen Untereinheiten, verfügt also über 10 potenzielle Bindungsstellen mit AG. Sein Wir-kungsspektrum ist darum sehr breit. Weil das Molekül aber relativ groß ist, bleibt seine Wir-kung weitgehend auf den Blutkreislauf be-schränkt; es kann nur sehr beschränkt in die Ge-webe hinein diffundieren.

IgG ist der AK der ausgereiften Immunantwort. Er besteht (im Gegensatz zu IgM und IgA) wie IgD

Tabelle 10.5 Überblick über die verschiedenen Antikörper.

Eigenschaft	Antikörperklasse				
	IgM	IgD	IgG	IgA	IgE
Schwere Ketten	μ	δ	γ	α	ε
Leichte Ketten	ϰ oder λ	ϰ oder λ	ϰ oder μ	ϰ oder λ	ϰ oder λ
Zahl der Grundeinheiten	5	1	1	1 oder 2	1
% der gesamten Immunglobuline	10%	<1%	75%	15%	<1%
Komplementaktivierung	++++[1]	–	++	–	–
„Erste Hilfe"	++++	–	–	–	–
Sekundäre Immunantwort	–	–	++++	–	–
Bindung an Rezeptoren von ACP	+	–	++++	–	–
Durchquerung der Plazenta	–	–	+	–	–
Bindung an Makrophagen und neutrophile Granulozyten	–	–	+	–	–
Bindung an Mastzellen, basophile und eosinophile Granulozyten	–	–	–	–	+
Fixation an die Komplement-C1-Komponente	+	–	+	–	–
Transport durch Epithelzellen	–	–	–	+	+
In Körpersekreten[2]	–	–	–	+	–

[1] + bis ++++ = Intensitätsgrad
[2] Speichel, Bronchial- und Urogenitalsekret, Milch

APC antigenpräsentierende Zellen: Makrophagen, neutrophile Granulozyten, dendritische Zellen (s. Kapitel 23: Immunpathologie)

und IgE aus nur einer Einheit. IgG ist ein kleines, „zähes" Molekül mit einer Lebensdauer von ca. 1 Monat. Diese Eigenschaften kommen z. B. dem Fetus zugute, wenn gegen Ende der Schwangerschaft die Mutter ihre IgG auf den Fetus überträgt. Auf diese Weise ist das Neugeborene während seiner ersten Lebenswochen vor Infektionskrankheiten geschützt.

IgA besteht aus 2 Untereinheiten und ist vor allem auf Schleimhäuten, die mit der Umwelt direkt in Kontakt kommen, vorhanden. Es kann Krankheitserreger abfangen, bevor sie in den Körper eindringen. Bei modernen Immunisierungskonzepten spielt die Anregung der Produktion von IgA eine wichtige Rolle, weil man auf diese Weise eine Infektion im frühestmöglichen Stadium verhindern will. Das Molekül ist gegen proteolytische Enzyme, die in fast allen Körpersekreten vor-

handen sind, durch eine ins Molekül integrierte J-Kette und ein Polypeptid, „Sekretionskomponente" genannt, geschützt.

10.1.6 Transkriptionsfaktoren sind intrazelluläre Proteine, die an regulatorische Sequenzen der DNA binden

Die Transkriptionsfaktoren (TF; Tab. 10.6) bilden als tertiäre Messenger das letzte Glied in der Signaltransduktion: Sie übertragen das Signal aus dem Zytoplasma in den Zellkern. Dort lagern sie sich üblicherweise an die Promotorregion des entsprechenden Gens und gleichzeitig an die Polymerasen an. Die Bindungsstellen an der DNA werden TFRS (transcription factor response elements) genannt.

Tabelle 10.**6** **Die wichtigsten Transkriptionsfaktoren.**

Transkriptionsfaktoren	Transkription assoziiert mit ...	Transkription aktiviert durch ...	Transkription gehemmt durch ...
AP-1 (activator protein 1, Heterodimer aus Fos- und Jun-Proteinen)	Zellproliferation Blockade aktivierter GR	Phorbolester TNF-α IL-1β	
NF-$\varkappa$B (nuclear factor $\varkappa$B)	Stickstoffmonoxidsynthese Cyclooxygenase Chemokinen (IL-8, RANTES) Adhäsionsmolekülen (ICAM-1, VCAM-1) Blockade aktivierter GR	TNF-α Wasserstoffperoxid Ozon Virusinfekte	Glucocorticoide
STAT (signed transduction activated transcription factors) • STAT-1 • STAT-2 • STAT-3		Zytokine (IL-2, IL-5, IL-6) via Janus-Kinasen	
CREB (cAMP-response element binding protein)	Hemmung des AP-1 und der GR		

GR   Glucocorticoidrezeptoren
RANTES regulated upon activation, normal T-expression, presumably secreted
VCAM   vascular cellular adhesion molecule

TF können auf verschiedene Arten aktiviert werden: via Rezeptoren auf der Zelloberfläche oder durch eine Bindung mit intrazytoplasmatischen Liganden (z. B. Glucocorticoide, Schilddrüsenhormone, Vitamin D). Die Hauptaufgabe der aktivierten TF besteht in einer Weitergabe eines kurzdauernden externen Signals an den Zellkern, um länger dauernde Mechanismen des Zellwachstums, der Zelldifferenzierung und der Zellfunktion in Gang zu setzen. Manche der TF kommen in vielen Zellen vor, andere wiederum sind zellspezifisch.

Ein wichtiger, in die Entzündung involvierter **Transkriptionsfaktor** ist NF-$\varkappa$B (**nuclear factor $\varkappa$B**). Er wurde ursprünglich als Regulator der Expression des Gens für die $\varkappa$-Leichtketten in B-Lymphozyten der Maus entdeckt. NF-$\varkappa$B liegt in einer aktivierten und einer inaktivierten Form vor. In der aktivierten Form entspricht er einem heterodimeren Molekül bestehend aus 2 Proteinen, dem Protein 65 (P65) (auch relA genannt) und dem Protein 50 (P50) (Abb. 10.6). In der inaktiven Form ist NF-$\varkappa$B an die Proteine I$\varkappa$Bα und I$\varkappa$Bβ gebunden und befindet sich im Zytoplasma der Zellen. Nach einer Zellstimulation wird das Molekül I$\varkappa$Bα

durch eine spezifische Kinase phosphoryliert. Dadurch wird es vom NF-$\varkappa$B abgekoppelt. Der frei gewordene NF-$\varkappa$B diffundiert in den Zellkern und übt dort seine Wirkung aus.

Der Transkriptionsfaktor NF-$\varkappa$B reguliert die Expression verschiedener Proteine (proinflammatorische Zytokine, Chemokine, inflammatorische Enzyme, Adhäsionsmoleküle und Rezeptoren) und kann via verschiedene Stimuli **aktiviert** werden (Zytokine, Proteinkinase-C-Aktivatoren, Oxidanzien [z.B. Ozon], Viren, immunogene Stimuli, Lipopolysaccharide und Ultraviolettstrahlen). Eine Aktivierung von NF-$\varkappa$B kann eine koordinierte, gleichzeitige Expression verschiedener Gene wichtiger Entzündungsmediatoren bewirken. Dies ist beispielsweise bei einer akuten Entzündung für die Rekrutierung und Aktivierung der neutrophilen Granulozyten der Fall. Dazu werden das Adhäsionsmolekül E-Selektin, das Chemokin Interleukin 8 und der Tumornekrosefaktor α benötigt. NF-$\varkappa$B kann aber auch die Stickstoffmonoxid-Synthase exprimieren oder die Cyclooxygenase 2, ein Enzym, welches für die Synthese von Prostaglandinen und Thromboxan A_2 zuständig ist.

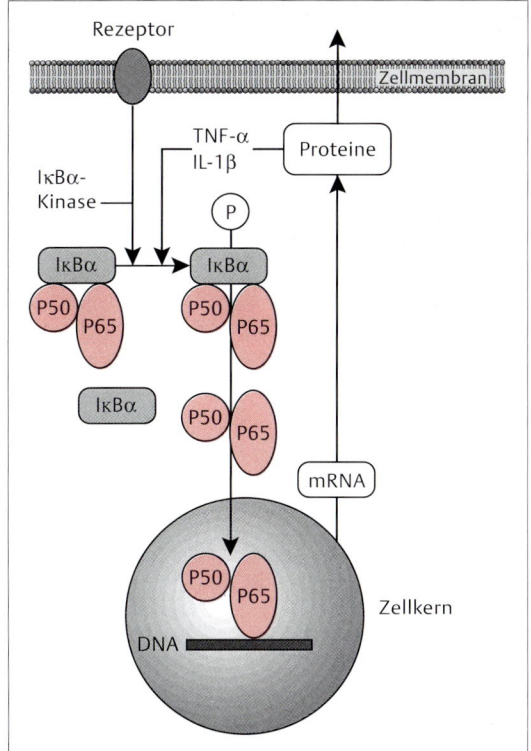

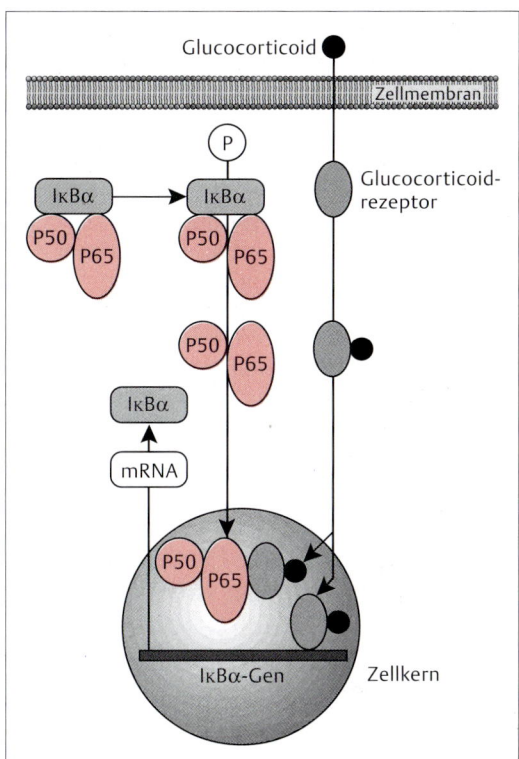

10.6 Transkriptionsfaktoren.
Ein wichtiger Transkriptionsfaktor, der an der Synthese von Mediatoren der Entzündungsreaktionen beteiligt ist, ist der NF-ϰB (nuclear factor ϰB). NF-ϰB ist ein heterodimeres Molekül, welches aus den beiden Proteinen P50 und P65 besteht. Er wird im Zytoplasma durch das Molekül IϰBα gehemmt und durch eine Phosphorylierung von IϰBα aus dem Komplex mit IϰBα freigesetzt. Cyclosporin hemmt unter anderem auch die Aktivierung des NF-ϰB (nach Barnes 1996).

10.7 Glucocorticoide.
Die Glucocorticoide können den NF-ϰB (nuclear factor ϰB), der aus den beiden Proteinen P50 und P65 besteht, auf 2 Arten hemmen: direkt durch eine Bindung des Komplexes bestehend aus dem Glucocorticoidmolekül und dem Glucocorticoidrezeptor an den NF-ϰB und indirekt durch eine Induktion der Expression des NF-ϰB-Inhibitors (IϰBα) über eine direkte Interaktion mit dem zuständigen Gen (nach Barnes u. Karin 1997).

Der NF-ϰB steuert seine Wirkung selber: Das Auftreten des NF-ϰB induziert die Synthese von IϰBα, weil das IϰBα-Gen eine Erkennungssequenz für ϰB besitzt. Das IϰBα tritt in den Zellkern ein, bindet dort an den NF-ϰB, transportiert den NF-ϰB aus dem Zellkern ins Zytoplasma und beendet so die Arbeit des NF-ϰB im Zellkern.

Glucocorticoide können die Wirkung der NF-ϰB bei chronischen Entzündungen hemmen. Dies geschieht wahrscheinlich auf 2 Arten (Abb. 10.**7**):

- Glucocorticoide werden im Zytoplasma an den Glucocorticoidrezeptor gebunden. Dann wird der Komplex in den Zellkern transportiert. Dort wirkt er direkt als Transkriptionsfaktor, in dem er an das Glucocorticoid-Response-Element des IϰBα-Gens bindet und die Expression von IϰBα induziert. IϰBα blockiert den NF-ϰB.
- Der Komplex bestehend aus dem Glucocorticoid und Glucocorticoidrezeptor bindet im Zellkern direkt an den NF-ϰB (P50 + P65). Dadurch wird die Bindung des NF-ϰB an die DNA verhindert.

10.2   Defekte der Synthese, des Abbaus oder der Ausscheidung von Proteinen können sich in Form verschiedener Krankheiten manifestieren

Defekte in der Proteinsynthese können ein Zuviel oder ein Zuwenig an Proteinen bewirken; bei einer Abbaustörung oder verminderten Ausscheidung kommt es zu einer intrazellulären oder extrazellulären Ablagerung und dadurch zur Beeinträchtigung von Organfunktionen. Auch die Entstehung maligner Tumoren ist schlussendlich auf eine Störung von Proteinen zurückzuführen: Die bei malignen Tumoren nicht korrekt funktionierenden Proteine sind oft an der Steuerung und Kontrolle des Zellzyklus oder an der Zellproliferation beteiligt (s. Kapitel 20: Tumoren).

10.2.1   Intrazelluläre Proteinablagerungen können auf eine veränderte Proteinsynthese oder abnorme Struktur der Proteine hinweisen

Pathologische intrazelluläre Proteinablagerungen sind morphologisches Schlüsselmerkmal bei verschiedenen Krankheitsbildern (Tab. 10.**7**), vor allem bei Virusinfekten, bei Krankheiten, die mit einer Störung des Zyto- oder Membranskeletts einhergehen, beim α_1-Antitrypsin-Mangel (AT) und bei der Alzheimer-Krankheit.

Viruskrankheiten

Viren sind bewegliche, **in Proteine eingehüllte Gene**. Sie enthalten entweder RNA oder DNA. Viren synthetisieren ihre eigenen Proteine selber oder lassen sie von den infizierten Zellen synthetisieren und lagern sie in den infizierten Zellen ab. Die meisten Viren besitzen 2 verschiedene Hüllen: die Hülle unmittelbar um die Nukleinsäure herum (Kapsid) und die Virushülle (äußere Hülle; Abb. 10.**8**). Zur Herstellung der äußeren Hülle fügen die Viren die neu synthetisierten Proteine ihrer Membran in die Zellmembran der Wirtszelle ein. Anschließend knospen die virale Nukleinsäure, das Kapsid, die Lipiddoppelschicht der Zellmembran und die in die Zellmembran eingelagerten viralen Membranproteine als

ein neu generiertes Virus aus der Zelle aus (Abb. 10.**9**).

Viren gelangen über **spezifische Lipoproteinrezeptoren** der Wirtszelle in die Wirtszelle hinein. Der Eintritt in die Zellen kann über die apikale Zellmembran (z. B. Influenzavirus) oder über die basolaterale Zellmembran (z. B. Stomatitisvirus) erfolgen. Die Transkription der DNA-Viren erfolgt in 2 Schritten:
1. Synthese der „frühen" Proteine, welche für die Synthese der neuen viralen DNA benötigt werden.

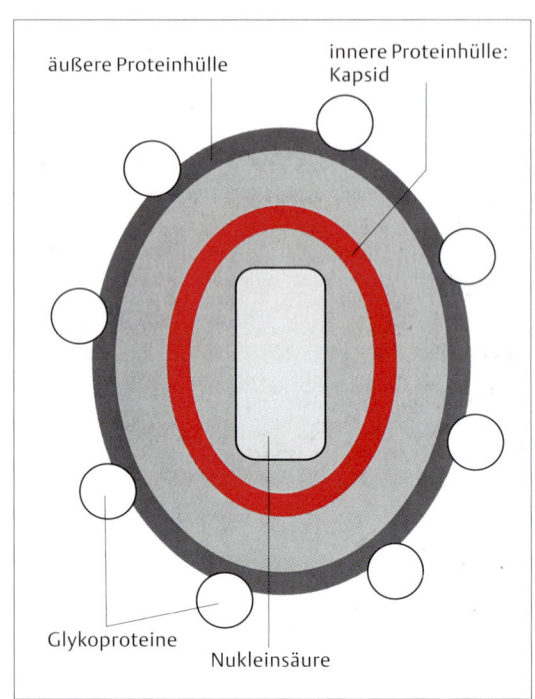

10.8   Viren: Aufbau.
Die Viren besitzen eine Proteinhülle unmittelbar um ihre DNA oder RNA herum (Kapsid). Daneben verfügen sie über eine zweite, äußere Hülle, in die zusätzlich Glykoproteine eingelagert sind. Das HIV (human immunodeficiency virus, Erreger von AIDS, ein RNA-Virus) dockt z. B. mit diesen Proteinen seiner äußeren Hülle an die Rezeptoren der von ihm infizierten Zellen an (nach Levy 1990).

Tabelle 10.**7**   **Intrazelluläre und extrazelluläre Proteinablagerungen.**

Typ der Ablagerung	Typ des Proteins	Organ	Ursache	Beispiele von Krankheiten
Intrazellulär	Hyalin	Haut	Virusinfekt	Verruca vulgaris (Papillomvirus) Condyloma acuminatum (Papillomvirus) Zytomegalie (Herpesvirus) Herpes genitalis Molluscum contagiosum
	Hyalin	Leber[1] Hirn	Strukturanomalien des Zytoskeletts	Alkoholabusus Alzheimer-Krankheit
		Erythrozyten	Strukturanomalien des Membranskeletts	hereditäre Sphärozytose
		Leber	gestörte Proteinsynthese	α_1-Antitrypsin-Mangel
	Hyalin	Nierentubuli	Proteinurie	nephrotisches Syndrom
	Hyalin	Plasmazellen	gesteigerte Funktion der Plasmazellen	chronische Entzündungen Plasmozytom
Extrazellulär	Amyloid	multipel	Tumoren des lymphopoetischen Systems chronische Entzündungen	Amyloidose Amyloidose
	Amyloid	Hirn	gestörte Synthese und gestörter Katabolismus von Proteinen	Alzheimer-Krankheit
	Hyalin	multipel	Fusion von Kollagenfasern	Narben, Ulzera
	Hyalin	Nierenrinde	Störungen der mesangialen Matrix der Glomerula Störungen der Blutgefäßwand	Diabetes mellitus, Glomerulonephritis Hypertonie
	Fibrinoid		Nekrose im Bindegewebe	Ulzera Rheumatismus nodosus Sklerodermie Lupus erythematosus Dermatomyositis
			Nekrose in Blutgefäßwänden	Polyarteriitis nodosa nekrotisierende Arteriitis

[1] Bei den Mallory-Körperchen handelt es sich um Aggregate von Intermediärfilamenten.

2. Transkription der „späten" Proteine, welche Bestandteile der beiden Hüllen (Kapsid und äußere Virushülle) sind.

Die Polymerasen, welche für die Transkription der DNA gebraucht werden, stammen meistens von der infizierten Wirtszelle. Die Replikation der RNA-Viren erfolgt über die viruseigene reverse Transkriptase (RT, eine RNA-abhängige DNA-Polymerase).

Ein Virus kann eine Wirtszelle auf 5 verschiedene Arten beeinflussen:

- Der Virusinfekt limitiert sich selbst; strukturelle Veränderungen in der Zelle bleiben aus („latenter" Infekt; Abb. 10.**10 a**, 1).
- Das Virus induziert den Untergang der Wirtszelle (Abb. 10.**10 a**, 2). Der Zelluntergang kann verschiedene Ursachen haben:
  - starke, intrazelluläre Vermehrung von Viruspartikeln,
  - Unterbrechung normaler synthetischer Aktivitäten der Wirtszelle durch Proteine, die durch das Virusgenom exprimiert worden sind,

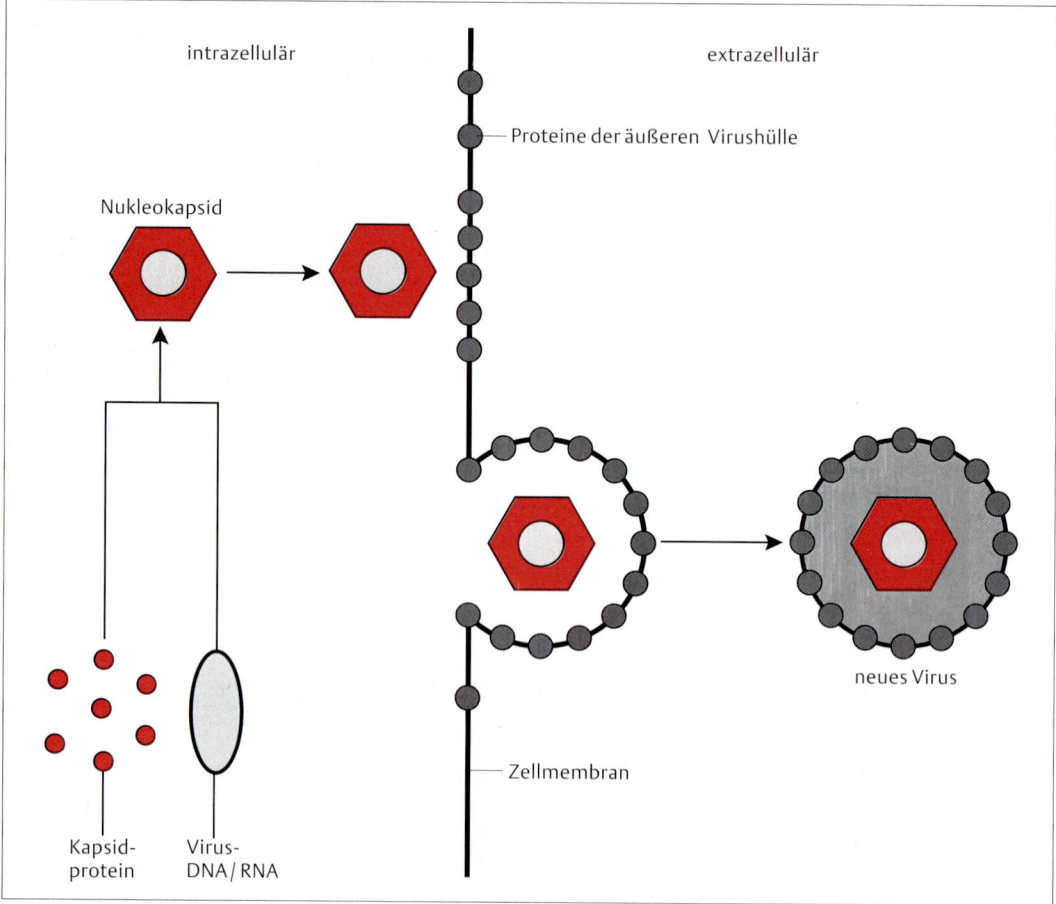

intrazellulär   extrazellulär

Proteine der äußeren Virushülle

Nukleokapsid

neues Virus

Zellmembran

Kapsid-
protein

Virus-
DNA / RNA

10.9 Viren: Replikation.
Für den Austritt der Viren aus einer Wirtszelle bedienen sich die Viren der Membran der Wirtszelle, indem sie die Proteine der Virushülle vorübergehend in der Zellmembran der Zelle deponieren (nach Alberts et al. 1995).

– immunologische zytotoxische Abwehrreaktion, die durch virale, in die Zellmembran eingelagerte Proteine ausgelöst wird.
• Das Virus induziert Änderungen an den Oberflächenproteinen der Zellmembran. Dies ist vor allem typisch für Viren der Gruppe der Paramyxoviren. Folge solcher Veränderungen sind Fusionen zwischen infizierten und nicht-infizierten Zellen, die sich in Form von Riesenzellen manifestieren (Abb. 10.**10 a**, 3). Ein Beispiel dafür sind die Warthin-Finkeldy-Riesenzellen in Lymphknoten von Patienten mit Masern.

• Im Zellkern oder im Zytoplasma der Wirtszellen bilden sich Einschlusskörper. Diese können aus viralen Proteinen bestehen, aber auch aus vermehrt synthetisierten zellulären Proteinen (Abb. 10.**10 a**, 4, 10.**10 b** und Tab. 10.**8**).
• Einige Virusinfekte können eine Proliferation der Wirtszelle induzieren (Abb. 10.**10 a**, 5). Beispiele dafür sind verschiedene Tumoren, die durch einen Virusinfekt hervorgerufen werden oder die infektiöse Mononukleose, eine Lymphadenitis vor allem junger Erwachsener.

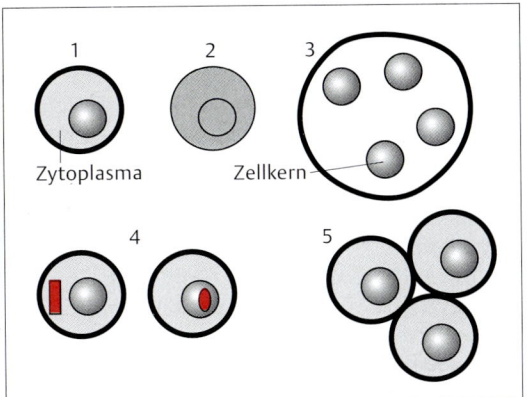

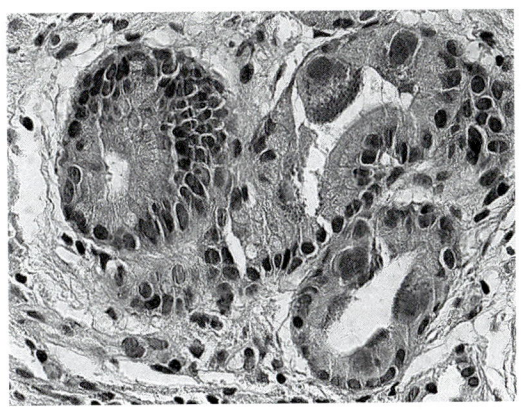

a b

10.**10 a, b   Viruseinschlüsse.**
Es können 5 verschiedene Effekte von Viren auf die Wirtszelle unterschieden werden (**a**): 1 = kein Effekt, 2 = Untergang der infizierten Zelle (häufig), 3 = Bildung von mehrkernigen Riesenzellen, 4 = Bildung von intrazy-toplasmatischen oder intranukleären Viruseinschlüssen (Viruseinschlüsse in Epithelzellen von Magenantrum-drüsen [**b**]), 5 = Proliferation der Wirtszellen (nach Woolf 2000).

Tabelle 10.**8   Intrazytoplasmatische und intranukleäre Viruseinschlüsse.**

Virus		Einschlüsse	Organbefall[1]	Krankheit[1]
DNA	**Adenoviren**	intranukleär		Gastroenteritis
	Hep-a-DNA-Virus Hepatitis-B-Virus	intrazytoplasmatisch	Leber	Hepatitis
	Herpesviren Herpes-simplex-Virus Varizellavirus Zytomegalievirus	intranukleär intranukleär intranukleär	Genitaltrakt Mundhöhle Genitaltrakt	Vulvovaginitis Gingivastomatitis intrauterine Infekte
	Papovaviren Papillomavirus	intrazytoplasmatisch intrazytoplasmatisch	Haut Haut	Verruca vulgaris Condyloma acuminatum
	Poxviren Orthopoxvirus Molluscum-contagio-sum-Virus	intrazytoplasmatisch intrazytoplasmatisch	Haut Haut	Variola (Pocken) Molluscum contagiosum
RNA	**Paramyxoviren** Mumpsvirus	intrazytoplasmatisch intrazytoplasmatisch	Respirationstrakt Gl. parotidea	Masern Mumps
	Reoviren (respiratory enteric orphan)	intrazytoplasmatisch	Darmtrakt	Gastroenteritis
	Retroviren Lentiviren HIV	intrazytoplasmatisch	lymphatisches System	AIDS (acquired immuno-deficiency syndrome)
	Rhabdoviren	intrazytoplasmatisch	Hirn	Rabies (Tollwut)

[1] Aufgeführt sind Beispiele

Störungen des Zyto- oder Membranskeletts

Der Raum einer Zelle wird durch die **Proteine des Zytosklelets** strukturiert. Diese Proteine verbinden an Organellen an verschiedenen Orten in der Zelle und dienen als „Schienen" für den Transport von Molekülen zwischen den Organellen. Zusätzlich stellen sie ein stützendes Zellgerüst dar. Defekte des Zytoskeletts manifestieren sich hauptsächlich in einer Störung der Lokomotion der Zellen (z. B. bei der Chemotaxis) und der Phagozytose. Das Zytoskelett wird von den Actinfilamenten (Mikrofilamente), den Intermediärfilamenten und den Mikrotubuli gebildet.

Die **Actinfilamente** sind zweisträngige, helikale Polymere des Proteins Actin. Actin macht ca. 5 % der gesamten Proteinmenge einer Zelle aus. Die Actinfilamente sind dünn und biegsam. Sie kommen vor allem in der „Zellrinde", unmittelbar unter der Zellmembran vor. Sie verleihen der Zelle durch ihr Zusammenwirken mit den Mikrotubuli eine Polarität. Die Actinfilamente haben auch Kontakt mit den Adhäsionsplaques der Zellen und beeinflussen auf diese Art und Weise die Lage der Zelle bezüglich ihrer Umgebung.

Die **Intermediärfilamente** sind Polymere aus Faserproteinen. Sie verleihen der Zelle die mechanische Stabilität. Sie können in 3 Gruppen unterteilt werden (Tab. 10.9).

Die **Mikrotubuli** sind gerichtete und dynamische Strukturen, deren eines Ende relativ schnell wachsen kann, und deren anderes Ende in das Zentrosom eingebettet ist. Es sind Polymere aus Tubulinmolekülen.

Pathogenetische **Veränderungen des Zytoskeletts** werden oft durch eine nicht geregelte Bindung von Molekülen an die Proteine des Zytoskeletts vermittelt (Tab. 10.**10**). So führen Phalloidine und Cytochalasin B zu strukturellen Veränderungen der Epithelzellen in den Gallencanaliculi und können auf diesem Weg die Funktion der Gallencanaliculi stören und eine Hyperbilirubinämie bewirken.

In der Leber kann es bei Alkoholabusus zu einer Aggregation von Intermediärfilamenten kommen. Diese Aggregate manifestieren sich lichtmikroskopisch als die sog. „Mallory-Körperchen". Frank B. Mallory hat diese „hyalinen Massen" 1911 erstmals beschrieben. Ähnliche Aggregate werden in Hepatozyten bei Adipositas, nach Dünndarmresektionen und bei biliären Störungen, in Alveolarwandepithelien bei Asbestose und in einigen Leber- und Lungenkarzinomen beobachtet. Beim Crooke-Hyalin in den Zellen der Adenohypophyse handelt es sich ebenfalls um Aggregate von Intermediärfilamenten. Sie entstehen bei hohen Plasmakonzentrationen von ACTH (adrenocorticotropem Hormon) und sind auf eine übermäßige Bildung von Intermediärfilamenten in den von ACTH gehemmten Zellen zurückzuführen.

Die **Zilien** der Flimmerepithelzellen und Spermien stehen in engem Kontakt zu den Mikrotubuli. Störungen der Funktion der Zilien können durch Infekte, Hypersensitivitätsreaktionen oder Nicotin hervorgerufen werden, aber auch genetisch bedingt sein. Die wichtigste genetische Störung ist das „Syndrom der immobilen Zilien". Es

Tabelle 10.9 Intermediärfilamente.
Der immunhistochemische Nachweis der einzelnen Intermediärfilamente ist von großer Bedeutung für die Bestimmung der Histogenese von Tumoren und damit Voraussetzung für eine korrekte Klassifizierung der Tumoren.

Gruppe	Polypeptid	Vorkommen
Keratine	Typ I (sauer)	Epithelzellen
	Typ II (neutral/basisch)	Epithelzellen
Vimentinartige Proteine	Vimentin	Zellen mesenchymaler Herkunft
	Desmin	Muskelzellen
	GFAP	Astrozyten, Schwann-Zellen
	Peripherin	Neuronen
Neuronale Intermediärfilamente	Neurofilamentproteine	Neuronen

GFAP glial fibrillary acidic protein

Tabelle 10.10 Krankheiten, die mit Veränderungen des Zytoskeletts einhergehen.

Zytoskelett-komponente	Krankheit/Störung	Stoff, der an die Zytoskelettkomponente bindet	Wirkung
Mikrotubuli		Protein MAP 1 Protein MAP 2 Tau-Protein	Stabilisierung
	Alzheimer-Krankheit	phosphoryliertes Tau-Protein	Destabilisierung
	Chediak-Higashi-Syndrom: gestörte Phagozytose		defekte Polymerisierung
Tubulin	Diarrhö Hemmung der Zellteilung Hemmung der Zellteilung Hemmung der Zellteilung	Colchicin[1] Vinblastin Vincristin Griseofulvin	Hemmung der Polymerisierung
Actin	gestörte Phagozytose biliäre Störung	Cytochalasin B Phalloidin[2]	Verminderung der Polymerisierung Stabilisierung der Polymerisierung
Neurofilamente	Neuropathien	Antabus Aluminium	

[1] Colchicin wird als Medikament gegen die Gicht eingesetzt.
[2] Gegenmittel sind große Mengen von rohem Fleisch, dessen Actinfilamente Phalloidin binden können.

MAP mikrotubuliassoziierte Proteine

besteht aus den 3 Leitsymptomen: Bronchiektasen infolge schwerer Pneumonien, chronische Sinusitis und Situs inversus verschiedener Organe. Oft ist auch eine Infertilität vorhanden.

Vom Zytoskelett ist das **Membranskelett** zu unterscheiden. Es besteht aus einem filamentösen Netzwerk von Proteinen, die an der inneren Oberfläche der Zellmembran verschiedener Zellen, vor allem der **Erythrozyten**, angeordnet sind. Die wichtigsten Proteine des Membranskeletts sind: Spectrin, Actin, Protein 4.1 und Ankyrin. Die Interaktion zwischen diesen Proteinen definiert z. B. die Stabilität der Erythrozyten. Erythrozyten sind während ihrer Zirkulation ständig Turbulenzen und Scherkräften ausgesetzt. Sie müssen deshalb flexibel und dauerhaft „konstruiert" sein. Dies gewähren die Membranskelettproteine. Sind sie defekt, können Krankheiten entstehen. So kommt es zu einer (hereditären) Sphärozytose, wenn die Bindung von Spectrin an ein anderes Membranprotein gestört ist. Folge davon ist eine Einschränkung der Membranelastizität: Es resultieren „unflexible" Erythrozyten (Sphärozyten), welche schneller als normale Erythrozyten zerstört werden. Symptome der Krankheit sind: Hämolyse, prähepatischer Ikterus, Erythrophagie in der Milz, Splenomegalie, Hämosiderose und Gallensteine (bei 50–80% der Patienten).

α_1-Antitrypsin-Mangel

α_1-**Antitrypsin (AT)** ist ein in der Leber synthetisiertes Glykoprotein, welches die bei einer Zellschädigung oder einer Entzündung auftretenden Proteasen unter Kontrolle halten sollte. Die wichtigsten der durch AT überwachten Enzyme sind: Trypsin, Chymotrypsin, Pankreas-Elastase, Hautkollagenase, Renin, Urokinase, Hageman-Faktor sowie neutrale Proteasen der neutrophilen Granulozyten (Elastase, Kollagenase, Proteasen gegen Basalmembranen). AT kommt in Lymphe, Speichel, Stuhl, Muttermilch, Duodenalsekret, Galle, Synovia (Synovialflüssigkeit), Zervixschleim und Samenflüssigkeit vor.

Ein α_1-AT-Mangel ist **morphologisch** an PAS-positiven (PAS: periodic acid Schiff reaction), tropfenförmigen Ablagerungen im Zytoplasma der Hepatozyten zu erkennen. Die Ablagerungen liegen im glatten und rauhen endoplasmatischen Retikulum (ER) und sind diastaseresistent (im Gegensatz zu Glykogen).

Die PAS-positiv angefärbten Moleküle sind Vorstufen des definitiven AT. Bei diesen **defekten Molekülen** ist die Glutaminsäure in einem Peptidfragment durch Lysin ersetzt. Dadurch kommt es im ER zu einer Störung der Ankoppelung der Moleküle an die Sialinsäure, welche für die Übergabe der Moleküle an den Golgi-Apparat wichtig ist. Als einzige wirksame Therapie des AT-Mangels bleibt nur die Lebertransplantation übrig.

Das α_1-AT-Molekül weist viele molekulare Varianten auf, welche von mindestens 25 Allelen auf dem Pi-(Proteinaseinhibitor-)Locus des Chromosoms 14 bestimmt werden. Der **absolute α_1-AT-Mangel** wird autosomal kodominant vererbt. Er führt zu einem panlobulären Lungenemphysen und bei ca. 10% der Patienten zusätzlich zu einer Leberzirrhose; rund 50% der kindlichen Leberzirrhosen beruhen auf einem AT-Mangel. Die genaue Pathogenese der Leberzirrhose beim AT-Mangel ist nicht klar.

Ein **relativer AT-Mangel** kann bei Nicotinabusus auftreten. Grund dafür ist eine Inaktivierung des AT durch Thiolproteasen im Kondensat des Zigarettenrauchs. Ein zusätzlicher Grund sind Infiltrate von neutrophilen Granulozyten in der Bronchusschleimhaut, welche bei den mit dem Abusus einhergehenden rezidivierenden Bronchitiden auftreten. Die Granulozyten sezernieren vermehrt Proteasen und führen so zur Störung des Gleichgewichts zwischen den Proteasen und Antiproteasen. Ein relativer α_1-AT-Mangel ist an der Entstehung des Lungenemphysems bei Rauchern namhaft mitbeteiligt.

Alzheimer-Krankheit

Eine immer größer werdende Zahl älterer Menschen ist von einer progressiv verlaufenden Demenz, der Alzheimer-Krankheit, betroffen. Sie führt zu einem kognitiven Defizit, einer zunehmenden Vergesslichkeit, einer sinkenden Aufmerksamkeit und launenhaften Stimmungsschwankungen, bei denen sich Aggressionen und Frustrationsgefühle abwechseln. Das Morbiditätsrisiko für 75- bis 85-Jährige beträgt im Mittel 10%.

Das Krankheitsbild wurde 1907 erstmals von Alzheimer mit folgenden Worten beschrieben:

„Über die ganze Hirnrinde zerstreut, besonders zahlreich in den oberen Schichten, findet man miliare Herdchen, welche durch Einlagerung eines eigenartigen Stoffes in die Hirnrinde bedingt sind. Der Stoff lässt sich ohne Färbung erkennen".

Der erwähnte Stoff ist heute als Amyloidprotein β (Aβ) bekannt. Aβ kann auf 2 Arten in den extrazellulären Raum gelangen: entweder durch eine Freisetzung aus zugrunde gegangenen Neuronen oder über eine aktive Sekretion aus den Neuronen.

Als **Risikofaktoren** für eine Alzheimer-Krankheit gelten heute: Alter, Trisomie 21, das Vorhandensein des ε4-Allels des Apolipoproteins E, Mutationen im Gen, welches das APP (amyloid precursor protein) kodiert, ein Schädel-Hirn-Trauma in der Anamnese oder eine Herpes-simplex-Enzephalopathie.

Morphologische Charakteristika der Alzheimer-Demenz sind: eine Hirnatrophie, vorwiegend der Frontal- und Temporallappen, extrazelluläre Plaques im Hirngewebe und intraneuronale Proteinablagerungen (fibrilläre Tangles; Abb. 10.11 **a**, **b** und Tab. 10.11). Die Hirnatrophie ist Folge eines Verlusts von Neuronen.

Bei der **Pathogenese der Alzheimer-Krankheit** kommt 3 Proteinen eine Schlüsselrolle zu: dem APP, Aβ und dem Tau-Protein.

Das **APP** ist ein membranassoziiertes Protein. Es wird im Golgi-Apparat und glatten endoplasmatischen Retikulum der Neuronen und Astrozyten synthetisiert, dann an die Zelloberfläche transportiert und via Endozytose wieder in die Neuronen aufgenommen. An einzelnen Stellen steht das APP in enger Nachbarschaft zum Protein Presenilin 1 (PS-1). Die Funktion des PS-1 ist nicht klar: Entweder ist es am intrazellulären Transport des APP beteiligt oder es beeinflusst Enzyme, welche das APP metabolisieren. Das APP scheint als Membranprotein über Interaktionen mit Second Messengers in die Regulation des Zellwachstums und in die Steuerung der Funktion der Synapsen (Gedächtnisbildung) involviert zu sein. Zusätzlich ist es ein potenter Proteasenhemmer. Das Gen, welches das APP kodiert, liegt auf dem Chromosom 21. Schon seit langem ist bekannt, dass Patienten mit einer Trisomie 21 („Mongoloismus") bereits im Alter von 40–50 Jahren Symptome einer Alzheimer-Krankheit entwickeln können.

Das APP kann an 3 Stellen durch Enzyme gespalten werden: an der α-, β- und γ-Stelle. Die entsprechenden Enzyme sind die α-, β- und γ-Sekre-

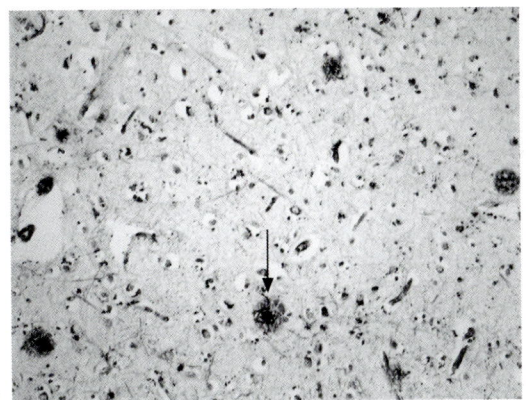

a

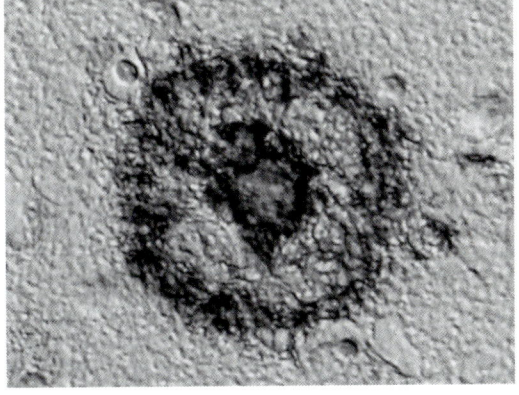

b

10.11 a, b   Alzheimer-Krankheit.
Bei der Alzheimer-Krankheit sind 3 typische Veränderungen im Hirngewebe zu beobachten: neuritische Plaques (**a**), neurofibrilläre Tangles (in den Neuronen) und eine granulovakuoläre Degeneration der Neuronen. Die Plaques liegen extrazellulär und bestehen im Zentrum aus Proteinen (s. Tab. 10.11) und in der Peripherie aus Axonen, Mikro- und Makrogliazellen (**b**) (Abb. 10.11 b wurde von PD Dr. med. Tolnay, Institut für Pathologie der Universität Basel, freundlicherweise zur Verfügung gestellt).

Tabelle 10.11   Morphologische Charakteristika der Alzheimer-Krankheit.
Die wichtigsten morphologischen Merkmale einer Alzheimer-Krankheit sind: Hirnatrophie, Plaques und neuronale Tangles.

Morphologische Veränderungen	Plaques	Tangles
Lokalisation	extrazellulär Großhirnrinde Hippocampus	intrazellulär Neuronen

Zusammensetzung	monomere Aggregate aus Aβ (Aβ)
	APP
	Proteine der Phase der akuten Antwort
	  Amyloid P
	  C-reaktives Protein
	  α_1-Antitrypsin
	  α_2-Makroglobulin
	Immunglobulin G
	Komplementproteine[1]
	Clusterin (Antikomplementprotein)
	Glykosaminoglykane
	Apolipoprotein E
		Tau-Protein (im Übermaß phosphoryliert)
		
		α1-Chymotrypsin
		Ubiquitin
		Proteoglykane
		Fibroblastenwachstumsfaktor
		Apolipoprotein E

An der Peripherie	geschwollene und fragmentierte Axone Mikrogliazellen Astrozyten (Makrogliazellen)	
Ausdehnung	100 – 150 μm	
Korrelation mit dem Schweregrad der Demenz	mäßig stark	stark

[1]   Das Vorhandensein von Komponenten des Komplementsystems ist ein Hinweis auf eine verstärkte Lyse von Neuronen.

Aβ   Amyloidprotein β
APP amyloid precursor protein

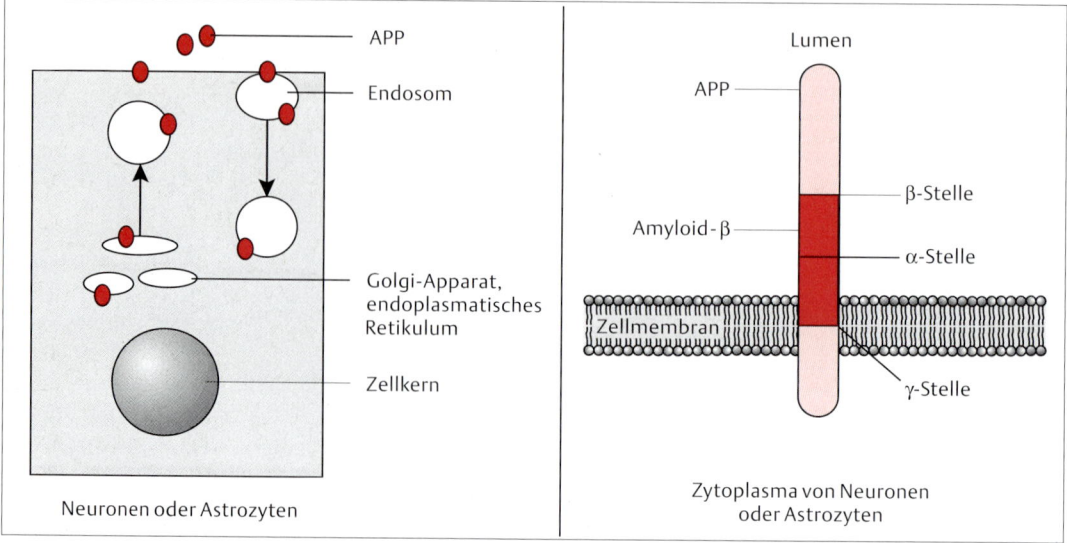

10.12   Alzheimer-Krankheit: APP (amyloid precursor protein).
Bei der Pathogenese der Alzheimer-Krankheit wird dem APP eine große Bedeutung beigemessen. Das Protein wird im Golgi-Apparat und im endoplasmatischen Retikulum vor allem der Astrozyten synthetisiert. Es wird vorerst aus der Zelle abgegeben und wieder über eine Endozytose in die Zelle aufgenommen. Das APP kann an 3 Stellen proteolysiert werden (s. Text) (nach Levey 2000).

tase. Physiologischerweise wird das APP an der α-Stelle proteolysiert. Dabei entstehen harmlose Fragmente. Bei der Alzheimer-Krankheit dagegen wird das APP vor allem an der β- und γ-Stelle gespalten (Abb. 10.**12**). Dabei entsteht das Aβ. Die β-Sekretase wurde erst vor kurzem identifiziert und wird nun BACE genannt (β-site APP cleaving enzyme). Bereits wird nach Medikamenten gesucht, die das Enzym zu hemmen vermögen.

Das **Aβ** liegt im Zentrum der Plaques. Es zeigt 3 Hauptwirkungen:
- Es kann die Neuronen stimulieren. Diese Funktion übt das Molekül mit einem Segment aus, welches große Ähnlichkeiten mit der Substanz P zeigt.
- Es kann neurotoxisch wirken. Diese Eigenschaft hat das Molekül dadurch, dass es in der Membran der Neuronen Ca^{2+}-Ionenkanäle bilden kann.
- Es aktiviert den klassischen Weg des Komplementsystems.

Das **Tau-Protein** gehört in die Gruppe der mikrotubuliassoziierten Proteine (MAP). Die MAP haben 2 Aufgaben:

- Stabilisierung der Mikrotubuli und dadurch Schutz gegen einen Zerfall,
- im neuralen Gewebe Wahrung der Form der Zellen und der Integrität der Synapsen; im Zytoplasma Bildung der aus Tubulin aufgebauten Röhren.

Die Funktion des Tau-Proteins wird wahrscheinlich durch das **Apolipoprotein E** überwacht und gesteuert. Das Apolipoprotein E wird vor allem in den Astrozyten, aber auch in Neuronen gebildet. Es hat 2 Bindungsstellen, eine für Proteine (z.B. auch für Proteine von Rezeptoren), die andere für Lipide. Es bestehen starke Hinweise darauf, dass im Zytoplasma der Neuronen das Apolipoprotein E3 vorübergehend mit dem Tau-Protein einen Komplex bildet. Dieser Komplex dient dazu, das Tau-Protein an einer Homodimerisierung zu hindern, bevor es mit den Mikrotubuli in Kontakt tritt. Wenn der Tau-Apolipoprotein-E-Komplex mit einem Mikrotubulus in Berührung gekommen ist, wird das Tau-Protein aus dem Komplex entlassen, damit es – seiner Aufgabe entsprechend – mit dem β-Tubulin interagieren kann. Im Gegensatz zum Apolipoprotein E3 bindet das

Apolipoprotein E4 das Tau-Protein nur schwach. Überwiegt in den Neuronen das Apolipoprotein E4, so wird das Tau-Protein praktisch nicht mehr daran gehindert, mit sich selber zu aggregieren. Folge davon ist eine intrazelluläre Ablagerung und eine vermehrte Phosphorylierung des Tau-Proteins. Das Tau-Protein steht unter diesen Bedingungen nicht mehr als Stabilisator der Mikrotubuli zur Verfügung. Die Ablagerungen des Tau-Proteins ist morphologisch nach Jahren in Form von intraneuronalen Tangles sichtbar. Ablagerungen von hyperphosphoryliertem Tau-Protein werden als **Tauopathien** bezeichnet (Tab. 10.**12**).

Das Apolipoprotein E bindet nicht nur an das Tau-Protein, sondern auch an das $A\beta$. Dazu verwendet das Molekül seine zweite Bindungsstelle, jene für Lipide. Diese Bindung ist bei der E4-Isoform des Apolipoproteins stärker als bei der E3-Isoform. Es wird angenommen, dass der Komplex $A\beta$-Apolipoprotein dazu dient, in den Astrozyten synthetisiertes $A\beta$ in die Neuronen abzutransportieren. Wird von den Astrozyten zu viel $A\beta$ gebildet oder ist zu viel Apolipoprotein E4 vorhanden, kann nicht alles $A\beta$ in die Neuronen gelangen, weil 1. die Kapazität der Rezeptoren für das Apolipoprotein auf der Oberfläche der Neuronen limitiert ist und 2. der Komplex $A\beta$/Apolipoprotein E4 instabil ist, sodass sich das $A\beta$ extrazellulär wieder vom Komplex ablösen kann und liegen bleibt. Folge dieser Störungen ist eine verstärkte extrazelluläre Ablagerung von $A\beta$ und Apolipoprotein E in den Plaques.

Die **Alzheimer-Krankheit** kann familiär gehäuft oder sporadisch auftreten. Den **familiär** gehäuften Formen der Erkrankung liegen deterministische Genveränderungen zugrunde. Deterministisch bedeutet, dass die Krankheit autosomal dominant vererbt wird und sich bereits früh (im Alter von 40 – 60 Jahren) manifestieren kann. Die genetische Dysfunktion führt zu einer pathologisch verstärkten Ablagerung von Proteinen (z. B. $A\beta$, Presenilin) im Hirngewebe (Tab. 10.**13**).

Bei der **sporadischen Form** der Alzheimer-Krankheit steht das Gen für das Apolipoprotein E im Zentrum. Das Gen weist 3 Allele auf: $\epsilon2$, $\epsilon3$ und $\epsilon4$, sodass 6 verschiedene Genotypen definiert werden können (Tab. 10.**14**). Diese Genotypen kommen unterschiedlich häufig vor. Der Genotyp mit dem höchsten Risiko für die Entstehung einer Alzheimer-Krankheit ist der $\epsilon4/\epsilon4$-Genotyp. Das Risiko, an einer Alzheimer-Demenz zu erkranken, beträgt für $\epsilon4$-Homozygote 3,58. In den USA weisen 64 % der Patienten mit einer Alzheimer-Krankheit diesen Genotypen auf. Die Genotypen $\epsilon2/\epsilon2$ und $\epsilon2/\epsilon3$ scheinen dagegen für die Alzheimer-Krankheit sogar protektiv zu sein. In den Plaques von Patienten mit einem $\epsilon4$-Allel ist eine stärkere Akkumulation des $A\beta$ zu beobachten und kommen mehr neurofibrilläre Tangles vor als in einem Kollektiv ohne $\epsilon4$-Allel.

Ort der Proteinablagerung	Neurodegenerative Krankheit

Intraneuronal
intranukleär
zytoplasmatisch (neuritisch)
	Huntington-Krankheit
	amyotrophe Lateralsklerose (ALS)
	Parkinson-Krankheit[1]
	Tauopathien
	  Alzheimer-Krankheit
	  Trisomie 21
	  Pick-Krankheit

Extrazellulär	Prionen-Krankheit Alzheimer-Krankheit Trisomie 21

Tabelle 10.**12** **Proteinablagerungen bei neurodegenerativen ZNS-Erkrankungen.**

[1] Die Parkinson-Krankheit ist nach der Alzheimer-Krankheit die zweithäufigste neurodegenerative Erkrankung mit einer Prävalenz von 2 % bei über 65-Jährigen. Morphologisches Charakteristikum sind die Lewy-Körper in der Substantia nigra. Die Lewy-Körper enthalten α-Synuclein (ein synaptisches Protein), Ubiquitin und Anteile von Proteosomen. Die Parkinson-Krankheit gehört möglicherweise zu den Synucleinopathien.

Tabelle 10.13 Genetische Veränderungen bei der Alzheimer-Krankheit.
Die Alzheimer-Krankheit kann familiär gehäuft oder sporadisch auftreten. Bislang sind 3 Genveränderungen bekannt, die bei der familiären Form der Krankheit vorkommen. Für das Auftreten der sporadischen Form prädisponiert ein homozygotes Vorhandensein des ε4-Allels des Apolipoproteins E in den Astrozyten.

Genveränderung	Gen	Lokalisation auf Chromosom	Expression in ...	Protein in ...
Deterministisch	APP-Gen	21	Neuronen	Zellmembran
	Presenilin 1	14	Neuronen	Zellmembran
	Presenilin 2	1	Neuronen	Zellmembran
Sporadisch	Apolipoprotein E	19	Astrozyten[1]	Zytoplasma
			Mikrogliazellen	Zytoplasma
			Neuronen	Zytoplasma

[1] Apolipoprotein E wird hauptsächlich in Astrozyten exprimiert.

Tabelle 10.14 Genotypen des ε-Allels des Apoliproteins E bei der Alzheimer-Krankheit.

Genotyp	Häufigkeit in den USA (%)	Beginn der sporadischen Alzheimer-Krankheit	Bindung des Apolipoproteins E an ...	
			Tau-Protein	Aβ
ε2/ε2	< 1		+[1]	–
ε2/ε3	10	im Alter von > 90 Jahren		
ε2/ε4	8			
ε3/ε3	60		+	+
ε3/ε4	20			
ε4/ε4	2	im Alter von < 70 Jahren	–	+++

[1] + bis +++ = Intensitätsgrad

10.2.2 Bei einer Amyloidose werden im Rahmen verschiedener Krankheiten nichtlösliche, fibrilläre Proteine in verschiedenen Organen extrazellulär abgelagert

Lichtmikroskopisch erscheint Amyloid als homogene, eosinophile, interzellulär gelegene Substanz. Sie besteht zu 90% aus Proteinen, zu 10% aus Glykoproteinen. Makroskopisch erscheinen Organe mit Amyloideinlagerungen glasig-wachsartig. Mikroskopisch erscheinen Amyloidablagerungen in der Kongorotfärbung orange und brechen (wegen ihrer β-fibrillären Struktur) doppelt. Elektronenmikroskopisch manifestiert sich Amyloid als lockeres Maschenwerk von Fibrillen mit einer β-Faltblatt-Struktur. Die Amyloidose wird deshalb gelegentlich auch als β-Fibrillose bezeichnet. Im Säugetierorganismus kommen Amyloidablagerungen physiologischerweise nicht vor.

Die **moderne Klassifizierung** der Amyloidose basiert auf der Natur der Vorläuferproteine, die im Blutplasma zirkulieren und aus denen das Amyloid gebildet wird (Tab. 10.15).

Ursache der **AL-Amyloidose** ist meistens eine monoklonale Überproduktion der λ- oder ϰ-Leichtketten durch die Plasmazellen (z.B. bei multiplen Myelomen oder anderen lymphopoetischen malignen Tumoren). Die AL-Amyloidose ist der am häufigsten auftretende Amyloidosetyp. Die **familiären Amyloidosen** werden autosomal dominant vererbt. Im Vordergrund der familiären Amyloidosen steht die Amyloidtransthyretin-(ATTR-)Amyloidose. Transthyretin ist ein Transportprotein für Thyroxin. Es wird vor allem in der Leber synthetisiert, jedoch auch im Plexus cho-

Tabelle 10.**15** **Klassifizierung der Amyloidosen.**
Die moderne Klassifizierung der Amyloidosen richtet sich nach den Vorläuferproteinen der Amyloidproteine.

Amyloidosetyp	Vorläuferprotein	Fibrilläres Protein (Amyloidprotein)	Klinische Symptome
AL (primär)	monoklonale Immunglobulin-Leichtketten	λ- oder ϰ-Leichtketten	Kardiomyopathie Hepatomegalie Proteinurie (Bence-Jones-Proteine) Makroglossie Orthostasestörungen Neuropathie des autonomen und peripheren Nervensystems Ekchymosen Karpaltunnelsyndrom
ATTR (familiär)	abnormes Transthyretin	Transthyretin	Neuropathie des autonomen und peripheren Nervensystems (gastrointestinale Symptome) Kardiomyopathie Glaskörpertrübung
AA (sekundär)	Serumamyloid-A-Protein	Amyloid-A-Protein	Infektionskrankheiten (als Ursache dieses Typs der Amyloidose) Hepatosplenomegalie Proteinurie Niereninsuffizienz Orthostasestörungen
Andere (familiär) • AApo A1 • Agel • Afib • Alys • AE	• Apolipoprotein A1 • Gelsolin • Fibrinogen Aα • Lysozyme • Prohormone	• Apolipoprotein A1 • Gelsolin • Fibrinogen Aα • Lysozyme • Polypeptide	• Polyneuropathie Nephropathie • Dystrophie der Kornea Neuropathie • Neuropathie arterielle Hypertonie • Nephropathie Hepatomegalie • medulläres Schilddrüsenkarzinom Ablagerungen im endokrinen Pankreas

AA   amyloid associated: Amyloid A-Protein
AE   endokrines Amyloid
AL   amyloid light chains: Immunoglobulin-Leichtkettenamyloid
ATTR amyloid transthyretin: familiäres, Transthyretin-assoziiertes Amyloid
Bence-Jones-Proteine: freie monoklonale Leichtketten im Urin

rioideus. In der Familienanamnese sind oft unklare neurologische Krankheiten (z.B. Störungen der Motoneuronen) anzutreffen. Das Serumamyloid-A-Protein (SAA) gehört zu den Proteinen der Phase der akuten Antwort. Die häufigsten chronischen Krankheiten, bei denen eine **AA-Amyloidose** beobachtet werden kann, sind Tuberkulose, chronische Knochenentzündung und Bronchiektasen.

Es bestehen verschiedene Modelle einer möglichen **Pathogenese** der Amyloidablagerungen.

Fest steht, dass die Pathogenese multifaktoriell und für die verschiedenen Amyloidtypen unterschiedlich ist. Diskutiert werden folgende 4 Modelle:

- Vorläufermoleküle (z.B. leichte Immunglobulinketten) werden durch einen Ersatz von Aminosäuren destabilisiert und dann abgelagert.
- Lokal stimulieren chemische Einflüsse wie pH-Veränderungen die Amyloidbildung.

- Makrophagen nehmen die Vorläuferproteine auf, bilden intrazellulär daraus Fibrillen, erschöpfen sich und gehen zugrunde; die Fibrillen werden dabei freigesetzt und extrazellulär deponiert.
- Makrophagen und Endothelzellen bauen die Vorläuferproteine partiell ab. Fragmente der Proteine werden in die Umgebung abgegeben und aggregieren dort in Kombination mit Glykosaminoglykanen der extrazellulären Matrix (Abb. 10.**13**).

Am häufigsten kommt es bei einer Amyloidose zu Amyloidablagerungen in den *Nieren*. Das Amyloid erscheint hauptsächlich in den Glomerula, jedoch auch in den Gefäßwänden. Bei einem Gefäßbefall sind Zeichen einer Ischämie mit einer konsekutiven Tubulusatrophie und interstitiellen Fibrose zu beobachten. Eine Nierenamyloidose kann zu

einem **nephrotischen Syndrom** führen. In der *Leber* treten die Amyloidablagerungen zuerst im Disse-Raum auf, später im Interstitium des Parenchyms und in der Wand der Sinus. Eine Leberfunktionsstörung ist erst bei sehr ausgedehnten Ablagerungen zu beobachten. Im *Herzen* wird das Amyloid vor allem subendokardial, im Myokard des Septum interventriculare, in der Wand der Vorhöfe und der Gefäße abgelagert (Abb. 10.**14**). Folge der **Herzamyloidose** können Veränderungen des Elektrokardiogramms (low voltage) und Herzrhythmusstörungen sein. Die senile ATTR-Amyloidose (senile Herzamyloidose) bleibt klinisch oft unerkannt.

Eine Amyloidose wird meistens über eine Biopsie aus der Zunge, dem Rektum, der Sehnenscheiden oder Nieren diagnostiziert.

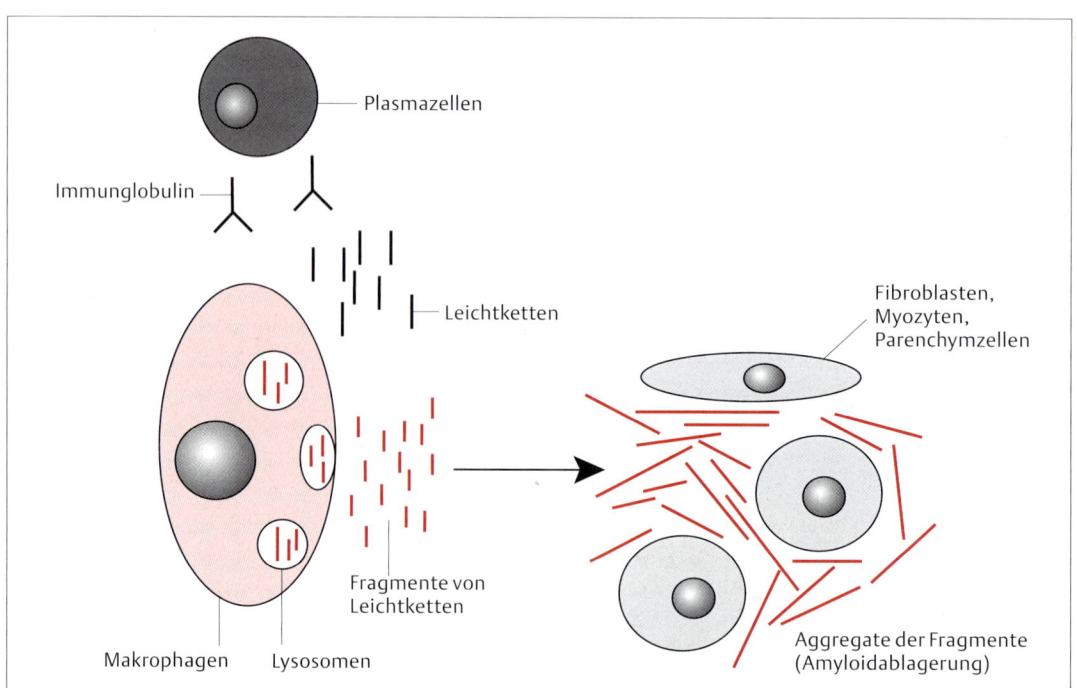

10.13   Pathogenese der AL-Amyloidose.
Die Ablagerung von AL-Amyloid ist wahrscheinlich darauf zurückzuführen, dass die Makrophagen und Endothelzellen die Immunglobulinleichtketten wohl aufnehmen, aber nur inkomplett abzubauen vermögen. Nicht abgebaute Proteinfragmente werden an die Umgebung abgegeben und aggregieren dort extrazellulär. Ein ähnlicher Prozess läuft mit dem Serumamyloid-A-Protein (s. Tab. 1.**4**) ab. Fragmente dieses Proteins werden als AA-Amyloid abgelagert (nach Franklin 1980).

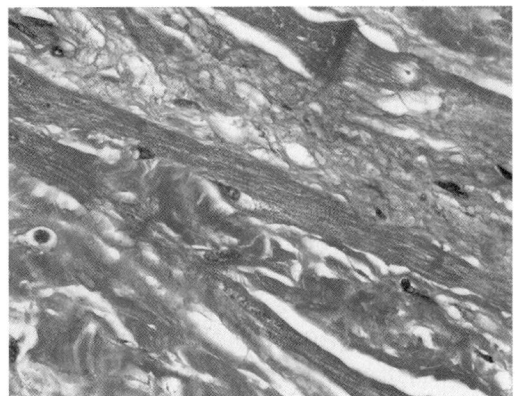

10.14 Senile Herzamyloidose.
Bei älteren Patienten kann es – aus unerklärlichen Gründen – zu einer Ablagerung von Amyloid zwischen die Herzmuskelfasern und in die Wand der interstitiellen Gefäße des Myokards kommen. Die wolkigen Ablagerungen sind extrazellulär gelegen und sehen sehr homogen aus. Sie können zu Rhythmusstörungen führen und Ursache einer Reduktion des Schlagvolumens (s. Abb. 16.**1**) sein.

10.2.3 „Hyalin" und „Fibrinoid" sind teils extrazelluläre, teils intrazelluläre Ablagerungen von Proteingemischen

„Hyalin" ist ein unspezifischer deskriptiver morphologischer Begriff. Er kann für jede morphologische Veränderung, welche sich in der Hämatoxilin-Eosin-Färbung als homogene, rosafarbige, glasige, intra- oder extrazelluläre Ablagerung darstellt, verwendet werden. Als intrazelluläres Hyalin können die tröpfchenförmigen resorptiven Proteinablagerungen bezeichnet werden, welche z. B. bei einem nephrotischen Syndrom in den Nierentubuluszellen beobachtet werden. Amyloidablagerungen erfüllen zwar die Kriterien des Hyalins, werden aber vom Hyalin unterschieden, weil das Amyloid färberisch, biochemisch und elektronenoptisch identifizierbar ist.

„Fibrinoid" wird eine homogene extrazelluläre Proteinablagerung genannt, welche sich einerseits mit Eosin (einem sauren Farbstoff) intensiv anfärbt, andererseits Färbeeigenschaften des Fibrins aufweist und eine zelluläre Reaktion des umgebenden Gewebes auslöst. Fibrinoide Proteinablagerungen werden in Demarkationszonen von Haut- oder Schleimhautnekrosen (z. B. Magenulkus, Hautulkus), im Bindegewebe bei verschiedenen Autoimmunkrankheiten und in Blutgefäßwänden bei Vaskulitiden beobachtet. Die fibrinoiden Ablagerungen bestehen hauptsächlich aus Zelltrümmern, Fragmenten der extrazellulären Matrix und Bestandteilen des Blutplasmas.

10.3 Bei malignen Tumoren können Proteine an ungewöhnlichen Orten oder in ungewöhnlicher Menge erscheinen

Maligne Tumoren können Syndrome bewirken, die nicht direkt auf eine Destruktion des umgebenden Gewebes oder die Fernwirkung des Tumors via Metastasen zurückzuführen sind, sondern auf Proteine, welche vom Tumorgewebe pathologischerweise synthetisiert und als Hormone oder Antigene wirksam werden. Die Syndrome werden als **paraneoplastische Syndrome** bezeichnet. Werden Hormone nur im Tumorgewebe, nicht aber im Ursprungsgewebe, aus dem der Tumor entstanden ist, gebildet, spricht man von einer ektopischen Hormonproduktion. Vor allem bekannt ist die ektopische Sekretion von ACTH bei Bronchialkarzinomen. Folge davon ist ein Cushing-Syndrom (s. Tab. 20.**10**). Bei einer Sepsis werden in verschiedenen Geweben vermehrt Vorläuferproteine des Hormons Calcitonin gebildet und ins Blutserum abgegeben. Diese Calcitonin-Prohormone werden bedeutend stärker als die konventionellen proinflammatorischen Zytokine (C-reaktives Protein, TNF-α und IL-6) exprimiert. Ihnen kommt deshalb diagnostisch die Rolle eines Schlüsselmarkers für eine Sepsis zu.

Unter einer **Sepsis** versteht man eine klinisch nachgewiesene Infektion, welche von einer systemischen Reaktion des Organismus begleitet wird. Experimentell konnte gezeigt werden, dass die Gabe von Antikörpern gegen die Calcitonin-Pro-

hormone zu einer Eindämmung der Sepsis führt und die Prognose stark verbessert. Wenn die erwähnten Vorläuferhormone im Rahmen eines Entzündungsprozesses auftreten, werden sie **Hormokine** genannt. Calcitonin und seine Vorstufen werden physiologischerweise von den neuroendokrinen Zellen der Schilddrüse (C-Zellen) und der Lunge synthetisiert.

10.4 Proteine können mittels immunhistochemischer Methoden im histologischen Schnitt oder zytologischen Präparat sichtbar gemacht werden

Die zellulären und extrazellulären Proteine oder Teile von ihnen, welche immunhistochemisch dargestellt werden können, werden **Epitope** (antigene Determinanten der Proteine oder Proteinteile) genannt. Eine immunhistochemische Darstellung von Epitopen erfordert 2 Schritte:

1. An das Epitop werden monoklonale Antikörper, welche gegen das Epitop gerichtet sind, gebunden.

Tabelle 10.16   Immunhistochemisch darstellbare Epitope.
Der immunhistochemische und immunzytochemische Nachweis von zellulären und extrazellulären Epitopen kann von wegweisender diagnostischer Bedeutung (z. B. als pathologisch-anatomische „Tumormarker") sein.

Struktur	Element	Protein/Amin	Zellen/Organe
Zytoskelett	Intermediärfilamente	Keratine	Epithelzellen
		CK7	Kolon
		CK20	Ovar
		Vimentin	mesenchymale Zellen
		Desmin	quer gestreifte Muskulatur und Herzmuskulatur
		Neurofilamente	Neuronen
		GFAP	Neuronen
	Actin		glatte Muskulatur
Vesikel	Membranproteine	Synaptophysin	neuroendokrine Zellen
Sekretgranula	Matrixproteine	Chromogranine A, B, C	neuroendokrine Zellen
		Leu 7 (CD57)	neuroendokrine Zellen
Zytoplasma	diverse	S100-Protein	neurale und neurogene Zellen
		α-Fetoprotein	Epithelzellen
		karzinoembryonales Antigen (CEA)	Epithelzellen
		prostataspezifisches Antigen	Prostataepithelzellen
		MelanA	Melanozyten
		HMB45	Melanozyten, PEC
	Enzyme	neuronspezifische Enolase	neuroendokrine Zellen
		prostatische alkalische Phosphatase	Prostataepithelzellen
		plazentare alkalische Phosphatase (PLAP)	atypische Keimzellen
	Hormone	diverse	diverse
	Amine	5-Hydroxytryptamin	neuroendokrine Zellen

Tabelle 10.**16** (Fortsetzung)

Struktur	Element	Protein/Amin	Zellen/Organe
Zellmembran		LCA, CD45	Granulozyten, Lymphozyten, Plasmazellen
		CD1	Langerhans-Zellen, Thymozyten
		CD3	T-Lymphozyten
		CD5	T-Lymphozyten, B-Lymphozyten bei B-CLL und Mantelzelllymphom
		CD10	B-Lymphozyten, vor allem bei follikulären und Burkitt-Lymphomen
		CD15	myelopoetische Stammzellen, Hodgkin-Zellen
		CD20	B-Lymphozyten
		CD21	follikuläre dendritische Zellen
		CD23	follikuläre dendritische Zellen, B-Lymphozyten bei B-CLL
		CD30	Hodgkin-Zellen, Zellen des anaplastischen großzelligen Lymphoms, Zellen des embryonalen Karzinoms
		CD34	Endothelzellen
		CD56	natürliche Killerzellen
		CD68	Monozyten, Makrophagen
		CD79	B-Lymphozyten
		CD138	Plasmazellen
	Adhäsionsmoleküle	CD2	T-Lymphozyten
		Faktor-VIII-assoziiertes Antigen	Endothel
	Glykoproteine	epitheliales Membranantigen (EMA)	Epithelzellen
		B72.3, Ber-EP4	Epithelzellen
Zellkern	Rezeptoren	Östrogenrezeptor	diverse
		Progesteronrezeptor	diverse
		Androgenrezeptor	diverse
	Proteine der Proliferation	Ki67-Antigen	diverse
		Cyclin D1 (s. Abb. 6.1)	diverse
	Aktivierungsmarker	Bcl-2	Zellen neoplastischer Keimzentren bei follikulären Lymphomen
		Bcl-6	Zellen neoplastischer Keimzentren bei follikulären Lymphomen
	Transkriptionsfaktoren	diverse (Myc)	diverse
	Suppressorproteine	P53, P27	diverse
Extrazelluläre Matrix		Fibronectin	
		Laminin	
		Kollagene	

B-CLL   chronische lymphatische B-Zell-Leukämie
CK   Zytokeratin
LCA   leucocytic common antigen
PEC   perivascular epithelial cell. Die von den PEC ausgehenden Tumoren werden PECOME genannt. PECOME (z. B. das Angiomyolipom) können auch das S100-Protein und Actin exprimieren

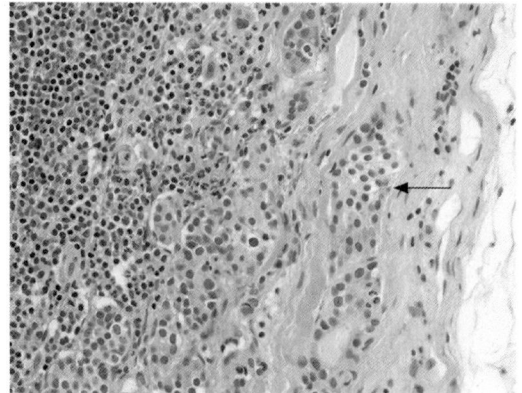
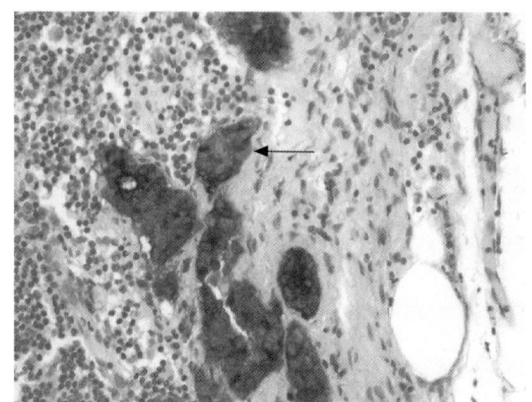

a

b

10.15 a, b   Diagnostische Bedeutung der Immunhistochemie.

In Lymphknoten, die im Rahmen einer Neck-Dissection wegen eines Plattenepithelkarzinoms der Mundhöhle untersucht wurden, fanden sich im Randsinus kleine, relativ monomorphe, teilweise tubulär angeordete Zellen (**a**, Pfeil). Die Monomorphie ließ differenzialdiagnostisch an ein zusätzlich vorhandenes und ebenfalls in die Halslymphknoten metastasierendes neuroendokrines Karzi-nom denken. Die immunhistochemischen Untersuchungen (**b**, Inkubation mit dem Antikörper gegen Calcitonin) ergaben, dass neben den Metastasen des Plattenepithelkarzinoms auch Metastasen eines medullären Schilddrüsenkarzinoms vorhanden waren. Das medulläre Schilddrüsenkarzinom wurde dann im Thyreoidektomiepräparat gefunden.

2. An den Antikörper, der mit dem Epitop reagiert, wird ein gegen ihn gerichteter zweiter Antikörper gebracht. An diesen Antikörper ist ein Farbstoff gekoppelt. Dadurch kann das Epitop im histologischen Schnitt oder zytologischen Präparat sichtbar gemacht werden.

Der Nachweis spezifischer Epitope im Gewebe eines malignen Tumors kann von wegweisender Bedeutung für eine korrekte Tumorklassifizierung sein (Tab. 10.**16**, Abb. 10.**15 a, b**). Wird die Methode des immunologischen Nachweises von Epitopen an zytologischen Präparaten eingesetzt, spricht man von Immunzytochemie.

11 Lipide

11.1 Lipide werden im Blut mittels Träger-proteinen transportiert und von den Zellen über Rezeptoren aufgenom-men

11.2 Der Umsatz der Lipide erfolgt in 2 Kreisläufen, dem „exogenen" und dem „endogenen"

11.2.1 Transportmedium des exogenen Lipid-kreislaufs sind die Chylomikronen

11.2.2 Transportmedien des endogenen Lipid-kreislaufs sind die Low-Density- und High-Density-Lipoproteine

11.3 Steatose ist die intrazelluläre Spei-cherung von freien Fettsäuren und Triglyceriden

11.4 Eine Hypercholesterinämie kann sich vielfältig manifestieren

11.5 Die Adipositas wird der Gruppe der „komplexen Krankheiten" zugeord-net

---

Zusammenfassung

Die **Fettsäuren** (FFS), die Grundbausteine der Lipide, können aus 3 Quellen stammen: aus der Nahrung, aus den Lipidspeichern des Organismus (Fettgewebe, quer gestreifte Muskulatur) oder in Adipozyten und Hepatozyten neu synthetisiert werden. Die Lipide (hauptsächlich Triglyceride und Cholesterin) werden im Blut an Trägerproteine gebunden transportiert (**Lipoproteine**) und von den Zellen über Rezeptoren aufgenommen. Es werden 3 Gruppen von Lipoproteinen (LP) unterschieden: die High-Density-(HDL), die Low-Density-(LDL) und die Very-low-Density-(VLDL-)Lipoproteine. Die einzelnen Typen der LP unterscheiden sich im Gehalt an Triglyceriden und Cholesterin.

Der Umsatz der Lipide erfolgt in **2 Kreisläufen**, dem „exogenen" und dem „endogenen". Unter dem exogenen Kreislauf der Lipide wird der Austausch der Lipide zwischen ihrer Absorption aus dem Dünndarm und der Ablagerung in den hauptsächlichen Speichergeweben (Fettgewebe, Muskulatur und Leber) verstanden, als endogener Kreislauf der Austausch zwischen den Speicherorganen und der Leber. Die Hepatozyten geben Lipide, vor allem Triglyceride, über die VLDL in den endogenen Kreislauf ab. Die Triglyceride der LP werden in den Kapillaren des peripheren Fettgewebes und des Muskelgewebes durch die Lipoprotein-Lipase der Endothelzellen hydrolysiert. Dabei entstehen FFS. Die LP können acetyliert oder oxidiert werden. **Oxidierte LDL** sind imstande, Entzündungsprozesse, eine Immunantwort oder das Gerinnungssystem zu aktivieren und sind für die Entstehung der Atherosklerose hauptverantwortlich.

Eine pathologische intrazelluläre Speicherung von freien Fettsäuren und Triglyceriden wird **Stea-** tose genannt. Eine Steatose erfolgt hauptsächlich in den Hepatozyten, den Adipozyten des Fettgewebes und der quer gestreiften Muskulatur. Die wichtigsten Ursachen einer Steatose sind: 1. eine Hypoxie, 2. falsche Ernährung, bei der zu viele Fette konsumiert werden, 3. toxische Stoffe, welche den Sauerstoffmetabolismus beeinträchtigen und so eine reduzierte Oxidation der Fettsäuren bewirken, 4. Effekte von Hormonen und 5. Störung der Proteinsynthese (z. B. durch Tetracycline oder durch chronischen Hunger). Eine Steatose sollte von einer Lipomatose (Fettgewebshyperplasie oder Adipositas) eines Organs unterschieden werden.

Eine **Hypercholesterinämie** kann durch eine Über- und Fehlernährung oder eine genetische Störung bedingt sein. Sie kann sich unter verschiedenen Formen von Gewebeveränderungen manifestieren. Sie ist zusätzlich einer der wichtigsten Risikofaktoren der Atherosklerose. Die Zellen können Cholesterin aus 2 Quellen beziehen: de novo aus einem zellinternen Syntheseprozess und aus den LDL. Cholesterin ist eines der wenigen Moleküle, die nicht abgebaut, sondern nur über die Leber in Form von Micellen ausgeschieden werden können. Die familiäre Hypercholesterinämie ist eine autosomal dominant vererbte Krankheit. Ursache sind Veränderungen des Gens, das den LDL-Rezeptor kodiert.

Die **Adipositas** ist eine Zivilisationskrankheit. Sie gehört als solche in die Gruppe der komplexen Krankheiten (Krankheiten, bei denen genetische und Umgebungsfaktoren im Zentrum der Pathogenese stehen). Der Schweregrad der Adipositas wird mit dem Body-Mass-Index (BMI) bestimmt (BMI = Körpergewicht [in kg]/Körperlänge^2 [in m]).

Die Lipide üben im Organismus verschiedene Funktionen aus:

- Triglyceride stellen eine wichtige Energiereserve dar.
- Phospholipide und Cholesterin sind Bestandteile zellulärer Membranen.
- Glykolipide bilden wichtige Komponenten der Zelloberfläche.

Zu Krankheiten führen Lipide dann, wenn sie entweder abnorm abgelagert (z. B. bei der Steatose) oder wenn sie oxidiert werden (z. B. bei der Atherosklerose).

Grundbausteine der Lipide sind die freien Fettsäuren (FFS). Der Hauptteil der FFS liegt in den Hepatozyten und Adipozyten. Die FFS können aus 3 Quellen stammen:

- aus der Nahrung,
- aus den Lipidspeichern des Organismus (Fettgewebe, quer gestreifte Muskulatur),
- in Adipozyten und Hepatozyten neu synthetisiert werden (Abb. 11.**1**).

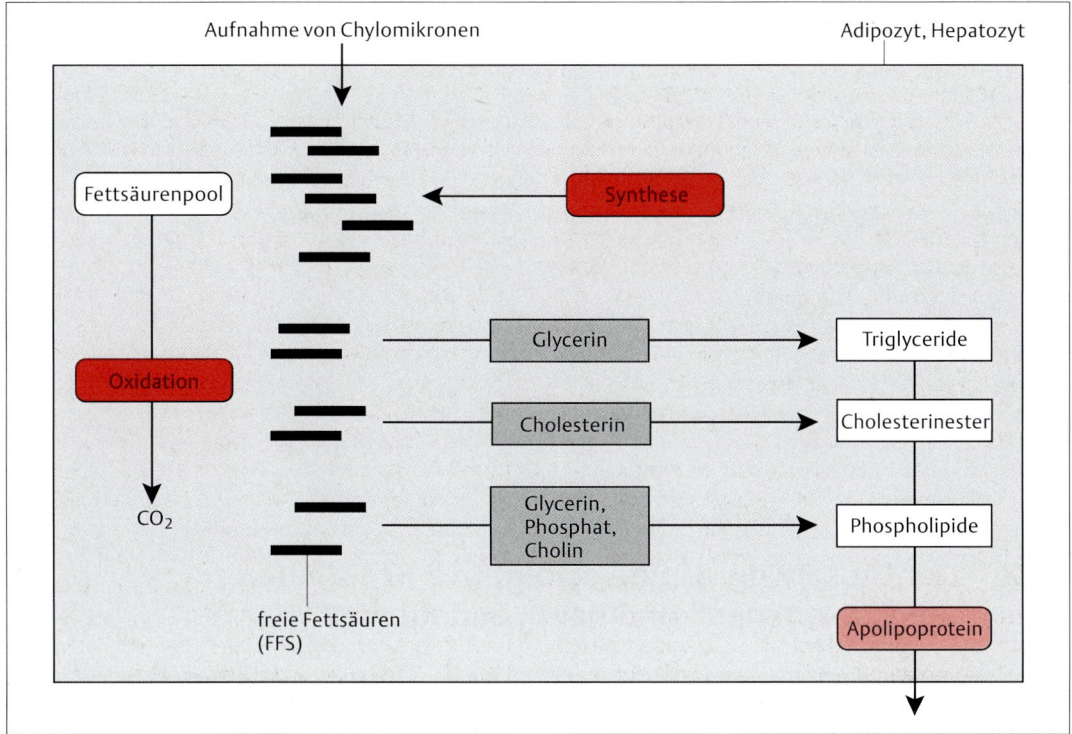

11.1 Metabolismus der Fettsäuren.
Die freien Fettsäuren (FFS) sind die Grundbausteine der Lipide. Sie sind in den Triglyceriden, im Cholesterin und in den Phospholipiden vorhanden und werden – an Apo-lipoproteine gebunden – im Serum transportiert. Ihr Abbau in den Adipozyten oder Hepatozyten erfolgt über eine Oxidation in den Mitochondrien.

11.1 Lipide werden im Blut mittels Trägerproteinen transportiert und von den Zellen über Rezeptoren aufgenommen

Da sowohl die FFS als auch freies Cholesterin toxisch sind, müssen diese Moleküle für den Transport in Blut und Lymphe in spezielle Behälter (Lipoproteine) verpackt werden. Die Lipoproteine (LP) enthalten Triglyceride, freies Cholesterin, Cholesterinester sowie FFS und werden von einem gewundenen Apolipoproteinmolekül (Apo-LP) zusammengehalten. Die Bindung der LP an ihre Rezeptoren zur Aufnahme in die verschiedenen Zellen wird durch das Apo-LP vermittelt. Molekulare Defekte der Apo-LP können zu verschiedenen Dyslipoproteinämien führen.

Es werden 4 **Gruppen von LP** mit je verschiedenen Mengen an Triglyceriden, Cholesterin-estern und freiem Cholesterin unterschieden (Tab. 11.**1**). Einteilungskriterien sind die Dichte und elektrophoretischen Eigenschaften (Länge der Wanderungsstrecke auf dem Gel) der LP. Die Chylomikronen dienen überwiegend dem Transport von Triglyceriden aus dem Dünndarm in die Hepatozyten, die übrigen LP dem Austausch von Triglyceriden und Cholesterin zwischen den einzelnen Organen. Die nicht in Chylomikronen oder LP transportierten FFS werden im Blutserum oder in der Lymphe an Albumin gebunden. Die Triglyceride sind hauptsächlich in den Adipozyten anzutreffen, Cholesterin und die Phospholipide dagegen kommen ubiquitär vor.

Tabelle 11.1 Eigenschaften der Chylomikronen und Lipoproteine.
Wichtiger Bestandteil der Lipoproteine (LP) sind deren Apolipoproteine (Apo-LP): Sie gewährleisten die Struktur der LP, können aber auch selber am Metabolismus der LP beteiligt sein. So kann z. B. das Apo-LP AI auch noch die Lecithin-Cholesterin-Acyltransferase (LCAT) aktivieren. Dieses Enzym ist für die „Übergabe" des Cholesterins aus dem HDL (high density lipoprotein) an das LDL (low density lipoprotein) unerlässlich (s. Abb. 11.2). Das Apo-LP CII aktiviert die Lipoprotein-Lipase der Endothelzellen. Die beiden wichtigsten Apo-LP der Chylomikronen sind das Apo-LP B-48 und das Apo-LP E, das wichtigste Apo-LP des VLDL (very low density lipoprotein) ist das Apo-LP B-100.

Partikel	Triglyceridanteil (%)	Cholesterinanteil (%)	Apolipoproteine					
			AI	B-100	B-48	CII	CIII	E
Chylomikron	80 – 95 (nutritiv)	5 – 20	+		+	+	+	+
LDL		70		+				
VLDL	45 – 65 (endogen)	25		+		+	+	+
HDL		< 25	+			+		+

11.2 Der Umsatz der Lipide erfolgt in 2 Kreisläufen, dem „exogenen" und dem „endogenen"

Unter dem exogenen Kreislauf der Lipide wird der Austausch der Lipide zwischen ihrer Absorption aus dem Dünndarm und der Ablagerung in den hauptsächlichen Speichergeweben (Fettgewebe, Muskulatur und Leber) verstanden, unter dem endogenen der Austausch der Lipide zwischen den Speicherorganen und der Leber (Abb. 11.2).

11.2.1 Transportmedium des exogenen Lipidkreislaufs sind Chylomikronen

Der Leber werden die Lipide über das Lymph- und venöse Blutgefäßsystem aus dem Dünndarm in Form von **Chylomikronen** zugeführt. Die in den Chylomikronen enthaltenen Triglyceride werden von den Enterozyten des Dünndarms aus den FFS gebildet und in den venösen Blutkapillaren durch die Lipoprotein-Lipase der Endothelzellen zu FFS hydrolysiert. Die FFS werden von den Adipozyten und den Skelettmuskelzellen aufgenommen. Die Chylomikronen, welche bereits Triglyceride an das Fett- und Muskelgewebe abgegeben haben, werden „Restkörper" genannt. Die Restkörper werden von den Hepatozyten über Rezeptoren, welche das Apolipoprotein E erkennen, aufgenommen.

11.2.2 Transportmedien des endogenen Lipidkreislaufs sind Low-Density- und High-Density-Lipoproteine

Die Hepatozyten geben Lipide, vor allem Triglyceride, über die Very-low-Density-Lipoproteine (**VLDL**) in den endogenen Kreislauf ab. Diese Triglyceride werden in den Kapillaren des peripheren Fettgewebes und des Skelettmuskelgewebes durch die Lipoprotein-Lipase der Endothelzellen hydrolysiert und abgespalten. Die in den VLDL mit transportierten Cholesterinester werden an die Low-Density-Lipoproteine (**LDL**) übergeben. Das LDL besitzt nur noch das Apo-LP B-100. Dieses interagiert direkt mit dem hoch affinen Rezeptor für die LDL. Die Rezeptoren für die LDL kommen vor allem auf Hepatozyten, glatten Muskelzellen, Fibroblasten und Zellen der Nebennierenrinde vor. Die LDL können durch Acetylierung oder Oxidation modifiziert werden. Die Oxidation erfolgt wahrscheinlich durch Sauerstoffradikale, welche von den Endothelzellen abgegeben werden. Oxidierte LDL werden von Makrophagen aufgenommen und sind imstande, Entzündungsprozesse auszulösen oder eine Immunantwort oder das Gerinnungssystem zu aktivieren.

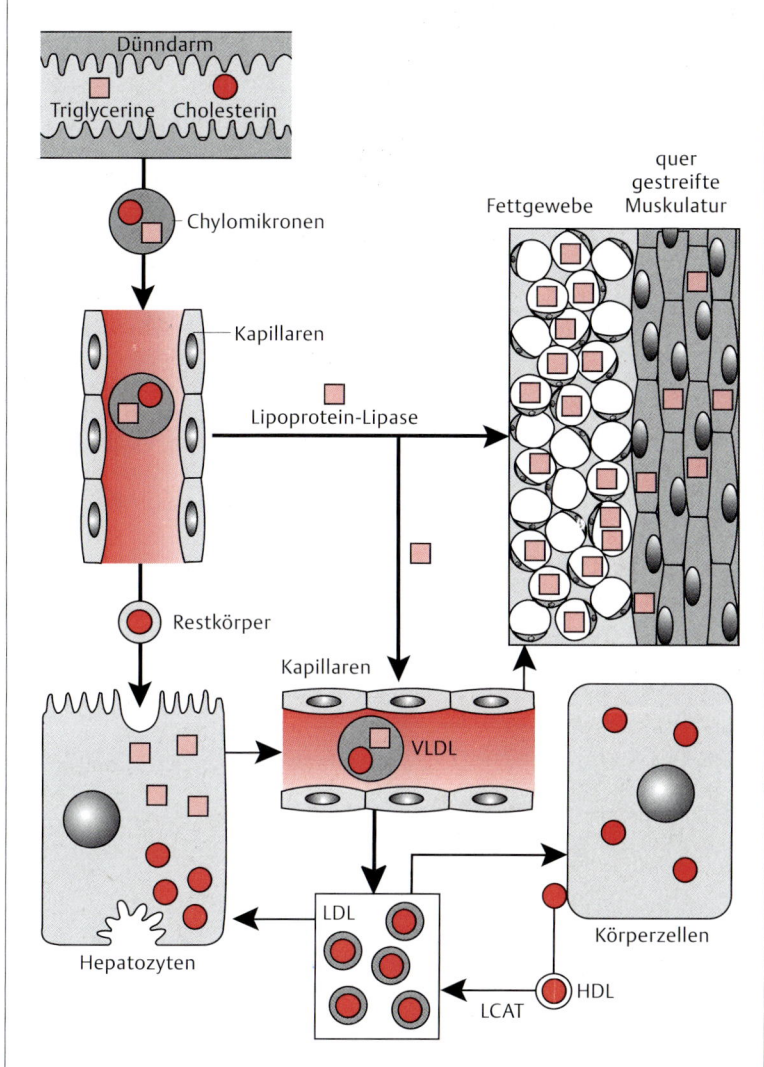

11.2 Lipidkreisläufe.
Die Lipide werden in 2 Kreisläufen transportiert. Im exogenen Kreislauf (fette Linien) zirkulieren sie in Form von Chylomikronen vom Dünndarm in die Leber, im endogenen Kreislauf (feine Linien) in Form von VLDL (very low density lipoproteins), LDL (low density lipoproteins) und HDL (high density lipoproteins) von der Leber in die Fettspeicher und in andere Organe (s. Text); LCAT: Lecithin-Cholesterin-Acyltransferase (von der Leber synthetisiert) (nach Rubin u. Farber 1988).

Die High-Density-Lipoproteine (**HDL**) sind die Hauptvehikel des reversen Cholesterintransportsystems; sie werden im Dünndarm und in der Leber synthetisiert. Von den Zellen nicht mehr gebrauchtes Cholesterin wird an die Zelloberfläche verlagert und dort den vorbeiströmenden HDL zur Aufnahme angeboten. Die HDL geben die aufgenommenen Cholesterinmoleküle unter Einwirkung der Lecithin-Cholesterin-Acyltransferase (LCAT) an die LDL weiter. Diese sorgen für den Transport des Cholesterins in die Leber (zur Metabolisierung) oder in Organe, welche Cholesterin benötigen.

11.3   Steatose ist die intrazelluläre Speicherung von freien Fettsäuren und Triglyceriden

Eine Steatose kann in den Hepatozyten, den Adipozyten des Fettgewebes und der quer gestreiften Muskulatur auftreten. Ihr liegen verschiedene pathogenetische Mechanismen zugrunde (Tab. 11.2). Eine geringgradige Steatose bleibt klinisch stumm.

Zu einer der ersten manifesten pathologischen Veränderungen in der Leber bei Alkoholabusus gehört eine Steatose (Verfettung) der Hepatozyten. Diese Steatose kann zu einer Kompression der Sinus und auf diesem Weg zu einer Störung der Blutzirkulation der Leber führen. Histologisch manifestiert sich die Steatose der Leber auf 2 Arten:

- Triglyceride werden in Form von kleinen, oft membrangebundenen Tropfen abgelagert. Diese Form wird „mikrovesikuläre Steatose" genannt. Sie tritt vor allem als Folge einer toxischen Hypoxie auf.
- Bei den übrigen Formen der Steatose werden die Triglyceride in großen, intrazytoplasmatischen Vakuolen gespeichert (Abb. 11.3a, b).

Triglyceride sind entgegen früheren Meinungen ein unabhängiger Risikofaktor für die koronare Herzkrankheit. Die Monozyten, Makrophagen und Endothelzellen besitzen einen speziellen Rezeptor für Triglyceride und für das Apo-LP B-48.

Pathogenese	Ursache
Reduzierte Oxidation der Fettsäuren in den Mitochondrien	Hypoxie, Anämie Vitaminmangel (Niacin, Riboflavin)
Reduzierte Synthese der Apo-LP	Toxine (z. B. Diphtherietoxin)
Vermehrtes Angebot an Fettsäuren von außen oder von innen, gefolgt von einer gesteigerten Synthese von Triglyceriden	Überernährung vermehrte Lipolyse bei Stress durch Corticosteroide bei Insulinmangel
Erhöhte intrazelluläre H^+-Ionenkonzentration, gefolgt von einer gesteigerten Synthese von Fettsäuren und Triglyceriden	Alkoholabusus
Verminderte Synthese von ApoLP	Hunger (z. B. Kwashiorkor[1]) Tetracycline α-Amanitin[2] Sauerstoffradikale Acetaldehyd (bei Alkoholabusus)[3]
Gestörter intrazellulärer Transport der LP	Schädigung der Mikrotubuli durch Blockade des Tubulins (z. B. durch Acetaldehyd) Toxine

Tabelle 11.2   **Ursachen der Steatose der Hepatozyten.**

[1] Beim Kwashiorkor wird eine Steatose der Leber beobachtet. Die Steatose bei diesem Krankheitsbild (Proteinmangelernährung) wird durch eine stark reduzierte Synthese von LP in der Leber hervorgerufen. Kwashiorkor ist ein ghanaisches Wort und bedeutet: „Die Krankheit, welche beim ersten Kind auftritt, wenn das zweite geboren ist". Denn die Ursache des Kwashiorkor ist eine reduzierte Proteinversorgung des ersten Kinds nach der Geburt des zweiten.
[2] α-Amanitin hemmt die RNA-Polymerase II.
[3] Acetaldehyd bindet 1. an Aminosäuren und hemmt so die Synthese von Proteinen und 2. an Tubulin, wodurch der Export des VLDL aus der Leber reduziert wird.

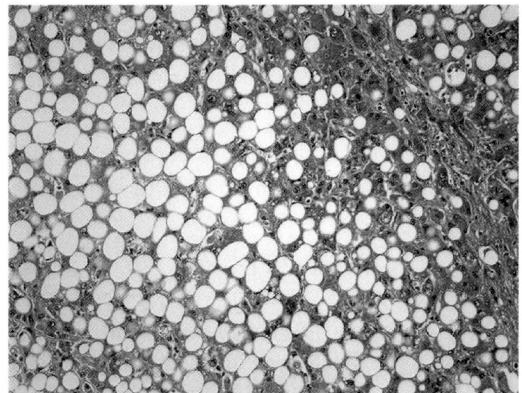
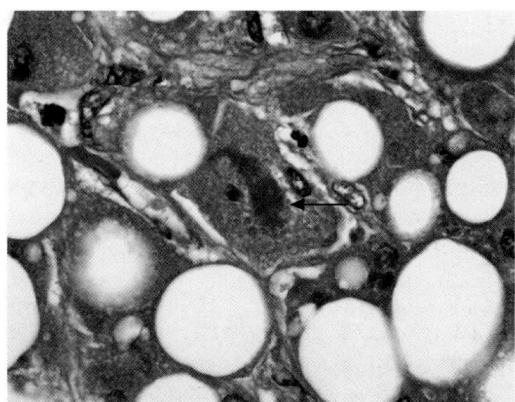

a

b

11.3 a, b Steatose der Leber.

Unter einer Steatose (**a**) versteht man eine Speicherung von Triglyceriden in den Hepatozyten (s. Tab. 1.**8**). Ursache ist nicht selten ein Alkoholabusus. Neben der Steatose kann es bei der alkoholischen Hepatopathie auch zur
Bildung von Mallory-Körperchen (Mallory bodies) kommen. Mallory-Bodies sind klumpige Aggregate von Intermediärfilamenten (**b**, Pfeil).

Bei gesunden Personen werden die in der Leber synthetisierten triglyceridreichen VLDL praktisch nicht an diesen Rezeptor gebunden, bei Patienten mit einer **Hypertriglyceridämie** dagegen schon. In den Endothelzellen bewirkt diese Bindung eine verstärkte Synthese des Inhibitors des Plasminogenaktivators und dadurch eine Einschränkung der Fibrinolyse. Es ist schon seit einiger Zeit bekannt, dass die Hypertriglyceridämie mit einem erhöhten Thromboserisiko verbunden ist.

Die Hypertriglyceridämie kann genetische oder metabolische Ursachen haben oder durch Medikamente (z. B. Östrogene, Steroide, Retinoide und β-Blocker) hervorgerufen werden. Wichtige metabolische Störungen, welche zu einer Hypertriglyceridämie führen, sind das nephrotische Syndrom, eine Unterfunktion der Schilddrüse und der Diabetes mellitus. Einer erhöhten Konzentration von Triglyceriden kann durch eine vermehrte Aufnahme von ungesättigten Fettsäuren in der Nahrung begegnet werden. Die **ω3-Fettsäuren** vermögen eine erhöhte Konzentration der Triglyceride am effizientesten zu reduzieren. Grund dafür ist ihre Eigenschaft, die Produktion der VLDL in der Leber zu hemmen.

Eine **Steatose des Herzens** zeigt sich in Form einer „Tigerung" des Herzmuskels. Sie ist als feinste, quer zur Faserrichtung verlaufende, goldgelbe Streifung des Muskelgewebes erkennbar. Das streifige Muster wird bedingt durch die Art der Gefäßversorgung im Myokard.

Als **Lipomatose** wird eine Hyperplasie des Fettgewebes eines Organes bezeichnet (z. B. des Fettgewebes des Herzens, der Mamma oder des Pankreas).

11.4 Eine Hypercholesterinämie kann sich vielfältig manifestieren

Alle Zellen benötigen für ihr Funktionieren Cholesterin. Sie können Cholesterin aus 2 Quellen beziehen: de nuovo über einen zellinternen Syntheseprozess und aus den LDL, welche von einem Rezeptor auf der Zellmembran aufgenommen werden.

Um den Cholesterinspiegel im Serum konstant zu halten, wird überschüssiges Cholesterin von den Zellen in den Lysosomen gespeichert. Die
intrazelluläre Cholesterinhomöostase wird durch das freie Cholesterin gesteuert. Freies Cholesterin hat folgende 3 Eigenschaften:

- Es hemmt die 3-Hydroxy-3-methylglutaryl-Coenzym-A-Reduktase (HMG-CoA-Reduktase). Dieses Enzym des endoplasmatischen Retikulums ist ein Schlüsselenzym der intrazellulären Cholesterinsynthese.

- Freies Cholesterin aktiviert die Acyl-Coenzym-A-Cholesterin-Acyltransferase (ACAT), ein intrazelluläres Enzym, welches Cholesterinoleat (Speicherform des Cholesterins) bildet.
- Cholesterin hemmt die Zellen, LDL-Rezeptoren zu synthetisieren.

Cholesterin ist eines der wenigen Moleküle, welche intrazellulär nicht abgebaut werden können: Es muss deshalb intrazellulär gespeichert oder ausgeschieden werden. Gespeichert wird es in Form von membrangebundenen „Tropfen". Diese Tropfen erwecken den Eindruck von „Schaum". Solche „Schaumzellen" treten bei verschiedenen Läsionen auf: nach Fettgewebsnekrosen, in der Intima von Arterien bei der Atherosklerose, bei Lungenerkrankungen (Pneumonien, Defekten des Surfactantsystems), in Xanthomen und als Cholesteatose in der Gallenblasenschleimhaut. Zur Entsorgung wird das Cholesterin von den Zellen an ihre Oberfläche verschoben, damit es dort von den HDL (wichtigste „Cholesterinentsorger") übernommen werden kann. Via endogenem Kreislauf wird es dann in die Leber transportiert und von dort über die Galle ausgeschieden.

Eine **Hypercholesterinämie** kann durch eine Über- oder Fehlernährung oder eine genetische Störung zustande kommen. Sie kann sich morphologische auf verschiedene Art und Weise manifestieren (Tab. 11.3) und gilt als wichtiger Risikofaktor der Atherosklerose.

Die **familiäre Hypercholesterinämie** ist eine autosomal dominant vererbte Krankheit. Ursache sind Veränderungen des Gens, welches den LDL-Rezeptor kodiert. Es kann sein, dass:
- die intrazelluläre Synthese oder die Faltung des Rezeptorproteins falsch ist,
- der Rezeptor wegen einer gestörten Konformation nicht an die Oberfläche der Zelle gelangen kann,

Tabelle 11.3   Manifestationsformen der Hypercholesterinämie.

Morphologie	Topographie	Ursache	Bezeichnung
Schaumzellen (Alveolarwand-Makrophagen) in den Alveolen	Lungen	Zusammenbruch des Surfactantsystems[1] bei einem Verschluss von Bronchiolen oder von Bronchien	obstruktive xanthöse Pneumonie
Schaumzellen und Touton-Riesenzellen	Haut (vor allem an traumagefährdeten Zonen, z. B. Ellbogen, Fersen, Sehnen)	Hypercholesterinämie	Xanthom (erhaben)
Schaumzellen in der Kutis, Subkutis oder Tunica mucosa	Haut Augenlid Magen-Darm-Trakt	Hypercholesterinämie	Xanthelasma (flach)
Subepitheliale Schaumzellen	Gallenblase	Übersättigung der Galle mit Cholesterin oder relativer Mangel an Gallensäuren, welche Cholesterin in micellarer Lösung halten	Cholesteatose
Wetzsteinartige Cholesterinkristalle, umgeben von Fremdkörperriesenzellen und Makrophagen	ubiquitär	Zerfall von Hornmassen (z. B. nach Bestrahlung von Plattenepithelkarzinomen) Zerfall von Erythrozyten[2]	Cholesteringranulom

[1] Das Surfactantsystem ist eine von den spezialisierten Alveolarepithelzellen Typ II (AEZ II) gebildete Phospholipidschicht, welche die Oberfläche der Alveolen bedeckt.
[2] Das Verhältnis zwischen Cholesterin und Phospholipiden in der Erythrozytenmembran beträgt ca. 1 : 1.

- der Rezeptor an der Oberfläche nicht entlang der Zellmembran zu den „Membraneinsenkungen", an denen er installiert werden sollte („clustering"), gelangen kann,
- das intrazelluläre „Recycling" zur Wiederherstellung des Rezeptors via Endosomen nicht stattfinden kann.

Den homozygoten Patienten mit einer familiären Hypercholesterinämie fehlen die LDL-Rezeptoren. Deshalb ist bei ihnen die Konzentration des Serumcholesterins – verglichen mit gesunden Probanden – um das Fünffache erhöht. Diese Patienten zeigen vor allem multiple Hautxanthome und können bereits in der Adoleszenz einen Myokardinfarkt erleiden.

11.5 Die Adipositas wird der Gruppe der „komplexen Krankheiten" zugeordnet

Adipositas ist eine pathologische Hyperplasie des Fettgewebes. Die **„komplexen Krankheiten"** sind Krankheiten, deren Pathogenese auf sowohl genetischen als auch auf Umgebungsfaktoren beruht. Zu den komplexen Krankheiten werden neben der Adipositas die Hypertonie, die ischämische koronare Herzkrankheit und der Diabetes mellitus gezählt.

Das Volumen des Fettgewebes (Größe der Fettspeicher) und somit das Körpergewicht werden durch **anabole und katabole Effektoren** mit Langzeitwirkung gesteuert. Verschiedene Gene, welche die an der Energiehomöostase beteiligten Effektoren kodieren, konnten in den letzten Jahren – vor allem am Mausmodell – identifiziert werden.

Anabole Effektoren bewirken eine Verstärkung der Nahrungsaufnahme, katabole hemmen die Nahrungsaufnahme und fördern den Energieverbrauch. Hauptvertreter der anabolen Effektoren ist das **Neuropeptid Y** (NPY), das der katabolen Effektoren das **melanozytenstimulierende Hormon** α (α-MSH). NPY wird von den Neuronen sezerniert und an die Neuropeptidrezeptoren auf den postsynaptischen Zellen des Nucleus arcuatus und des ventromedialen Hypothalamus (Abb. 11.**4**) gebunden. Auch das α-MSH wird in den Neuronen synthetisiert. Es wirkt als Ligand für den Melanocortin-4-Rezeptor, welcher ebenfalls auf den postsynaptischen Zellen vorhanden ist. An der Synthese des NPY und des α-MSH sind das Protein Leptin und verschiedene Enzyme beteiligt, welche genetisch bedingte Defekte aufweisen und so die Energiehomöostase stören können.

Leptin ist ein Protein, welches in den Adipozyten, Epithelzellen der Magenmukosa und in der Plazenta gebildet wird und die Blut-Hirn-Schranke zu passieren vermag. Es wird den Sättigungsfaktoren zugerechnet. Weitere Sättigungsfaktoren sind das glucagonähnliche Peptid (GLP-1), Insulin, Cholecystokinin, Serotonin und eine verstärkte Spannung in der Magenwand. Eine erhöhte Leptinkonzentration im Blutserum signalisiert, dass genügend Fettsäuren vorhanden sind, deshalb die Nahrungsaufnahme eingestellt und der Stoffwechsel und die Energieabgabe stimuliert werden können. Bei einem vermehrten Energiekonsum, beim Diabetes mellitus und nach einer Phase des Fastens ist die Konzentration des Leptins dagegen reduziert.

Bei Patienten mit einer Adipositas wird – verglichen mit nichtadipösen Probanden – eine erhöhte Konzentration des Leptins und des Tumornekrosefaktors α (TNF-α) beobachtet. Es wird postuliert, dass die Hyperlipidämie Folge einer „Leptinresistenz" sein könnte. Eigentliche Ursache dieser Resistenz ist wahrscheinlich ein Polymorphismus des Gens, welches das Melanocortin kodiert und nicht eine Störung des Leptins, denn bei Patienten mit einer Adipositas können auf dem Chromosom 2 Veränderungen von Genen in der Umgebung des Locus für Melanocortin beobachtet werden.

Leptin übt 3 Funktionen aus:
- Stimulation der Synthese des α-MSH,
- Hemmung der Synthese des NPY (s. Abb. 11.**4**),
- Proliferation der Helfer-T-Lymphozyten Typ 1 (TH1), begleitet von einer gesteigerten Synthese proinflammatorischer Zytokine.

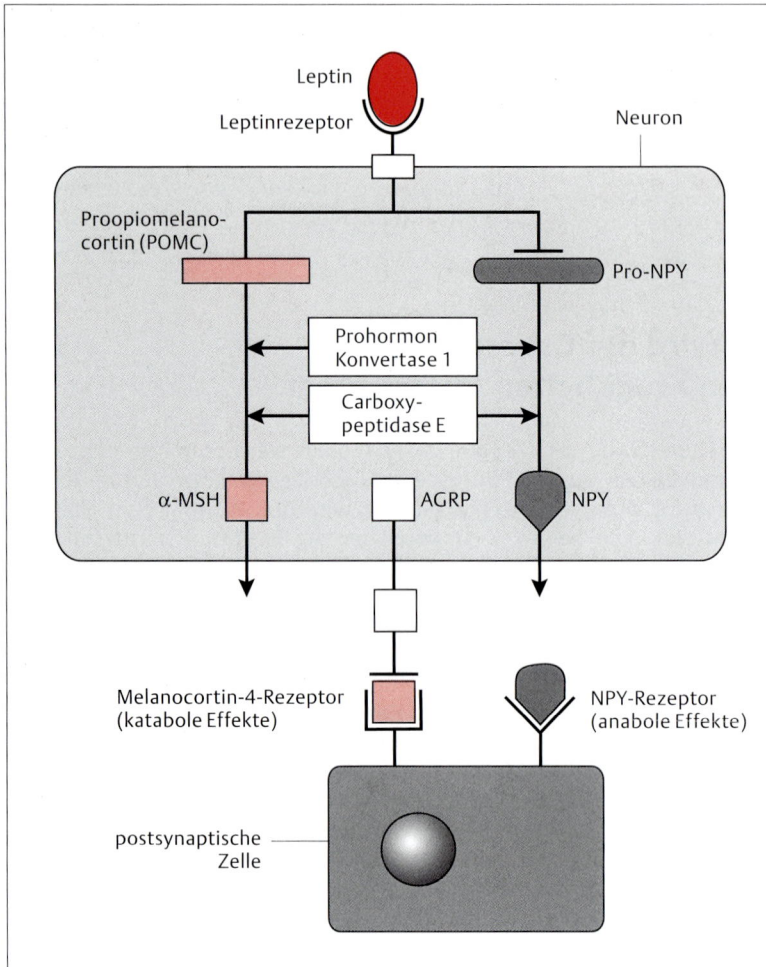

11.4 Leptin als kataboler Effektor.
An der „Überwachung" der Fettreserven des Organismus sind anabole und katabole Effektoren beteiligt. Sie wirken in Neuronen des Nucleus arcuatus und des ventromedialen Hypothalamus. Der derzeit wichtigste bekannte anabole Effektor ist das Neuropeptid Y (NPY), der wichtigste katabole Effektor das aus dem Proopiomelanocortin (POMC) abstammende melanozytenstimulierende Hormon α (α-MSH). Eine erhöhte Konzentration von NPY im Blutserum induziert eine Hyperphagie, eine erhöhte Konzentration von α-MSH eine Drosselung der Nahrungsaufnahme. Die Synthese von α-MSH wird durch eine Bindung des Leptins an den Leptinrezeptor auf den Neuronen im ventromedialen Hypothalamus induziert; AGRP: Agonti-Protein-reliertes Protein (konkurriert am Melanocortin-4-Rezeptor mit dem α-MSH); NPY: Neuropeptid Y (nach Schwartz 1997).

Es ist schon seit einiger Zeit bekannt, dass bei längerem Fasten die Immunantwort reduziert ist. Grund dafür sind die nach dem Fasten zu beobachtenden niedrigeren Leptinkonzentrationen. Zur Ausübung seiner Funktion bedient sich das Leptin eines spezifischen Rezeptors, welcher auf der Oberfläche der Neuronen sitzt.

Eine Adipositas ist häufig mit einer Hypertonie korreliert. Es konnte gezeigt werden, dass zwischen der Nahrungsaufnahme und der Aktivität des sympathischen Nervensystems eine Abhängigkeit besteht. So zeigt das NPY (anaboler Effektor mit der Induktion einer Hyperphagie) eine ähnliche Wirkung auf den Blutkreislauf wie das Adrenalin.

Eine Adipositas wird mithilfe des **Body-Mass-Index (BMI)** diagnostiziert. Der BMI ist definiert als Quotient zwischen dem Körpergewicht und der Körperlänge:

$$BMI = \frac{Körpergewicht\,(kg)}{Körperlänge^2\,(m)}$$

Die Normalwerte des BMI und die Grenzwerte für die Diagnose einer Adipositas können Tab. 11.**4** entnommen werden. Schon mit einer geringen Gewichtsreduktion (um 5 % des Totalgewichts) lässt sich bei adipösen Patienten das generelle Risiko für eine Herzkreislaufkrankheit erheblich reduzieren.

Klassifikation	BMI	
	Männliche Probanden	**Weibliche Probanden**
Untergewicht	< 20	< 19
Normalgewicht	20 – 25	19 – 24
Übergewicht	> 25 – 28	> 24 – 28
Adipositas	> 28 – 40	> 28 – 40
Adipositas permagna	> 40	> 40

Tabelle 11.**4 Klassifizierung des Körpergewichts mithilfe des Body-Mass-Index (BMI).**

12 Kalk- und Kristallablagerungen

12.1 Calcium ist ein Metall und kontrolliert sehr viele Prozesse des Organismus

12.2 Calciumsalze erscheinen im Gewebe als granuläre Strukturen

12.2.1 Kalkablagerungen entstehen aus „Kristallisationskeimen"

12.2.2 Dystrophische und metastatische Kalkablagerungen

12.3 Die Feststellung von Verkalkungen hat einen hohen diagnostischen Wert

12.4 Kristallablagerungen in den Gelenken können schmerzhafte Gelenkerkrankungen verursachen

12.4.1 Primäre und sekundäre Gicht

12.4.2 Pathogenese der Gicht: Erhöhung der Harnsäurekonzentration und gesteigerte Phagozytose von Natriumuratkristallen

Zusammenfassung

Calcium ist ein wichtiger Baustoff des Knochengewebes und Zahnzements. Im Rahmen pathologischer Prozesse kann es in verschiedenen Organen als röntgendichte Substanz und mikroskopisch in Form granulärer Herde sichtbar werden.

Calciumionen (Ca^{2+}-Ionen) können in nekrotischen oder degenerativ veränderten Geweben oder in Geweben, in denen Säuren ausgeschieden werden, abgelagert werden. Diese Ablagerungen, welche Calcium enthalten, werden **Verkalkungen** genannt. Es wird zwischen dystrophischen und metastatischen Verkalkungen unterschieden. Bei der **dystrophischen** Verkalkung ist die Konzentration der Ca^{2+}-Ionen normal, bei der **metastatischen** Verkalkung ist sie erhöht. Die Ablagerung von Ca^{2+}-Ionen in nekrotischen, degenerativ veränderten und vitalen Geweben erfolgt in 2 Phasen (Initiierung und Propagierung). Zu den wichtigsten Krankheiten, bei denen Kalkablagerungen von Bedeutung sind, gehören die sklerosierende Adenose, das duktale Carcinoma in situ und das invasive duktale Karzinom der Mamma, die Nephrokalzinose, die Urolithiasis, die chronische rheumatische Endokarditis der Herzklappen, die Atherosklerose und Chondrokalzinose.

Die Suche nach Mikroverkalkungen in der Mamma ist eine Screeningmethode für die **Früherkennung von Mammakarzinomen**. 40–50% der Mammakarzinome gehen mit einer Mikroverkalkung einher. Die Kalkablagerungen entsprechen meistens Hydroxylapatit (Calciumphosphat), seltener Calciumoxalat und liegen entweder in nekrotischem Zelldetritus oder in verdicktem Sekretmaterial.

Als **Nephrokalzinose** werden parenchymatöse Nierenverkalkungen bezeichnet; die Nephrokalzinosen werden den tubulointerstitiellen Nierenerkrankungen zugeordnet. Erster funktioneller Defekt bei einer Nephrokalzinose ist die Unfähigkeit der Niere, den Urin genügend zu konzentrieren.

Zur Abklärung der Ursache einer **Urolithiasis** gehört obligatorisch eine Überprüfung der Funktion der Nebenschilddrüsen, da Nierensteine oft Leitsymptom eines Hyperparathyreoidismus darstellen. Bei 63% der Patienten manifestiert sich ein primärer Hyperparathyreoidismus über eine Urolithiasis.

Verkalkungen der Herzklappen gehören zu den Spätfolgen einer **rheumatischen Herzkrankheit** (RHK). Unter einer RHK versteht man alle im Rahmen eines rheumatischen Fiebers auftretenden entzündlichen Veränderungen am Herzen. Das akute rheumatische Fieber ist eine systemische, nichteitrige entzündliche Erkrankung des Bindegewebes mit Gelenkbeschwerden. Bei 50% der Patienten mit einem rheumatischen Fieber tritt eine RHK auf. Als Ätiologie der RHK wird eine Autoimmunreaktion angenommen: Die vom Organismus gegen Streptokokkenantigene gebildeten Antikörper sind polyklonal und können auch mit Epitopen auf den Myozyten und mit Glykoproteinen der Herzklappen reagieren.

Die häufigste Gelenkerkrankung mit Ablagerungen von Kristallen in Gelenken ist die **Gicht**. Die Gicht weist 5 Charakteristika auf: 1. Sie geht oft mit einer erhöhten Harnsäurekonzentration im Serum einher. 2. Sie manifestiert sich in Form einer anfallsweisen, überwiegend monoartikulären, sehr schmerzhaften Arthritis. 3. Die Uratablagerungen finden sich vorwiegend in Gelenken der Extremitäten und in deren Umgebung. 4. Die Gicht befällt zu 95% Männer und geht zu 75% mit einer familiären Belastung einher. 5. Die akute Arthritis geht vorerst in Remission, kann dann aber in immer kürzer werdenden Intervallen wieder auftreten. Bei etwa 50% der Patienten geht die Gicht in ein chronisches Stadium mit Gelenkdeformierungen und der Bildung gelenknaher Tophi über.

Als Kalkablagerungen werden Ablagerungen von Calciumsalzen in Form von Hydroxylapatit in Geweben verstanden. Kommen die Kalkablagerungen nicht in Knochengewebe oder Zahnschmelz vor, sind sie ein Hinweis auf eine krankhafte Veränderung des Gewebes. Die Ablagerungen sind oft mit Eisen-, Magnesium- oder anderen Mineralsalzen durchmischt.

12.1 Calcium ist ein Metall und kontrolliert sehr viele Prozesse des Organismus

Calcium kann in Form von Ca^{2+}-Ionen („aktives" Calcium) vorkommen oder interionisch, an Komplexe oder Säuren gebunden, oder kolloidales, an Proteine gebunden. Sowohl an der Zellmembran als auch an der Membran des endoplasmatischen Retikulums und der Mitochondrien besteht ein großer Unterschied der Konzentrationen der Ca^{2+}-Ionen zwischen dem Extrazellulärraum und den Zellen, respektive zwischen den Zellorganellen und dem Zytoplasma. Die mittlere extrazelluläre Konzentration der Ca^{2+}-Ionen beträgt ca. 10^{-3} Mol, die intrazelluläre nur ca. 10^{-7} Mol. Dieser Konzentrationsgradient wird durch 2 Faktoren aufrechterhalten: passiv durch die Impermeabilität der Plasmamembran für Ca^{2+}-Ionen, aktiv durch eine Extrusion von Ca^{2+}-Ionen aus der Zelle in die Umgebung. Die Konzentration der Ca^{2+}-Ionen im Zytoplasma wird durch Ca^{2+}-Ionen-ATPasen und Ca^{2+}-Ionenkanäle gesteuert, jene im Blutserum durch 1. die aktive Form des Vitamin D (1,25-Dihydroxycholecalciferol), 2. das Parathormon der Nebenschilddrüse und 3. das Calcitonin der Schilddrüse. Der molekulare Wirkungsmechanismus des aktivierten Vitamin D ähnelt jenem der Steroidhormone. Das aktivierte Vitamin D steigert die Resorption von Ca^{2+}-Ionen aus dem Darm und das Parathormon fördert die Mobilisation von Ca^{2+}-Ionen aus dem Knochengewebe. Resultat ist ein Anstieg der Konzentration der Ca^{2+}-Ionen im Blutserum. Calcitonin wirkt einem Ca^{2+}-Ionenaustausch entgegen, indem es die Ausscheidung der Ca^{2+}-Ionen über den Darmtrakt und die Tubulusepithelzellen der Nieren fördert.

Ein weiteres wichtiges Hormon, welches den Ca^{2+}-Stoffwechsel beeinflusst, ist das parathormonähnliche Hormon (PHrH: parathyroid hormone-related hormone). Es wird in verschiedenen Geweben (z.B. Knorpelgewebe, Epidermis, Zahnschmelz, Plazenta) gebildet. Seine Funktionen sind vielfältig, unter anderem aktiviert es den Rezeptor für Parathormon. Auf diese Weise induziert es eine vermehrte Knochen- und Calciumresorption in den Nierentubuli. Eine Überexpression des PHrH führt zu einer Hyperkalzämie. Bei 80% der Patienten, welche an einem Karzinom und einer gleichzeitigen Hyperkalzämie leiden, ist die Serumkonzentration des PHrH erhöht. Die karzinombedingte Hyperkalzämie tritt plötzlich auf und bedeutet eine sehr schlechte Prognose. Für die Zahnmedizin von Bedeutung ist, dass das PHrH während der Zahnentwicklung vom Schmelzepithel gebildet wird und die Rezeptoren im benachbarten Alveolarknochen stimuliert. Dies induziert die Resorption des Alveolarkamms und erleichtert die Passage der Zähne.

12.2 Calciumsalze erscheinen im Gewebe als granuläre Strukturen

Calciumablagerungen werden mit dem Farbstoff Hämatoxilin blau angefärbt. Die Abgrenzung der Calciumablagerungen von anderen, in der Hämatoxylinfärbung ebenfalls blau erscheinenden Strukturen (Chromatin, Bakterien und Pilze) ist leicht möglich. Spezifisch kann Calcium mit einer Silberimprägnierung nach Kossa histologisch identifiziert werden.

12.2.1 Kalkablagerungen entstehen aus „Kristallisationskeimen"

„Kristallisationskeime" werden von Proteoglykanen, Phospholipiden und Pyrophosphatgruppen gebildet, an deren negative Ladungen sich Ca^{2+}-Ionen gebunden haben. An diese „Keime" docken weitere Calciumphosphatkristalle an; auf diesem Weg entsteht Hydroxylapatit $[Ca_{10}(PO_4)_6/(OH)_2]$. Als Kristallisationskeime kommen vesikelartige Ausstülpungen der Zellmembran infrage, welche sich bei pathologischen Veränderungen der Zellmembran bilden können, oder veränderte Membranen der Mitochondrien. Die Propagation der Kristallisationskeime entspricht einem Wachstum der Hydroxylapatitkristalle.

12.2.2 Dystrophische und metastatische Kalkablagerungen

Dystrophische Verkalkungen entstehen in nekrotischen oder degenerativ veränderten Geweben (Tab. 12.**1**). Bei dieser Form der Verkalkung ist die Konzentration der Ca^{2+}-Ionen und des Phosphats im Blutserum normal; der Ca^{2+}-Metabolismus ist nicht gestört.

Psammomkörper stellen eine Sonderform einer dystrophischen Verkalkung dar. Sie sind kleine, strukturierte, im Zentrum stark verkalkte rundliche Gebilde aus Proteinen. Sie entstehen dadurch, dass nekrotische Zellbestandteile oder andere Proteine als „Kristallisationskeime" wirken.

Psammomkörper entstehen nicht selten in Meningeomen, Ovarialtumoren (z.B. Zystadenom, Zystadenokarzinom), Schilddrüsentumoren (papilläres Schilddrüsenkarzinom) und Lungenalveolen (beim chronischen Lungenödem).

Metastatische Verkalkungen treten bei einer Hyperkalzämie oder einer Hyperphosphatämie auf. Wichtigste Ursachen einer Hyperkalzämie sind:
- primärer, (evtl. sekundärer) oder tertiärer Hyperparathyreoidismus,
- gesteigerte Calciumresorption aus dem Darmtrakt (z.B. bei einer Sarkoidose infolge einer erhöhten Vitamin-D-Sensitivität),
- vermehrte Knochenresorption (z.B. bei malignen Tumoren),
- paraneoplastische Syndrome (s. Tab. 20.**10**),
- Medikamente (z.B. Tamoxifen, Östrogene, Progesterone, Thiazide),

Tabelle 12.**1**   **Die wichtigsten Krankheiten mit dystrophischen Kalkablagerungen.**

Gewebe/Gewebeteile	Primäre Veränderung	Krankheiten/Gewebeveränderungen
Nekrotisch	verkäsende Nekrose	Tuberkulose[1]
	abgestorbene Parasiten	Schistosomiasis Zystizerkose Echinokokkose
	Fettgewebsnekrosen	akute Pankreatitis posttraumatisch Atherosklerose
	Infarkte (Koagulationsnekrosen)	Mikroverkalkungen der Mamma
	Thromben	Phlebolithen
	Hämatome[2]	chronisches Subduralhämatom
	Sekret	Mikroverkalkungen der Mamma
Degenerativ verändert	Narben	Atherosklerose Herzklappen
	chronische Entzündungen	Herzklappen Perikarditis
	senile Gewebe	Dura mater Hypophyse Rippenknorpel Sehne des M. supraspinatus Anulus fibrosus (Herzklappen)
	Tumoren	Schilddrüsenadenome Ovarialkarzinome
	Tunica media der Arterien	Mönckeberg-Mediaverkalkung
	Knorpelgewebe	Chondrokalzinose

[1] Mycobacterium tuberculosis kann auch in verkalkten Nekrosen überleben. Verkalkte Tuberkuloseherde dürfen deshalb nicht als Residuum einer geheilten Tuberkulose interpretiert werden.
[2] Eine Verkalkung in Hämatomen tritt vor allem dann auf, wenn das Hämatom in enger Beziehung zu Knochengewebe steht (z.B. in traumatischen Subduralhämatomen).

- chronische Immobilisierung,
- renale tubuläre Acidose.

Bei einer schweren Hyperkalzämie kann es zu metastatischen Verkalkungen in Wänden von nicht atherosklerotisch veränderten Blutgefäßen kommen. Diese Form der Verkalkung wird Kalziphylaxie genannt und kann durch die Lumeneinengung der Blutgefäße zu einer Hypoxie oder gar einem Infarkt im entsprechenden Versorgungsgebiet führen.

Metastatische Verkalkungen entwickeln sich oft an „Säureverluststellen". Eine der wichtigsten dieser Stellen sind die Nieren. Die metastatischen Kalkablagerungen im Nierenparenchym liegen üblicherweise um die Tubuli herum. Sie können die Nierenfunktion erheblich beeinträchtigen. Neben einer Hyperkalzämie kann es auch bei einer Hyperkalzurie (z. B. im Rahmen einer renalen tubulären Acidose) zu einer Verkalkung des Nierenparenchyms kommen.

12.3 Die Feststellung von Verkalkungen hat einen hohen diagnostischen Wert

Zu den wichtigsten Krankheiten, bei denen Verkalkungen von Bedeutung sind, gehören Krankheiten der Mamma, Krankheiten der Nieren und des Pankreas, die rheumatische Herzkrankheit, Krankheiten der Arterien und Krankheiten von Gelenken und Bindegeweben.

Die Suche nach Mikroverkalkungen in der **Mamma** ist eine Screeningmethode für die Früherkennung von Mammakarzinomen. 40–50 % der Mammakarzinome gehen mit einer Mikroverkalkung einher. Umgekehrt verbergen sich hinter Mikroverkalkungen im Mammagewebe in 33 %

der Fälle Karzinome (vor allem intraduktale Komedokarzinome und invasive duktale Karzinome); in 67 % der Fälle sind Kalkablagerungen im Rahmen einer gutartige Mastopathie vorhanden. Die Kalkablagerungen entsprechen meistens Hydroxylapatit (Calciumphosphat), seltener Calciumoxalat, und liegen entweder in nekrotischem Zelldetritus oder in verdicktem Sekretmaterial (Abb. 12.1 a, b). Calciumoxalatablagerungen werden fast nur in gutartigen Veränderungen der Mamma beobachtet.

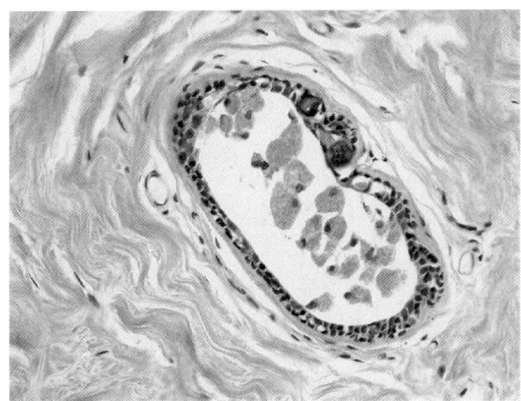
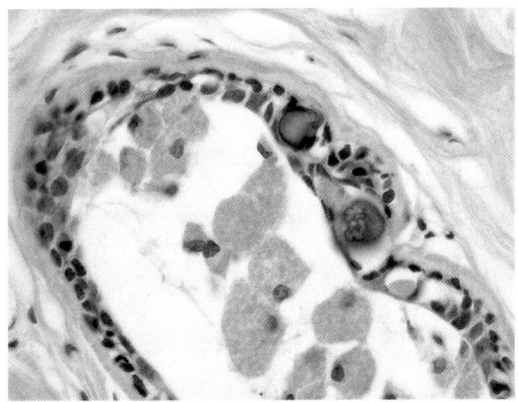

a   b

12.1 a, b Mikroverkalkungen.
Mikroverkalkungen in der Mamma haben eine große diagnostische Bedeutung. Ihr Nachweis in einer Mammographie erfordert eine morphologische (zytologische oder histologische) Abklärung des Befunds. Der Mikrokalk kann sich im Drüsenepithel oder intraluminal in Sekretfetzen oder in nekrotischen Gewebearealen (z. B. nekrotische zentrale Abschnitte eines duktalen Carcinoma in situ, s. Abb. 20.4) finden. Im Lumen der Abbildung (**a**) sind Makrophagen vorhanden, welche das gestaute Sekret phagozytieren (in **b** vergrößert).

Verkalkungen in den **Nieren** können im Parenchym (interstitiell) oder in den Harnwegen vorkommen. Parenchymatöse Nierenverkalkungen werden den tubulointerstitiellen Nierenkrankheiten zugeordnet und als **Nephrokalzinose** bezeichnet. Erster funktioneller Defekt bei einer Nephrokalzinose ist die Unfähigkeit der Niere, den Urin genügend zu konzentrieren. Bei der Nephrokalzinose können die Kalkablagerungen in den Mitochondrien, im Zytoplasma oder in den Basalmembranen der Tubulusepithelzellen liegen. Verkalkte Bestandteile der Tubulusepithelien können ins Lumen abschilfern und zu einer Obliteration des Tubuluslumen, Atrophie des Nephrons, perifokalen Fibrose oder chronischen Entzündung führen. Als Folge dieser Komplikationen kann eine Urinstase auftreten. Diese Urinstase prädisponiert zu einem Harnwegsinfekt.

Symptom einer Hyperkalzämie kann auch eine **Urolithiasis** (Nierensteine) sein. Zur Abklärung der Ursache einer Urolithiasis gehört obligatorisch eine Überprüfung der Funktion der Nebenschilddrüsen, da Nierensteine oft Leitsymptom eines Hyperparathyreoidismus darstellen. Bei 63% der Patienten manifestiert sich ein primärer Hyperparathyreoidismus tatsächlich über eine Urolithiasis. Die Bestimmung der Konzentration der Ca^{2+}-Ionen im Urin gilt als sehr gute Screeningmethode für die frühzeitige Entdeckung eines Hyperparathyreoidismus. Nierensteine können eine Hydronephrose, eine destruktive Pyelonephritis und eine Erosion der Mukosa der ableitenden Harnwege (mit einer Hämaturie) verursachen.

Eine Hyperkalzämie kann mit einer **Pankreatitis** einhergehen. Als Pathogenese wird eine Erhöhung der Konzentration der Ca^{2+}-Ionen auch im Pankreassekret vermutet, welche sich parallel zur Hyperkalzämie auch im Pankreas entwickelt. Dadurch kommt es zu einer Autoaktivierung des Trypsinogens und zu einer vermehrten Bildung von Trypsin. Trypsin aktiviert die Phospholipase A im Pankreassekret und dieses Enzym konvertiert Lecithin in das membrantoxische Lysolecithin (s. Tab. 1.1). Folge dieses Prozesses sind Parenchymnekrosen, welche dann dystrophisch verkalken.

Verkalkungen am Herzen finden sich vor allem in den Herzklappen und im Anulus fibrosus der Mitralklappe. Verkalkungen der **Herzklappen** gehören zu den Spätfolgen einer rheumatischen Herzkrankheit (RHK). Unter einer RHK versteht man alle im Rahmen eines rheumatischen Fiebers

auftretenden entzündlichen Veränderungen am Herzen (im Myokard, Perikard und Endokard der Klappen sowie an Sehnenfäden). Ca. 2 – 3% aller kardiovaskulären Todesfälle sind auf eine RHK zurückzuführen.

Das **akute rheumatische Fieber** ist eine systemische, nichteitrige entzündliche Erkrankung des Bindegewebes mit Gelenkbeschwerden. Es tritt vor allem bei Kindern und Jugendlichen ca. 2 – 3 Wochen nach einer Pharyngitis oder Tonsillitis auf. Erreger sind β-hämolysierende Streptokokken der Gruppe A (Streptococcus pyogenes). Bei 50% der Patienten mit einem rheumatischen Fieber tritt eine RHK auf. Als Ätiologie der RHK wird eine Autoimmunreaktion angenommen. Die Streptokokken bilden verschiedene diffusible Antigene (z. B. Streptolysin O und Toxine), welche als Superantigene wirken (s. Kapitel 23: Immunpathologie). Die vom Organismus gegen die Streptokokkenantigene gebildeten Antikörper sind deshalb polyklonal und können auch mit Epitopen auf den Myozyten und mit Glykoproteinen der Herzklappen reagieren. Spätschäden nach einer akuten RHK sind: chronische Entzündung mit Fibrose, Verkalkungen, Vaskularisation (Endokarditis) der Herzklappen und Verdickung der Sehnenfäden. Am häufigsten ist die Mitralklappe betroffen (bei 90% der Patienten), gefolgt von der Aortenklappe (40%), der Trikuspidalklappe (10%) und der Pulmonalklappe (1%). Sowohl bei einer akut als auch chronisch entzündlich veränderten Herzklappe können sich auf der Klappe Thromben bilden, welche Ausgangspunkt eines Morbus embolicus sein können. Die Verkalkung des **Anulus fibrosus** der Mitralklappe ist eine altersbedingte Veränderung.

Kalkablagerungen in **Arterien** sind bei der Atherosklerose und Mönckeberg-Mediaverkalkung zu beobachten. Die Mönckeberg-Mediaverkalkung wurde 1903 beschrieben. Sie hat keine funktionelle Bedeutung und sollte deshalb radiologisch korrekt diagnostiziert werden. Morphologisch besteht die Mönckeberg-Mediaverkalkung aus einer ringförmigen Kalkablagerung in der Tunica media entlang der Membrana elastica interna. Verkalkungen der Intima und eine Lumeneinengung des Gefäßes sind nicht vorhanden, die Ätiologie der Veränderung ist unbekannt.

Bei älteren Menschen können in der Synovialis, im Knorpelgewebe und im straffen kollagenen Bindegewebe (Gelenkbänder und Sehnen) Calciumpyrophosphatdihydrate abgelagert werden. Solche Ablagerungen in der Synovialis werden als **„Pseudogicht"** bezeichnet, Ablagerungen in den übrigen Geweben (Knorpelgewebe, Bänder, Sehnen) als **Chondrokalzinose**. Als mögliche Ursachen werden diskutiert: ein vorausgegangenes Trauma (darunter auch operative Eingriffe), Alterungsprozesse, ein Hyperparathyreoidismus oder eine Hypophosphatasie (autosomal rezessiv vererbte Funktionseinbuße der alkalischen Phosphatase, welche normalerweise Pyrophosphat metabolisiert).

12.4 Kristallablagerungen in den Gelenken können schmerzhafte Gelenkerkrankungen verursachen

Das Ausmaß dieser Gelenkerkrankungen hängt von der Struktur der Kristalle und von der Intensität ab, mit welcher die Gewebe der Gelenke oder deren Umgebung auf die Kristalle reagieren. Basis dieser Reaktion sind 2 Prozesse: eine gesteigerte Phagozytosefähigkeit der neutrophilen Granulozyten im Gelenk und eine gesteigerte Sekretion chemotaktischer Faktoren für neutrophile Granulozyten. Die häufigste Gelenkerkrankung mit Ablagerungen von Kristallen in Gelenken ist die **Gicht**. Sie weist 5 Charakteristika auf:

- Sie geht oft mit einer erhöhten Harnsäurekonzentration im Serum einher.
- Sie manifestiert sich in Form einer anfallsweisen, überwiegend monoartikulären, sehr schmerzhaften Arthritis. Der erste Anfall erfolgt – meist nach örtlicher Abkühlung, nach Anstrengung oder übermäßigem Alkoholkonsum – vorwiegend nachts, ist auf ein Gelenk beschränkt (oft das Großzehengrundgelenk) und von Zeichen der Entzündung begleitet („Arthritis urica"). Dem ersten Anfall folgt ein – evtl. jahrelanges – beschwerdefreies Intervall („interkritische Phase").
- Uratablagerungen finden sich vorwiegend in Gelenken der Extremitäten und in deren Umgebung.
- Gicht befällt zu 95 % Männer und geht zu 75 % mit einer familiären Belastung einher.
- Die akute Arthritis geht vorerst in Remission, kann dann aber in immer kürzer werdenden Intervallen wieder auftreten.
Bei etwa 50 % der Patienten geht die Gicht in ein chronisches Stadium mit Gelenkdeformierungen und der Bildung gelenknaher Tophi (s. unten) über. Die Tophi treten ungefähr 10 Jahre nach Krankheitsbeginn vor allem im Knorpelgewebe, in Sehnen und Bursen auf.

12.4.1 Primäre und sekundäre Gicht

Die **primäre Gicht** (auch als „primäre metabolische" Gicht bezeichnet) ist Folge einer vermehrten Harnsäureproduktion oder einer verminderten Harnsäuresekretion durch die Nieren (Abb. 12.**2**), ohne dass eine zweite Krankheit bekannt ist. Nur in 1 % der Fälle liegt der Störung ein Enzymdefekt zugrunde, in den restlichen 99 % ist die Ursache unbekannt. Bei 75 – 80 % der Patien-

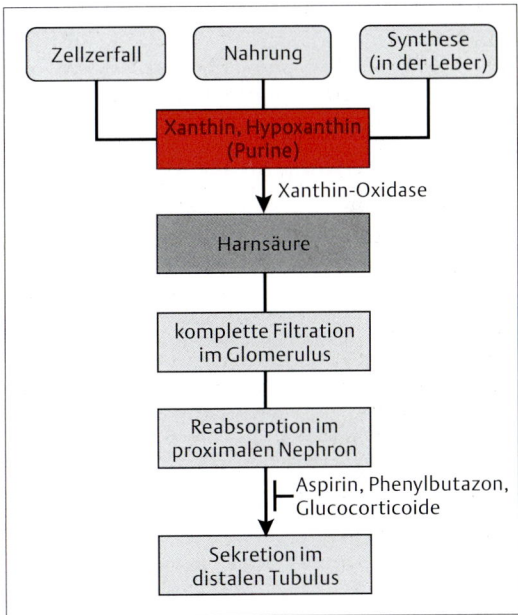

12.**2** **Harnsäurestoffwechsel.**
Schlüsselenzym für die Bildung der Harnsäure ist die Xanthin-Oxidase. Medikamente, welche die renale Ausscheidung der Harnsäure hemmen, sind Aspirin, Phenylbutazon und die Glucocorticoide.

Krankheit	Mechanismus
Myeloproliferative Erkrankungen Leukämien Multiples Myelom Hämolytische Anämien Zerfall maligner Tumoren nach Chemotherapie	gesteigerter Nukleinsäureumsatz

Chronische Niereninsuffizienz
   Pyelonephritis
   Glomerulonephritis
   Zystennieren
Störung des tubulären Harnsäuretransports (z. B. durch Medikamente)
	reduzierte Nierenclearance der Harnsäure

Tabelle 12.**2** **Ursachen der sekundären Gicht.**

ten mit idiopathischer Hyperurikämie ist die Harnsäureausscheidung normal, bei 20–25 % der Patienten erhöht.

Bei der **sekundären Gicht** ist eine zweite begleitende Krankheit vorhanden, die eine erhöhte Harnsäureproduktion entweder über den Untergang von Zellen und die dadurch hervorgerufene Freisetzung von Nukleinsäuren oder eine reduzierte Exkretion der Harnsäure durch die Nieren verursacht (Tab. 12.**2**).

12.4.2 Pathogenese der Gicht: Erhöhung der Harnsäurekonzentration und gesteigerte Phagozytose von Natriumuratkristallen

Ursache des Übergangs einer asymptomatischen Hyperurikämie in eine Gichtarthritis ist das Auftreten von **kristallinem Natriumurat**. Ohne solche Kristalle entsteht kein akuter Gichtanfall. Die Kristalle werden wahrscheinlich primär in der Synovialis abgelagert. Es wird vermutet, dass eine lokale Abnahme des pH-Werts und eine gesteigerte Ca^{2+}-Ionenkonzentration in der Synovialis die Bildung von solchen Natriumuratkristallen verursacht. Eine andere Theorie postuliert einen Faktor in der Synovia (Synovialflüssigkeit), welcher Natriumuratkristalle aus konzentrierten Lösungen auszufällen vermag. Der exakte Mechanismus, welcher der Kristallbildung zugrunde liegt, ist aber noch unbekannt.

Ebenfalls noch nicht definitiv geklärt sind die Mechanismen, welche zu einer **kristallinduzierten** **Entzündung** führen. Eine wichtige Rolle dürften dabei die neutrophilen Granulozyten spielen (Abb. 12.**3**). Experimentell wurde festgestellt, dass Uratkristalle schon kurze Zeit nach ihrem Auftreten von den Synovialiszellen und auch von neutrophilen Granulozyten phagozytiert werden. Parallel dazu erfolgt eine chemotaktisch gesteuerte Migration von neutrophilen Granulozyten in das Gelenkkapselgewebe und in die Synovialis. Phagozytierte Uratkristalle werden in den Phagozyten (neutrophile Granulozyten, Makrophagen und Synovialiszellen) an die Phospholipide der Membranen der Lysosomen gebunden. An diesen Bindungsstellen rupturieren die Membranen, sodass lysosomale Enzyme freigesetzt werden. Folge davon ist eine Zellschädigung, die in einen Zelluntergang münden kann.

Die im Weichteilgewebe vorhandenen Natriumuratkristalle werden von Fremdkörperriesenzellen und chronischen Entzündungsinfiltraten umgeben. Es bilden sich granulomähnliche Konglomerate, Tophi genannt. Diese **Gichttophi** können im Gelenkknorpelgewebe, periartikulären Weichteilgewebe, in Bursen, subchondralen Zonen des Knochenmarks, Herzklappen und Nieren vorkommen. Ursache der Zerstörung des Gelenkknorpels ist eine Einlagerung von Natriumuratkristallen in die Knorpelmatrix; dadurch wird das Knorpelgewebe spröde. Der Gelenkknorpel wird von einem weißen Film von Uratkristallen übertüncht („wie mit Gips beschmiert"). Diese Auflagerungen können schlussendlich eine vollständige Gelenkverödung bewirken. Im Gegensatz zur rheumatoiden Arthritis führt die Gicht nicht zu einer juxtaartikulären Osteopenie.

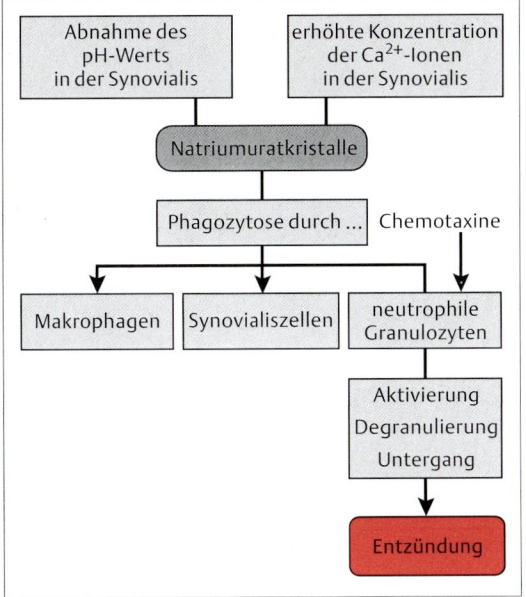

12.3 Pathogenese der Gicht.
Ursache der Gicht ist eine Hyperurikämie. Die Natriumuratkristalle werden durch eine Endozytose von den Phagozyten der Gelenke (neutrophile Granulozyten, Makrophagen und Synovialiszellen) aufgenommen. Zwischen den phagozytierten Kristallen, die in die Lysosomen z. B. der neutrophilen Granulozyten transportiert werden, und der Membran der Lysosomen kommt es zu Wasserstoffbrückenbindungen. Dadurch werden die sonst mobilen lysosomalen Membranen rigide, können rupturieren und ihre Enzyme freisetzen.

Uratablagerungen können auch in der **Niere** auftreten. Sie liegen dann streifenförmig angeordnet im Interstitium der Markkegel. Wenn Urat in den Nierentubuli abgelagert wird, kommt es zu einer Zerstörung der Tubulusepithelien und zu einem Austritt von Uratkristallen ins Interstitium. Um die Kristalle herum bilden sich Fremdkörpergranulome. Man nennt diese morphologischen Veränderungen „Gichtniere". Bei ca. 20 % der Patienten mit einer primären und bei ca. 40 % der Patienten mit einer sekundären Gicht ist gleichzeitig eine Nephrolithiasis vorhanden.

Ein wirksames Mittel gegen die Gicht ist **Colchicin**. Es bindet an die Tubulinmoleküle der Mikrotubuli und hemmt so in den neutrophilen Granulozyten den intrazellulären Transport der phagozytierten Natriumuratkristalle in die Lysosomen. Zusätzlich blockiert es die Sekretion von Faktoren, welche für die neutrophilen Granulozyten chemotaktisch sind, und reduziert so die Beweglichkeit und Adhäsion der neutrophilen Granulozyten selber.

13 Lipopigmente, Tyrosinpigmente und anorganische Pigmente

13.1 Häufigste endogene Pigmente sind Lipofuszin, Melanin, Ferritin und Siderin

13.1.1 Lipofuszin

13.1.2 Melanin

13.1.3 Eisen

13.1.4 Kupfer

13.2 Das Ausmaß exogener Pigmente im Organismus hängt von zivilisatorischen oder kulturellen Umständen ab

---

Zusammenfassung

Farbveränderungen von Organen können zweierlei bedeuten: den Beginn einer Krankheit oder den Beginn eines Heilungsprozesses.

Lipofuszin ist ein braunes, granuläres, lipidreiches Pigment. Es ist unlöslich und liegt intrazellulär. Es entsteht beim Abbau von Membranen durch Oxidation der ungesättigten Fettsäuren und kann deshalb auch als Polymer aus peroxidierten Lipiden bezeichnet werden. Hauptquelle für Lipofuszin sind die mitochondrialen Membranen. Lipofuszinablagerungen per se sind nicht pathogen.

Melanin ist ein komplexes Heteropolymer aus Tyrosin. Es kommt vor allem in Haut, Haaren, Augen, Meningen, Hirnstamm, Paraganglien und verschiedenen anderen Organen vor. In den Keratinozyten sammelt es sich um den Zellkern herum an. Diese Anordnung dient dem Schutz der DNA vor Ultraviolettstrahlen (UV). Wichtiger Risikofaktor für die Entstehung eines malignen Melanoms sind die UV-Strahlen des Typs B. Melanin hat 4 Funktionen: Es absorbiert ultraviolette Strahlen, es schützt vor einer Elastose, es kann freie Radikale reduzieren und es kann als Elektronenakzeptor wirken und auf diese Art und Weise Medikamente, die Elektronendonatoren sein können, binden.

Die Melanozyten können gutartige und bösartige Läsionen und **Tumoren** bilden. Eine pigmentierte Läsion der Haut, welche auf einer Hyperplasie der epidermalen Melanozyten beruht, wird Lentigo genannt. Gutartige Tumoren der Nävuszellen werden Nävi, bösartige malignes Melanom oder Lentigo-maligna-Melanom genannt. Das maligne Melanom gehört zu den Tumoren mit einer großen Malignität. Es entsteht meistens in der Haut, in der oroösophagealen, anorektalen oder vaginalen Schleimhaut, der Uvea oder in den Meningen. Die malignen Melanome können – unabhängig von ihrem Pigmentgehalt – mithilfe der Immunhisto- und -zytochemie eindeutig diagnostiziert werden.

Eisen hat multiple Funktionen: Neben der Bindung des Sauerstoffs im Hämoglobin der Erythrozyten ist es ein lebenswichtiger Kofaktor verschiedener Enzyme der zellulären Atmungskette; es fördert Infekte und das Wachstum von Tumorzellen. In den Eisen speichernden Zellen kommt das Eisenpigment in 2 Formen vor: als Ferritin und als Siderin. Ferritin ist ein „Hohlprotein", welches in seinem Inneren mit Eisen beladen ist. Es besteht aus einer Hülle, dem Apoferritin, und einem Kern aus Kristallen, welche von polymerem Eisenoxidhydrat oder Eisenoxidhydratphosphat gebildet werden. Eisenatome können Reaktionen der freien Radikale verstärken und das Wachstum von Bakterien, Parasiten und Tumorzellen begünstigen. Im Blutserum werden die Fe^{2+}-Ionen an den Liganden Transferrin gebunden. Das Serumtransferrin besitzt eine Transportkapazität von 2 Eisenatomen. Im Vergleich dazu kann das Gewebeferritin 450.000 Eisenatome aufnehmen. Transferrin wird hauptsächlich in den Hepatozyten gebildet. Die eisenenthaltenden „Abbauprodukte" des Ferritins werden Siderin genannt. Histologisch kann zwischen Ferritin und Siderin nicht unterschieden werden. Bei einer Überladung des Organismus mit Eisen kommt es zu einer Speicherung von Eisen in Zellen, die üblicherweise kein Eisen eingelagert haben. Die Ursachen dafür können lokal (z. B. eine Hämorrhagie nach einer Gewebezerstörung) oder generalisiert sein.

In welchem Ausmaß **exogene Pigmente** in den Organismus gelangen, hängt meistens von zivilisatorischen oder kulturellen Umständen ab. Kohlenstaubpartikel werden als Ruß in die Lungen inhaliert und dort abgelagert. Diese Ablagerung wird als **Anthrakose** (eine „Staubkrankheit" der Lunge) bezeichnet.

Farbveränderungen von Organen können zweierlei bedeuten: den Beginn einer Krankheit oder den Beginn eines Heilungsprozesses. Hinter ihnen stehen Veränderungen von intra- und extrazellulären oder exogenen und endogenen Pigmenten (Tab. 13.**1**). **Pigmente** sind farbige, unlösliche Partikel, die Suspensionen bilden können. Von Pigmenten zu unterscheiden sind die (meistens) künstlichen, löslichen Farben.

Pigmentklassen	Wichtige Vertreter	Lokalisation in der Zelle
Lipopigmente	Lipofuszin Pseudomelanin	intrazellulär intrazellulär
Tyrosinpigmente	Melanin mit Melanin verwandte Pigmente (s. Abb. 13.1)	intrazellulär
Anorganische Pigmente	Kohlenstaubpigmente Eisen Kupfer	extrazellulär intrazellulär intrazellulär
Porphyrinpigmente (Hämoglobinderivate)		

Tabelle 13.**1** **Klassifizierung der wichtigsten Pigmente.**

13.1 Häufigste endogene Pigmente sind Lipofuszin, Melanin, Ferritin und Siderin

13.1.1 Lipofuszin

Lipofuszin ist ein braunes, granuläres, lipidreiches Pigment. Es ist unlöslich, liegt intrazellulär und ist PAS-positiv (period acid Schiff reaction). Das Pigment stammt hauptsächlich aus mitochondrialen Membranen. Es entsteht generell beim Abbau von Membranen durch Oxidation von langkettigen ungesättigten Fettsäuren und kann deshalb auch als **Polymer aus peroxidierten Lipiden** bezeichnet werden. Wenn langkettige Fettsäuren oxidiert werden, verändern sie ihre Farbe von weiß zu braun und werden durch das Entstehen neuer Quervernetzungen unlöslich. Genau diese Eigenschaften besitzt das Lipofuszin.

Liposfuszin wird in den Zellen in lysosomalen Restkörpern (residual bodies) abgelagert. Es kommt vor allem in Neuronen, Herzmuskelzellen und Leberparenchymzellen vor und wird vermehrt im **Alter** (durch Heterophagozytose) oder bei gesteigerter **Autophagozytose** (z.B. bei einer Gewebeatrophie) gebildet. Lipofuszinablagerungen per se sind nicht pathogen. Bei einer Malabsorption, welche zu einem Vitamin-E-Mangel führt, kann eine vermehrte Ablagerung von Lipofuszin in der glatten Muskulatur des Gastrointestinaltrakts auftreten. Man spricht dann auch von einem „braunen Darmsyndrom".

Bei der **Pseudomelanosis coli** handelt es sich um Ablagerungen eines lipofuszinähnlichen Pigments in Makrophagen der Mukosa des Kolons. Diese Veränderung ist vor allem nach einem Abusus von Laxanzien aus der Anthracengruppe zu beobachten. Sie beruht darauf, dass die Laxanzien einen periodischen Untergang von Darmepithelzellen bewirken, diese phagozytieren und Fragmente der Zellmembranen als pigmentierte, unlösliche Stoffe abgelagert werden.

13.1.2 Melanin

Melanin ist ein komplexes Heteropolymer, welches aus Tyrosin entsteht. Melanin (Abb. 13.**1**) kommt vor allem in der Haut, in Haaren, in der Uvea, in den Meningen, in den Paraganglien (z.B. Nebennierenmark) und in verschiedenen anderen Organen vor. Das Melanin der Haut wird von den Melanozyten gebildet und in den Melanosomen der Melanozyten gespeichert. Die Melanozyten liegen in der basalen Schicht der Epidermis zwischen den Keratinozyten. Sie sind mit Dendriten ausgestattet, über welche sie das Melaninpigment an die benachbarten Keratinozyten abgeben. In den Keratinozyten wird das Pigment um den Zellkern herum abgelagert. Auf diese Weise wird die DNA vor den einfallenden UV-Strahlen des Typs B geschützt. Bei Menschen schwarzer Hautfarbe ist das abgelagerte Melanin dichter (Eumelanin) als bei Menschen weißer Hautfarbe (Phäomelanin). Alle Menschen weisen ungefähr

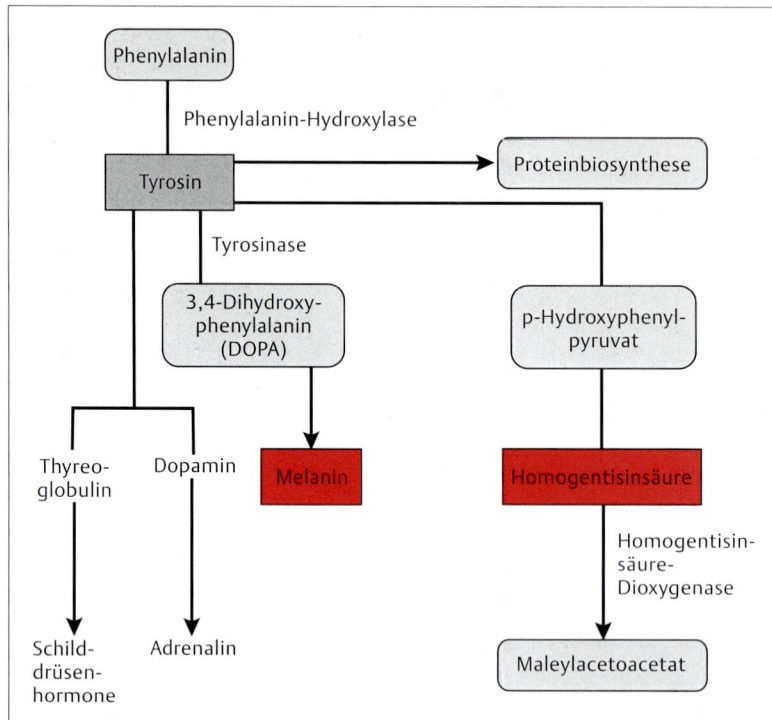

13.1 Tyrosinstoffwechsel.
Zu den Metaboliten des Tyrosinstoffwechsels gehören – neben dem Melanin – die Schilddrüsenhormone, das Adrenalin und die Homogentisinsäure. Wenn die Homogentisinsäure oxidiert wird (z. B. bei einem verminderten Abbau der Homogentisinsäure), entsteht das blau-schwarze Alkapton. Alkapton wird bevorzugt im Knorpel- und Bindegewebe abgelagert, weil die Homogentisinsäure leicht an Kollagen bindet. Folge davon ist oft eine schwere ochronotische Arthropathie mit einer degenerativen Arthritis und Synovialitis.

die gleiche Anzahl Melanozyten in der Haut auf. In der „weißen" Haut werden die Melanozyten aber partiell autophagozytiert; in der „schwarzen" Haut dagegen bleiben sie unverändert.

Man unterscheidet 3 Typen von **UV-Strahlen**: die Typen A (UVA), B (UVB) und C (UVC) (Tab. 13.2). Die UVC werden von der Ozonschicht absorbiert und gelangen in nur geringem Ausmaß auf die Erdoberfläche. Die meisten Sonnenschutzcremes versuchen die Penetration der UVB zu reduzieren. Die wirksamste Prophylaxe für die schädlichen Einwirkungen der UV-Strahlen sind

Tabelle 13.2   Die wichtigsten Charakteristika der 3 Typen von Ultraviolettstrahlen.

Charakteristikum	UVC	UVB	UVA
Wellenlänge (nm)	200–280	280–320	320–400
Anteil an der Ultraviolettstrahlung	(+)[1]	++	++++
Energiegehalt	energiereich	weniger energiereich	energiearm
Absorption durch die DNA	stark	schwach	–
Eindringtiefe in die Haut	Epidermis	bis in die Basalzellschicht der Epidermis	praktisch nicht bis in die Dermis
Klinische Wirkung	–	Hautrötung malignes Melanom	–

[1] (+) bis ++++ = Intensitätsgrade

aber die 3 „H": **H**ut, **H**emd und **H**osen. Die UV-Strahlen desorganisieren in der Kutis die Kollagenfibrillen und führen zu einer verstärkten Ansammlung von Elastinmolekülen. Gleichzeitig stimulieren sie die Expression von Metalloproteinasen (Kollagenase, Gelatinase und Stromelysin 1).

Melanin hat 3 **Funktionen:**

- Es absorbiert ultraviolette Strahlen. Dabei wird Licht in Wärme konvertiert, aber es entstehen auch freie Sauerstoff- und Melaninradikale. Die Melaninradikale sind dunkler als nicht irritiertes Melanin.
- Melanin schützt vor einer Elastose.
- Melanin kann als Elektronenakzeptor wirken und auf diese Art und Weise Medikamente, die auch Elektronendonatoren sind, binden. Einige Medikamente haben denn auch die Nebenwirkung einer gesteigerten Photosensitivität.

Aus den Melanozyten können sich gutartige und bösartige **Tumoren** entwickeln. Eine Hyperplasie der epidermalen Melanozyten wird Lentigo genannt. Man unterscheidet zwischen einer Lentigo benigna und einer Lentigo maligna. Die Lentigo maligna entspricht einem intradermalen malignen Melanom in situ (malignes Melanoma in situ).

Gutartige Tumoren der Nävuszellen werden Nävi, bösartige malignes Melanom oder Lentigomaligna-Melanom genannt. Die Nävuszellen leiten sich von den Melanozyten ab. Sie sind noch fähig, Melanin zu synthetisieren, haben aber die Fähigkeit verloren, es an die Umgebung abzugeben.

Man unterscheidet 2 Haupttypen von **Nävi:** koriale Nävi und zusammengesetzte, teils korial und teils intraepidermal gelegene Nävi. Nävi kommen häufig vor. Sie wachsen infiltrativ, aber nicht destruierend, ihre Zellkerne sind relativ monomorph, Mitosen fehlen, die intraepidermalen Melanozyten bleiben auf die basalen Schichten der Epidermis beschränkt und die Nävi zeigen perifokal keine Entzündungsreaktion (Abb. 13.**2**).

Von den klassischen Nävi werden die **dysplastischen** abgegrenzt. Diese weisen die in Tab. 13.**3** zusammengestellten Charakteristika auf. Aus einem dysplastischen Nävus entsteht häufiger ein malignes Melanom als aus einem gewöhnlichen Nävus.

Das **maligne Melanom** gehört zu den Tumoren, die sich sehr maligne verhalten können. Sie

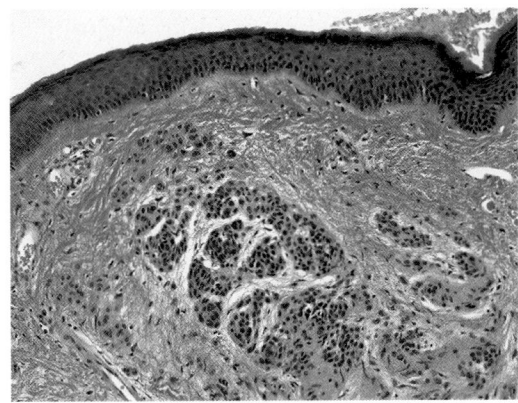

13.2 Nävuszellnävus mit Melanin.
Nävi sind häufig vorkommende gutartige Hauttumoren der Nävuszellen. Nävuszellen sind transformierte Melanozyten, welche wohl Melanin synthetisieren, es aber nicht an die Umgebung abgeben können. Sie sind längsoval und relativ monomorph, ohne Mitosen oder Kern- und Zellpolymorphie. In der Umgebung der gutartigen Nävi fehlt – im Gegensatz zu den malignen Melanomen – eine Entzündungsreaktion. Die Nävi infiltrieren das Corium, destruieren es aber nicht; sie sind deshalb unscharf abgegrenzt.

entstehen meistens in der Haut, aber auch in der oroösophagealen, anorektalen oder vaginalen Schleimhaut, der Uvea (das Uveamelanom ist der häufigste maligne Augentumor des Erwachsenen) oder in den Meningen.

Pathogenetisch wird eine – wahrscheinlich genetisch determinierte – Prädisposition für eine erniedrigte Toleranz gegenüber UV-Strahlen angenommen. Patienten mit malignen Melanomen weisen oft einen hellen Hautpigmenttyp auf. Bei Patienten mit einer Prädisposition für maligne Melanome wirken die ultravioletten Strahlen stärker mitogen als bei anderen Patienten. Ein wichtiger Risikofaktor für die Entstehung maligner Melanome ist neben genetisch bedingten Störungen eine starke Sonnenlichtexposition während der Kindheit oder frühen Adoleszenz.

Man unterscheidet 3 Typen von malignen Melanomen der Haut: das noduläre, das oberflächlich sich ausbreitende und das Lentigo-maligna-Melanom. Die histologischen Hauptcharakteristika der malignen Melanome sind: Asymmetrie des Tumors, Mitosen in den atypischen, dysplastischen, polymorphen, entweder epitheloiden oder spindelzelligen Melanozyten, prominente Nukleolen in den Tumorzellen, perifokale chronische

Tabelle 13.**3**   **Die wichtigsten morphologischen Charakteristika der dysplastischen Nävuszellnävi.**

Makroskopie (Klinik)	Histologie/Zytologie
Asymmetrischer Tumor Unregelmäßige Begrenzung Unregelmäßige Verfärbung Durchmesser > 6 mm Erhaben	**Architektur (Histologie)** junktionale Melanozytennester am Rand der Läsion mit Atypien „Schulterbildung": Die intraepidermalen Nävuszellnester sind größer als die intradermalen (lentiginöse Hyperplasie) „Brückenbildung" zwischen benachbarten intraepidermalen Zellnestern konzentrische, lamellare eosinophile Fibroplasie um die Reteleisten herum, in denen Nävuszellen liegen Ausreifung der Nävuszellen in der Mitte und zur Tiefe der Läsion hin erhöhte junktionale Aktivität über 3 Reteleisten Entzündungsinfiltrate **Zytologie** oft Spindelform der Zellen große, atypische Melanozytenkerne puderstaubartiges Melaninpigment geringgradige fleckförmige lymphozytäre Infiltrate im Corium einzelne Mitosen

Entzündungsreaktion und fehlende „Ausreifung" der Tumorzellen zur Tiefe (Kutis) der Tumorzellinfiltrate hin.

Die **nodulären malignen Melanome** wachsen relativ schnell. Daher dominiert bei diesem Tumortyp die vertikale Wachstumsrichtung. Die Tumoren dringen rasch in die benachbarten Gewebestrukturen ein, können sich aber auch exophytisch über das Hautniveau hinaus ausdehnen. Sie machen ungefähr 25 % aller malignen Melanome aus. Die **oberflächlich sich ausbreitenden malignen Melanome** kommen bei Männern gehäuft am Rücken vor, bei Frauen gehäuft an den Waden. Die Tumorzellen breiten sich vor allem oberflächlich innerhalb und unterhalb der Epidermis aus; es bilden sich erst nach Jahren Tumorknoten. Dieser Typ des malignen Melanoms macht ungefähr 65 % der malignen Melanome aus. Das **Lentigo-maligna-Melanom** tritt vor allem in der sonnengeschädigten Haut auf. Es entsteht aus einer Präsarkomatose, dem intradermalen malignen Melanoma in situ (Lentigo maligna). Beim malignen Melanoma in situ breiten sich dysplastische Melanomzellen innerhalb der ganzen Höhe der Epidermis aus, sie durchbrechen jedoch die Basalmembran nicht. Beim Lentigo-maligna-Melanom dagegen sind die dysplastischen Melanozyten durch die Basalmembran der Epidermis hin-

durchgebrochen und sind ins obere Corium eingewandert. Ca. 10 % der malignen Melanome sind Lentigo-maligna-Melanome.

Die malignen Melanome **metastasieren** frühzeitig lymphogen. Für die Prognose bedeutsam ist die Infiltrationstiefe des Tumors (Tab. 13.**4**, Abb. 13.**3**) und der Lymphknotenbefall. Wenn zum Zeitpunkt der Erstdiagnose bereits Lymphknotenmetastasen vorhanden sind, beträgt die 5-Jahres-Überlebensrate im Mittel nur 6 %, ohne Lymphknotenmetastasen dagegen 76 %. Sind zum Zeitpunkt der Erstdiagnose bereits Fernmetastasen vorhanden, beträgt die 5-Jahres-Überlebenszeit gar 0 %. Die malignen Melanome der Frauen haben eine bessere Prognose als jene der Männer, maligne Melanome an den Extremitäten eine bessere als maligne Melanome an Rumpf und Kopf.

Die Tumorzellen können in unterschiedlichem Ausmaß Melaninpigment enthalten. Maligne Melanome ohne nachweisbares Melanin werden als amelanotische maligne Melanome bezeichnet. Unabhängig von ihrem Pigmentgehalt lassen sich maligne Melanome immunhistochemisch eindeutig diagnostizieren: Sie exprimieren S100-Protein, Vimentin, neuroendokrine Marker (Synaptophysin und neuronspezifische Enolase) und spezifische Epitope (MelanA und HMB45), aber keine Zytokeratine.

Tabelle 13.4   Staging der malignen Melanome.
Zum Staging (s. Kapitel 20: Tumoren) der malignen Melanome gehören 1. die pTNM-Klassifizierung (p: Histopathologie, T: Tumor, N: Nodules [Lymphknoten], M: Metastases), 2. die Infiltrationstiefe (in mm) und 3. das Stadium nach Clark.

TNM	Charakteristikum	Infiltrationstiefe des Tumors (mm)	Größe der Metastasen (mm)	Stadium nach Clark
pTis	Lentigo maligna oder Melanoma in situ			I
pT0	Primärtumor nicht identifizierbar			
pT1	in der Papillarschicht der Dermis	$\leq 0,75$		II
pT2	bis zur Retikularschicht der Dermis oder[1]	0,76 – 1,50		III
pT3 a	in der Retikularschicht der Dermis oder	$> 1,51 \leq 3,00$		IV
pT3 b	in der Retikularschicht der Dermis oder	$> 3,00 \leq 4,00$		IV
pT4	in der Subkutis oder	$> 4,00$		V
pN0	kein Befall der regionären Lymphknoten			
pN1	Metastasen in regionären Lymphknoten		≤ 30	
pN2	Metastasen in regionären Lymphknoten		> 30	
pM0	keine Fernmetastasen			
pM1 a	Metastasen in Haut, Subkutis oder Lymphknoten außerhalb der Region			
pM1 b	viszerale Metastasen			

[1] oder angegebene Infiltrationstiefe

Eine **Depigmentierung** wegen eines Verlusts von Melanin kann durch eine Synthesestörung des Melanins (s. Abb. 13.1), eine reduzierte Sekretion der hypophysären Hormone (des adrenocorticotropen Hormons [ACTH] und des α-melanozytenstimulierenden Hormons [α-MSH]) oder durch eine autoimmune Zerstörung von Melanozyten zustande kommen. Die bei einer Depigmentierung auftretenden weißen Flecken werden „Vitiligo" genannt. Albinismus dagegen ist ein kongenitaler, partieller oder totaler Verlust von Melanin. Umgekehrt kommt eine verstärkte Pigmentierung der Haut bei einer Nebennierenrindeninsuffizienz vor. Grund dafür ist eine in dieser Situation gesteigerte Synthese des Proopiomelanocortins (POMC).

13.1.3   Eisen

Eisen ist Sauerstoffträger im Hämoglobin der Erythrozyten und ein lebenswichtiger Kofaktor verschiedener Enzyme der zellulären Atmungskette.

Es kann in den Eisen speichernden Zellen in 2 Formen vorkommen: als Ferritin oder als Siderin. **Ferritin** ist ein „Hohlprotein", das in seinem Inneren Fe^{3+}-Ionen enthält. Es besteht aus einer Hülle, dem Apoferritin, und einem Kern aus Kristallen, welche von polymerem Eisenoxidhydrat [FeO(OH)] und Eisenoxidhydratphosphat gebildet werden. Im Apoferritinmolekül sind Poren mit einem Durchmesser von 1 nm vorhanden. Durch diese Poren diffundieren die im Zytoplasma vorhandenen Fe^{2+}-Ionen ins Innere des Ferritinmoleküls und werden dabei zu Fe^{3+} oxidiert. Überschreitet die Konzentration der Ferritinmoleküle im Zytoplasma ein bestimmtes Limit, wird das Ferritin autophagozytiert. Die dabei entstehenden Autophagosomen (sekundäre Lysosomen) werden Siderosomen genannt. In diesen Organellen wird die Proteinverpackung der Ferritinmoleküle durch lysosomale Enzyme abgebaut und der Kern des Ferritinmoleküls an die Glykoproteine der lysosomalen Matrix angelagert. Die „Abbauprodukte" des Ferritins, welche die Eisenmolekü-

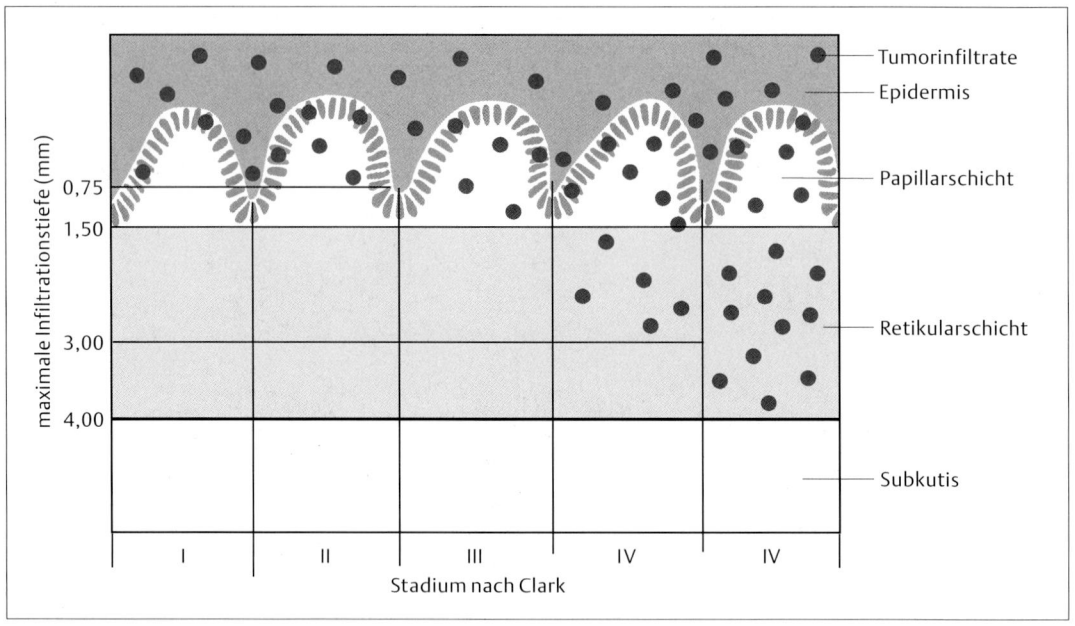

13.3 Staging (Stadieneinteilung) der malignen Melanome.
Die Infiltrationstiefe der malignen Melanome hat große prognostische Bedeutung (s. Text). Zur Definition des Stadiums wird die maximale Infiltrationstiefe (in mm) und das Ausmaß der Ausbreitung des Tumors bezüglich der Schichten der Dermis (Staging nach Clark) verwendet (nach Yohn et al. 1994).

le enthalten, werden **Siderin** genannt. Histologisch kann zwischen Ferritin und Siderin nicht unterschieden werden. Wird Eisen physiologischerweise aus dem Ferritinmolekül freigesetzt, wird es wieder zu Fe^{2+} reduziert. Die Mobilisation von Eisen aus dem Ferritinmolekül wird durch Peroxide aktivierter neutrophiler Granulozyten gefördert. Das Nahrungseisen wird im Bereich des gastroduodenalen Übergangs von den Enterozyten über einen erst kürzlich entdeckten Transporter (DMT1: divalent metal transporter 1) aufgenommen, nachdem es vorher durch eine in der Zellmembran gelegene Ferrireduktase zu Fe^{2+} reduziert worden ist.

Im portalen und im übrigen Kreislauf dient das Serumapotransferrin als Vehikel für die divalenten Fe^{2+}-Ionen. Das Serumapotransferrin-Molekül besitzt eine Transportkapazität von 2 Eisenatomen. Im Vergleich dazu kann das Gewebeferritin-Molekül 450.000 Eisenatome aufnehmen. Apotransferrin wird hauptsächlich in den Hepatozyten und in stimulierten Makrophagen gebildet, es kommt aber auch im Liquor und in Exsudaten vor. Es wird von gesunden Zellen und von Zellen maligner Tumoren über spezifische Rezeptoren (Transferrinrezeptoren) auf der Zelloberfläche gebunden (Abb. 13.4). Der Komplex aus Eisen, Apotransferrin und dem Rezeptor wird dann über Endosomen internalisiert. Der pH-Wert in den Endosomen wird durch eine Protonenpumpe auf einen Wert von 5,5 abgesenkt. Dabei wird die Konformation der Proteine in den Endosomen verändert, sodass der Eisen-Transferrin-Rezeptor-Komplex gespalten wird und die Fe^{2+}-Ionen durch den DMT1 in der Wand der Endosomen ins Zytoplasma abgegeben werden. Die Endosomen werden zusammen mit dem Apotransferrin und dem Transferrinrezeptor an die Zelloberfläche zurückverschoben und das Apoferritin bei einem pH-Wert von 7,0 an das Blutserum abgegeben, damit wieder neue Fe^{2+}-Ionen aufgenommen werden können.

Der Organismus ist darauf bedacht, entweder freies Eisen so schnell wie möglich zu speichern oder seine Bewegungen streng zu kontrollieren. Grund dafür ist die Toxizität von freiem Eisen. Diese Toxizität besteht darin, dass Eisenatome Reaktionen der freien Radikale verstärken und das

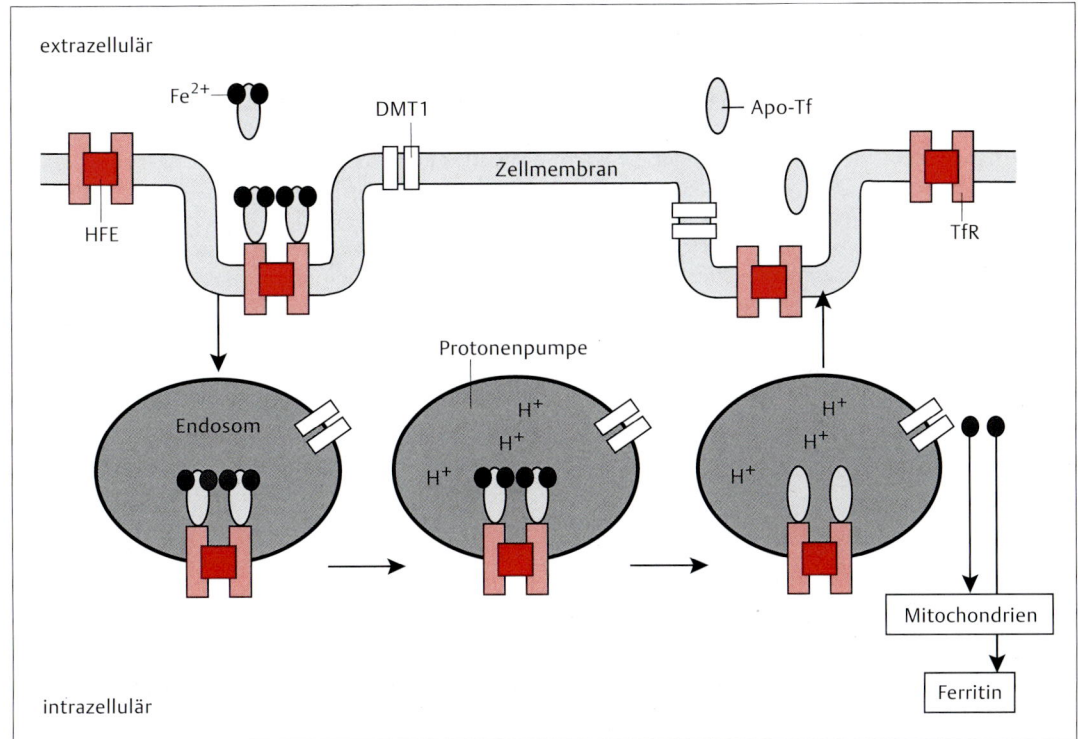

13.4 Pathogenese der Chromatose.
Eisen (Fe^{2+}) wird extrazellulär an Apotransferrin (Apo-Tf) gebunden transportiert. Das Apo-Tf dockt an den Transferrinrezeptor (TfR), der in den Membranen der meisten Zellen anzutreffen ist, an. Die Stellen der Zellmembran mit dem TfR senken sich ein und bilden die intrazytoplasmatischen Endosomen. Eine Protonenpumpe bewirkt dann eine Reduktion des pH-Werts in den Endosomen. Dadurch lösen sich die Fe^{2+}-Atome vom Apo-Tf und werden über den DMT1 (divalent metal transporter 1) ins Zytoplasma abgegeben. Von hier gelangen die Fe^{2+}-Atome entweder in die Mitochondrien (zur Synthese von Hämoglobin) oder werden als Ferritin oder Siderin in der Zelle gespeichert (kompartimentiert). Das HFE-Protein ist ein wichtiges Molekül des TfR; es besitzt das β2-Mikroglobulin als akzessorisches stabilisierendes Protein. Da das HFE-Protein große Ähnlichkeit mit den HLA (human leucocyte antigen) aufweist, wurde es zuerst als HLA-H bezeichnet. Allmählich setzte sich die Bezeichnung HFE (H: HLA-ähnlich, FE: Eisen) durch. An den TfR gebunden schützt das HFE-Protein die Zelle vor einer zu hohen intrazytoplasmatischen Konzentration von Fe^{2+}-Atomen. Eine Mutation des HFE-Proteins (verschiedene Mutationen sind inzwischen bekannt geworden) entspricht demzufolge einer „Loss-of-Function"-Mutation (nach Press 1999).

Wachstum von Bakterien, Parasiten und Tumorzellen erleichtern.

Für die Begünstigung der Entstehung von **Infekten mit Bakterien und Protozoen** durch Eisen gibt es 2 interessante Indizien:

- Hämatome und Hämolysezonen (besonders im Abdomen) sind oft mit bakteriellen Infekten assoziiert.
- Verschiedene Bakterienstämme können bei kritisch erniedrigtem Serumeisen die Produktion ihrer Siderophoren (Polypeptide, welche mit Fe^{3+}-Ionen gut lösliche Komplexe bilden) steigern, um so Eisenatome zu requirieren, dies allerdings nur, wenn die Körpertemperatur nicht erhöht ist: Fieber des Wirts blockiert die Synthese dieser Siderophoren in Bakterien. Patienten mit einer primären Chromatose (s. unten) sind anfälliger für Infektionskrankheiten (z. B. mit Listeria monocytogenes, Yersinia enterocolica, Salmonella enteritidis,

Klebsiella pneumoniae, Escherichia coli und Mucor) als ein Vergleichskollektiv.

Lactoferrin (1939 in der menschlichen Milch entdeckt) ist neben dem Ferritin und Apotransferrin ein drittes Protein, welches Eisen bindet. Es ist in vielen Sekreten (Tränenflüssigkeit, Speichel, Sekret der Bronchialschleimhaut, Magensekret, Galle, Schleim der Zervixdrüsen, Sperma) und in neutrophilen Granulozyten anzutreffen.

Eine vermehrte Ablagerung von Eisen in den Geweben kann eine lokale oder eine generalisierte Ursache haben. Lokale Ablagerungen treten meistens nach einer Hämorrhagie infolge einer Gewebezerstörung auf: Die in einer solchen Situation ins Gewebe ausgetretenen Erythrozyten überleben nur kurze Zeit und werden dann von Makrophagen phagozytiert.

Bei den **generalisierten Eisenablagerungen** wird zwischen primären und sekundären unterschieden. Die Ursache der **primären Chromatose** (gelegentlich „primäre Siderose" und fälschlicherweise oft auch „Hämochromatose" genannt) ist eine vermehrte Eisenresorption im gastroduodenalen Übergang infolge einer autosomal rezessiven genetischen Störung. Das Gen, welches die Krankheit verursacht, konnte 1996 identifiziert werden. Es wird mit den 3 Buchstaben „hfe" bezeichnet und ist bei der primären Chromatose mutiert. Das von diesem Gen kodierte Protein bindet an den Transferrinrezeptor in der Zellmembran und in der Membran der Endosomen (s. Abb. 13.**4**) und schränkt normalerweise die Abgabe des Eisens aus den Endosomen ins Zytoplasma („negative Regulation"). Das mutierte HFE-Protein (C282Y-Missensemutation mit Ersatz von Cystein durch Tyrosin an der Position 282) besitzt diese Eigenschaft nicht mehr, sodass der Austritt von Eisen aus den Endosomen ins Zytoplasma der Kontrolle durch das Protein entzogen ist. Wahrscheinlich ist das HFE-Protein auch am Mechanismus beteiligt, welcher die enterale Eisenaufnahme steuert. Es wird angenommen, dass ein defektes Protein fälschlicherweise eine niedrige Eisenkonzentration im Organismus signalisiert.

Bei der Chromatose ist eine exzessive Speicherung von Eisen in Leber, Haut, Pankreas, Myokard, endokrinen Organen und Gelenken zu beobachten. In den betroffenen Organen kommt es parallel zur Eisenspeicherung zu einer gesteigerten Fibrosierung und zu einer Zellschädigung. Die

Zellschädigung dürfte dadurch zustande kommen, dass die Lysosomen durch das Eisen, das in den von ihnen aufgenommenen Ferritin- oder Siderinmolekülen vorhanden ist, fragiler werden. Eine primäre Chromatose kann zu einer Leberzirrhose, einem hepatozellulären Karzinom, einer Kardiomyopathie oder einem Diabetes mellitus („Bronzediabetes") führen.

Eine **sekundäre Chromatose** kann verschiedene Ursachen haben: eine vermehrte nutritive Eisenaufnahme, häufige Bluttransfusionen, eine Anämie (chronische hämolytische oder sideroachrestische Anämie), Thalassämie oder Alkoholabusus. Beim Alkoholabusus wird eine vermehrte Eisenresorption im Duodenum beobachtet. Sekundäre Chromatosen sind rein histologisch nicht von primären zu unterscheiden.

13.1.4 Kupfer

Der **Kayser-Fleischer-Ring** in der Kornea ist ein Zeichen einer erhöhten Konzentration von Kupfer im Organismus. Der Kayser-Fleischer-Ring ist eine goldbraune, bilaterale Verfärbung der Kornea, welche die Periphere der Iris umgibt. Sie kommt durch eine Kupferablagerung zustande. Hauptursache ist eine primäre Störung des Kupferstoffwechsels (Wilson-Krankheit); eine solche Störung kann auch bei Erkrankungen der Leber (primäre biliäre Zirrhose, biliäre Atresie und chronische Hepatitis) beobachtet werden.

Die **Wilson-Krankheit** beruht auf einer Störung des Kupferstoffwechsels, die mit einer exzessiven Kupferablagerung in den Leberparenchymzellen und Tubulusepithelzellen der Niere einhergeht und zu degenerativen Veränderungen in den Neuronen und Astrozyten des Corpus striatum, des Nucleus dentatus des Cerebellum und der Hirnrinde führt. Die Krankheit wird wegen ihrer Morphologie auch „hepatolentikuläre Degeneration" genannt. Die erhöhte Kupferkonzentration in der Leber bewirkt Parenchymnekrosen und eine sich schnell entwickelnde Zirrhose.

90–95 % der zirkulierenden Kupfers sind normalerweise an Coeruloplasmin gebunden, die restlichen 5–10 % lose an Albumin. Kupfer wird in der Leber für die Synthese der kupferenthaltenden Enzyme Cytochrom-Oxidase und Superoxid-Dismutase gebraucht und über die Galle ausgeschieden. Ursache der Wilson-Krankheit ist eine unzureichende Synthese des Kupfer bindenden

α_2-Globulins Coeruloplasmin. Folge davon ist eine vermehrte Bindung von Kupfer an Albumin. Da das an Albumin gebundene Kupfer leicht an das Gewebe abgegeben wird, ist die Konzentration des Kupfers in den Geweben höher als normal. Als Grund der reduzierten Funktion des Coeruloplasmins bei der Wilson-Krankheit werden diskutiert:

- verminderte Synthese von Coeruloplasmin in der Leber,
- reduzierte Bindung der Sialinsäure an Coeruloplasmin (sialinsäurearmes Coeruloplasmin hat eine deutlich verminderte Halbwertszeit),
- Strukturanomalie des Coeruloplasmin-Moleküls, welche die Bindung von Kupfer beeinträchtigt.

13.2 Das Ausmaß exogener Pigmente im Organismus hängt von zivilisatorischen und kulturellen Umständen ab

Das wichtigste exogene Pigment ist das Kohlenstaubpigment. Es entsteht aus Kohlenstaubpartikeln, die als Ruß in die Lungen inhaliert und dort abgelagert werden. Diese Ablagerungen werden als **Anthrakose** bezeichnet. Die Anthrakose gehört in die Gruppe der Pneumokoniosen („Staubkrankheiten" der Lunge). Die Kohlenstaubpartikel werden mit dem Luftstrom bis in die Alveolen verlagert und dort von Alveolarwandmakrophagen aufgenommen. Diese Makrophagen treten entweder ins Interstitium der Alveolen über oder gelangen in die regionären Lymphknoten: Es kann sich deshalb eine Lungen- oder Lymphknotenanthrakose entwickeln.

Kohlepartikel können aber auch – wie bei Tätowierungen – injiziert werden. Als **indirekte, exogen verursachte Pigmentierungen** können pigmentierte Ablagerungen komplexer Moleküle verstanden werden, welche dem Organismus künstlich zugeführt werden. So können sich das Enamelepithel und das Dentin nach einer Tetracyclintherapie gelb verfärben.

14 Porphyrinpigmente

14.1 Der Abbau des Hämoglobins wird über eine Öffnung des Hämrings durch die Häm-Oxigenase eingeleitet

14.2 Bilirubin ist das wichtigste Endprodukt des Hämkatabolismus

14.3 Eine Hyperbilirubinämie bedeutet für den Organismus eine Gefahr

14.4 Eine Cholestase muss nicht zu einem Ikterus führen

14.5 Gallensteine bestehen aus Bilirubin, Cholesterin und Calciumcarbonat

14.6 Derivate des Häms sind Hämatin und das Malariapigment Hämozoin

Zusammenfassung

Die Porphyrine spielen eine Schlüsselrolle beim Sauerstofftransport, bei der biologischen Oxidation und als Koenzyme. Sie werden – entsprechend ihrer Funktion – in 3 Gruppen eingeteilt: Hämoproteine (Hämoglobin und Myoglobin), Cytochrome und Eisenporphyrinenzyme.

Das **Hämoglobin** besteht aus 4 Peptidketten (Globin), das Myoglobin aus einer. Jede dieser Ketten besitzt ein Häm als prosthetische Gruppe. Der Sauerstoff wird in das Häm eingebaut. Bei diesem Einbau wird die Wertigkeit des Fe^{2+} nicht verändert, dagegen die Konformation des Globins. Das Hämoglobin wird vor allem in den Monozyten und Makrophagen sowie in der Leber, Milz und im Knochenmark abgebaut. Mit dem Hämoglobin im Blutplasma kann verschiedenes passieren: Es wird über die Nieren direkt ausgeschieden, es wird in die Leber transportiert und dort metabolisiert oder es wird direkt oxidiert.

Bilirubin ist das wichtigste Endprodukt des Hämmetabolismus. Bilirubin hat neben der Fähigkeit, Aktivitäten eines Antioxidans zu entwickeln, keine bekannte physiologische Funktion. Es kann grundsätzlich aus 3 Quellen entstehen: aus alternden Erythrozyten, aus sich im Knochenmark entwickelnden Erythrozyten infolge eines verfrühten Austritts von Hämoglobin und aus Erythrozyten, die bei einer Gewebeschädigung aus der Blutbahn ausgetreten sind. Freies Bilirubin kann die Zellmembranen passieren und über einen toxischen Effekt auf die Mitochondrien die Zellen zerstören. Im extrazellulären Raum ist Bilirubin deshalb zu 99 % an Albumin gebunden.

Mit Albumin als Carrier wird Bilirubin in die **Leber** transportiert. Dort wird der Albumin-Bilirubin-Komplex an der sinusoidalen Zellmembran der Hepatozyten dissoziiert. Das konjugierte Bilirubin diffundiert aus dem endoplasmatischen Retikulum der Hepatozyten in den Gallencanaliculus. Von hier aus wird es über die Galle ausgeschieden.

Eine **Hyperbilirubinämie** bedeutet für den Organismus eine Gefahr. Eine Hyperbilirubinämie liegt dann vor, wenn die Blutkonzentration des Bilirubins mehr als 1,0 mg/100 ml beträgt, ein **Ikterus** („Gelbsucht"), wenn die Konzentration des Bilirubins einen Wert von 2,0–2,5 mg/100 ml übersteigt. Ein Ikterus manifestiert sich primär über eine Gelbverfärbung der Haut und der Skleren. Die Klassierung eines Ikterus kann nach 3 Kriterien erfolgen: nach der Hauptursache, nach dem makroskopischen Ort der Störung oder nach der ultrastrukturellen Lokalisation der Störung. Die wichtigsten Ursachen einer Hyperbilirubinämie sind: Bilirubinüberproduktion, verminderte Aufnahme von Bilirubin durch die Leberzellen, verminderte Konjugation von Bilirubin in den Leberzellen, Störung des Transports des konjugierten Bilirubins in den Leberzellen und Störung der Ausscheidung der Galle aus den Hepatozyten in den Gallencanaliculus.

Eine **Cholestase** muss nicht zu einem Ikterus führen. Die Ursachen für eine Cholestase können in der Leber selber liegen oder im Bereich der extrahepatischen Gallenwege. Die Hauptrolle bei der Pathogenese der Cholestase spielen die in die Gallensekretion involvierten Transportproteine. Es sind verschiedene genetische Defekte bekannt, welche eine Dysfunktion von Transportproteinen bewirken. Umgekehrt kann auch eine vorhandene Cholestase die Funktion der Transportproteine beeinträchtigen.

Gallensteine können in der Gallenblase, aber auch in den ableitenden Gallenwegen entstehen. 4 Hauptfaktoren (die 4 „F") prädestinieren zu einer Cholelithiasis: Female, Fat, Fertile und Fourty. Eine Cholelithiasis tritt gehäuft bei Gallenwegsinfekten, einer alkoholischen Leberzirrhose und bei hämolytischen Anämien auf. Eine gefürchtete Komplikation ist die akute Pankreatitis.

Die **Porphyrine** spielen eine Schlüsselrolle beim Sauerstofftransport, bei der biologischen Oxidation und als Koenzyme. Sie zeichnen sich durch 2 Eigenschaften aus: Sie absorbieren Licht bei einer Wellenlänge von ungefähr 400 nm und sie bilden Chelate mit Metallen (z.B. mit Eisen). Sie werden – entsprechend ihrer Funktion – in 3 Gruppen eingeteilt: Hämoproteine (Hämoglobin und Myoglobin), Cytochrome und Eisenporphyrinenzyme.

Viele Porphyrinproteine enthalten als prosthetische Gruppe das Häm. Häm wird zu 85 % im Knochenmark gebildet. Es besteht aus dem Protoporphyrin und einem Fe^{2+}-Atom, welches im

Bilirubin ist das wichtigste Endprodukt des Hämkatabolismus **179**

Zentrum des Protoporphyrins liegt. Das Häm wird deshalb auch „Ferriprotoporphyrin" genannt. Der Einbau des Eisens in das Protoporphyrin kann durch einen angeborenen Mangel des Enzyms Ferrochelatase gestört sein. Dies führt zur Krankheit der „erythropoetischen Protoporphyrie", bei welcher die Konzentration des Protoporphyrins im Blutplasma erhöht und die Konzentration der Ferrochelatase in den neutrophilen Granulozyten erniedrigt sind. Leitsymptom ist eine erhöhte Photosensitivität.

14.1 Der Abbau des Hämoglobins wird über eine Öffnung des Hämrings durch die Häm-Oxigenase eingeleitet

Das **Hämoglobin** besteht aus 4 Peptidketten (Globin), das Myoglobin aus einer. Jede dieser Ketten besitzt ein Häm als prosthetische Gruppe. Der Sauerstoff wird im Hämoglobin oder Myoglobin in das Häm eingebaut. Bei diesem Einbau wird die Wertigkeit des Fe^{2+} nicht verändert, dagegen die Konformation des Globins. Das Myoglobin wird bei einem geringeren Sauerstoffpartialdruck gesättigt als das Hämoglobin und gilt als eine Art „Sauerstoffreservoir".

Das Hämoglobin wird vor allem in den Monozyten und Makrophagen sowie in der Leber, Milz und im Knochenmark abgebaut, obwohl die Enzyme des Hämoglobinabbaus überall im Organismus vorkommen. Der **Abbau** beginnt mit einer Öffnung des Moleküls. Dabei verliert das Häm sein Fe^{2+}-Atom und es entsteht aus dem Häm das eisenfreie Protoporphyrin. Das Protoporphyrin wird entweder an Albumin oder Hämopexin gebunden und in die Leber transportiert.

Mit dem Hämoglobin im Blutplasma kann Verschiedenes passieren:

- Hämoglobin (40 Kilodalton) kann über die Glomerula der Nieren direkt ausgeschieden werden, weil die Grenze der Durchlässigkeit des Filter bei ca. 70 Kilodalton liegt.
- An Haptoglobin gebunden kann es in die Leber transportiert und dort metabolisiert werden.
- Es kann direkt oxidiert werden, dabei entsteht Methämoglobin.
- Es kann seine Hämmoleküle verlieren, da diese relativ leicht vom Globin abgetrennt werden können.

14.2 Bilirubin ist das wichtigste Endprodukt des Hämkatabolismus

Bilirubin entsteht beim Abbau des Protoporphyrins des Häms. Es hat neben der Fähigkeit, Aktivitäten eines Antioxidans zu entwickeln, keine andere bekannte physiologische Funktion. Es kann grundsätzlich aus 4 **Quellen** entstehen:

- zu 85% aus dem Hämoglobin alternder Erythrozyten, welche durch Phagozyten in Milz, Knochenmark und Leber aus der Blutbahn entfernt worden sind,
- infolge eines verfrühten Austritts von Hämoglobin aus sich entwickelnden Erythrozyten im Knochenmark,
- aus Erythrozyten, die bei einer Gewebeschädigung aus der Blutbahn ausgetreten sind,
- in geringerem Ausmaß aus mitochondrialem und mikrosomalem Cytochrom.

Um frische Hämorrhagien herum entsteht in kurzer Zeit intra- und extrazellulär Bilirubin. Ein frisches **Hämatom** hat wegen des auftretenden Häms eine rote Farbe. Nicht ganz frische Hämatome sind blau-grün verfärbt, weil inzwischen das Biliverdin entstanden ist. Chronische, ungefähr 12 Tage alte Hämatome sind wegen des Bilirubins schlussendlich orange-gelb.

Da freies Bilirubin fettlöslich ist, kann es die Zellmembranen passieren und über einen toxischen Effekt auf die Mitochondrien (Hemmung der Proteinsynthese und des Glucosestoffwechsels) die Zellen zerstören. Im extrazellulären Raum ist Bilirubin deshalb zu 99 % an Albumin gebunden.

Mit Albumin als Carrier wird Bilirubin in die Leber transportiert, dort mit Glucuronsäure konjugiert und über die Galle ausgeschieden. Einzelne Medikamente (z. B. Sulfonamide und Salicylate) können Bilirubin kompetitiv an den Bindungsstellen des Albumins hemmen und dadurch über freies Bilirubin Nebenwirkungen erzeugen.

In der Leber wird der **Albumin-Bilirubin-Komplex** an der sinusoidalen Zellmembran der Hepatozyten dissoziiert. Wie dies geschieht, ist noch unklar. In den Hepatozyten wird das freie Bilirubin erneut an ein Protein (Ligandin) gebunden. Dieses intrazelluläre Transportprotein transferiert das Bilirubin ins endoplasmatische Retikulum (ER), welches die Uridindiphosphat-Glucuronosyltransferase (UDPGT) enthält. Diese Glucuronosyltransferase katalysiert die Konjugation von Bilirubin mit der Glucuronsäure. Durch diese Konjugation entsteht wasserlösliches Bilirubindiglucuronid (90 %) und Bilirubinmonoglucuronid (10 %).

Das **konjugierte Bilirubin** diffundiert aus dem ER – wiederum an ein Protein gebunden – durch das Zytoplasma der Hepatozyten in den Gallencanaliculus. Von hier aus wird es über die Galle ausgeschieden. Im Darm bleibt das konjugierte Bilirubin bis in den distalen Abschnitt des Dünndarms (terminales Ileum) und bis ins angrenzende Kolon intakt. An diesen beiden Lokalisationen wird es durch die Bakterienflora zu freiem Bilirubin hydrolysiert. Dieses wieder unkonjugierte Bilirubin wird zu Urobilinogen reduziert. Der größte Anteil dieses Urobilinogens wird im Stuhl ausgeschieden, ein nur kleiner Prozentsatz wird im terminalen Ileum und im Kolon reabsorbiert, kehrt zur Leber zurück und wird dort wieder in die Galle ausgeschieden (**„enterohepatischer Kreislauf der Galle"**).

14.3 Eine Hyperbilirubinämie bedeutet für den Organismus eine Gefahr

Eine **Hyperbilirubinämie** liegt dann vor, wenn die Blutkonzentration des Bilirubins mehr als 1,0 mg/100 ml beträgt, ein **Ikterus** („Gelbsucht"), wenn die Konzentration des Bilirubins einen Wert von 2,0–2,5 mg/100 ml übersteigt. Ein Ikterus manifestiert sich primär über eine Gelbverfärbung der Haut und der Skleren. Er kann von verschiedenen anderen Befunden begleitet sein, die dann teilweise auch Rückschlüsse auf die Ursachen des Ikterus erlauben (Tab. 14.**1**). Die **Klassifizierung** eines Ikterus kann nach 3 Kriterien erfolgen:
- Hauptursache (Hämolyse, Hepatopathie, Cholestase),
- makroskopischer Ort der Störung (prähepatisch, hepatisch, posthepatisch),
- ultrastrukturelle Lokalisation der Störung (prämikrosomal, mikrosomal, postmikrosomal).

Die wichtigsten Ursachen einer Hyperbilirubinämie sind: Bilirubinüberproduktion, verminderte Aufnahme von Bilirubin durch die Leberzellen, verminderte Konjugation von Bilirubin in den Leberzellen, Störung des Transports des konjugierten Bilirubins in den Leberzellen und Störung der Ausscheidung der Galle aus den Hepatozyten in den Gallencanaliculus (Tab. 14.**2**).

Die Ursache des **Gilbert-Syndroms** ist unbekannt. Es wird eine gestörte Bilirubinclearance infolge einer pathologischen Modulation des Bilirubinmetabolismus durch Hormone diskutiert. Das Syndrom wird bei 3–7 % der Probanden einer Durchschnittspopulation beobachtet. Die betroffenen Patienten sind oft symptomlos. Fasten oder Krankheiten können einen starken Anstieg des Serumbilirubins provozieren.

Bei Neugeborenen kommt es physiologischerweise zu einer vorübergehenden Hyperbilirubinämie mit nichtkonjugiertem Bilirubin (**„Neugeborenenikterus"**), dies aus 3 Gründen:
- Die Aktivität der UDPGT macht nach der Geburt erst etwa 10 % jener des Erwachsenen aus, weil das dazu benötigte Enzymsystem (Cytochrom P-450) noch nicht vollständig entwickelt ist.
- Die Ligandinkonzentration in den Hepatozyten ist noch gering.
- Die Hämolyse ist nach der Geburt gesteigert.

Tabelle 14.**1** **Ursachen des Ikterus.**

Befunde	Ursache des Ikterus				
	Hepatitis	**alkoholische Hepatitis und Leberzirrhose**	**Medikamente**	**Cholelithiasis**	**Pankreas-karzinom**
Verlauf des Ikterus	akut	akut oder chronisch	akut	akut oder rezidivierend	chronisch
Fieber	+	+	+	+	–
Frösteln	+/-	–	+/–	+	–
Schmerzen	+/-	+/–	+/–	+	+/–
Gewichtsverlust	–	+	–	–	+
Nausea	+	+	+	+/–	+
Müdigkeit	+	+	+	–	–
Ausschlag	+/-	+	+/–	–	–
Juckreiz	+/–	–	+/–	+/–	+
Spider naevus	–	+	–	–	–
Hepatomegalie	+/–	+	+/–	+/–	+/–
Splenomegalie	+/–	+	+/–	–	+/–
Palpable Gallenblase	–	–	–	+/–	+

Der Bilirubinspiegel des Feten wird physiologischerweise dadurch niedrig gehalten, dass das fetale Bilirubin die Plazenta passieren und in der Leber der Mutter konjugiert und ausgeschieden werden kann. Die postnatale Hyperbilirubinämie verschwindet ungefähr 2 Wochen nach der Geburt. Bleibt sie bestehen, kann es zu Schädigungen der basalen Kerne des Gehirns kommen („**Kernikterus**").

Tabelle 14.2 **Ursachen der Hyperbilirubinämie.**

Störung	Ursache	Typ des Bilirubins	Vererbung	Molekularer Defekt	Charakteristika
Überproduktion	Hämolyse, hämolytische Anämie, Sichelzellanämie, ineffiziente Erythropoese, Hämatome	unkonjugiert	–	–	–
	Hämolyse kombiniert mit einer Hepatopathie	unkonjugiert und konjugiert	–	–	–
Reduzierte Aufnahme durch die Hepatozyten	Hepatitis, Medikamente	unkonjugiert	–	–	–
Reduzierte Konjugation	Crigler-Najjar-Krankheit (Typ I)	unkonjugiert	R	UDPGT fehlt	Enzephalopathie, farblose Galle
	Crigler-Najjar-Krankheit (Typ II)	unkonjugiert	R	UDPGT reduziert	normale Leber, Auslösung durch Phenobarbital
	Gilbert-Syndrom	unkonjugiert	D	unbekannt (UDPGT reduziert)	normale Leber
Reduzierter Transport in den Gallencanaliculus	Dubin-Johnson-Syndrom[1]	konjugiert	R	unbekannt	schwarze Leber
	Rotor-Syndrom	konjugiert	R	unbekannt	dunkler Urin, normale Leber
Extrahepatische Cholestase	oft maligne Tumoren in der Umgebung der Gallenwege	konjugiert	–	–	–

[1] Der Defekt basiert auf einer Punktmutation des Gens für das Multisubstanz-Resistenz-assoziierte Protein (ein hepatozelluläres Transportprotein; s. Abschnitt 14.4). Die Krankheit kommt unter persischen Juden und Japanern gehäuft vor.

D   autosomal dominant
R   autosomal rezessiv
UDPGT Uridindiphosphat-Glucuronosyltransferase

14.4 Eine Cholestase muss nicht zu einem Ikterus führen

Die Sekretion der Galle aus den Hepatozyten in den Gallencanaliculus ist ein aktiver Prozess, an ihm sind verschiedene Elemente beteiligt (Abb. 14.**1**):

- transmembranöse Transportproteine für Ionen und organische Moleküle in den Zellmembranen der Hepatozyten und Cholangiozyten,
- Gap-Junctions,
- Tight-Junctions,
- Komponenten des Zytoskeletts,
- das vesikuläre Transportsystem entlang der Mikrotubuli,
- das hepatozelluläre Signaltransduktionssystem.

Defekte dieser Elemente können eine Cholestase zur Folge haben.

Die Hauptrolle bei der Pathogenese der Cholestase spielen die in die Gallensekretion involvierten **Transportproteine**. Es sind verschiedene genetische Defekte bekannt, welche eine Dysfunktion solcher Transportproteine bewirken. Umgekehrt kann auch eine vorhandene Cholestase die Funktion der Transportproteine beeinträchtigen.

Eine Cholestase wird oft von schweren Veränderungen des **Zytoskeletts** der Hepatozyten begleitet (z. B. eine Ruptur der Mikrotubuli, eine Vermehrung der Intermediärfilamente oder eine Dysorganisation der Mikrofilamente). Diese Veränderungen können zu einem Verlust der apikalen Mikrovilli der Hepatozyten, einer verminderten Kontraktilität der kanalikulären Abschnitte der Zellmembran oder einer Öffnung der Tight-Junctions führen.

Bei verschiedenen Formen der Cholestase sind die **Mikrovesikel** in der perikanalikulären Region der Hepatozyten konzentriert und nicht mehr entlang der Mikrotubuli angeordnet. Ursache dafür ist eine Hemmung der beiden Proteine Kinesin und Dynein, die für die Bewegung der Ve-

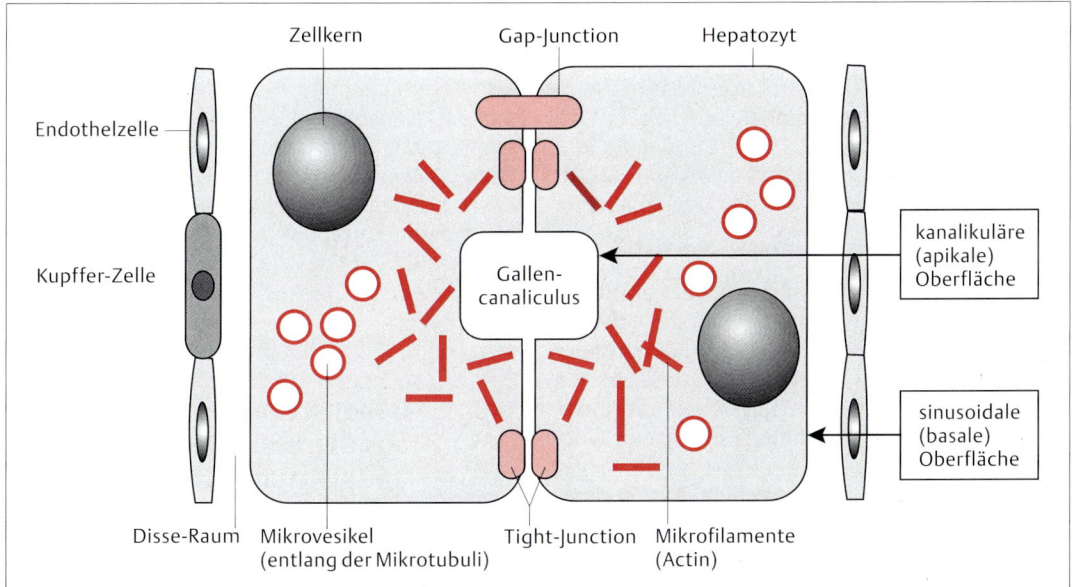

14.1 Pathogenese der intrahepatischen Cholestase.
Eine intrahepatische Cholestase ist oft assoziiert mit Veränderungen des transmembranösen und vesikulären Transportsystems, des Zytoskeletts und der Tight- und Gap-Junctions der Hepatozyten (s. Text) (nach Trauner et al. 1998).

sikel entlang der Mikrotubuli verantwortlich sind. Diese Hemmung wird durch eine pathologisch hohe Konzentration der Chenodesoxycholsäure (einer Gallensäure) in den Hepatozyten hervorgerufen.

Die Gallensäuren und -salze, welche sich im Rahmen einer Cholestase in den Hepatozyten anhäufen, können auch die Phospholipide der Zellmembran beeinflussen und so die **Transduktion von Signalen**, die für die Einleitung der Gallensekretion wichtig sind, stören. Eine andere Ursache einer Veränderung der Struktur der Zellmembran sind Hormone (z.B. Östrogene), Medikamente oder Toxine (z.B. Metaboliten des Alkohols).

Eine **Cholestase** liegt dann vor, wenn die folgenden 3 **Bedingungen** erfüllt sind:
- In den Hepatozyten und Cholangiozyten ist lichtmikroskopisch Gallenpigment sichtbar. Sowohl bei der intrahepatischen als auch bei der extrahepatischen Cholestase ist das Gallenpigment vor allem in den läppchenzentralen Abschnitten anzutreffen. Als Ursache dieser Verteilung kommt entweder ein Unterschied der Konzentration der Gallensäuren zwischen der periportalen und zentralen Zone infrage oder ein entsprechender Unterschied im Gehalt an mikrosomalen Oxidasen.
- Im Blutserum müssen Stoffe akkumuliert sein, die normalerweise in die Galle transferiert werden (Bilirubin, Cholesterin, Gallensäuren, alkalische Phosphatase).
- Funktionell liegt eine Reduktion des Gallenflusses und der Sekretion von Wasser, Bilirubin und Gallensäuren aus den Hepatozyten in die Gallencanaliculi vor.

Die **Ursachen** für eine Cholestase können in der Leber selber liegen oder im Bereich der extrahepatischen Gallenwege. Das frühe Stadium der extrahepatischen Cholestase führt zu ähnlichen morphologischen Veränderungen wie die intrahepatische Cholestase, nämlich einem überwiegend läppchenzentralen Auftreten von Galletropfen in den Canaliculi (Abb. 14.**2**). Das Vorhandensein von Bestandteilen der Galle im Blut der Patienten, welche an einer Cholestase leiden, macht das Vorliegen einer Regurgitation der Galle aus den Hepatozyten in den Blutstrom wahrscheinlich. Die Fähigkeit der Leber, unkonjugiertes Bilirubin zu konjugieren, bleibt bei Patienten mit einer Cholestase normal. Auch bei einer

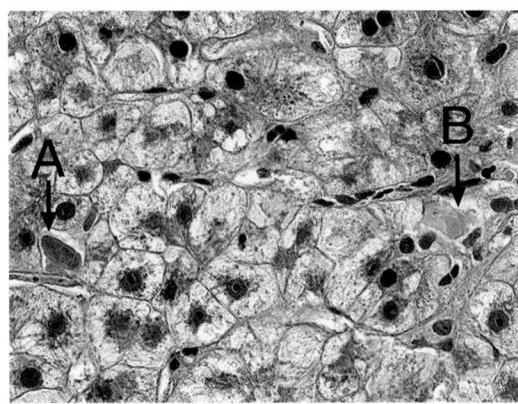

14.2   Intrahepatische Cholestase.
Eine intrahepatische Cholestase wird oft durch Medikamente induziert. In der linken Bildhälfte liegt ein Gallethrombus in einem Canaliculus (A), in der rechten Bildhälfte ist aufgestaute Galle in einem Gallengang des Portalfelds zu sehen (B).

schweren extrahepatischen Cholestase steigen die Serumbilirubinkonzentrationen maximal auf 30 – 35 mg/100 ml an. Ursache für diese relative geringe Hyperbilirubinämie ist eine kompensatorische Ausscheidung von Bilirubin über die Nieren (mit einem „Ikterus" der Nieren).

Bei einer Cholestase kann es durch einen toxischen Effekt der intrazellulären Galle zu Nekrosen der Hepatozyten kommen. In die nekrotischen Areale kann Galle austreten; es entstehen dann **„Galleninfarkte"** oder **„Galleneen"**. In den angrenzenden Portalfeldern erscheinen Makrophagen und Lymphozyten. Bei einer schweren Cholestase kommt es zur Ablagerung von Gallenpigment auch in Makrophagen und Kupfer-Zellen.

14.5   Gallensteine bestehen aus Bilirubin, Cholesterin und Calciumcarbonat

Gallensteine können in der Gallenblase, aber auch in den ableitenden Gallenwegen entstehen. Das Krankheitsbild wird „**Cholelithiasis**" genannt. 10 – 20 % der erwachsenen Bevölkerung haben Gallensteine, Frauen häufiger als Männer (Prävalenz = 4 : 1). Teilweise sind die Patienten asymptomatisch, teilweise leiden sie unter kolikartigen

Schmerzen. 4 Hauptfaktoren – „die 4 F" – prädestinieren zu einer Cholelithiasis: **F**emale, **F**at, **F**ertile und **F**ourty. Zu den Risikofaktoren zählen weiter: demographische Einflüsse (Nordeuropäer und amerikanische Indianer erkranken häufiger an einer Cholelithiasis als andere Populationen), familiäre Prädisposition, hoch kalorische Ernährung, mehrfach ungesättigte Fettsäuren, Diabetes mellitus und gastrointestinale Erkrankungen (Morbus Crohn, Zustand nach einer Dünndarmresektion oder Mukoviszidose).

Eine Cholelithiasis tritt gehäuft bei Gallenwegsinfekten, einer alkoholischen Leberzirrhose und bei hämolytischen Anämien auf. Für die **Pathogenese** spielen 3 Faktoren eine Rolle: abnorme Zusammensetzung der Galle (wichtigster Faktor), Stase der Galle und Infekte. Bei einer Cholelithiasis ist die Galle meistens mit **Cholesterin übersättigt**. Physiologischerweise wird Cholesterin durch das hydrophile Lecithin und die hydrophilen Gallensalze in der Galle in Lösung gehalten. Die Gallenmicellen werden instabil, wenn entweder die Konzentration des Cholesterins ansteigt (z.B. bei einer Adipositas) oder jene des Lecithins oder der Gallensalze abnimmt (z.B. bei einer Erkrankung des Ileums).

Die **Entstehung** von Gallensteinen erfolgt in 3 Schritten:

- Zuerst bildet sich eine gesättigte Galle.
- Dann startet die Steinbildung (Nukleation) wegen einer Ansammlung von Mukoproteinen, welche aus dem Ductus choledochus stammen, in einer gesättigten Galle.
- Schlussendlich wächst der Stein.

Infektionen als Ursache für eine Sättigung der Galle spielen eine untergeordnete Rolle. Eine Stase der Galle stellt aber umgekehrt eine Prädisposition für bakterielle Infekte dar.

Eine gefürchtete **Komplikation** der Cholelithiasis ist die akute Pankreatitis. Eine Druckerhöhung im Gallengangsystem führt zu einem Reflux von Galle in den Pankreasausführgang. Folge davon ist eine Schädigung des Gangepithels mit einem Austritt und einer Aktivierung der Pankreasenzyme Trypsin, Elastase und Phospholipase A. Die Phospholipase A des Pankreassekrets konvertiert Lecithin zum hoch toxischen Lysolecithin, welches die Zellmembranen massiv destabilisiert (s. Tab. 1.**1**). Folge davon sind Nekrosen des Pankreasparenchyms und des peripankreatischen Fettgewebes. Bei ca. einem Drittel aller akuten Entzündungen des Pankreas handelt es sich um eine solche „biliäre Pankreatitis".

14.6   Derivate des Häms sind: Hämatin und das Malariapigment Hämozoin

Wenn die Hämmoleküle vom Globin des Hämoglobins abgekoppelt werden, wird deren Fe^{2+}-Atom in Gegenwart von Sauerstoff und Wasser sofort zu Fe^{3+} oxidiert. Dadurch wird der weitere Einbau von Sauerstoff in das Hämmolekül blockiert; die Bindung des Fe^{3+}-Atoms an das Molekül ist deutlich stärker als jene des Fe^{2+}-Atoms. Das so veränderte Häm wird **Hämatin** genannt. Hämatin entsteht aus Hämoglobin nach Einwirkung von Säuren oder Basen, z.B. wenn Blut mit Magensäure in Berührung kommt. Das Blut wird dann als „hämatinisiertes Blut" bezeichnet.

Das **„Malariapigment"** (Hämozoin) zeigt Ähnlichkeiten mit dem Hämatin. Plasmodium falciparum, der malariaverursachende Parasit, lebt in den Erythrozyten und attackiert dort das Hämo-globin. Der Parasit nimmt das Hämoglobin in seine Lysosomen auf. Dort wird es in Aminosäuren und in das toxische Ferriprotoporphyrin IX zerlegt. Ferriprotoporphyrin IX wird durch eine Polymerisation, bei der das kristalline Hämozoin entsteht, detoxifiziert. Dadurch schützt sich der Parasit selber. Das 1940 eingeführte Antimalariamittel Chloroquin verhindert in den Lysosomen die Polymerisation des Ferriprotoporphyrins IX. Das sich unter diesen Bedingungen in den Lysosomen ansammelnde toxische Ferriprotoporphyrin IX schädigt die lysosomale Membran, sodass der Parasit schlussendlich zugrunde geht. Der Austritt von Chloroquin aus den Lysosomen des Parasiten wird durch das PfCRT (Plasmodium falciparum chloroquine resistance transporter, P. f. digestive vacuole transmembrane protein) in der Wand der Lysosomen gesteuert. Parasiten, die gegen Chloroquin resistent sind, weisen eine Mutation des pfcrt-Gens auf. Diese führt dazu, dass das in die Lysosomen eingetretene Chloroquin die Lysosomen schnell wieder verlässt und seine Wirkung deshalb nicht entfalten kann.

15 Atherosklerose

15.1 **Endothelzellen, Monozyten, Makrophagen und glatte Muskelzellen sind die zellulären Akteure der Atherosklerose**

15.1.1 Ausgangspunkt einer Atherosklerose ist eine Dysfunktion der Endothelzellen

15.1.2 Makrophagen sind hauptverantwortlich für die Oxidation von Lipoproteinen in den atheromatösen Plaques

15.1.3 Glatte Muskelzellen phagozytieren LDL in atheromatösen Plaques LDL und synthetisieren Elemente der ECM

15.2 **Molekulare Mediatoren der Atherosklerose sind Zytokine, Wachstumsfaktoren und oxidierte LDL**

15.3 **2 Modelle der Atherosklerose werden diskutiert: das Modell der „Response-to-Injury" und der „oxidativen Modifikation"**

15.3.1 „Response-to-Injury"-Modell: Dysfunktion der Endothelzellen und Aktivität der von Makrophagen beeinflussten glatten Muskelzellen

15.3.2 Modell der „oxidativen Modifikation": Schlüsselrolle des Homocysteins

15.4 **Im transplantierten Herzen kann es an den Koronararterien zu einer schnell fortschreitenden, diffusen Atherosklerose kommen**

15.5 **Von der Atherosklerose ist die Arteriolosklerose abzugrenzen**

Zusammenfassung

Die Atherosklerose ist eine **hyperplastische Erkrankung der Intima** der Arterien. Ihr morphologisches Hauptmerkmal sind Plaques in der Intima. Komplikationen der Atherosklerose sind: 1. Einengung des Gefäßlumens, 2. Erhöhung des Gefäßtonus, die ebenfalls eine Stenosierung zur Folge hat, 3. Verdünnung der Arterienwand mit Bildung von Aneurysmata und 4. Thrombosen. Eine Atherosklerose entwickelt sich bevorzugt an Bifurkationen, Krümmungen großer Arterien und in Gefäßabschnitten hinter Gefäßstenosen. Prädilektionsstellen für atherosklerotische Aneurysmata sind die Bauchaorta und die Aa. femorales. Als **Risikofaktoren** für eine Atherosklerose gelten: Hyperlipidämie, arterielle Hypertonie, Nicotinabusus (Zigarettenrauch) und Diabetes mellitus – alles Krankheiten, die zum metabolischen Syndrom gehören. Alle diese Faktoren schädigen die Endothelzellen. An der Entstehung der Atherosklerose sind vor allem 3 Zelltypen beteiligt: Endothelzellen, Monozyten/Makrophagen und glatte Muskelzellen der Arterienwand.

Dysfunktionelle Endothelzellen zeigen eine Veränderung ihrer Oberflächeneigenschaften (Adhäsionsmoleküle) sowie ihrer Synthese- und Sekretionsaktivitäten. Verschiedene Faktoren können eine Dysfunktion der Endothelzellen bewirken: Stoffwechselstörungen, ungewöhnliche Scherkräfte (z. B. bei einer arteriellen Hypertonie), toxische Substanzen (z. B. bei einer Hyperlipidämie), eine lokale Hypoxie oder erhöhte Konzentrationen verschiedener humoraler Mediatoren (z. B. Zytokine). Das Endothel ist morphologisch, funktionell und bezüglich seiner antigenen Epitope sehr heterogen. Wegen seiner Aktivitäten und seines Gesamtgewichts im menschlichen Organismus (ungefähr 1000 g) kann das Endothel auch als das „größte endokrine Organ" bezeichnet werden.

Hauptaufgaben der Monozyten/Makrophagen bei der Pathogenese der Atherosklerose sind die Phagozytose von **oxidierten LDL** in der Intima,

die Freisetzung von Zytokinen und Wachstumsfaktoren sowie die Sekretion von Chemotaxinen für glatte Muskelzellen. Die glatten Muskelzellen werden im Rahmen einer Atherosklerose von verschiedenen Wachstumsfaktoren in die Intima dirigiert, dort zur Proliferation stimuliert und aktiviert. Die aktivierten glatten Muskelzellen haben unter anderem die Aufgabe, Bestandteile der ECM zu bilden. Die Hauptwirkungen der oxidierten LDL sind: 1. Sie induzieren in den Endothelzellen die Synthese verschiedener Zytokine, chemotaktischer Faktoren und von Metaboliten des Arachidonsäure-Stoffwechsels. 2. Sie können die Endothelzellen toxisch schädigen oder eine Apoptose der Endothelzellen induzieren.

Zur **Erklärung der Atherosklerose** dienen 2 Modelle: Beim „Response-to-Injury"-Modell stehen eine Dysfunktion der Endothelzellen und die von den Makrophagen beeinflussten glatten Muskelzellen im Zentrum, beim Modell der „oxidativen Modifikation" wird dem Homocystein die Schlüsselrolle zugewiesen.

Ursache der **transplantationsassoziierten Atherosklerose** ist eine immunologische, zellvermittelte Hypersensitivitätsreaktion. Diese kommt zustande, weil auf den Endothelzellen der im Herztransplantat vorhandenen Arterien Proteine der Klasse 2 des Haupthistokompatibilitätskomplexes (major histocompatibility complex, MHCP-2) exprimiert werden. Die Helfer-T-Lymphozyten des Empfängers erkennen diese Proteine als fremd und induzieren über eine Aktivierung von Makrophagen die Entstehung einer Atherosklerose.

Von der Atherosklerose ist die **Arteriolosklerose** abzugrenzen. Vor allem in der Niere hat die Arteriolosklerose diagnostischen Wert als morphologisches Korrelat einer chronischen Hypertonie oder eines Diabetes mellitus. Histologisch besteht die Arteriolosklerose aus einer hyalinen homogenen Verdickung der Gefäßwand.

Die Atherosklerose ist eine **hyperplastische Erkrankung der Intima der Arterien**. Ihr morphologisches Hauptmerkmal sind die Plaques in der Intima. Diese Plaques bestehen aus zugrunde gegangenen Schaumzellen, Ansammlungen von Cholesterinkristallen, Zelldetritus, Verkalkungen im

Zentrum und einer bindegewebigen, sklerosierten „Kappe" in der Peripherie (Abb. 15.1). In den atheromatösen Plaques wird Cholesterin nicht nur in Schaumzellen, sondern auch extrazellulär vorgefunden. Es wird dort von den Glykosaminoglykanen der extrazellulären Matrix (ECM) gebunden.

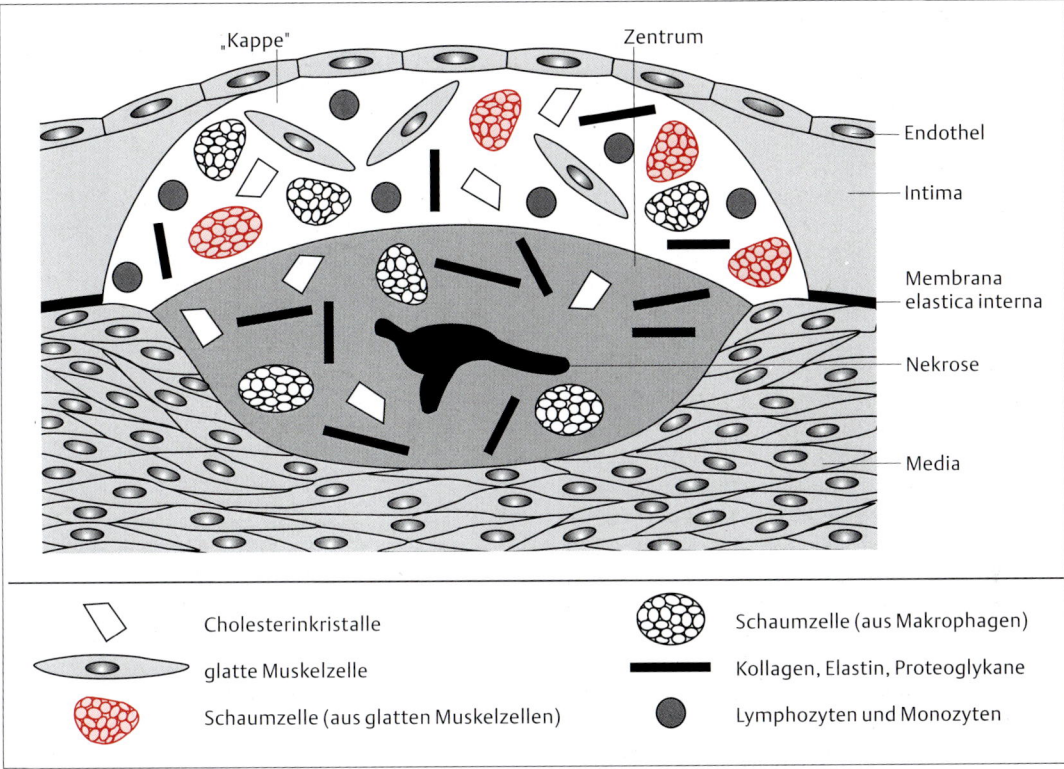

„Kappe" Zentrum

Endothel

Intima

Membrana
elastica interna

Nekrose

Media

Cholesterinkristalle

glatte Muskelzelle

Schaumzelle (aus glatten Muskelzellen)

Schaumzelle (aus Makrophagen)

Kollagen, Elastin, Proteoglykane

Lymphozyten und Monozyten

15.1 Atheromatöse Plaques.
Die atheromatösen Plaques liegen in der Intima von Arterien und bestehen im Zentrum aus einer alten Nekrosezone, in der Zelldetritus, Cholesterinkristalle, Schaumzellen und Bestandteile der extrazellulären Matrix (ECM) abgelagert sind. Die Plaques sind oft dystrophisch verkalkt. Um die Plaques herum liegt eine Kappe, die vor allem aus ECM und glatten Muskelzellen besteht. Die glatten Muskelzellen wandern auf entsprechende Stimuli (s. Text) aus der Tunica media in die Intima ein und proliferieren dort.

Komplikationen der Atherosklerose sind:
- Einengung des Gefäßlumens,
- Erhöhung des Gefäßtonus
  mit einer Stenosierung,
- Verdünnung der Arterienwand
  mit Bildung von Aneurysmata,
- Thrombosen (Abb. 15.**2**).

Eine Gefäßstenose kann eine Hypoxie oder Ischämie des distal der Läsion gelegenen Gewebes zur Folge haben. Solche „atherosklerotische" Ischämien treten vor allem im Herzen, im Hirn und an den Extremitäten auf.
    Eine Atherosklerose (Abb. 15.**3**) findet sich bevorzugt an Bifurkationen (Koronararterien, Aa. carotides, A. basilaris), Krümmungen großer Arterien (Aortenbogen) und in Gefäßabschnitten hinter Gefäßstenosen („Totwassergebiete"). Prädilektionsstellen für atherosklerotische **Aneurysmata** sind die Bauchaorta und Aa. femorales. Neben einer Atherosklerose sind Vernetzungsstörungen des Elastins in der Tunica media oft Ursache eines Aneurysmas. Vernetzungsstörungen führen zu einem Aneurysma dissecans (s. Abb. 3.**1**). Weniger häufig sind Entzündungen Grund eines Aneurysmas.
    Eine Atherosklerose kann sich unter verschiedenen **Symptomen** manifestieren: als Angina pectoris, Multiinfarktdemenz, Claudicatio intermittens, Enzephalomalazie, Morbus embolicus, in Form einer Blutung am Grund eines peptischen Magenschleimhautulkus oder als akutes Abdomen (bei einem Mesenterialinfarkt).

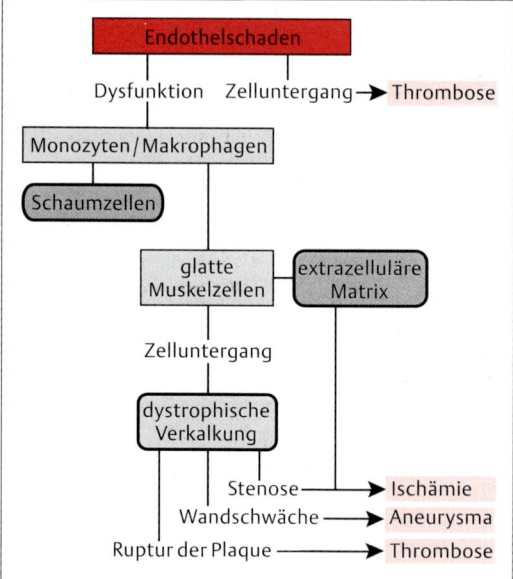

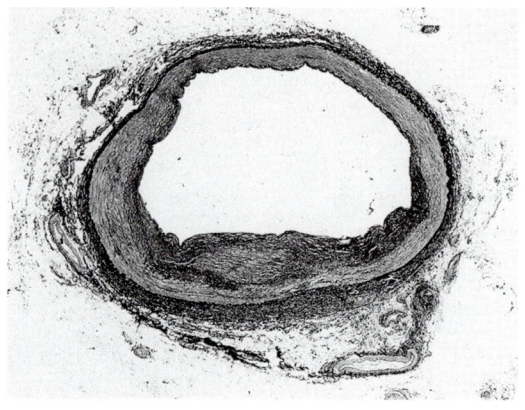

15.3   Atherosklerose.
Die Atherosklerose ist unschwer an einer Verdickung und Veränderung der Struktur der Intima, einer teilweise deutlich ausgeprägten Atrophie der Tunica media und einer Lumeneinengung der Arterie zu erkennen. In der oberen Bildhälfte ist die Wand der Koronararterie noch normal aufgebaut, in der unteren Hälfte ist die Intima fibrotisch verdickt. Im Zentrum dieser Fibrosezone ist eine diskrete Aufhellung vorhanden. Diese Aufhellung entspricht dem Zentrum der Plaque, welche rundum von einer „Kappe" bedeckt wird.

15.2   Ätiologie und Komplikationen der Atherosklerose.
Die wichtigsten zellulären Akteure bei der Entstehung einer Atherosklerose sind die Endothelzellen, die Monozyten und Makrophagen in der Intima und die glatten Muskelzellen, welche aus der Tunica media stammen (s. Text). Komplikationen der Atherosklerose können sein: 1. Einengungen des Lumens der Gefäße (Stenosen) mit der möglichen Folge einer Hypoxie und Ischämie, 2. Aneurysmata (Ausweitungen der ganzen Arterienwand) und 3. Thrombosen. Die Fettstreifen (im Anfangsstadium der Atherosklerose) bestehen vor allem aus Schaumzellen (umgewandelte Makrophagen und glatte Muskelzellen), die atheromatösen Plaques aus extrazellulärer Matrix und dystrophischen Verkalkungen.

Als **Risikofaktoren** für eine Atherosklerose gelten: Hyperlipidämie, arterielle Hypertonie, Diabetes mellitus (alles Krankheiten, die zum metabolischen Syndrom gehören) und Nicotinabusus (Zigarettenrauch). Alle 4 Faktoren schädigen die Endothelzellen (Tab. 15.1). Zusätzliche Risikofaktoren sind Geschlecht und Alter. So ist eine Atherosklerose peripherer Gefäße bei Männern im Alter zwischen 25 und 50 Jahren dreimal so häufig wie bei Frauen gleichen Alters. Grund dafür dürften die Östrogene sein: Sie hemmen die Aktivität der Lipoprotein-Lipase in den Endothelzellen und reduzieren auf diese Art und Weise den peripheren Katabolismus der Very-low-Density-Lipoproteine (VLDL). Gleichzeitig stimulieren sie die Syn-

these der Rezeptoren für die High-Density- (HDL) und Low-Density-Lipoproteine (LDL) sowie die Sekretion von Stickstoffmonoxid (NO) der Endothelzellen. NO bewirkt eine Relaxation des Gefäßwandtonus, eine Hemmung der Aktivierung der Blutplättchen, eine Hemmung der Proliferation der glatten Muskelzellen der Gefäßwand und ein beschleunigtes Wachstum der Endothelzellen. Zwischen dem Ausmaß des Nicotinabusus und der Häufigkeit einer Atherosklerose der Koronararterien besteht eine eindeutige Beziehung, nicht aber zwischen dem Nicotinabusus und der Häufigkeit der Atherosklerose der Hirnbasisarterien.

Die wichtigsten Faktoren, welche die strukturellen Veränderungen (**Remodelling**) bei der Entstehung einer Atherosklerose prägen, sind der intraluminale Blutdruck, die intraluminalen Strömungsverhältnisse und der Zustand der Gefäßwand. Am Remodelling beteiligt sind zelluläre Akteure und molekulare Mediatoren.

Tabelle 15.**1** **Metabolische Ursachen der Endothelschädigung.**
Die 4 wichtigsten Risikofaktoren für eine Schädigung des Endothels sind Hyperlipidämie, arterielle Hypertonie, Diabetes mellitus und Nicotinabusus.

Risikofaktoren	Schädigung des Endothels via ...	Wirkung
Hypertonie	Scherkräfte	Reduktion des Sialinsäuremantels auf der Oberfläche der Endothelzellen
		Zunahme der Pinozytose der Endothelzellen
	Angiotensin II[1]	Öffnung der Junctions der Endothelzellen
		Kontraktion der Endothelzellen
Hyperlipidämie	oxidiertes LDL	toxische Schädigung der Endothelzellen
Nicotinabusus	Hypoxie	Öffnung der Junctions der Endothelzellen
Diabetes mellitus[2]	Sorbit	Störung der Funktion der Endothelzellen
	Ketoacidose	Ödem in der Intima
Immunkomplexe in der Intima	Hypersensitivitätsreaktion Typ 3[3]	Nekrose der Endothelzellen

[1] Angiotensin II kann auch eine Proliferation der glatten Muskelzellen der Blutgefäße, Herzmuskelzellen und Fibroblasten induzieren.
[2] Beim Diabetes mellitus ist unter anderem auch die Aktivität des Angiotensin II erhöht.
[3] s. Kapitel 23: Immunpathologie

15.1 Endothelzellen, Monozyten, Makrophagen und die glatten Muskelzellen sind die zellulären Akteure der Atherosklerose

Die 3 an der Entstehung der Atherosklerose beteiligten Zelltypen haben verschiedene Aufgaben: Sie funktionieren als Sensoren (Endothelzellen), Modulatoren (Endothelzellen und Monozyten/ Makrophagen) und Effektoren (Endothelzellen und glatte Muskelzellen).

15.1.1 Ausgangspunkt einer Atherosklerose ist eine Dysfunktion der Endothelzellen

Dysfunktionelle Endothelzellen zeigen eine Veränderung ihrer Oberflächeneigenschaften (Adhäsionsmoleküle) sowie ihrer Synthese- und Sekretionsaktivitäten. Eine Dysfunktion der Endothelzellen kann durch verschiedene **Faktoren** hervorgerufen werden: Stoffwechselstörungen (z.B. beim Diabetes mellitus), ungewöhnliche Scherkräfte (z.B. bei einer arteriellen Hypertonie), toxische Substanzen (z.B. bei einer Hyperlipidämie), lokale Hypoxie oder erhöhte Konzentrationen verschiedener humoraler Mediatoren (z.B. Zytokine).

Man unterscheidet zwischen einer Stimulation und einer Aktivierung der Endothelzellen. Die **Stimulation des Endothels** erfolgt durch Mediatoren, die nicht zur Klasse der Zytokine gehören, und geschieht innerhalb von Minuten. Die wichtigsten Stimulatoren der Endothelzellen sind: Histamin, Leukotriene, Bradykinin, die Komplementkomponente C5a, Thrombin, der plättchenaktivierende Faktor (PAF) und der VEGF (vascular endothelial growth factor). Eine Stimulation der Endothelzellen mündet in einen Anstieg der intrazytoplasmatischen Konzentration der Ca^{2+}-Ionen und löst verschiedene Antworten aus (z.B. die Synthese von NO oder die Expression von Adhäsionsmolekülen).

Die **Aktivierung des Endothels** wird durch inflammatorische Zytokine, Scher- und Druckkräfte vermittelt. Die wichtigsten, die Endothelzellen aktivierenden Zytokine sind: IL-1, IL-4, der TNF-α und das IFN-γ.

Tabelle 15.**2** **Molekulare Ursachen der Endothelschädigung.**
Die Oberfläche der Endothelzelle ist permanent molekularen Mediatoren und physikalischen Kräften ausgesetzt.

Signal	Syntheseort des Signals	Sensor der Endothelzellen
Scherkräfte		• Adhäsionsmoleküle für Monozyten (VCAM-1; in großen und mittelgroßen Arterien) • Adhäsionsmoleküle für neutrophile Granulozyten (ICAM-1, Selektine; in Kapillaren) • Adhäsionsmoleküle für Bestandteile der extrazellulären Matrix (Integrine) Kaliumkanäle
Dehnungs- und Druckkräfte		Ionenkanäle (ausgenommen Kaliumkanäle)
Thrombin	Blutplättchen	spezifischer Rezeptor
Angiotensin II[1]		spezifischer Rezeptor
ADP	Blutplättchen	spezifischer Rezeptor
Zytokine	verschiedene Zellen	spezifische Rezeptoren
Natives Lipoprotein	Endothelzellen	Rezeptoren für Lipoproteine
Oxidiertes Lipoprotein	Makrophagen glatte Muskelzellen	Rezeptoren für Lipoproteine Rezeptoren für Lipoproteine

[1] Angiotensin II induziert in den Endothelzellen die Bildung von PDGF, bFGF und TGF-β.

Die Impulse für eine Stimulation oder Aktivierung erhalten die Endothelzellen über verschiedene Sensoren (Tab. 15.**2**). Die wichtigsten dieser Sensoren sind Adhäsionsmoleküle und Rezeptoren.

Die **Hauptfunktion des Endothels** besteht in der Aufrechterhaltung der Integrität der Gefäße. In dieser Funktion kontrolliert es den Transfer von kleineren und größeren Molekülen aus dem Gefäßlumen in die Wand und Bewegung und Proliferation von glatten Muskelzellen der Tunica media. Der Stoffaustausch zwischen dem Gefäßlumen und dem Endothel erfolgt primär über eine Pinozytose, seltenerweise über die Tight-Junctions zwischen den Endothelzellen. Der Austausch von Molekülen, die kleiner als 2 nm sind, wird als Transzytose bezeichnet. Die Kontakte zu den glatten Muskelzellen stellen die Endothelzellen über Zellfortsätze sicher, die durch die Membrana elastica interna hindurch bis in die Tunica media hineinreichen.

Die Endothelzellen sind – ihrer Funktion entsprechend – hoch differenzierte Zellen. Sie nehmen bei 6 **wichtigen Prozessen** eine Schlüsselposition ein (Abb. 15.**4**): Sie synthetisieren Bestandteile der ECM, pro- und antithrombotische Faktoren (z. B. den von-Willebrand-Faktor oder das Prostacyclin PGI2), Zytokine, verschiedene Wachstumsfaktoren (z. B. VEGF, PDGF, TGF-β), Vasokonstriktoren (z. B. Endothelin 1), Vasodilatatoren (NO und Eicosanoide), Enzyme (z. B. Lipoproteinlipase), Liganden und Adhäsionsmoleküle. Wegen dieser Aktivitäten und des Gesamtgewichts der Endothelzellen im menschlichen Organismus (ungefähr 1000 g) können die Endothelzellen auch als das größte endokrine Organ bezeichnet werden.

Die Synthese des **NO** wird physiologischerweise stimuliert durch Acetylcholin, aggregierte Blutplättchen, Serotonin, Thrombin, Agonisten der α_2-adrenergen Rezeptoren und Scherkräfte bei vermehrtem Blutdurchfluss, aber auch durch Östrogen. In atherosklerotischen Gefäßen ist aber die Aktivität des NO stark reduziert, weil NO in der Intima von Lipiden gebunden wird. Da NO unter anderem auch die Adhäsion der Blutplättchen an die Endothelzellen hemmt, trägt die Reduktion von NO bei einer Atherosklerose zu einer Erhöhung des Thromboserisikos bei.

Endothelin 1 wird als einziges der 3 Endotheline (Endothelin 1, 2 und 3) in den Endothelzellen ge-

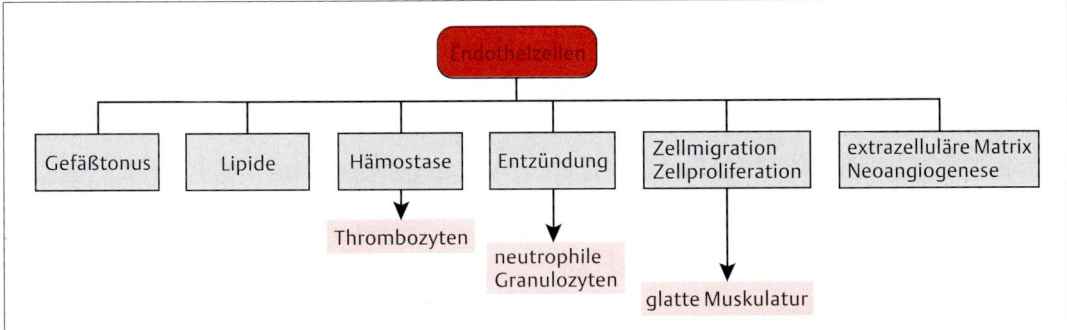

15.4 Funktionen der Endothelzellen.
Die Endothelzellen regulieren verschiedene Stoffwechselprozesse. Die Funktion der Endothelzellen im Lipidstoffwechsel, bei der Hämostase, bei der Entzündungsreaktion und bei der Bildung der extrazellulären Matrix (ECM) im Rahmen der Wundheilung sind jeweils in den entsprechenden Kapiteln beschrieben.

bildet. Es wird in Sekretgranula gespeichert und kann innerhalb von Minuten auf eine Hypoxie, Ischämie oder Scherkräfte hin von den Endothelzellen abgegeben werden. Die Halbwertszeit des Endothelin 1 beträgt 15 – 20 Minuten. Endothelin 1 wird zu 80 – 90 % über die Lungen ausgeschieden.

Die Endothelzellen beteiligen sich an den Entzündungsreaktionen dadurch, dass sie:

- eine Relaxation der glatten Muskelzellen der Gefäßwand induzieren,
- ihre interzellulären Spalten (Junctions) öffnen,
- in vermehrtem Ausmaß Adhäsionsmoleküle für zirkulierende neutrophile Granulozyten synthetisieren,
- die adhärierenden neutrophilen Granulozyten aktivieren.

Die Aktivierung der neutrophilen Granulozyten erfolgt in erster Linie über eine Veränderung ihres Zytoskeletts, wodurch sie agiler werden.

Das **Endothel** ist morphologisch, funktionell und bezüglich seiner antigenen Epitope sehr **heterogen**. So ist die Ausstattung der Endothelzellen mit Adhäsionsmolekülen von Ort zu Ort sehr verschieden: Endothelzellen der Arterien enthalten – im Gegensatz zu jenen der Venen – viele membrangebundene spezifische Organellen (z.B. die Weibel-Palade-Körper, welche den von-Willebrand-Faktor speichern) und Actinfasern.

15.1.2 Makrophagen sind hauptverantwortlich für die Oxidation von Lipoproteinen in den atheromatösen Plaques

Die Hauptaufgaben der Monozyten/Makrophagen bei der Pathogenese der Atherosklerose bestehen 1. in der Phagozytose von oxidierten LDL in der Intima, 2. in der Freisetzung von Zytokinen und Wachstumsfaktoren sowie 3. in der Sekretion von Chemotaxinen für glatte Muskelzellen. Dysfunktionelle Endothelzellen locken die zirkulierenden Monozyten via das monozytenchemotaktische Protein 1 (MCP-1) an und leiten sie über die in gesteigertem Maße gebildeten Adhäsionsmoleküle in die Intima. Dort werden sie als Makrophagen unter der Beihilfe von oxidierten LDL immobilisiert.

15.1.3 Glatte Muskelzellen phagozytieren LDL in den atheromatösen Plaques und synthetisieren Elemente der ECM

Die glatten Muskelzellen werden im Rahmen einer Atherosklerose von verschiedenen Wachstumsfaktoren in die Intima dirigiert, dort zur Proliferation stimuliert und aktiviert. Sie besitzen, wie die Makrophagen, Rezeptoren für native und oxidierte LDL. Deshalb können auch sie an der Phagozytose der oxidierten LDL in der Intima teilnehmen und sich in Schaumzellen transformieren. Den aktivierten glatten Muskelzellen ist mit

der Bildung von Bestandteilen der ECM eine zweite wichtige Aufgabe zugewiesen.

15.2 Molekulare Mediatoren der Atherosklerose sind Zytokine, Wachstumsfaktoren und oxidierte LDL

Die **Zytokine** haben generell eine dreifache Aufgabe:
- Zellen zu erkennen und zu rekrutieren, welche für eine spezifische Funktion benötigt werden,
- an der Entfernung eines Gewebeschadens mitzuwirken,
- die Reparation zu modulieren.

Zytokine sind deshalb auch an der Atheroskerose beteiligt. Die wichtigsten dieser Zytokine sind: IL-1, TNF-α, MCP-1 und IFN-γ. Ihre Syntheseorte können Tab. 15.**3** entnommen werden. IL-1 löst vor allem systemische Effekte aus (Fieber, eine gesteigerte Synthese der Proteine der „Phase der akuten Antwort", eine reduzierte Bildung von Albumin in der Leber, eine Induktion der T- und B-Lymphozyten-Aktivität und eine gesteigerte Expression von Adhäsionsmolekülen für Monozyten in den Endothelzellen).

Die an der Entstehung der Atherosklerose beteiligten **Wachstumsfaktoren** im engeren Sinne stammen fast ausschließlich von den Endothel-

zellen, glatten Muskelzellen und Makrophagen der Gefäßwand, aber auch von den Thrombozyten, die verstärkt an dysfunktionelle Endothelzellen adhärieren. Als Promotoren des Wachstums glatter Muskelzellen gelten weiterhin: Serotonin, Thrombin, Adrenalin, Vasopressin, Substanz P, Substanz K, Elemente des Arachidonsäure-Stoffwechsels (Leukotriene, Thromboxane) und Druckkräfte. Das Wachstum hemmen Fibronectin, das natriuretische Peptid und Scherkräfte.

In den letzten Jahren sind bei der Diskussion über die Pathogenese der Atherosklerose die oxidierten LDL in den Vordergrund getreten. Dysfunktionelle Endothelzellen weisen eine erhöhte Permeabilität für die LDL (Haupttransporteur des Cholesterins) auf. Sie scheinen aber auch imstande zu sein, die LDL oxidieren zu können. Wahrscheinlich geschieht dies via Abgabe von Sauerstoffradikalen.

Es hat sich gezeigt, dass die **Oxidation der LDL** nicht nur in den Endothelzellen erfolgt, sondern auch in den glatten Muskelzellen und Makrophagen. Wie die Oxidation der vielfach ungesättigten

Tabelle 15.3 Rolle der Zytokine bei der Entstehung der Atherosklerose.
Die Zytokine stehen generell im Dienste der Abwehr von Folgen eines Gewebeschadens.

Prozess	Zytokin	Synthetisiert in Makrophagen	Endothelzellen	Glatte Muskelzellen	T-Lymphozyten
Erkennung kompetenter Zellen	IL-1	+	+[1]	+	+
	TNF-α	+	+	–	–
Rekrutierung kompetenter Zellen	IL-8	+	–	–	–
	MCP-1	+	+	–	–
Entfernung der schädigenden Agenzien	IFN-γ	+	–	+	+
	IL-2	–	–	–	+
	IL-6	+	–	–	–
Reparation	TGF-β	+	+	+	–

[1] Alternde Endothelzellen synthetisieren IL-1α in verstärktem Ausmaß.

Fettsäuren im LDL-Molekül intra- und extrazellulär abläuft, ist noch nicht genau geklärt. Die Oxidation scheint sowohl den Lipidanteil als auch das Apolipoprotein des Moleküls zu tangieren. Sie führt sicher zu einer Konversion des Lecithins in Lysolecithin und zu einer Oxidation der Fettsäuren. Lysolecithin ist zellmembranschädigend und chemotaktisch für Monozyten; die peroxidierten Fettsäuren verändern die Aminosäuren des Apolipoproteins B-100 und machen so das Apolipoprotein für spezifische Rezeptoren auf den Makrophagen und glatten Muskelzellen erkennbar. Durch die Aufnahme der oxidierten LDL wandeln sich die Makrophagen und glatten Muskelzellen in Schaumzellen um.

Die oxidierten **LDL** zeigen verschiedene **Wirkungen**:

- Sie induzieren in den Endothelzellen die Synthese verschiedener Zytokine (z.B. IL-1, TNF-α, Wachstumsfaktoren), chemotaktischer Faktoren (z.B. MCP-1) und von Metaboliten des Arachidonsäure-Stoffwechsels.
- Sie können die Endothelzellen toxisch schädigen oder eine Apoptose der Endothelzellen hervorrufen.
- Sie verstärken die Thromboseneigung (z.B. durch eine vermehrte Stimulation der Makrophagen zur Abgabe des Plasminogenaktivator-Inhibitors).
- Sie fördern die Gewebefibrosierung.
- Sie erleichtern die Diffusion der LDL aus dem Gefäßlumen in den subendothelialen Raum.
- Sie sind chemotaktisch für Monozyten, nicht aber für neutrophile Granulozyten.
- Sie inaktivieren Stickstoffmonoxid.

15.3 2 Modelle der Atherosklerose werden diskutiert: das Modell der „Response-to-Injury" und das Modell der „oxidativen Modifikation"

Das „Scharnier", welches die beiden Modelle miteinander verbindet, sind die Makrophagen.

15.3.1 „Response-to-Injury"-Modell: Dysfunktion der Endothelzellen und Aktivität der von Makrophagen beeinflussten glatten Muskelzellen

Im „Response-to-Injury"-Modell wird die Pathogenese der Atherosklerose mit einer **chronischen Entzündung** verglichen. Anlass dazu sind auf der einen Seite die Makrophagen, welche wie bei einer chronischen Entzündung eine Schlüsselrolle spielen, auf der anderen Seite die Vermehrung der ECM (als Bestandteil der atheromatösen Plaques; Abb. 15.**5**).

Das Modell basiert auf einer primären Dysfunktion der Endothelzellen, bewirkt durch die bekannten Risikofaktoren. Die dysfunktionellen Endothelzellen sezernieren vermehrt **Zytokine**

(IL-1, TNF-α, MCP-1), **Wachstumsfaktoren** (PDGF, bFGF und TGF-β) und **Adhäsionsmoleküle** (VCAM-1). Dadurch werden Monozyten/Makrophagen rekrutiert und aktiviert. Diese geben ihrerseits wieder Zytokine (IL-1, TNF-α) und Wachstumsfaktoren (PDGF, TGF-β) ab. Der wichtigste der Wachstumsfaktoren ist PDGF mit einer stark mitogenen und chemotaktischen Wirkung auf die glatten Muskelzellen der Tunica media. Dadurch kommt es zu einer Wanderung der Muskelzellen aus der Tunica media in die Intima und hier zu einer Proliferation. Die glatten Muskelzellen – quasi auf der dritten Ebene – bilden ebenfalls PDGF, andere Wachstumsfaktoren (darunter VEGF) und Bestandteile der ECM. Der VEGF ist zusammen mit einer Hypoxie wichtig für eine Regeneration des Endothels. Die glatten Muskelzellen nehmen – wie die Makrophagen – ebenfalls an der Resorption der oxidierten LDL teil. Interessant ist, dass die glatten Muskelzellen auch durch Angiotensin II, welches bei einer arteriellen Hypertonie oder einem Diabetes mellitus erhöht sein kann, stimuliert werden.

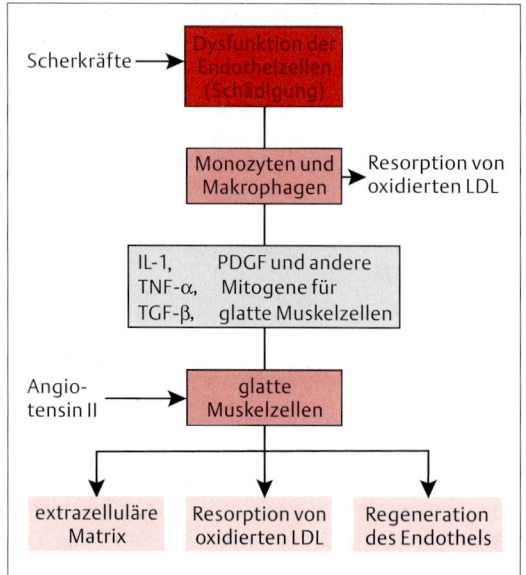

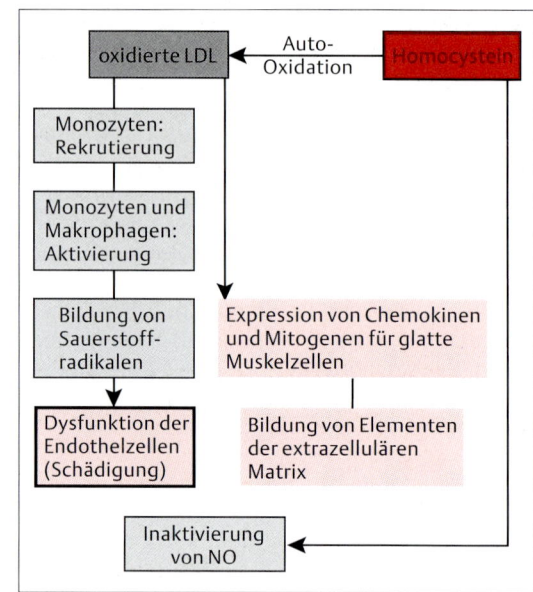

15.**5** **Pathogenese der Atherosklerose: „Response-to-Injury"-Modell.**
Beim „Response-to-Injury"-Modell wird die Atherosklerose als Resultat einer chronischen Entzündung interpretiert. Ausgelöst wird der Prozess durch eine Dysfunktion der Endothelzellen, wichtige Drehscheibe sind die Monozyten und Makrophagen mit der Sekretion verschiedener Zytokine (s. Text).

15.**6** **Pathogenese der Atherosklerose: Modell der „oxidativen Modifikation".**
Beim Modell der „oxidativen Modifikation" steht die Oxidation der LDL (low density lipoproteins) im Vordergrund. Dabei kommt einer Homocysteinämie eine Schlüsselrolle zu. Eine erhöhte Homocysteinkonzentration im Serum führt zu 2 Reaktionen: 1. zu einer gesteigerten Autoxidation des Homocysteins; dieser Prozess startet eine Peroxidation der Membranphospholipide der Endothelzellen und von LDL-Molekülen (s. Text); 2. zur Bildung von Homocysteinthiolacton (Hom-T). Hom-T reagiert mit den LDL und bildet LDL-Aggregate, welche von den Makrophagen aufgenommen werden. NO: Stickstoffmonoxid (nach Welch et al. 1997).

15.3.2 Modell der „oxidativen Modifikation": Schlüsselrolle des Homocysteins

Die Konzentration des Homocysteins im Blutserum ist physiologischerweise gering, weil Homocystein im Serum entweder durch die Vitamine B6 und B12 und die Folsäure schnell metabolisiert wird oder autoxidiert (Abb. 15.**6**). Die bei der Autoxidation des Homocysteins entstehenden Hydroxylradikale initiieren eine Lipidperoxidation sowohl in der Zellmembran der Endothelzellen als auch in den in der Intima vorhandenen LDL, sodass oxidierte LDL entstehen.

Homocystein kann nicht nur zur Bildung von oxidierten LDL beitragen: Unter seinem Einfluss kommt es ebenfalls zu einer vermehrten Synthese von prothrombotischen Faktoren, zu einer Stimulation der Proliferation der glatten Muskelzellen durch eine Steigerung der Expression des Cyclin D und Cyclin A in den glatten Muskelzellen und zu einer Inaktivierung von NO (sowohl durch eine Reduktion der Synthese als auch einen direkten Abbau des Moleküls selber). Folge der Inaktivierung von NO ist unter anderem eine vermehrte Adhäsion von Monozyten und Blutplättchen an die Endothelzellen (s. oben).

Die Wirkungen des Homocysteins können durch Antioxidanzien gemildert werden. Antioxidanzien helfen mit:
- die Expression von E-Selektin auf den Endothelzellen zu drosseln,

- die Aktivität der Proteinkinase C in den Blutplättchen und glatten Muskelzellen einzuschränken und so den Arachidonsäure-Stoffwechsel zu dämpfen,
- die Resistenz der LDL gegen die verschiedenen oxidativen Einflüsse zu erhöhen.

Eine **Hyperhomocysteinämie** ist bei verschiedenen Krankheiten zu beobachten: bei Vitamin- oder Folsäuremangel, chronischer Niereninsuffizienz, malignen Tumoren, perniziöser Anämie, Hypothyreose, Nicotinabusus und bei genetischem Defekt des Homocystein-Stoffwechsels. Zur Prophylaxe einer Hyperhomocysteinämie planen gegenwärtig einzelne Gesundheitsbehörden, Mehl mit Folsäure anzureichern.

15.4 Im transplantierten Herzen kann es an den Koronararterien zu einer schnell fortschreitenden, diffusen Atherosklerose kommen

Ursache der transplantationsassoziierten Atherosklerose ist eine immunologische zellvermittelte Hypersensitivitätsreaktion. Diese kommt zustande, weil auf den Endothelzellen der im Herztransplantat vorhandenen Arterien Proteine der Klasse 2 des Haupthistokompatibilitätskomplexes (major histocompatibility complex, MHCP-2) exprimiert werden. Üblicherweise werden von den Endothelzellen hauptsächlich Proteine der Klasse 1 des MHC (MHCP-1) und nur sehr wenige MHCP-2 gebildet. Die Helfer-T-Lymphozyten des Empfängers erkennen die fremden MHCP-2 auf der Oberfläche der Endothelzellen des Transplantats und antworten darauf mit der Sekretion von IL-2, IFN-γ und TNF-α. Dadurch werden die Endothelzellen des Transplantats angeregt, Zytokine (z. B. das MCP-1) und Adhäsionsmoleküle (VCAM-1 und ICAM-1) zu bilden. Diese Reaktion ermöglicht, dass Makrophagen und Lymphozyten des Empfängers in die Wand der transplantierten Gefäße des Transplantats eindringen und dort weitere Zytokine sezernieren. Ein Teil dieser Zytokine stimuliert die Proliferation von glatten Muskelzellen und regt sie zur Bildung von Bestandteilen der ECM an.

15.5 Von der Atherosklerose ist die Arteriolosklerose abzugrenzen

Beiden Arteriopathien, der Atherosklerose und der Arteriolosklerose, ist gemeinsam, dass zwischen ihrem Auftreten und dem Vorhandensein einer arteriellen Hypertonie eine positive Korrelation besteht. Vor allem in der Niere hat die **Arteriolosklerose** diagnostischen Wert als morphologisches Korrelat einer chronischen Hypertonie oder eines Diabetes mellitus. Histologisch ist die Arteriolosklerose durch eine homogene, glasige Verdickung der Arteriolenwand, einen Verlust der ursprünglichen Gefäßwandstrukturen und eine Einengung des Gefäßlumens charakterisiert (Abb. 15.**7**). Elektronenmikroskopisch ist eine Verdickung der Basalmembran erkennbar; extra-zellulär sind amorphe Substanzen in die Gefäßwand eingelagert. In diesen Ablagerungen sind oft glatte Muskelzellen zu beobachten.

Die Pathogenese der Arteriolosklerose wird durch einen erhöhten Intraluminaldruck eingeleitet. Dieser Druck führt zu einem Auseinanderweichen der Endothelzellen. Dies ermöglicht, dass Plasmaeiweiße (vor allem Immunglobuline und Fibrinogen) in die Gefäßwand hineingepresst werden. An diesen Stellen gehen dann die Mediamyozyten zugrunde, weil bei der druckbedingten Schädigung der Myozyten Enzyme ihrer Lysosomen freigesetzt werden. Reaktiv kommt es zu einer Faservermehrung durch eine Aktivierung der

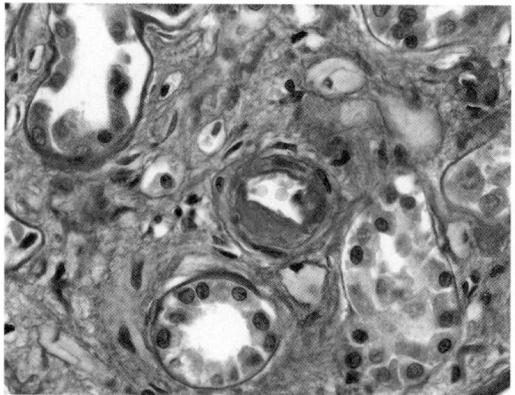

15.7   Arteriolosklerose.
Die Arteriolosklerose in der Niere ist ein morphologisches „Schlüsselsymptom" einer arteriellen Hypertonie oder eines Diabetes mellitus. Sie ist an einer hyalinen Verdickung der Wand der Arteriolen erkennbar (Bildmitte).

noch übrig gebliebenen Myozyten. Weil die Gefäßwand an Zellen verarmt, bekommt sie ein hyalines Aussehen.

Bei der „malignen Hypertonie" kommt es relativ früh zu Nekrosen der Myozyten der Gefäßwand und zu einer Faservermehrung. Diese Reaktion kann dem Fortschreiten der Nekrose aber keinen Einhalt gebieten, sodass eine **Arteriolonekrose** entsteht.

Bei einer Hypertonie entwickelt sich oft auch eine **Intimafibrose** kleiner Arterienäste. Auch diese Intimafibrose ist eine Folge des erhöhten Blutdrucks. Sie beruht auf einer Transformation der Mediamyozyten zu Myofibroblasten. Histologisch erscheint bei der Intimafibrose die Verdickung der Gefäßwand zwiebelschalenartig.

16 Herzinsuffizienz

16.1 Hauptmanifestationen der Herzinsuffizienz sind Kongestion und Ödeme

16.1.1 Ursache einer Herzinsuffizienz ist oft eine mangelhafte Funktion der Herzmyozyten

16.1.2 Ischämie der Herzmuskulatur ist eine gefährliche Komplikation verschiedener Krankheiten

16.1.3 Kardiomyopathien sind Krankheiten der Herzwand, deren Ursache unbekannt sein kann

16.1.4 Rhythmusstörungen sind neben der Ischämie die größte Gefahr für das Herz

16.2 Herzinsuffizienz kann sich makroskopisch in Hypertrophie, exzentrischer Hypertrophie oder Dilatation des Herzens manifestieren

--- Zusammenfassung ---

Dem Herzen obliegen 3 Tätigkeiten: Verbreitung geordneter Kontraktionsreize, Kontraktion und Relaxation. Diese Tätigkeiten erfordern eine permanente Zufuhr von Energie und einen permanenten Abtransport von Metaboliten über die Koronargefäße. Wird einer oder mehrere der Faktoren Reizleitung, Funktionalität der Myozyten oder Blutversorgung gestört, resultiert eine **Herzinsuffizienz**: Das Herz ist dann außerstande, das vom Organismus pro Zeiteinheit benötigte Blut auszuwerfen. Eine Herzinsuffizienz kann zu Ödemen und zu einer Kongestion (passive Hyperämie) führen. Für die Beurteilung des Funktionszustands des Herzens wird häufig die Größe des Schlagvolumens in Abhängigkeit vom linksventrikulären Füllungsdruck verwendet.

Das linksventrikuläre enddiastolische Volumen kann funktionell einer Vorlast (**Preload**) des Herzens gleichgesetzt werden. Sie hängt hauptsächlich von der Dehnbarkeit der Myozyten ab. Als Nachlast (**Afterload**) wird die auf die Myozyten einwirkende Spannung während der Systole verstanden. Die Nachlast wird hauptsächlich vom Druck in der Aorta und in den peripheren Arterien beeinflusst.

Je nach dem, ob die Kontraktilität oder Dehnbarkeit der Myozyten eingeschränkt oder das enddiastolische Volumen oder der enddiastolische Druck erhöht ist, wird zwischen einer **diastolischen** und einer **systolischen Dysfunktion** unterschieden. Eine diastolische Dysfunktion besteht dann, wenn das Herz in der Diastole bei einem normalen Füllungsdruck kein normal großes Blutvolumen mehr aufnehmen kann, eine systolische, wenn das Herz nicht mehr genügend Blut auswerfen kann.

Viele der Ursachen einer Herzinsuffizienz stören primär die Funktion der Myozyten der Ventrikel. Die Kontraktilität der Myozyten hängt von der intrazellulären Anordnung der Myofibrillen, der Funktion ihrer kontraktilen Proteine sowie deren Metabolismus ab. An adaptiven Veränderungen der Herzwand sind neben den Myozyten immer auch nichtmyozytäre Zellen (Fibroblasten und glatte Muskelzellen der Gefäßwände) beteiligt.

Eine **Ischämie** der Herzmuskulatur kann unter 3 Bedingungen auftreten: wenn der koronare Blutfluss abnimmt, wenn der Sauerstoffbedarf der Herzmuskulatur ansteigt oder wenn die Diffusion des Sauerstoffs von den Erythrozyten zu den Myozyten erschwert ist. Ob eine Hypertrophie oder Kardiomyopathie zu einer Ischämie führt, hängt von der koronaren Flussreserve ab.

Als **Kardiomyopathien** wurden vorerst Herzkrankheiten bezeichnet, welche die Herzmuskulatur betreffen und bei denen keine, auch das Herz tangierende systemische Begleiterkrankungen bekannt sind. Man unterscheidet zwischen hypertrophischen, restriktiven und dilatativen Kardiomyopathien. Hinter einer primären Kardiomyopathie verbirgt sich oft ein genetischer Defekt.

Eine Vermehrung der Muskelmasse bis zu einem Gewicht von 500 g (**kritisches Herzgewicht**) erfolgt über eine Vergrößerung (Hypertrophie) der Herzmuskelfasern, die Anzahl der Fasern bleibt bis dahin konstant. Wenn das Herzgewicht 500 g übersteigt, tritt auch eine Zellvermehrung (Hyperplasie) auf.

Eine Herzinsuffizienz kann sich makroskopisch in Form einer **Hypertrophie** ohne Dilatation (konzentrische Hypertrophie), einer Hypertrophie mit Dilatation (exzentrische Hypertrophie) oder einer Dilatation des Herzens manifestieren. Eine Hypertrophie ist Ausdruck einer aktiven Anpassung des Myokards an einen erhöhten Afterload. Die Hypertrophie stellt nicht nur eine strukturelle Adaptation an eine gesteigerte Belastung dar, sondern wird auch von einer Induktion molekularbiologischer Prozesse begleitet.

Die wichtigsten morphologischen Maße zur Beurteilung eines Herzens sind Gewicht, Radius der Ventrikel und Dicke des Myokards.

Die Zufuhr lebenswichtiger Stoffe in die Zellen und der Abtransport metabolischer Produkte aus den Zellen ist eine unabdingbare Voraussetzung für eine intakte Funktion der Zellen. Dieser „Stoffwechsel" findet zwischen dem Lumen der Blut- und Lymphgefäße, dem Interstitium und dem Zytoplasma der Zellen statt. Er wird durch hydrostatische und onkotische Kräfte gesteuert. Diese Kräfte werden durch 3 Organe geregelt: Herz, Nieren und Leber.

Akute Störungen der Funktion des Herzens zeigen sich in einer Dyspnoe, chronische in einer

Ursachen	Komplikationen (Störungen)	Behandelt in Kapitel …
Primäre und sekundäre Herzinsuffizienz	akute und chronische Kongestion	17
	Ödeme	18
Atherosklerose	Infarkte, Thrombosen, Aneurysmen	15
Hypertonie	Herzhypertrophie, sekundäre Herzinsuffizienz	16
Thromben und Emboli	Lungenembolie, Morbus embolicus	21
Dysfunktion oder Zerstörung des Endothels (z. B. durch bakterielle Toxine)	aktive Hyperämie, Atherosklerose, Kreislaufschock	15, 19, 21
Disseminierte intravasale Gerinnung	Kreislaufschock	21

Tabelle 16.**1** **Ursachen von Störungen im Herz-Kreislauf-System und deren Komplikationen.**

Kongestion (**passive Hyperämie**; s. Kapitel 17: Kongestion) und in Ödemen (s. Kapitel 18: Ödeme) (Tab. 16.**1**). Als **Kongestion** wird ein verminderter Abfluss des Bluts aus einem Organ (z. B. bei einer Herzinsuffizienz) bezeichnet, als **aktive Hyperämie** ein verstärkter Zustrom (z. B. durch eine Vasodilatation). Die Kongestion kann akut oder chronisch sein. Hauptursache der „kongestiven Herzkrankheit" ist die Hypertonie.

Blutserum tritt physiologischerweise aus dem Gefäßsystem ins Interstitium aus, wird aber über den venösen Teil der Kapillaren wieder aufgenommen oder über das Lymphgefäßsystem drainiert. Bleibt es im interstitiellen Raum liegen, spricht man von einem **Ödem**. Dem „interstitiellen Raum" werden auch die physiologischen Körperhöhlen (Pleura-, Bauch- und Perikardhöhle) zugerechnet.

16.1 Hauptmanifestationen der Herzinsuffizienz sind Kongestion und Ödeme

Um die Herzinsuffizienz zu verstehen, muss man sich die 3 **Hauptaktivitäten des Herzens** vergegenwärtigen: Das Herz verbreitet geordnet Kontraktionsreize, es kontrahiert und relaxiert sich. Diese Aktivitäten erfordern eine permanente Zufuhr von Energie und einen permanenten Abtransport von Metaboliten über die Koronargefäße. Wird eine oder mehrere der an der Aktivität beteiligten Komponenten (Reizleitung, Funktion der Myozyten oder Blutversorgung) gestört (Tab. 16.**2**), resultiert eine Herzinsuffizienz (HI). Eine HI bedeutet, dass das Herz außerstande ist, das vom Organismus pro Zeiteinheit benötigte Blut auszuwerfen. Die HI gehört zur Gruppe der komplexen Krankheiten mit genetischen und umweltbedingten Einflussfaktoren.

Die **Arbeit des Herzens** während eines Schlags (A_{Schlag}) hängt hauptsächlich von 2 Komponenten ab:

- vom mittleren Druck, welcher im Ventrikel während der Systole herrscht ($P_{Auswurf}$),
- vom Blutvolumen, welches ausgeworfen wird

$$A_{Schlag} = (V_{enddiast} - V_{endsyst}) \cdot P_{Auswurf}$$

Tabelle 16.2 Störungen der einzelnen „Akteure" des Herzens.
Die morphologischen „Hauptakteure" der Herzfunktion sind: 1. kontraktile Myozyten, 2. Myozyten des Reizleitungssystems, 3. Fibroblasten und Fibrozyten des Interstitiums und 4. Koronararterien und ihre Äste.

„Hauptakteure"	Ursache einer Störung der „Hauptakteure"	Beispiele
Kontraktile Myozyten	Herzklappenfehler[1] Entzündungen toxische Agenzien Speicherkrankheiten interstitielle und intrazelluläre Ablagerungen metabolische Störungen	hämodynamische Überlastung Sarkoidose, bakterielle und virale Infekte Alkohol, Doxorubicin, Anthracycline Morbus Hurler (lysosomale Speicherkrankheit) Amyloidose, Chromatose Hyperthyreose, Vitamin-B_1-Mangel
Myozyten des Reizleitungssystems	Ischämie Interstitielle und intrazelluläre Ablagerungen Entzündungen	Myokardinfarkt s. oben s. oben
Koronardurchblutung	Atherosklerose der Koronararterien Autoimmunkrankheiten	Hypertonie Vaskulitis

[1] Die Herzklappenfehler sind häufiger Folge einer chronischen bakteriellen Endokarditis als eines angeborenen Defekts.

Für die Beurteilung des Funktionszustands des Herzens wird häufig die Größe des Schlagvolumens (A_{Schlag}) in Abhängigkeit des linksventrikulären Füllungsdrucks verwendet (Abb. 16.**1**).

Der mittlere Druck während der Systole ($P_{Auswurf}$) wird im normalen Herzen durch die Kontraktionskraft der **Myozyten** bestimmt, das Schlagvolumen – entsprechend dem Frank-Starling-Gesetz – durch die Länge der Muskelfasern am Ende der Diastole und durch deren Kontraktilität. Normalerweise verkürzen sich die Myozyten während der Systole um 18 % der Ausgangslänge.

Das am Ende der Diastole im linken Ventrikel vorhandene Volumen ($V_{enddiast}$) kann funktionell als Vorlast (**Preload**) des Herzens betrachtet werden. Diese Vorlast hängt von der Dehnbarkeit der Myozyten und vom venösen Rückfluss ab. Analog dazu wird als Nachlast (**Afterload**) die auf die Myozyten einwirkende Spannung (Kraft pro Einheit Querschnittsfläche der Myozyten) während der Systole verstanden. Der Afterload ist vom Druck im linken Ventrikel am Ende der Diastole und vom Druck in der Aorta und in den peripheren Arterien abhängig. Eine Erhöhung der Nachlast führt zu einer Entleerungsstörung des Ventrikels mit einem reduzierten Schlagvolumen.

Je nach dem, ob die Kontraktilität oder Dehnbarkeit der Myozyten eingeschränkt oder das Volumen oder der Druck am Ende der Diastole erhöht sind, wird zwischen einer **diastolischen** und

systolischen Dysfunktion (Abb. 16.**2**, Tab. 16.**3**) unterschieden. Eine diastolische Dysfunktion besteht dann, wenn das Herz in der Diastole bei einem normalen Füllungsdruck kein normal großes

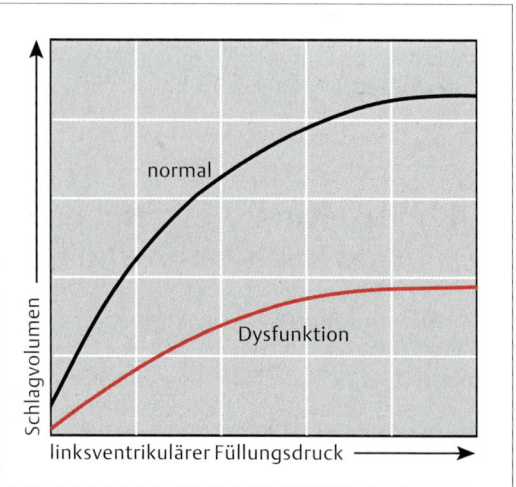

16.1 Pumpfunktion des Herzens.
Die Pumpfunktion des Herzens hängt vom linksventrikulären Füllungsdruck und dem linksventrikulären Ausflusswiderstand ab. Als Parameter zur Beurteilung der Pumpfunktion dient häufig die Größe des Schlagvolumens in Abhängigkeit vom linksventrikulären Füllungsdruck (nach Cohn 1984).

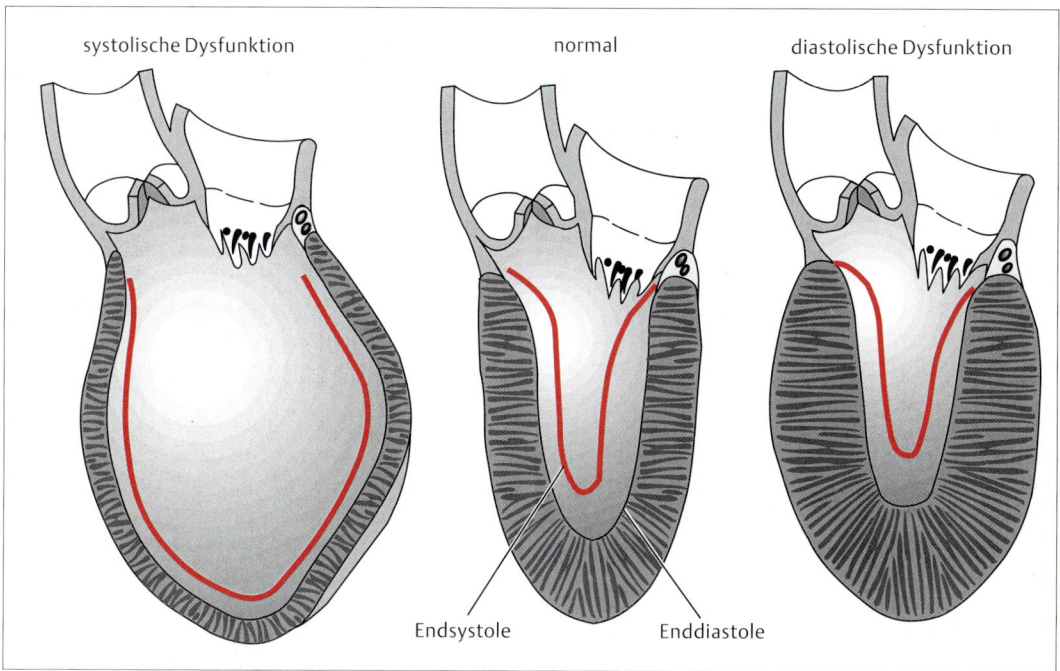

16.2 **Dysfunktionen des Herzens.**

Es werden 2 Formen der kardialen Dysfunktion unterschieden. Bei der systolischen Dysfunktion ist der Hohlraum der linken Kammer vergrößert und die Dicke der Herzwand reduziert (Dilatation des Herzens). Die Differenz zwischen der Position des Endokards am Ende der Diastole und am Ende der Systole ist kleiner als bei einem normalen Herzen. Dies bedeutet, dass zu wenig Blut in den großen Kreislauf ausgeworfen werden kann. Bei der diastolischen Dysfunktion dagegen ist der Hohlraum des Ventrikels wegen einer stark verdickten Wand (Hypertrophie des Herzens) verkleinert. Dadurch liegen das Füllungsvolumen und somit dann auch das Schlagvolumen unterhalb der Normgrenze (nach Smith u. Kelly 1991).

Tabelle 16.3 **Die systolische und diastolische Dysfunktion des Herzens.**
Bei einer systolischen Dysfunktion leert sich der Ventrikel schlecht, die Füllung erfolgt bis zu einem Limit normal. Bei der diastolischen Dysfunktion verhält es sich umgekehrt: Die Ventrikel entleeren sich gut, füllen sich aber schlecht. Der Begriff „Herzinsuffizienz" wird oft fälschlicherweise als Synonym für eine nur linksventrikuläre systolische Dysfunktion gebraucht.

Typ der Dysfunktion	Funktionelle Charakteristika	Füllung	Leerung
Systolisch	reduzierte Kontraktilität des Myokards („Pumpstörung", inotroper Defekt) Volumenüberlastung mit Vergrößerung des linksventrikulären enddiastolischen Volumens	gut (limitiert)	schlecht
Diastolisch	reduzierte Dehnbarkeit des Myokards (lusitroper Defekt) Drucküberlastung mit Erhöhung des linksventrikulären enddiastolischen Drucks	schlecht	gut

Blutvolumen mehr aufnehmen kann, eine systolische, wenn das Herz nicht mehr genügend Blut auswerfen kann. Bei einer kongestiven Herzkrankheit kann die Herzfunktion vorerst nur während der Diastole, später aber auch während der Diastole und der Systole eingeschränkt sein. 40 % der Patienten, welche an einer kongestiven Herzkrankheit leiden, zeigen vorerst nur eine isolierte diastolische Dysfunktion (bei einer noch normalen systolischen Funktion). Diese Form der Dysfunktion wird gehäuft im Alter, bei einer Atherosklerose der Koronararterien, einem Diabetes mellitus, einer Adipositas, einer Hypertonie oder einer Aortenstenose beobachtet. Therapiert wird sie mit Ca^{2+}-Ionen-Antagonisten, β-Blockern und Inhibitoren des Angiotensin converting enzyme (ACE).

Ein **verminderter Blutauswurf** aus dem Herzen (**systolische Dysfunktion**) führt klinisch zu einer Abnahme des Blutdrucks in der Peripherie und zu Müdigkeit. Dies löst 2 wichtige kompensatorische Reaktionen aus: vermehrte Reninsekretion durch die Zellen des juxtaglomerulären Apparats in den Nieren und erhöhte Sekretion von Catecholaminen im Nebennierenmark. Renin (eine Protease) trennt Angiotensin I (ein Dekapeptid) vom Angiotensinogen (ein in der Leber synthetisiertes Glykoprotein) ab. Aus dem inaktiven Angiotensin I wird durch das ACE (eine wahrscheinlich in den Endothelzellen der Lungen gebildete und dort wirksame Peptidase) das gefäßaktive Angiotensin II (ein Oktapeptid) gebildet. Angiotensin II kontrolliert in der Niere die glomeruläre Perfusion. Eine Zunahme seiner Plasmakonzentration bewirkt eine Kontraktion der efferenten Arteriolen des Glomerulus. Dadurch werden der hydrostatische Druck in den afferenten Arteriolen, der glomeruläre Filtrationsdruck und der transkapilläre onkotische Druck in den tubulären Gefäßabschnitten erhöht. Dies hat eine vermehrte tubuläre Reabsorption von Wasser und Na^+-Ionen zur Folge. Im Myokard induziert das Angiotensin II die Produktion von Komponenten der extrazellulären Matrix (ECM). Die dadurch auftretende interstitielle Fibrose schränkt die Kontraktilität der Myozyten ein und erschwert gleichzeitig die Sauerstoffversorgung des Myokards.

16.1.1 Ursache einer Herzinsuffizienz ist oft eine mangelhafte Funktion der Herzmyozyten

Die Kontraktilität der Myozyten hängt von der intrazellulären Anordnung der Myofibrillen, der Funktion ihrer kontraktilen Proteine sowie deren Metabolismus ab. Die **Anordnung der Myofibrillen** (Organisation des Sarkolemm) in den Myozyten wird durch Interaktionen zwischen den Myozyten, ihren Nachbarzellen und der ECM bestimmt, die Anordnung der Myozyten durch das Maschenwerk der Fasern im Interstitium. Ablagerungen von Stoffen, zelluläre Infiltrate oder eine Fibrose im Interstitium bewirken eine Störung der topographischen Orientierung der Myozyten und behindern die Transmission elektrischer und mechanischer Signale zwischen den Myozyten sowie den Sauerstoffaustausch der Myozyten. Als Folge davon laufen die Kontraktionen nicht mehr synergistisch ab und die Dehnbarkeit der Myozyten ist eingeschränkt.

An adaptativen Veränderungen der Herzwand (Hypertrophie, Dilatation) sind neben den Myozyten auch **Fibroblasten des Insterstitiums** und glatte Muskelzellen der Gefäßwände beteiligt. Auf die Fibroblasten wirken sowohl hämodynamische als auch humorale Faktoren. So induziert eine Ischämie im linken Ventrikel eine gesteigerte Synthese von Kollagen Typ I und Typ III durch die Fibroblasten verbunden mit einer Zunahme des Volumenanteils des Interstitiums. Eine erhöhte Konzentration von Aldosteron im Blutplasma (nach Stimulation des Renin-Angiotensin-Aldosteron-Systems) steigert die Permeabilität der intramuralen Äste der Koronararterien und bewirkt eine vermehrte interstitielle und perivaskuläre Myokardfibrose. Ursache einer Myokardfibrose sind also nicht so sehr reparative Vorgänge nach fokalen Myozytennekrosen als vielmehr funktionell-metabolische Veränderungen von Nichtmyozyten. Die Anordnung der Kollagenfasern im Interstitium hat einen Einfluss darauf, ob eine Hypertrophie der Myozyten zu einer konzentrischen oder exzentrischen Herzhypertrophie (Abb. 16.**3 a – c**) führt.

Die **Kontraktion der Myozyten** basiert auf molekularen Prozessen zwischen den kontraktilen Proteinen Myosin und Actin, den Regulatorproteinen des Troponinkomplexes und dem Tropo-

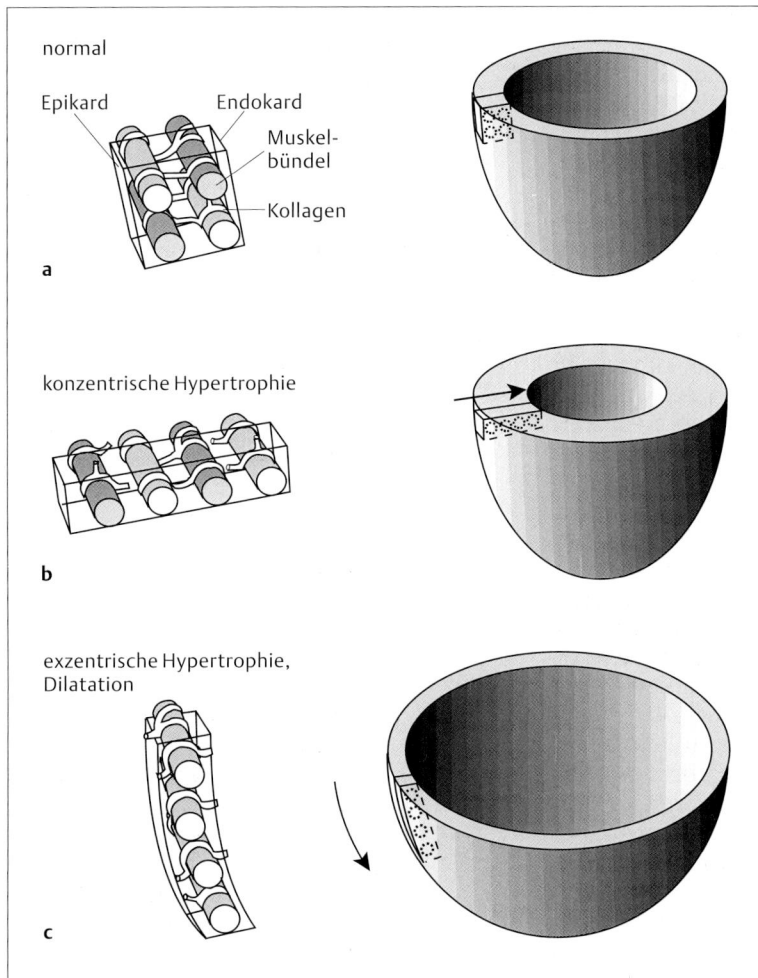

normal

Epikard — Endokard

Muskel-
bündel

Kollagen

a

konzentrische Hypertrophie

b

exzentrische Hypertrophie,
Dilatation

c

16.3 a – c Strukturelle Herzwandveränderungen bei der Hypertrophie und Dilatation. Veränderungen der Integrität der Fasern im myokardialen Interstitium haben einen Einfluss auf die Anordnung der Muskelbündel in der Herzwand (**a**, Normalzustand). Eine „Ruptur" der interstitiellen Fasern kann bewirken, dass die Muskelbündel Richtung Kammerzentrum „rutschen" oder tangential entlang der Herzwand „gleiten". Eine Verlagerung der Muskelbündel Richtung Zentrum des Ventrikels führt zu einer konzentrischen Hypertrophie (**b**), eine Verlagerung entlang der Wand zu einer exzentrischen Hypertrophie oder gar zu einer Dilatation (**c**) (nach Weber et al. 1991).

myosin. Die Myofibrillen bestehen aus den dicken Myosinfilamenten und den dünnen Actinfilamenten. Myosin hat am Kopf seiner schweren Kette 2 Bindungsstellen, eine für Actin und eine für ATP. Das Molekül kann deshalb als ATPase wirken. In den Myozyten des Herzens kommt Myosin in 3 Isoformen vor. Diese unterscheiden sich in ihrer ATPase-Eigenschaft: Das V1-Myosin weist eine hohe Aktivität als ATPase auf, das V2-Myosin und das V3-Myosin eine niedrige. Eine hohe ATPase-Aktivität bedeutet eine schnelle Muskelkontraktion. Beim Menschen sind ca. 85 % des Myosins als V3-Myosin („langsames" Myosin) vorhanden. Der Anteil des V3-Myosins nimmt bei einer Herzhypertrophie mit einer erhöhten

Nachlast noch zu, weil in dieser Situation die Myozyten versuchen, Energie zu sparen. Bei Patienten mit einer Hyperthyreose dagegen überwiegt in den Myozyten der Anteil des „schnellen" Myosins V1. Grund dafür ist die Wirkung des in den Herzmyozyten bei einer Hyperthyreose vermehrten Triiodthyronins (T_3). T_3 hat die Funktion eines Transkriptionsfaktors, welcher in den Herzmuskelzellen die Expression der V1-Isoform des Myosins induziert.

Für die Funktionalität des Herzens ist die Anzahl der Myozyten ausschlaggebend. In der letzten Zeit wurde die Rolle der **Apoptose der Myozyten** bei verschiedenen Formen der Herzkrankheit vertieft erkannt und deren molekularbiologischen Grundlagen aufgedeckt. So wurden folgende Erkenntnisse gewonnen:

- Der Verlust der funktionierenden Myozyten via eine Apoptose spielt eine Schlüsselrolle beim Übergang einer chronischen Herzkrankheit in ihr Endstadium mit einer Herzdilatation.
- Das Myokard bildet nach einem Myokardinfarkt in verstärktem Ausmaß den proapoptotischen Tumornekrosefaktor (TNF) und andere proapoptotische Zytokine.
- Biomechanischer Stress (Hypoxie, hämodynamische Überlastung, Hypertonie) kann zu einer Apoptose der Myozyten führen.

Die verschiedenen Faktoren, welche das Überleben der Myozyten steuern, sind bekannt (Abb. 16.**4**). Der potenteste Überlebensfaktor ist Cardiotrophin 1 (ein 1995 entdecktes Mitglied der Interleukin-6-Familie). Cardiotrophin 1 wirkt über den heterodimeren gp130/LIF-Rezeptor (gp: Glykoprotein, LIF: leukemia inhibitory factor) in der Membran der Herzmuskelzellen. Eine Aktivierung dieses Rezeptors hemmt die Apoptose der Myozyten bei biomechanischem Stress, ein Fehlen des gp130-Moleküls fördert sie. Die Einwirkung von biomechanischem Stress auf das Myokard kann 2 Reaktionen hervorrufen: eine adaptative kompensatorische Herzhypertrophie, wenn der gp130/LIF-Rezeptor korrekt funktioniert oder eine Apoptose gefolgt von einer Herzinsuffizienz mit dem Phänotyp einer dilatativen Kardiomyopathie, wenn der gp130/LIF-Rezeptor defekt ist. Das gp130-Molekül scheint nicht nur an das LIF-Molekül, sondern auch an das Erb-B2-Protein zu binden. Dies könnte die Beobachtung erklären, warum 15 % der Patientinnen, welche an einem Mammakarzinom leiden und mit Antikörpern gegen das Erb-B2-Protein behandelt werden, eine HI entwickeln.

Die Funktion des Herzens hängt in entscheidendem Ausmaß vom Wechsel zwischen der **Kontraktion und Relaxation** der Myozyten ab. Die Kontraktilität wird hauptsächlich durch die β-adrenergen Rezeptoren beeinflusst, die Relaxation (aber auch die Kontraktilität) durch die Verschiebung von Ca^{2+}-Ionen aus dem Sarkoplasma ins sarkoplasmatische Retikulum. Die Schlüsselrolle bei dieser Ca^{2+}-Ionen-Sequestrierung spielt die Ca^{2+}-ATPase-Pumpe in der Membran des sarkoplasmatischen Retikulums (SERCA-2). Die Akti-

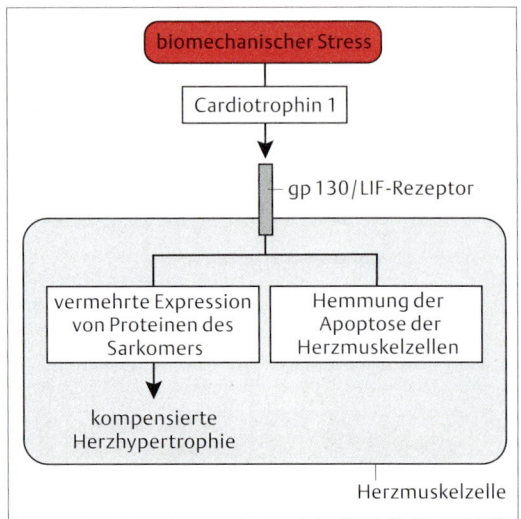

16.**4 Morphologische Pathogenese der Herzhypertrophie.**
Biomechanischer Stress, welcher auf die Herzmuskulatur wirkt, kann 2 Prozesse auslösen: Er kann zu einer Stimulation der Myozyten und über diesen Weg zu einer Hypertrophie führen oder eine Apoptose der Myozyten einleiten. Hypertrophische Signale werden über das Protein P38b (eine mitogenaktivierte Proteinkinase), das Ras-Protein und die Gqα-Proteine weitergegeben, apoptotische vor allem über das Protein P38a. Cardiotrophin 1 (ein Interleukin) übermittelt den Stress an die Herzmuskelzellen. Eine Aktivierung des Cardiotrophinrezeptors hemmt die Apoptose der Myozyten und leitet eine kompensierte Herzhypertrophie ein; ein Fehlen oder eine Unterfunktion des Rezeptors lässt der Apoptose mit der Folge einer Herzinsuffizienz auf dem Boden einer Dilatation freien Lauf (nach Hunter u. Kenneth 1999).

vität der SERCA-2 wird durch eine direkte Interaktion zwischen der SERCA-2 und dem ebenfalls membranständigen Protein Phospholamban reguliert. Die Bindung des Phospholambans an die SERCA-2 hemmt die SERCA-2 und somit die Sequestrierung der Ca^{2+}-Ionen im sarkoplasmatischen Retikulum. Diese Bindung wird aufgehoben, wenn das Phospholamban phosphoryliert wird. Eine solche Phosphorylierung erfolgt nach einer Stimulation der β-adrenergen Rezeptoren über eine Aktivierung der cAMP-abhängigen Proteinkinase. Molekulargenetische Defekte des Phospholambanproteins könnten Ursache für die progrediente Abnahme der Kontraktilität und Relaxation der Myozyten bei der dilatativen Kardiomyopathie sein.

Die Relaxationsstörungen bei einer Myokardhypoxie oder einer Herzhypertrophie haben folgende Gründe:

- Bei der Hypoxie ist die Konzentration des ATP, welches Substrat der Ca^{2+}-Ionenpumpe in der Wand des sarkoplasmatischen Retikulums ist, deutlich reduziert.
- Bei der Herzmuskelhypertrophie ist die Dissoziation zwischen dem Actin und Myosin verlangsamt und gleichzeitig die Compliance des linken Ventrikels in der Diastole vermindert.

16.1.2 Ischämie der Herzmuskulatur ist eine gefährliche Komplikation verschiedener Krankheiten

Eine chronische Ischämie wirkt sich sowohl auf die systolische inotrope (kontraktile) als auch die diastolische lusitrope (relaxierende) Funktion des Herzens aus.

Eine Ischämie kann unter 4 Bedingungen auftreten:

- wenn der koronare Blutfluss abnimmt (z.B. bei einer Atherosklerose der Koronararterien oder einer Herzwandhypertrophie),
- wenn der Sauerstoffbedarf der Herzmuskulatur ansteigt (z.B. bei Fieber, einer erhöhten Catecholaminkonzentration im Blutserum, Hyperthyreose oder Hypertonie),
- wenn die Diffusion des Sauerstoffs von den Erythrozyten zu den Myozyten (z.B. bei einer interstitiellen Fibrose oder Amyloidose) erschwert ist,
- wenn die Verfügbarkeit des Sauerstoffes reduziert ist (z.B. bei einer Anämie oder beim Diabetes mellitus).

Ob eine Ischämie eintritt, hängt von der koronaren Flussreserve (KF) ab (s. Abschnitt 21.3).

Eine Vermehrung der Herzmuskelmasse bis zu einem Gewicht von 500 g (**kritisches Herzgewicht**) erfolgt über eine Vergrößerung (Hypertrophie) der Herzmuskelzellen, die Anzahl der Zellen bleibt bis dahin noch konstant. Eine Hypertrophie der Myozyten bedeutet eine Vergrößerung der Sauerstoffdiffusionswege. Dadurch nimmt das Risiko für das Auftreten einer zellulären Insuffizienz zu. Wenn das Herzgewicht 500 g übersteigt, kommt es auch zu einer Vermehrung der Myozy-

ten (Hyperplasie); die Anzahl der Kapillaren pro Muskelzelle (1 : 1) bleibt aber auch nach Erreichen des kritischen Herzgewichts gleich, was das Risiko einer Hypoxie noch erhöht.

16.1.3 Kardiomyopathien sind Krankheiten der Herzwand, deren Ursache unbekannt sein kann

Man unterscheidet zwischen primären (idopathischen) oder sekundären Kardiomyopathien. Die primären Kardiomyopathien sind Herzkrankheiten, welche primär die Herzmuskulatur betreffen und bei denen keine, auch das Herz tangierende systemische Begleiterkrankung (z.B. Hypertonie, Atherosklerose, Hyperthyreose, Amyloidose) oder ein Herzklappendefekt bekannt ist. Die Kardiomyopathien werden in 3 Hauptgruppen eingeteilt: hypertrophische, restriktive und dilatative Kardiomyopathien (Tab. 16.**4**).

Hinter einer **primären Kardiomyopathie** verbirgt sich oft ein genetischer Defekt. Die genetischen Defekte können Proteine der Signaltransduktion, des Sarkomers, der Verbindung zwischen der ECM und dem Zytoskelett der Herzmuskelzellen und Proteine des Zytoskeletts selber betreffen (Tab. 16.**5**, Abb. 16.**5**).

16.1.4 Rhythmusstörungen sind neben der Ischämie die größte Gefahr für das Herz

Das Herz weist 2 Typen von Myozyten auf: Arbeitsmuskelzellen und **spezifische Myozyten der Erregungsleitung** (MEL). Diese spezifischen Muskelzellen besitzen weniger randständig gelegene Myofibrillen und sind sarkoplasmareicher und mitochondrienärmer als die Arbeitsmuskelzellen. Zusätzlich enthalten sie viel Glykogen. Sie werden wegen ihrer Färbeeigenschaften auch als P-Zellen (pale staining cells) bezeichnet. Die MEL weisen als funktionelle Besonderheit spontane diastolische Depolarisationen auf, deren Häufigkeit vom Sinusknoten bis zu den Purkinje-Fasern hin abnimmt. Der Grundrhythmus der Kontraktionen der Herzmuskulatur ist autonom und unabhängig von nervösen Impulsen. Die Kontraktionsimpulse gehen vom Sinusknoten aus. Der Sinusknoten

Tabelle 16.**4**   **Kardiomyopathien.**
Die Hauptgruppen der Kardiomyopathien sind die hypertrophische, die dilatative und die restriktive Kardiomyopathie. Innerhalb dieser Gruppen wird zwischen primären (idiopathischen) und sekundären Kardiomyopathien unterschieden.

Gruppen der Kardiomyopathie	Eigenschaft des Myokards	Charakteristikum/Komplikationen	Ursache
Hypertrophisch	reduzierte Dehnbarkeit	diastolische Dysfunktion links Kardiomegalie Kongestion	
primär			genetischer Defekt[1]
sekundär			Hypertonie Atherosklerose Herzklappendefekt
Dilatativ	reduzierte Kontraktilität	systolische Dysfunktion Arrhythmien Morbus embolicus	
primär			genetischer Defekt
sekundär		.	Alkoholabusus Hyperthyreose Hypothyreose Catecholamine[2] Hyperkaliämie Hypokaliämie Vitamin-B$_1$-Mangel Medikamente[3] Virusinfekte[4] Autoimmunkrankheiten
Restriktiv	reduzierte Dehnbarkeit	diastolische Dysfunktion und verminderter systolischer Druck rechts Verdickung des Endokards	
primär			genetischer Defekt Hypereosinophilen-Syndrom
sekundär			Diabetes mellitus Sklerodermie Amyloidose Sarkoidose Speicherkrankheiten Serotonin[5] Strahlentherapie

[1] Genetische Defekte führen zu fehlerhaft funktionierenden Proteinen im Sarkoplasma oder in den Zellmembranen (s. Text).
[2] z. B. bei einem intraadrenalen Paragangliom (Phäochromozytom)
[3] Anthracycline und Doxorubicin
[4] z. B. Coxsackie-B3-Virus
[5] z. B. bei neuroendokrinen Tumoren

entwickelt sich embryologisch aus dem Sinus cavernosus in der Wand des rechten Vorhofs bei der Einmündung der V. cava superior.

Das Reizleitungssystem kann aus verschiedenen Gründen gestört sein (Tab. 16.**6**). Bei der idiopathischen **Fibrose des Reizleitungssystems** sind in der Umgebung von MEL, die Vakuolen im Sarkoplasma aufweisen, Makrophagen zu beobach-

ten. Die Pathogenese der idiopathischen Fibrose ist nicht klar.

Bei den Rhythmusstörungen infolge einer idiopathischen Fibrose handelt es sich praktisch ausschließlich um einen atrioventrikulären Block (AV-Block), bei den anderen Formen kann auch ein kranker Sinusknoten oder ein Vorhofflimmern vorhanden sein. Eine häufige Komplikation des

Tabelle 16.5 Beispiele von Gen- und Proteindefekten als Ursachen von idiopathischen Kardiomyopathien.

Ort der Manifestation des genetischen Defekts	Gestörte zelluläre Komponente	Typ der Kardio-myopathie
Proteine der Signaltransduktion	Gqα-Komponente des G-Proteins des Angiotension-II- und Endothelinrezeptors	hypertrophisch
	insulinähnlicher Wachstumsfaktor-1-Rezeptor	hypertrophisch
	Ras-Protein[1]	hypertrophisch
	mitogenaktivierte Proteinkinasen (MAP) der P38-Familie	hypertrophisch
Proteine des Sarkomers	natriuretisches Peptid	hypertrophisch
	fetale kontraktile Proteine	hypertrophisch
Proteine des Dystrophin-Glyko-protein-Laminin-Komplexes	Sarkoglykane	dilatativ
Proteine des Zytoskeletts	muskelspezifisches LIM-Protein[2] (MLP)[3]	dilatativ
	Desmin	dilatativ
	Plakoglobin	dilatativ

[1] Erhöhte Konzentrationen der Ras-mRNA wurden neuerdings in Endomyokardbiopsien von Patienten mit einer familiären hypertrophischen Kardiomyopathie nachgewiesen.
[2] LIM: Lin-1, ISL-1 und Mec-3-Protein
[3] MLP ist für eine korrekte Anordnung der kontraktilen Proteine im Sarkomer entlang des Actinzytoskeletts von Bedeutung.

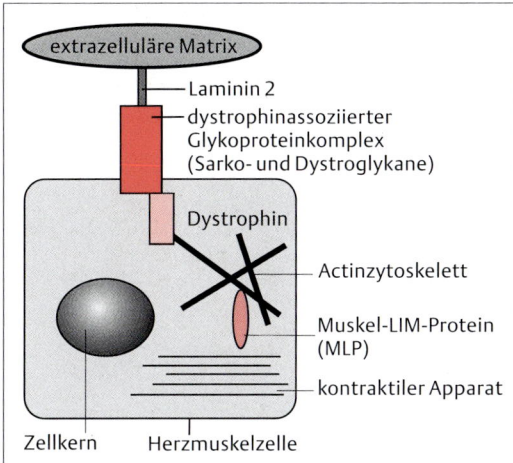

16.5 Primäre Kardiomyopathie.
Defekte, die zu einer primären Kardiomyopathie führen, können verschiedene kardiale Proteine betreffen, darunter auch Proteine, welche den Kontakt zwischen den Myozyten und dem Interstitium sicherstellen. Zwischen der extrazellulären Matrix (ECM) und dem kontraktilen Apparat der Herzmuskelzellen besteht eine komplexe Interaktion. Hauptkomponenten dieser Interaktion sind das Laminin 2 der ECM, der dystrophinassoziierte Glykoproteinkomplex, Dystrophin und das muskelspezifische LIM-Protein (MLP). Bei ca. 30 % der idiopathischen dilatativen Kardiomyopathien sind inzwischen genetische Störungen einzelner dieser Komponenten bekannt geworden (nach Dalakas et al. 2000).

Tabelle 16.6 Ursachen von Herzrhythmus-störungen.

Ursache der Herzrhythmusstörung	Häufigkeit (%)
Idiopathische Myokardfibrose	46
Hypoxie oder Ischämie	15
Kardiomyopathie	13
Residuen nach Endokarditis der Herzklappen	8
Unbekannt	18

Vorhofflatterns (Frequenz der Kontraktionen: 250–350/Minute) oder -flimmerns (Frequenz der Kontraktionen: > 350/Minute) ist ein Morbus embolicus (s. Kapitel 21: Ischämie).

16.2   Herzinsuffizienz kann sich makroskopisch in Hypertrophie, exzentrischer Hypertrophie oder Dilatation des Herzens manifestieren

Die wichtigsten morphologischen Maße zur Beurteilung eines Herzens sind Gewicht, Radius der Ventrikel und Dicke des Myokards. Das normale Herzgewicht lässt sich in Abhängigkeit vom Körpergewicht schätzen: Es beträgt rund 0,5 % des Körpergewichts. Die mittlere Dicke des linken Ventrikels beträgt 12 mm, die des rechten 3 mm.

Eine Beurteilung der beiden Parameter **Radius** des Ventrikels und **Wanddicke** erlaubt die Diagnose einer Dilatation und die Unterscheidung zwischen den verschiedenen Formen der Herzhypertrophie. Eine Hypertrophie ohne Dilatation wird „konzentrische Hypertrophie" (s. Abb. 16.3), eine mit Dilatation „exzentrische Hypertrophie" genannt. Eine Dilatation kann bei einer plötzlichen Zunahme der Vorlast auch ohne vorausgehende Hypertrophie auftreten und wird dann als tonogene Dilatation bezeichnet. Viel häufiger handelt es sich bei einer Dilatation aber um eine strukturelle Dilatation als Ausdruck einer Dekompensation bei einer chronischen übermäßigen Volumenbelastung oder bei einer Kardiomyopathie.

Eine Hypertrophie ist Ausdruck einer aktiven Anpassung des Myokards an eine erhöhte Nachlast. Ziel dabei ist es, das Schlagvolumen, die Auswurffraktion und den **Wandstress** im Normbereich oder möglichst konstant zu halten. Der Wandstress ist direkt proportional zur Wandspannung und indirekt proportional zur Dicke des Myokards; entsprechend dem Theorem von Laplace ist die Wandspannung wiederum direkt proportional zum intraventrikulären Druck und zum Radius des Ventrikels.

Die Hypertrophie stellt nicht nur eine strukturelle Adaptation an eine gesteigerte Belastung dar, sondern kann auch auf der Basis veränderter **molekularbiologischer Prozesse** auftreten (s. Tab. 16.5). Ein hypertrophes Herz benötigt sowohl für die Füllung als auch für die Relaxation mehr Zeit als ein normales. Dies mündet in eine relative **funktionelle „Steifheit"** des Herzmuskels, die einen verminderten Blutauswurf und somit eine Herzinsuffizienz zur Folge hat.

17 Kongestion

17.1 **Folgen einer Kongestion im kleinen Kreislauf sind: Lungenödem, Hydrothorax, Venulosklerose, interstitielle Lungenfibrose oder pulmonale arterielle Hypertension**

17.1.1 Ein intrathorakales Ödem wird auch Pleuraerguss oder Hydrothorax genannt

17.1.2 Steigt der hydrostatische Druck in den Pulmonalarterien über 20 mmHg an, spricht man von einer pulmonalen arteriellen Hypertension (PAH)

17.2 **Chronische Kongestion im großen Kreislauf führt zu Veränderungen in der Leber und Milz sowie zum Auftreten von Aszites oder Beinödemen**

17.2.1 Der Milz wurde in der Geschichte das Attribut eines Organs gegeben, das im Dienste der Reinigung steht

17.2.2 Ursachen einer Kongestion der Milz sind: chronische Herzinsuffizienz oder primäre portale Hypertension

17.2.3 Aszites entspricht einem intraabdominellen Ödem

17.2.4 Portale Hypertension mit Aszites kann von einem hepatorenalen Syndrom begleitet sein

---

Zusammenfassung

Eine Herzinsuffizienz macht sich durch eine passive Hyperämie (**Kongestion**) in den Organen „hinter" dem insuffizienten linken oder rechten Herzen und durch ein reduziertes Schlagvolumen aus dem linken Herzen bemerkbar. Zu einer Kongestion kommt es, wenn eine „Rückwärtsinsuffizienz" des Herzens besteht, zu einem reduzierten Blutauswurf, wenn das Herz „vorwärtsinsuffizient" ist.

Eine Kongestion im kleinen Kreislauf kann zu einem Lungenödem, einem Hydrothorax, einer Venulosklerose, einer interstitiellen Fibrose oder einer pulmonalen arteriellen Hypertension führen. Ein **Lungenödem** entsteht zweizeitig: Zuerst kommt es zur Ausbildung eines interstitiellen Ödems, dann zu einem intraalveolären Ödem. Der Grund, warum dem Auftreten eines intraalveolären Ödems ein interstitielles Ödem vorangeht, liegt in der Morphologie der Tight-Junctions der Endothel- und Alveolarepithelzellen. Die Tight-Junctions der Alveolarepithelzellen setzen dem Austritt von Blutflüssigkeit aus dem Interstitium der Alveolarsepten in den Alveolarraum einen größeren Widerstand entgegen, als die interendothelialen Junctions dem Austritt von Blutflüssigkeit ins Interstitium.

Neben einem erhöhten enddiastolischen Druck im linken Ventrikel des Herzens können auch eine direkte Schädigung der alveolokapillären Einheit der Lungen (z. B. beim **ARDS**, acute respiratory distress syndrome) oder eine generelle Volumenüberlastung des Organismus (z. B. bei einer Niereninsuffizienz) zu einem intraalveolären Lungenödem führen.

Ein Hydrothorax entspricht einem **Pleuraerguss** oder einem intrathorakalen Ödem. Ein Hydrothorax entsteht dann, wenn nicht nur die Drainagekapazität der intrapulmonalen Lymphgefäße, sondern auch jene der Lymphgefäßstomata in der Pleura parietalis und diaphragmatica erschöpft sind.

Eine **pulmonale arterielle Hypertension** (PAH) kann bei einer chronischen Kongestion auftreten, aber auch bei vasorestriktiven, vasoobstruktiven und vasokonstriktiven primären Lungenkrankheiten. Sofern die Ursache der PAH primär eine Störung des Lungenparenchyms und nicht eine Insuffizienz des linken Herzens oder ein Herzklappendefekt ist, werden die durch eine PAH verursachten Veränderungen am rechten Herzen als „**Cor pulmonale**" bezeichnet.

Klassische Folgen einer chronischen **Kongestion im großen Kreislauf** sind Veränderungen in der Leber und Milz sowie das Auftreten von Aszites (intraabdominelles Ödem) und Beinödemen. Bei einer chronischen Kongestion im großen Kreislauf besteht oft eine Hepatomegalie.

Eine Kongestion der Milz kann 2 Ursachen haben: eine Herzinsuffizienz oder eine primäre portale Hypertension. Hinter einer primären portalen Hypertension steht eine Erhöhung des intrasinusoidalen Drucks in der Leber. Als Ursachen einer solchen Druckerhöhung kommen infrage: 1. eine Thrombose der V. cava inferior, 2. Veränderungen der Zentralvenen der Leber (z. B. bei einer Leberzirrhose oder bei einem venookklusiven Syndrom) oder 3. eine Okklusion der V. porta. Eine portale Hypertension mit Aszites kann mit einem hepatorenalen Syndrom einhergehen. Die wichtigsten Differenzialdiagnosen einer Splenomegalie sind: kardiale Stauungsmilz, portale Stauungsmilz oder maligner Tumor (in erster Linie Leukämien oder maligne Lymphome). Funktionell kann eine Hyperplasie oder eine Aktivierung der roten Pulpa der Milz das Syndrom eines **Hypersplenismus** auslösen. Zu diesem Syndrom gehören: eine Panzytopenie infolge eines vermehrten Abbaus der durch die rote Pulpa zirkulierenden Blutzellen und eine reaktive Hyperplasie des blutbildenden Knochenmarks. Ein Hypersplenismus kann eine Splenektomie notwendig machen.

Eine Herzinsuffizienz (HI) macht sich durch eine Kongestion (**passive Hyperämie**) in den Organen „hinter" dem insuffizienten linken oder rechten Herzen und durch ein reduziertes Schlagvolumen aus dem linken Herzen in die Organe „vor" dem Herzen bemerkbar (Tab. 17.1). Hauptsymptome einer Kongestion sind Anstrengungs- oder Ruhedyspnoe.

Tabelle 17.1 Folgen der Herzinsuffizienz.
Eine Herzinsuffizienz löst eine Unterversorgung der dem Herzen nachgeschalteten Organe (auch „Rückwärtsinsuffizienz" genannt) oder/und der ihm vorgeschalteten Organe (auch „Vorwärtsinsuffizienz" genannt) aus.

Form der Herzinsuffizienz	Organe, auf die sich die Insuffizienz auswirkt	Durch die Insuffizienz hervorgerufene Störungen
Vorwärtsinsuffizienz	Herz	Hypoxie Myokardinfarkt kardiogener Schock
	Organe im großen Kreislauf	Hypoxie Atrophie
Rückwärtsinsuffizienz	Lungen	Lungenödem pulmonale arterielle Hypertension
	Pleura	Pleuraerguss
	Leber	Hepatomegalie Leberfunktionsstörung
	Milz	Splenomegalie Hypersplenismus
	Venen im großen Kreislauf	subkutane Beinödeme
	Gastrointestinaltrakt	Ödem und Fibrose der Schleimhaut

17.1 Folgen einer Kongestion im kleinen Kreislauf sind: Lungenödem, Hydrothorax, Venulosklerose, interstitielle Lungenfibrose oder pulmonale arterielle Hypertension

Ein erhöhter Druck im linken Ventrikel am Ende der Diastole (z. B. bei einer diastolischen Dysfunkton wegen einer hypertrophischen Kardiomyopathie) wird retrograd in die Lungenvenen übertragen (Abb. 17.1): Parallel zum Anstieg des Drucks im linken Ventrikel nimmt auch der intravaskuläre hydrostatische Druck in den Alveolarsepten zu. Überwiegt schlussendlich der hydrostatische Druck gegenüber dem interstitiellen onkotischen Druck, beginnt Plasmaflüssigkeit aus den Kapillaren in das Interstitium der Alveolarsepten überzutreten. Der Organismus versucht über eine Intensivierung der Drainage der Lymphgefäße, diese Flüssigkeit aus dem Interstitium zu entfernen. Übersteigt die Menge der Flüssigkeit im Interstitium die maximale Drainagekapazität, tritt ein **interstitielles Lungenödem** auf. Das interstitielle Ödem schränkt die Dehnbarkeit des Lungenparenchyms ein. Um dennoch die Atemfunktion einigermaßen aufrechtzuerhalten, muss die an der Atmung beteiligte Muskulatur jetzt eine höhere Leistung erbringen. Resultat sind eine Dyspnoe

und eine Abnahme des arteriellen Sauerstoffpartialdrucks.

Nimmt in den Alveolarsepten der interstitielle Gewebedruck weiter zu, kommt es zu einem Austritt von Blutflüssigkeit in das Lumen der Alveolen (**intraalveoläres Lungenödem**). Dadurch wird der Sauerstoffaustausch noch stärker behindert als in der Phase des interstitiellen Lungenödems. Der Grund, warum bei einer pulmonalen Hypertension zuerst ein interstitielles Ödem und später dann ein intraalveoläres Ödem entsteht, liegt in der Morphologie der Tight-Junctions der Endothel- und der Alveolarepithelzellen: Die Junctions zwischen den Endothelzellen der Kapillaren in den Alveolarsepten bestehen aus verhältnismäßig wenigen und locker angeordneten Proteinen (Abb. 17.2a, b), sodass die Blutflüssigkeit leicht durch sie hindurch treten kann. In den Junctions zwischen den Alveolarepithelzellen dagegen liegen die Proteine dicht nebeneinander, sodass der Austritt von Flüssigkeit nur nach der Überwindung eines größeren Widerstands möglich ist.

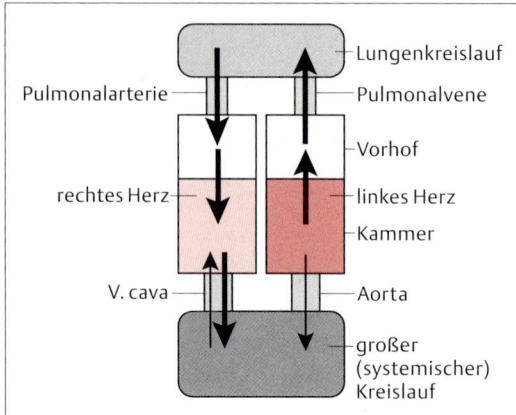

17.1 Lungenkreislauf (kleiner) und systemischer (großer) Kreislauf.
Die einzelnen Herzhöhlen sind in Serie geschaltet. Deshalb kann sich eine Erhöhung des linksventrikulären Drucks über den Lungenkreislauf bis in den rechten Ventrikel und den großen Kreislauf fortpflanzen. Bei einer Linksherzinsuffizienz kann es deshalb in beiden Kreisläufen (im Lungen- und im großen Kreislauf) zu einer Kongestion kommen.

Neben einem erhöhten enddiastolischen Druck im linken Ventrikel des Herzens können auch eine direkte Schädigung der alveolokapillären Einheit der Lungen (z. B. beim ARDS: acute respiratory distress syndrome) oder eine generelle Volumenüberlastung des Organismus (z. B. bei einer Niereninsuffizienz) zu einem intraalveolären Lungenödem führen.

Bei einer starken Druckerhöhung im Lungenkreislauf wegen einer relativ akut aufgetretenen HI (z. B. nach einem Myokardinfarkt) kann es zu Rupturen von Kapillaren in den Alveolarsepten kommen. Dabei treten Erythrozyten ins Alveolarlumen aus. Diese werden von den Alveolarwandphagozyten aufgenommen. Die dann reichlich mit Hämosiderin beladenen Phagozyten bleiben im Alveolarraum liegen. Sie haben den Namen „Herzfehlerzellen" erhalten, weil auch bei Herzklappenfehlern das gleiche Phänomen beobachtet werden kann. Wird die Kongestion der Lungen chronisch, werden die im Interstitium der Alveolarsepten, im perivenösen Bindegewebe

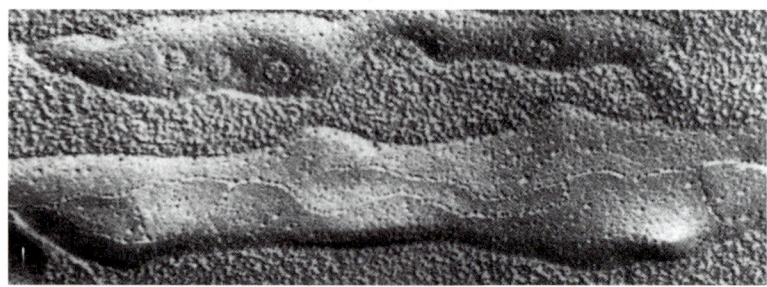
a

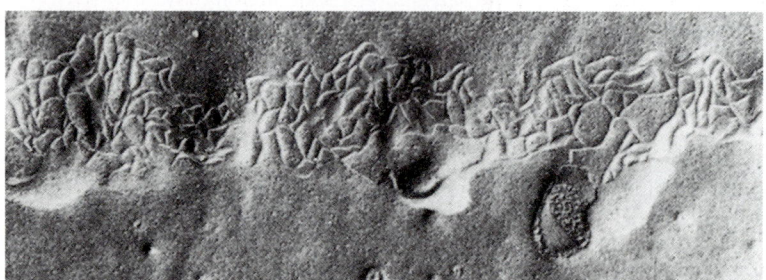
b

17.2 a, b Interstitielles und intraalveoläres Lungenödem.
Die Tight-Junctions zwischen den Endothelzellen der Kapillaren in den Alveolarsepten oder im peribronchiolären Interstitium sind einfacher aufgebaut (**a**) als jene zwischen den Epithelzellen der Alveolarwand (**b**). Diese strukturellen Unterschiede erklären die zweizeitige Entstehung eines intraalveolären Lungenödems: In einer ersten Phase wird das Interstitum der Alveolarsepten „überflutet"; die Flut kann vorerst durch die Epithelzellen der Alveolarwand zurückgehalten werden. Wenn die Lymphdrainage plötzlich erschöpft wird (s. Abb. 18.1), tritt Ödemflüssigkeit auch durch die Epithelzellen ins Alveolarlumen (aus Murray 1985).

und in der Wand der Lungenvenulen abgelagerten Plasmaproteine sklerosiert: Es kommt zu einer Venulosklerose oder perivaskulären Sklerose.

17.1.1 Ein intrathorakales Ödem wird auch Pleuraerguss oder Hydrothorax genannt

Ein Hydrothorax entsteht dann, wenn die Drainagekapazität nicht nur der intrapulmonalen Lymphgefäße, sondern auch der Lymphgefäßstomata in der Pleura parietalis und diaphragmatica erschöpft ist. Ein Pleuraerguss kann bei einer chronischen Herzinsuffizienz, einer generalisierten Hypoalbuminämie oder einem Tumor in der Pleura (Pleuramesotheliom oder Metastase) auftreten und zu einer Kompression des Lungenparenchyms (Atelektase) oder gar einer Verschiebung des Mediastinums führen. Man unterscheidet zwischen einem serösen, hämorrhagischen und chylösen Pleuraerguss. Hinter einem serösen Erguss verbirgt sich hauptsächlich eine chronische HI, hinter einem hämorrhagischen ein maligner Tumor in der Pleura (Metastase oder Primärtumor), eine Entzündung oder ein Lungeninfarkt.

17.1.2 Steigt der hydrostatische Druck in den Pulmonalarterien über 20 mmHg an, spricht man von einer pulmonalen arteriellen Hypertension (PAH)

Eine PAH kann bei einer chronischen Kongestion auftreten, aber auch bei einer vasorestriktiven, vasoobstruktiven und vasokonstriktiven primären Lungenkrankheit (Tab. 17.**2**). Eine PAH ist dann zu erwarten, wenn der pulmonale Gefäßquerschnitt um zwei Drittel gegenüber der Norm reduziert ist. Eine PAH ohne bekannte begleitende Grundkrankheit wird als **primäre PAH** bezeichnet und sollte nur per exclusionem diagnostiziert werden. Eine primäre PAH wird gehäuft bei jungen Frauen beobachtet.

Eine PAH führt zu einer Hypertrophie des rechten Ventrikels und Vorhofs, ähnlich wie eine erhöhte Nachlast eine Linksherzhypertrophie zur Folge hat. Sofern hinter der PAH eine Störung des Lungenparenchyms und nicht eine Insuffizienz des linken Herzens oder ein Herzklappendefekt liegt, werden die durch die PAH verursachten Ver-

Tabelle 17.2   Ursachen der pulmonalen arteriellen Hypertension.
Eine pulmonale arterielle Hypertonie (PAH) kann sich auch bei anderen Krankheiten als bei der chronischen Lungenkongestion wegen einer Insuffizienz des linken Herzens entwickeln.

Form der PAH	Morphologie	Ursachen
Vasorestriktiv	Reduktion der Anzahl der Gefäße	Pneumokoniosen[1] diffuse Lungenfibrosen chronische unspezifische Pneumonien chronische spezifische Pneumonien (Tuberkulose, Sarkoidose) chronisch destruktives Lungenemphysem Autoimmunkrankheiten Zystenlunge Wabenlunge
Vasoobstruktiv	Verschluss von Gefäßen	rezidivierende Lungenembolien Polyarteriitis nodosa sekundäre stenosierende Angiopathie (Tuberkulose, Silikose, Medikamente)
Vasokonstriktiv	Verengung von Gefäßen	chronische Bronchitis und Bronchiolitis

[1] Pneumokoniosen sind Lungenerkrankungen, welche durch Einatmen maximal 5 µm großer anorganischer oder organischer Teilchen hervorgerufen werden. Die Lunge reagiert mit einer Hypersensitivitätsreaktion (s. Kapitel 23: Immunpathologie) oder einer Lungenfibrose; es können aber auch maligne Tumoren induziert werden. Die Inhalation organischer Partikel kann zu einer exogen-allergischen Alveolitis, die Inhalation anorganischer Partikel (z. B. Quarzstaub oder Asbest) zu einer Silikose, zu Pleuraplaques oder gar zu einem malignen Mesotheliom führen.

Primärer Ort der Pathologie, die zu einem Cor pulmonale führen kann	Beispiele
Bronchien	chronische Bronchitis mit oder ohne Lungenemphysem Asthma bronchiale Bronchiektasen Mukoviszidose (zystische Pankreasfibrose)
Alveolen	Tumoren Zustand nach einer Lungenresektion Höhenkrankheit Zustand nach einer Bestrahlung
Lungengefäße	Erkrankungen, die zu einer PAH führen
Thorax	Kyphoskoliose Pleuraschwarte neuromuskuläre Erkrankungen Pickwick-Syndrom

Tabelle 17.3 Ursachen des Cor pulmonale.
Die Ursache des Cor pulmonale liegt in den Lungen (sprachlich wiedergegeben mit dem Adjektiv „pulmonale") oder allenfalls im Thoraxraum, nicht aber im linken Herzen.

änderungen am rechten Herzen als „**Cor pulmonale**" bezeichnet (Tab. 17.**3**). Morphologische Schlüsselsymptome eines Cor pulmonale sind:

- Kardiomegalie mit einem Herzgewicht von ca. 500 g,
- konzentrische Hypertrophie des rechten Ventrikels,
- Dilatation des rechten Vorhofs,
- Zeichen einer oberen Einflussstauung,
- Fehlen von Zeichen einer akuten Linksherzinsuffizienz (Lungenödem).

Bei einem Cor pulmonale kommen Myokardinfarkte seltener vor als bei einer biventrikulären Herzinsuffizienz. Als mögliche Gründe dafür werden diskutiert: 1. eine große Flussreserve (s. Abschnitt 21.3) in der rechten Koronararterie, 2. eine größere Toleranz des rechten Herzens gegenüber einem Wandstress als des linken Herzens und eine geringere Häufigkeit von Atherosklerosen in der rechten Koronararterie.

17.2 Chronische Kongestion im großen Kreislauf führt zu Veränderungen in der Leber und Milz sowie zum Auftreten von Aszites oder Beinödemen

Eine chronische Kongestion im großen Kreislauf ist oft von einer **Hepatomegalie** begleitet. Wegen der Erhöhung des intrasinusoidalen Drucks sind in den Zentren der Leberläppchen eine Atrophie der Leberzellbalken, eine Dilatation der Sinus sowie eine perisinusoidale Fibrose zu beobachten. Die geschädigten Hepatozyten zeigen eine hydropische Schwellung und eine Verfettung. Ihre Funktion ist reduziert, was in Form einer Cholestase oder einer erhöhten hämorrhagischen Diathese manifest werden kann.

17.2.1 Der Milz wurde in der Geschichte das Attribut eines Organs gegeben, das im Dienste der Reinigung steht

Plato verglich die Milz mit einem Lappen, der zur Hand ist, um einen Spiegel zu reinigen; Hippokrates nannte sie „Quelle der schwarzen Galle". Die Milz hat 2 **Hauptfunktionen**, die tatsächlich einer Art Reinigung dienen: 1. Abwehr immunologischer Angriffe und 2. Filtration von alternden Erythrozyten, phagozytierten Mikroorganismen oder Immunkomplexen. Die Architektur der Milz ist stark auf diese beiden Funktionen ausgerichtet: So steht die weiße Pulpa im Dienst der Immunabwehr und wird hauptsächlich von B-Lymphozyten bevölkert; die rote Pulpa dient der Filtration. Die rote Pulpa ist aus einem Netzwerk von Kapillaren, „Hülsenkapillaren" (Kapillaren ohne Endothel mit dicht an sie angelagerten Makrophagen) und anastomisierenden Sinus aufgebaut.

17.2.2 Ursachen einer Kongestion der Milz sind: chronische Herzinsuffizienz oder primäre portale Hypertension

Hinter einer **primären portalen Hypertension** (PPH) steht eine Erhöhung des intrasinusoidalen Drucks in der Leber. Als Ursache kommen infrage:
- Thrombose der V. cava inferior,
- Verengung oder Verschluss der Zentralvenen (z. B. bei einer Leberzirrhose oder bei einem venookklusiven Syndrom),
- Verengung der V. porta (z. B. bei einem malignen Tumor in der Umgebung),
- Okklusion der V. porta bei einer Thrombose.

Ein **venookklusives Syndrom** entsteht meistens wegen eines toxischen Endothelschadens. Eine portale Hypertension kann sich in anastomisierende Venen des distalen Ösophagus fortpflanzen und dort die Bildung von Varizen auslösen oder zu einem Aszites (s. unten) führen.

Makroskopisch ist eine **Kongestion der Milz** an einer Splenomegalie (Tab. 17.4) und mikroskopisch an einer Vermehrung der Sinus, der Makrophagen und der Fasern des Bindegewebes zu er-

kennen. Die Vermehrung der Sinus führt dazu, dass die Sinus näher aneinanderrücken. Dadurch entsteht histologisch ein „drüsenähnliches" Bild. Die Makrophagen liegen teilweise als Schaumzellen mit gespeicherten Membranlipoproteinen vor, teilweise enthalten sie Siderin. In den ausgeweiteten Markräumen der roten Pulpa kommt es zu reaktiven knotigen Proliferationen von Makrophagen und Fibroblasten sowie zu fokalen Hämosiderinablagerungen und Mikroverkalkungen (Gamma-Gandy-Körper).

Funktionell kann eine Hyperplasie oder eine Aktivierung der roten Pulpa der Milz das Syndrom eines **Hypersplenismus** auslösen. Zu diesem Syndrom gehören: eine Panzytopenie infolge eines vermehrten Abbaus der durch die rote Pulpa zirkulierenden Blutzellen und eine reaktive Hyperplasie des blutbildenden Knochenmarks. Ein Hypersplenismus kann eine Splenektomie notwendig machen (Tab. 17.**5**).

17.2.3 Aszites entspricht einem intraabdominellen Ödem

Normalerweise drainiert die Leber täglich zwischen 800 und 1000 ml Lymphflüssigkeit über ihre Lymphgefäße in den Ductus thoracicus; ein kleiner Teil der Lymphe wird auch über die Leberkapsel in den Bauchraum abgegeben und dort vom Peritoneum reabsorbiert.

Wenn die Kapazität der Lymphdrainage via den Ductus thoracicus erschöpft ist, gelangt vermehrt Lymphe in den Peritonealraum. Sofern auch die Resorption der Lymphe durch das Peritoneum nicht mehr gesteigert werden kann, ent-

Tabelle 17.**4** **Die wichtigsten Ursachen der Splenomegalie.**

Gewicht der Milz		
unter 500 g	**500 – 1000 g**	**> 1000 g**
Kardiale Stauungsmilz	portale Stauungsmilz	Milzvenenthrombose
Allgemeine Infekte	Mononukleose Echinokokkose	
Amyloidose		Speicherkrankheiten
Idiopathische thrombozytopenische Purpura	immunhämolytische Anämien Thalassämie	
Akute myeloische Leukämie	Polycythaemia vera Non-Hodgkin-Lymphome	chronische myeloische Leukämie Osteomyelosklerose

Tabelle 17.5   Indikationen für eine Splenektomie.
Als Komplikation einer portalen Hypertension kann ein Hypersplenismus auftreten. Dieses Syndrom kann eine Splenektomie notwendig machen. Eine Splenektomie ist aber nicht indiziert, wenn eine IgM-vermittelte Autoimmunkrankheit vorliegt (z.B. beim Syndrom der Kälteagglutinine). Grund dafür ist, dass die Fc-Rezeptoren der Makrophagen die IgM-Moleküle nicht erkennen können. Die wichtigste Komplikation einer Splenektomie – vor allem bei Kindern oder jüngeren Erwachsenen – ist eine erhöhte Anfälligkeit für bakterielle Infekte (z.B. Streptococcus pneumoniae, Haemophilus influenzae und Neisseria meningitidis).

Indikationen für eine Splenektomie	Primärer Schaden	Pathogenese
Trauma	Blutverlust	

Zysten
   parasitäre Zysten
   Pseudozysten
	Echinokokkus
	nach Milzinfarkt	

Hereditäre Sphärozytose	abnorme Plastizität der Erythrozyten	Störung des Spectrins (Membranskelettprotein)
Thalassämie	abnorme Plastizität der Erythrozyten	reduzierte Produktion der α- und β-Globinketten in den Erythrozyten
Idiopathische thrombozytopenische Purpura		IgG-Antikörper gegen Glykoprotein IIb/IIIa
Autoimmun-hämolytische Anämie		IgG-Antikörper gegen Rhesusantigene
Immunogene Neutropenie (Felty-Syndrom[1])		IgG-Antikörper auf der Oberfläche von neutrophilen Granulozyten
Portale Hypertension[2]	Panzytopenie (Hypersplenismus)	Stagnation der peripheren Blutzellen in den Sinus, dadurch Verlust von intrazellulärer Glucose und Zelluntergang

[1] Das Felty-Syndrom ist eine Sonderform der chronischen Polyarthritis mit Spleno- und Hepatomegalie, Granulozytopenie, Thrombopenie und Lymphknotenvergrößerungen.

[2] Eine portale Hypertension ist selten eine Indikation für eine Splenektomie.

steht ein Aszites. Die häufigste Ursache eines Aszites sind eine Erhöhung des Drucks in den Lebersinus (z.B. bei einer Leberzirrhose oder einer portalen Hypertension), eine Erhöhung des intrakapillären Drucks im Splanchnikusgebiet oder eine Hypoalbuminämie.

17.2.4   Portale Hypertension mit Aszites kann von einem hepatorenalen Syndrom begleitet sein

Zu einem hepatorenalen Syndrom gehören:
- Urämie,
- ausgeprägte Oligurie (weniger als 400 ml/Tag),
- reduzierte glomeruläre Filtrationsrate,
- niedrige Natriumkonzentration im Urin (weniger als 10 mEq/l),
- ein Verhältnis zwischen Urin- und Plasmaosmolalität von > 1,
- eine Krankheit der Leber (Zirrhose, Hepatitis, maligner Tumor).

Beim hepatorenalen Syndrom liegt eine Minderdurchblutung der Niere (vor allem in der Rindenzone) vor. Die **Pathogenese** des Syndroms ist nicht definitiv geklärt. Diskutiert werden: eine gesteigerte Stimulation intrahepatischer Barorezeptoren, die den Tonus des sympathischen Nervensystem in der Niere erhöht, oder ein verminderter Katabolismus von Renin und vasodilatatorischen Hormonen (Glucagon, vasoaktives intestinales Peptid und Substanz P) in der Leber. Nichtsteroidale Analgetika können ein hepatorenales Syndrom verstärken, weil sie die wichtigen, physiologischerweise ausgeschütteten vasodilatatorischen Prostaglandine hemmen.

18 Ödeme

18.1   Ödeme sind pathologische Flüssig-
        keitsansammlungen im Interstitium
        von Organen oder in Körperhöhlen

18.2   Die Passage von Proteinen aus dem
        Blutplasma ins Interstitium hängt
        von strukturellen und physikochemi-
        schen Eigenschaften der Kapillaren
        ab

18.3   Vermehrter Austritt von Proteinen in
        den glomerulären Kapselraum führt
        zum nephrotischen Syndrom

Zusammenfassung

Der **Flüssigkeitsaustausch** zwischen den Blutkapillaren und dem Interstitium wird durch den hydrostatischen und osmotischen Druck in den 3 Gewebekompartimenten Blutkapillaren, Interstitium und Lymphkapillaren gesteuert. Der hydrostatische Druck hängt von der Herzfunktion ab, für die Aufrechterhaltung des osmotischen Drucks sind Nieren und Leber verantwortlich. **Ödeme** sind pathologische Flüssigkeitsansammlungen im Interstitium oder in Körperhöhlen. Die Ödeme können nach 2 Aspekten klassifiziert werden: nach dem Auftreten – örtlich begrenzt oder generalisiert – und nach dem Ort ihrer stärksten Ausprägung (Anasarka, Hydrothorax, Hydroperikard, Hydroperitoneum).

Die Passage von Proteinen aus dem Blutplasma ins Interstitium hängt von strukturellen Eigenschaften der Kapillaren und von physikochemischen (elektrostatischen) Eigenschaften der zirkulierenden Proteine ab. In den Kapillaren der **Glomerula** kann Albumin, das bei einem pH-Wert von 7,6 deutlich negativ geladen ist, unter 2 Bedingungen vermehrt in den Kapselraum übertreten: 1. Die Basalmembran oder die viszeralen Epithelzellen (Podozyten) haben negative Ladungen verloren oder 2. ihre strukturelle Integrität ist gestört, sodass funktionelle Diskontinuitäten („Lücken") bestehen. Die Passage der Moleküle durch die glomerulären Kapillaren ist aber nicht nur ladungs-, sondern auch größenabhängig.

Eine pathologische **Proteinurie** (Hyperalbuminurie) geht mit einer Hypalbuminämie und einer generalisierten Reduktion des intravaskulären osmotischen Drucks einher. Folgen davon sind generalisierte Ödeme und eine Reduktion der glomerulären Filtrationsrate. Hyperalbuminurie, Hypalbuminämie, generalisierte Ödeme, eine Hyperlipidämie und Hyperlipidurie machen das **nephrotische Syndrom** aus. Ein nephrotisches Syndrom wird entweder durch entzündliche Erkrankungen der Glomerula (Glomerulonephritiden) oder durch nichtentzündliche Glomerulopathien (z. B. eine Amyloidose) hervorgerufen. Eine Hyperlipidämie tritt im Rahmen einer reaktiv angekurbelten allgemeinen Proteinsynthese in der Leber auf, die auch eine gesteigerte Synthese von Apolipoproteinen umfasst.

Die **Krankheiten der Glomerula** können mithilfe von 2 Gruppen von Kriterien klassifiziert werden: anhand von topographischen und pathogenetischen Eigenschaften oder anhand von morphologischen und immunhistochemischen Befunden. Die 2 Schlüsselfragen, welche zur Klassifizierung der glomerulären Krankheiten beantwortet werden müssen, sind: 1. Liegt eine Glomerulonephritis oder eine Glomerulopathie vor? und 2. Betrifft der Schaden primär die Kapillaren oder sind auch extrakapilläre Komponenten der Glomerula betroffen?

Zu den wichtigsten **Glomerulonephritiden**, die mit einem nephrotischen Syndrom einhergehen, gehören die membranöse Glomerulonephritis, die fibrilläre Glomerulonephritis, die Glomerulonephritis mit Minimalveränderungen und die fokal sklerosierende Glomerulonephritis. Man unterscheidet zwischen Glomerulonephritiden mit Antikörpern gegen glomeruläre Strukturproteine („fixierte" oder „intrinsische" Antigene) und Glomerulonephritiden mit Antikörpern gegen nichtglomeruläre Antigene (ins Glomerulum „importierte" Antigene). Die wichtigsten **Glomerulopathien** mit einem deutlichen Risiko für ein nephrotisches Syndrom sind die diabetische Nephropathie, eine Amyloidose und die Leichtkettenglomerulopathie.

Aus den Blutkapillaren tritt permanent Blutflüssigkeit in den interstitiellen Raum über (Abb. 18.1). Ca. 90 % dieser Flüssigkeit wird über den venösen Abschnitt der Kapillarstrecke wieder reabsorbiert, der Rest wird über die Lymphkapillaren abdrainiert. Dieser Flüssigkeitsaustausch zwischen den Blutkapillaren und dem Interstitium wird durch den **hydrostatischen und osmotischen Druck** in den 3 Gewebekompartimenten Blutkapillaren, Interstitium und Lymphkapillaren gesteuert.

Der hydrostatische Druck hängt von der Herzfunktion ab, für die Aufrechterhaltung des osmotischen Drucks sind Nieren und Leber verantwortlich. Die Leber synthetisiert die Proteine, die den osmotischen Druck bestimmen, die Niere sorgt durch eine regulierte Ausscheidung von osmotisch wirksamen Proteinen für das Gleichgewicht zwischen intravaskulärem und interstitiellem Flüssigkeitsgehalt. Wenn dieses Gleichgewicht gestört wird, können Ödeme entstehen.

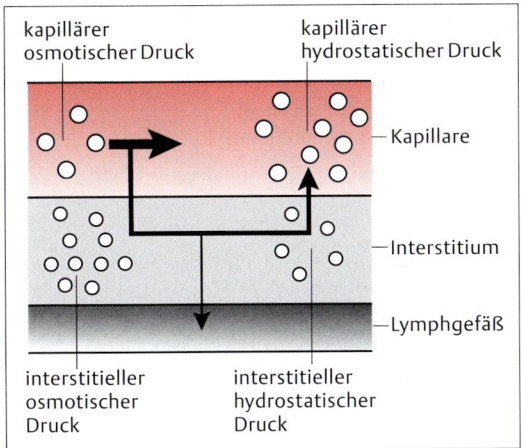

18.1 Entstehung von Ödemen (Lungenödem).
Ein Anstieg des hydrostatischen Drucks in den Kapillaren der Lunge relativ zum hydrostatischen Druck im Interstitium der Alveolarsepten oder des peribronchiolären oder peribronchialen Gewebes bewirkt einen Austritt von Blutplasma ins Interstitium der Alveolarsepten. Dieser Druck muss größer sein als der Richtung Blutkapillare gerichtete onkotische Druck im Interstitium. Vorerst wird die Entstehung eines interstitiellen Ödems dadurch vermieden, dass die Lymphgefäße die vermehrte Flüssigkeit im Interstitium abzudrainieren vermögen (nach Murray 1985).

18.1 Ödeme sind pathologische Flüssigkeitsansammlungen im Interstitium von Organen oder in Körperhöhlen

Ödeme lassen sich nach 2 Aspekten klassifizieren:
- Auftreten – örtlich begrenzt oder generalisiert,
- Ort ihrer stärksten Ausprägung (Anasarka, Hydrothorax, Hydroperikard, Hydroperitoneum).

Unter Anasarka wird eine schwere generalisierte Ansammlung von Flüssigkeit im Interstitum des subkutanen Binde- und Fettgewebes verstanden, unter Hydrothorax eine Flüssigkeitsansammlung im Thorax zwischen der Pleura visceralis und parietalis. Das Hydroperitoneum (Flüssigkeitsansammlung im Bauchraum) wird auch als Aszites bezeichnet. Generalisierte Ödeme treten hauptsächlich bei einer Herzinsuffizienz, bei Störungen der Proteinsynthese und bei Störungen der Filterfunktion der Nieren auf, lokale bei Entzündungen oder einer Abflussstörung der Lymphe. Lymphabflussstörungen können durch einen intraluminalen Verschluss der Lymphgefäße (z. B. bei einem Protozoeninfekt) oder durch eine Verengung der Lymphgefäße (z. B. nach einer Bestrahlung) oder bei einer Kompression von außen (z. B. durch einen malignen Tumor) zustande kommen (Tab. 18.1).

Tabelle 18.1 Ursachen und Lokalisationen von Ödemen.
Lokalisierte Ödeme können unter verschiedenen Bedingungen und an verschiedenen Stellen des Körpers auftreten. So kann sich eine Kongestion bei einer chronischen Linksherzinsuffizienz vor allem in Ödemen an „abhängigen" Körperpartien und eine Störung der glomerulären Filterfunktion der Nieren in periorbitalen Ödemen oder Ödemen der Augenlider manifestieren.

Ursache des Ödems	Lokalisation des Ödems	Krankhafte Bedingungen
Abnahme des kolloidosmotischen Drucks im Blutplasma	generalisiert	gestörte Funktion der Nierenglomerula Leberzellinsuffizienz Hunger Enteropathien mit Proteinverlust
Zunahme des hydrostatischen Drucks in den Blutgefäßen	generalisiert	Herzinsuffizienz

Fortsetzung ▶

Tabelle 18.1   (Fortsetzung)

Ursache des Ödems	Lokalisation des Ödems	Krankhafte Bedingungen
Vermehrte Natrium- und Wasser-retention	generalisiert	Schwangerschaft Östrogentherapie
Zunahme der Permeabilität des Endothels	lokalisiert	akute Entzündungen Hypersensitivitätsreaktionen
Behinderung des venösen Abflusses	lokalisiert	Thrombosen
Dysfunktionelle Venenklappen	lokalisiert	Varikose
Okklusion von Lymphgefäßen	lokalisiert	maligne Tumoren
Obstruktion von Lymphgefäßen	lokalisiert	maligne Tumoren Filariasis (Protozoonose) Traumen Bestrahlung

18.2   Die Passage von Proteinen aus dem Blutplasma ins Interstitium hängt von strukturellen und physikochemischen Eigenschaften der Kapillaren ab

Aus den Kapillaren der Glomerula kann Albumin, das bei einem pH-Wert von 7,6 deutlich negativ geladen ist, unter 2 Bedingungen vermehrt filtriert werden:

- Die negativen Ladungen auf den glomerulären Basalmembranen oder viszeralen Epithelzellen (Podozyten) sind reduziert oder

- die strukturelle Integrität beider Strukturen ist lädiert, sodass funktionelle Diskontinuitäten („Lücken") vorliegen.

Es sind Sialoproteine und Glykosaminoglykane, welche die elektrostatischen Eigenschaften der Basalmembranen prägen. Strukturelle Lücken können entstehen, wenn die Podozyten zugrunde

Tabelle 18.2   Faktoren, welche die glomeruläre Filtration beeinflussen.
Die Filtration von Proteinen durch die glomerulären Kapillaren wird von den elektrostatischen Eigenschaften (Anzahl der negativen Ladungen) der filtrierten Proteine, von physikalischen und elektrostatischen Eigenschaften der beteiligten Gewebekomponenten und von der Größe der filtrierten Proteine beeinflusst.

Molekülgröße	Elektrostatische Ladung	Permeabilität (physiologisch)	Selektivität
< 1,8 nm	positiv (kationische Moleküle) neutral negativ (anionische Moleküle)	wie Wasser wie Wasser wie Wasser	
2,0 – 3,8 nm	positiv neutral negativ (z. B. Albumin)	wie Wasser geringgradig verringert deutlich verringert	ladungsselektiv ladungsselektiv
> 4,4 nm	kationisch neutral anionisch	fehlt fehlt fehlt	größenselektiv größenselektiv größenselektiv

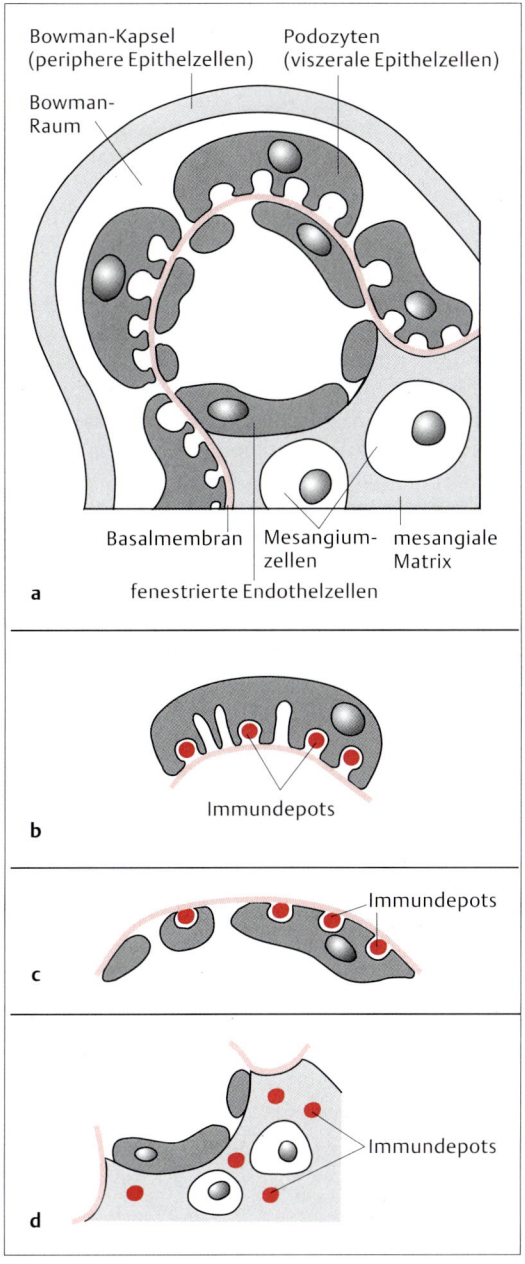

Bowman-Kapsel
(periphere Epithelzellen)

Podozyten
(viszerale Epithelzellen)

Bowman-
Raum

Basalmembran | Mesangium-
zellen

mesangiale
Matrix

a   fenestrierte Endothelzellen

b   Immundepots

c   Immundepots

d   Immundepots

18.2 a – d   Ursache des nephrotischen Syndroms.
Hauptursache des nephrotischen Syndroms ist eine Proteinurie wegen einer Störung der Funktion der Glomerula. Die Glomerula bestehen aus 5 Hauptkomponenten, die bei den verschiedenen Glomerulopathien (nichtentzündliche Glomerulumerkrankungen) und Glomerulonephritiden (entzündliche Glomerulumerkrankungen) verändert sein können: 1. aus den Epithelzellen des Bowman-Kapselraums, 2. den viszeralen Epithelzellen (Podozyten mit Fußfortsätzen), 3. der Basalmembran der Kapillarschlingen, 4. den fenestrierten Endothelzellen und 5. dem Mesangium (**a**). Die Struktur und Funktion der Glomerula kann verändert werden 1. durch subepitheliale (**b**), subendotheliale (**c**) oder mesangiale (**d**) Ablagerungen von Immunkomplexen, 2. durch eine komplementinduzierte Entzündungsreaktion, 3. durch Mikrothrombosierungen im Kapillarlumen oder 4. durch Synechien zwischen den (peripheren) Epithelzellen der Bowman-Kapsel und den Podozyten.

gehen oder sie ihre Fußfortsätze verlieren, oder wenn Basalmembranen aufgebrochen oder Immunkomplexe in den Glomerula abgelagert werden (Abb. 18.2 a – d). Die Passage der Moleküle durch die glomerulären Kapillaren ist aber nicht nur ladungs-, sondern auch größenabhängig (Tab.

18.2): Sind die Moleküle sehr klein ($< 1,8$ nm) oder sehr groß ($> 4,4$ nm), spielen die elektrostatischen Eigenschaften der Kapillaren (vor allem der Basalmembranen) bei der Filtration keine Rolle mehr.

18.3   Vermehrter Austritt von Proteinen in den glomerulären Kapselraum führt zum nephrotischen Syndrom

Die physiologische Proteinurie beträgt im Mittel 150 mg pro Tag. Ein Fünftel des über die Nieren ausgeschiedenen Proteins sind Serumproteine, darunter vor allem Albumin, der Rest ist ein Protein, das von den Epithelzellen des distalen Nephrons produziert wird (Tamm-Horsfall-Glykoprotein).

Werden Proteine, die ähnlich groß wie Albumin sind, vermehrt ausgeschieden, spricht man von einer selektiven **Proteinurie**. Bei einer nichtselektiven Proteinurie passieren auch größere Proteine als Albumin (z. B. IgG und IgM) den glomerulären Kapillarfilter. Stammen die Proteine aus den Tubuli, handelt es sich um eine tubuläre Proteinurie (z. B. eine β2-Mikroglobulinurie). Bei der Bence-Jones-Proteinurie werden leichte Ketten von Immunglobulinen, die im Rahmen einer Paraproteinämie auftreten, über die Nieren ausgeschieden. Es handelt sich dabei um eine „Überflussproteinurie", weil die Kapazität der Tubuli zur Rückresorption der glomerulär filtrierten Proteine erschöpft ist.

Eine **pathologische Proteinurie** (meistens eine Hyperalbuminurie) führt zu einer Hypalbuminämie und einer generalisierten Abnahme des intravaskulären osmotischen Drucks. Folgen davon sind eine Reduktion der glomerulären Filtrationsrate und generalisierte Ödeme. Kompensatorisch wird das Renin-Angiotensin-Aldosteron-System aktiviert. Die dadurch ausgelöste gesteigerte Wasser- und Natriumretention verstärkt die Entstehung von Ödemen noch. Die Hypalbuminämie lässt nicht nur den osmotischen Druck fallen, sondern stimuliert im Rahmen einer Gegenregulation die Proteinsynthese in der Leber. So ist unter diesen Bedingungen auch eine vermehrte Synthese von Apolipoproteinen zu beobachten.

Hyperalbuminurie, Hypalbuminämie, generalisierte Ödeme, eine Hyperlipidämie (bei einer erhöhten Konzentration von Apolipoproteinen) und eine Hyperlipidurie machen in ihrer Gesamtheit das **nephrotische Syndrom** aus. Ein nephrotisches Syndrom wird entweder durch entzündliche Erkrankungen der Glomerula (Glomerulonephritiden) oder durch nichtentzündliche Erkrankungen der Glomerula (Glomerulopathien) hervorgerufen.

Die **Krankheiten der Nierenglomerula** können anhand von topographisch-morphologischen oder immunhistochemischen Merkmalen und Eigenschaften (Tab. 18.3) eingeteilt werden.

Die 2 Schlüsselfragen, die zur Klassifizierung der glomerulären Krankheiten beantwortet werden müssen, sind: 1. Liegt eine **Glomerulonephritis** (GN) oder eine Glomerulopathie vor? und 2. Betrifft der Schaden primär die Kapillaren oder auch extrakapilläre Komponenten der Glomerula (parietale Epithelzellen, den Bowman-Kapsel-Raum oder viszerale Epithelzellen)?

Zu den wichtigsten GN, die mit einem nephrotischen Syndrom einhergehen, gehören: die membranöse GN (mit subepithelialen Immunde-

Tabelle 18.3   Kriterien zur morphologischen Charakterisierung glomerulärer Erkrankungen (s. Text).

Kriterium	Typen der glomerulären Krankheit
Pathogenese	entzündlich, nichtentzündlich
Lokalisation des Hauptschadens im Glomerulum	kapillar, extrakapillar
Verteilung der betroffenen Glomerula in der Niere	fokal, diffus
Verteilung der Veränderungen in den Glomerula	segmental, global
Vorhandensein von Systemerkrankungen	primär, sekundär
Topographische Lage der Immundepots	subepithelial (epimembranös), subendothelial (membranoproliferativ), mesangial (mesangioproliferativ, sklerosierend)

pots), die membranoproliferative GN (mit primär subendothelialen Depots), die fibrilläre GN (mit mesangialen Immundepots), die GN mit Minimalveränderungen und die fokal sklerosierende GN; zu den wichtigsten **Glomerulopathien** mit einem nephrotischen Syndrom gehören die diabetische Glomerulopathie, die Nierenamyloidose und die Leichtketten-Glomerulopathie. Systemerkrankungen, bei denen kapillare Glomerulonephritiden oder Glomerulopathien vorkommen, sind: die thrombotische Mikroangiopathie, der systemische Lupus erythematosus und Vaskulitiden (z. B. die Wegener-Granulomatose oder Polyarteriitis nodosa). Die GN sind Immunkrankheiten, die hauptsächlich durch eine Hypersensitivitätsreaktion Typ 3 (s. Abschnitt 23.4.3) hervorgerufen werden.

19 Hämostase

19.1 **Für eine ausgewogene Homöostase der Blutgerinnung sorgen primär die Gerinnungskaskade und die Fibrinolyse**

19.1.1 Das neue Modell des TFP (tissue factor pathway) unterscheidet nicht mehr zwischen dem intrinsischen und extrinsischen Weg der Gerinnungskaskade

19.1.2 Thrombin und Fibrin sind die Endprodukte der Gerinnungskaskade

19.1.3 Verstärkte Neigung zur Blutgerinnung (Hyperkoagulabilität) kann angeboren oder erworben sein

19.2 **Thromben sind solide Partikel aus Blutplättchen, Erythrozyten, Leukozyten und interzellulärer Matrix**

19.2.1 Thromben können das Gefäßlumen entweder vollständig verschließen oder nur einengen

19.2.2 Bei der Entstehung der Thromben wird zwischen Adhäsion und Aggregation unterschieden

19.2.3 Thromben können sich in Venen und Arterien bilden

19.2.4 Emboli sind solide, flüssige oder gasförmige Partikel, die im Blutgefäßsystem mit dem Blutstrom transportiert werden

19.2.5 Was wird aus den Thromben und Emboli?

19.3 **Zelluläre Hauptakteure bei der Entstehung von Thromben sind Thrombozyten und Endothelzellen**

19.4 **Eine Störung der Hämostase kann sich auch als Blutung äußern**

Zusammenfassung

Eine Störung des Gleichgewichts zwischen prothrombotischen und antithrombotischen Faktoren (**Hämostase**) kann sich in Form einer Blutung, eines Gerinnsels oder eines Thrombus äußern. Sie kann durch ein Trauma, einen Defekt in der Gerinnungskaskade, einen Defekt der Blutplättchen, generelle Veränderungen der Endothelzellen und Veränderungen der Qualität des Blutflusses hervorgerufen werden.

Das klassische Modell der **Gerinnungskaskade** unterscheidet zwischen 2 Wegen, einem längeren, der über negativ geladene Oberflächen (Kollagen, Basalmembranen, Endothelzellen) initiiert wird (extrinsischer Weg), und einem kürzeren, der über den Gewebefaktor Thromboplastin eingeleitet wird (intrinsischer Weg). Beide Wege münden in die gemeinsame Endstrecke der Bildung von Fibrin. In einem neuen Modell, dem **Tissue Factor Pathway**, wird zwischen einer primären Gerinnung und einer sekundären Amplifikation des Gerinnungsprozesses unterschieden. Die primäre Gerinnung wird durch den TFPI (tissue factor pathway inhibitor) reguliert.

Thromben sind solide Partikel, die aus den Bestandteilen des strömenden Bluts zusammengesetzt sind. Sie können das Gefäßlumen vollständig verschließen oder nur einengen. Entsprechend wird zwischen okklusiven und muralen Thromben unterschieden. Okklusive Thromben können aus muralen entstehen. Thromben bilden sich zweistufig: Zuerst erfolgt eine Adhäsion, dann eine Aggregation von Blutplättchen. Unter der Adhäsion wird der Kontakt der Plättchen mit anderen Strukturen als den Plättchen, unter der Aggregation der Kontakt der Plättchen untereinander verstanden.

Venenthromben kommen häufiger vor als arterielle, weil die Fließgeschwindigkeit des Bluts im venösen Schenkel des Kreislaufsystems kleiner ist als jene im arteriellen Schenkel. Eine Thrombose in nicht entzündlich veränderten Venen wird **Phlebothrombose** genannt. Wenn der Thrombus entweder in einer bereits entzündlich veränderten Vene entstanden ist oder selber sekundär entzündet worden ist, spricht man von einer Thrombophlebitis. **Thromben in Arterien** entwickeln sich vor allem an Stellen mit hohen Scherkräften. Thrombotische Auflagerungen auf den Herzklappen werden **Vegetationen** genannt. Sie sind eine berüchtigte Quelle von Emboli. **Emboli** sind Partikel, die im Blutstrom transportiert werden. Meistens sind es Teile eines Thrombus (Thromemboli), es können aber auch Gasblasen, Fettpartikel oder Zellen maligner Tumoren sein. Ein Thrombus kann auf verschiedene Arten verändert werden: 1. Er kann innerhalb von Stunden aufgelöst (thrombolysiert) werden, 2. Teile von ihm können abbrechen und über den Blutstrom als Thromemboli nach distal verschleppt werden, 3. kann er organisiert oder 4. sekundär infiziert werden.

Für die Entstehung von Blutgerinnseln und Thromben kann eine **Dysfunktion der Endothelzellen** genügen; die Endothelzellen müssen nicht vorher zugrunde gegangen sein. Dysfunktionelle Endothelzellen zeigen eine Veränderung ihrer Oberflächeneigenschaften sowie der Synthese und Expression verschiedener Moleküle.

Die **disseminierte intravasale Gerinnung** (DIC) geht einerseits mit Thromembolien, andererseits mit Blutungen einher. Sie kann lebensbedrohlich sein. Die DIC kommt ins Rollen, wenn ein Aktivator des Gerinnungssystems, Thromboplastin oder Endotoxin gramnegativer Bakterien, ins Blut gelangt ist. An der Propagation der DIC sind die beiden Zytokine Interleukin 6 (IL-6, vor allem von den neutrophilen Granulozyten gebildet) und der Tumornekrosefaktor α (TNF-α, vor allem von den Makrophagen gebildet) beteiligt, weil IL-6 die Thrombinbildung fördert und TNF-α antithrombotische Moleküle hemmt und die Fibrinolyse drosselt.

Im Blutgefäßsystem besteht ein labiles Gleichgewicht zwischen den Faktoren, die eine Gerinnung des Bluts fördern, und jenen, die sie hemmen. Eine Störung dieses Gleichgewichts führt entweder zur Entstehung einer Thrombose oder einer Hämorrhagie (Blutung). Eine irreparable lokale Störung der Hämostase (Blutstillung oder Blutgerinnung) kann in Form einer Thrombose, einer Embolie oder Blutung zu letalen Komplikationen führen.

Tabelle 19.**1 Agonisten und Antagonisten der Blutgerinnung.**
Am labilen Gleichgewicht zwischen den prothrombotischen, antithrombotischen und fibrinolytischen Einflüssen sind hauptsächlich die beiden „Systeme" Koagulation (Gerinnung) und Fibrinolyse und die beiden Zelltypen Thrombozyten und Endothelzellen mit ihren molekularen Mediatoren beteiligt.

	Koagulation	**Fibrinolyse**	**Thrombozyten**
Agonisten	Thromboplastin (TF) Thrombin Antiphospholipid-Antikörper	Plasmin Gewebe-Plasminogenakti- vator (t-PA) Urokinase Streptokinase	vWF Fibrinogen PAF Prostaglandine (Thromboxan A2) Adenosindiphophat (ADP) Serotonin Adrenalin
Antagonisten	Antithrombin III Heparin Protein S Protein C TFPI	α2-Makroglobulin Gewebe-Plasminogenakti- vator-Inhibitor (t-PAI) Komplementinhibitor	α2-Antiplasmin Aspirin

PAF plättchenaktivierender Faktor
TF tissue factor
TFPI tissue factor pathway inhibitor
vWF von-Willebrand-Faktor

An der Hämostase sind 4 **Schlüsselelemente** beteiligt: die Kaskade der Gerinnung, die Kaskade der Fibrinolyse, die Thrombozyten (Blutplättchen) und die Endothelzellen. Wichtigste molekulare Mediatoren der Hämostase sind: der Gewebefaktor (tissue factor, TF, Thromboplastin), die einzelnen Gerinnungsfaktoren, die Antagonisten der Gerinnungsfaktoren, Fibrin, Thrombin, Plasmin, der von-Willebrand-Faktor (vWF), der plättchenaktivierende Faktor (PAF) und Prostaglandine (Tab. 19.**1**).

Man unterscheidet zwischen einer **primären** und einer **sekundären Hämostase**. An der primären Hämostase sind hauptsächlich Zellen (Thrombozyten, Zellen der Blutgefäßwand) und der vWF beteiligt. Die sekundäre Hämostase wird vor allem durch die Gerinnungsfaktoren bestimmt. Die primäre Hämostase steht in der frühen Phase der Thrombusbildung im Vordergrund, die sekundäre in der späteren Phase.

Die wichtigsten Ursachen einer Störung der Hämostase sind:

- Traumatisierungen der Blutgefäßwände oder Veränderungen der Gefäßwände mit einer Dysfunktion der Endothelzellen,
- Störungen der Agonisten oder Antagonisten der Kaskade der Gerinnung (Tab. 19.**2**) oder der Fibrinolyse,
- Veränderungen der Blutströmung,
- Veränderungen der Anzahl und Funktion der Thrombozyten,
- Synthese- und Funktionsdefekte des vWF.

Tabelle 19.**2**   **Übersicht über die Gerinnungsfaktoren.**

Protein		Synthese in ...	Charakteristika	Vitamin-K-abhängig
Fibrinogen	I	Hepatozyten		
Prothrombin	II	Hepatozyten		+
Thromboplastin	III[1]	Makrophagen Endothelzellen andere Zellen		
Faktor	V	Hepatozyten Blutplättchen	Kofaktor zu Faktor X	
Faktor	VII	Hepatozyten		+
Faktor	VIII	Hepatozyten	Kofaktor zu Faktor IXa	
Faktor	IX	Hepatozyten		+
Faktor	X	Hepatozyten		+
Faktor	XI	Hepatozyten		
Faktor (Hageman-Faktor)	XII	Hepatozyten		
Faktor	XIII	Hepatozyten		
Protein C		Hepatozyten		+
Protein S		Hepatozyten		+
Antithrombin III		Hepatozyten	bildet einen Komplex mit Heparin oder heparinähnlichen Molekülen	
Thrombomodulin		Endothelzellen	Membranprotein	
vWF[2]		Endothelzellen	Carrier und Kofaktor für den Faktor VIII	
TFPI			an Lipoproteine gebunden	

[1] Thromboplastin wird vor allem im zentralen und peripheren Nervensystem, in Fibroblasten, glatten Muskelzellen, Stromazellen der Herzklappen, Trophoblastzellen der Plazenta und im Lungengewebe synthetisiert.
[2] Der vWF wird in den Endothelzellen und Blutplättchen gebildet.

TFPI tissue factor pathway inhibitor

19.1 Für eine ausgewogene Homöostase der Blutgerinnung sorgen primär die Gerinnungskaskade und die Fibrinolyse

Die Gerinnungskaskade besteht wie die Komplementkaskade aus verschiedenen Stufen von Enzymreaktionen: Die auf einer Stufe entstandenen Reaktionsprodukte wirken wieder neu als Enzyme auf Substrate der nächsten Stufe. Induktion und Steuerung der Gerinnungskaskade erfolgen zu einem großen Teil auf der Oberfläche der Endothelzellen und Blutplättchen.

19.1.1 Das neue Modell des TFP (tissue factor pathway) unterscheidet nicht mehr zwischen dem intrinsischen und extrinsischen Weg der Gerinnungskaskade

Im Zentrum des Modells steht der Komplex, der vom aktivierten Faktor Xa (a: aktiviert) mit dem TFPI (**tissue factor protein inhibitor**) gebildet wird (Abb. 19.**1**). Der TFPI wird in erster Linie in den Endothelzellen und den Trophoblastzellen der Plazenta gebildet. Im Blut wird er zum größten Teil an Lipoproteine gebunden transportiert; nur ein kleiner Teil (ca. 10 %) ist in den Blutplättchen vorhanden. Die Freisetzung des TFPI aus den Plättchen erfolgt auf eine Stimulation durch Thrombin hin. Der TFPI bindet dann an den Faktor Xa. Der Komplex aus Faktor Xa und TFPI hemmt die Bildung desjenigen Komplexes, der am Anfang der Gerinnungskaskade aus Thromboplastin (TF) und Faktor VII oder VIIa gebildet wird. Aufgabe dieses (zweiten) Komplexes aus TF und Faktor VII ist es, die Faktoren IX und X zu aktivieren. Der aktivierte Faktor IXa formiert auf den Endothelzellen und den Blutplättchen mit dem Faktor X einen dritten Komplex. In Gegenwart des Faktors VIIIa wird der in diesem Komplex gebundene Faktor X aktiv und bildet mit Prothrombin zusammen den letzten (vierten) Komplex.

An der Proteolyse der beiden Moleküle – der Gerinnungsfaktoren Va und VIIIa – nehmen die beiden Proteine **Protein S** und **Protein C** teil; die eigentliche Proteolyse wird durch das Protein S ausgeführt (Abb. 19.**2**). Die Konzentration des Protein S im Blut ist bei Lebererkrankungen, beim nephrotischen Syndrom, in der Schwangerschaft,

bei der disseminierten intravasalen Gerinnung und bei der oralen Antikonzeption reduziert. Die Interaktionen der beiden Moleküle Protein C und Protein S an der Oberfläche der Endothelzellen erfolgt in der gleichen Zone, in der auch Reaktionen von Antikörpern gegen Phospholipide der endothelialen Zellmembran ablaufen können. Es überrascht deshalb nicht, dass das **Antiphospholipid-Antikörper-Syndrom** (APAS) sich klinisch in Form von rezidivierenden thrombembolischen Ereignissen, rezidivierenden Aborten und Thrombozytopenien manifestiert. Es wird angenommen, dass Antiphospholipid-Antikörper (APA) auch eine pathogenetische Rolle bei der idiopathischen Migräne, bei Hirninsulten und bei habituellen Aborten spielen. Die wichtigsten beiden Antikörper beim APAS sind Antikörper, die mit Cardiolipin (ein Phosphatid aus Herzmuskelzellen von Rindern) reagieren, und Antikörper, die beim Lupus erythematosus auftreten. Die Antikörper, die mit dem Lupus erythematosus korreliert sind, können sowohl mit Thrombomodulin, den beiden Proteinen C und S als auch mit der Phospholipase A_2 (ein Enzym des Arachidonsäure-Stoffwechsels) auf der Membran der Endothelzellen eine Bindung eingehen.

19.1.2 Thrombin und Fibrin sind die Endprodukte der Gerinnungskaskade

Thrombin entsteht aus Prothrombin (s. Abb. 19.**1**), wenn Prothrombin auf der Oberfläche der Blutplättchen an die beiden dort aktivierten Faktoren Va und Xa angelagert wird. Die Plättchen besitzen Rezeptoren für diese beiden Faktoren. Bei diesem Prozess werden gleichzeitig die Plättchen entweder über eine Bindung an ein Integrin oder durch Spaltung eines Membranproteins auf den Plättchen stimuliert. Morphologisch sind die aktivierten Blutplättchen an Veränderungen ihrer Zellmembran und ihres Zytoskeletts zu erkennen. Thrombin hat neben der prothrombotischen Wirkung auf die Plättchen weitere wichtige Funktionen im Rahmen der Hämostase:

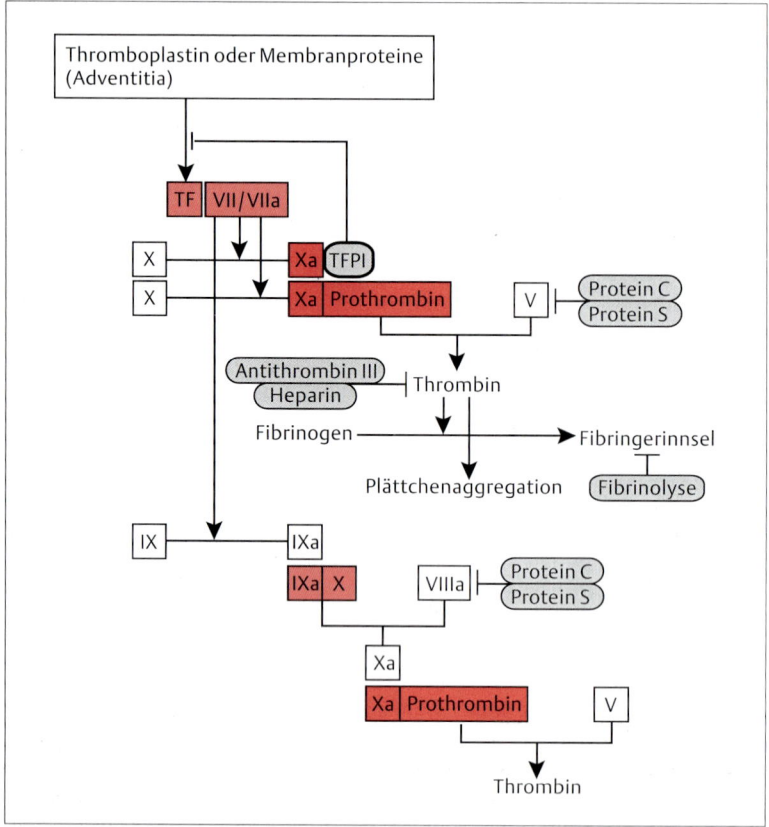

19.1   Gerinnungskaskade.

Das neue Modell des „tissue factor pathway of coagulation" unterscheidet – streng genommen – nicht mehr zwischen einem intrinsischen und extrinsischen Weg, sondern zwischen einer feedbackgesteuerten Initiierung der Gerinnung und einer sekundären Propagation und Amplifikation des Gerinnungsprozesses. Die Bildung der Gerinnungsfaktoren Xa (a: aktiviert) und IXa via den Komplex, der vom Gewebefaktor (Thromboplastin oder TF) und dem Faktor VIIa gebildet wird, wird durch den „tissue factor pathway inhibitor" (TFPI) ge-

steuert. Die Wirkung des TFPI tritt relativ schnell nach einer Freisetzung des Gewebefaktors ein. Während des Gerinnungsprozesses entstehen 4 wichtige Komplexe: der Komplex TFPI-Xa, der Komplex TF-VII/VIIa, der Komplex IXa-X auf den Endothelzellen und Blutplättchen und der Komplex Xa-Prothrombin (rot markiert). Wichtige Antagonisten der Gerinnung sind neben dem TFPI die Proteine C und S sowie Antithrombin III und Heparin (grau markiert) (nach Broze 1992).

- es fördert die Aggregation der Plättchen,
- es kurbelt in den Endothelzellen und Plättchen den Arachidonsäure-Stoffwechsel an,
- es aktiviert durch eine Bindung an Thrombomodulin (auf den Endothelzellen) die Proteolyse der Gerinnungsfaktoren V und VIII (s. Abb. 19.**2**).

Die Entstehung von Fibrin wird durch das **Plasminogen-Plasmin-Enzymsystem** (Abb. 19.**3**) kontrol-

liert. Dieses System besteht aus 4 Agonisten (Plasminogenaktivator [PA], Plasminogen, Plasmin und Urokinase) und 3 Antagonisten (2 Plasminogenaktivator-Inhibitoren [PAI-1, PAI-2] und α2-Antiplasmin). Das α2-Antiplasmin wird in der Leber synthetisiert. Es hemmt kompetitiv die Bindung des Plasminmoleküls an Fibrin.

Das Fibrinolysesystem kann auf 2 Arten aktiviert werden: direkt im Blut (z.B. über den Hageman-Faktor [Faktor XII]; intrinsisch) oder via Zel-

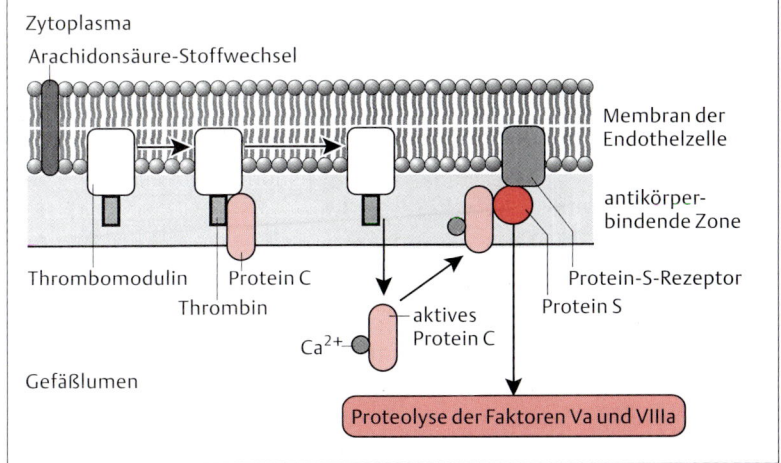

19.2 Antiphospholipid-Antikörper-Syndrom

Die Antagonisten der Gerinnungskaskade werden auf der Richtung Gefäßlumen gelegenen Oberfläche der Endothelzellen aktiviert. Sie binden dort exakt in derjenigen Zone, in der auch Antikörper gegen Phospholipide an die Phospholipide der Zellmembran der Endothelzellen binden. Deshalb besteht beim Antiphospholipid-Antikörper-Syndrom eine erhöhte Thromboseneigung (nach Goel 1998).

len (z. B. Endothelzellen; extrinsisch). Die intrinsische Aktivierung benötigt Zeit und erfolgt vorwiegend bei Läsionen der Gefäßwand oder bei entzündlichen Prozessen; die extrinsische Aktivierung läuft schnell ab und erfolgt nach der Entstehung von Gerinnseln oder Thromben.

Plasminogen bindet entweder an 1. Plasmin, 2. Fibrinfäden in den Gerinnseln und Thromben, 3. die

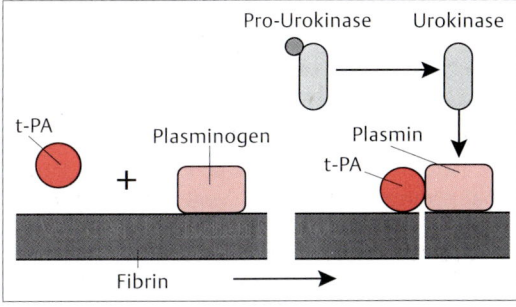

19.3 Fibrinolyse.

Plasmin spaltet die Fibrinfäden, nachdem es unter Einwirkung des Gewebe-Plasminogenaktivators (t-PA) aus Plasminogen entstanden ist. Die Urokinase verstärkt diese Reaktion (s. Text) (nach Benedict et al. 1992).

Oberfläche von Blutplättchen oder Endothelzellen und 4. Thrombospondin, das zwischen den aggregierten Plättchen liegt. Thrombospondin wird von den Plättchen nach deren Aggregation sezerniert und bildet im Thrombus zwischen den Plättchen mit Fibronectin, Fibrinogen, Fibrin und dem histidinreichen Glykoprotein eine interzelluläre Matrix. Wo auch immer Plasminogen bindet, ganz in seiner unmittelbaren Nähe dockt jeweils auch der **Gewebe-Plasminogenaktivator** (t-PA) an. Der native t-PA ist ein einkettiges Glykoprotein mit einer Halbwertszeit von 4 Minuten. In Gegenwart von Fibrin weist er eine starke Affinität zu Plasminogen und zu Fibrin auf.

Die Bindung von Plasminogen und t-PA auf der Oberfläche der Endothelzellen wird durch den Rezeptor Annexin II vermittelt. Die Annexine bilden eine Familie von Proteinen, die durch Ca^{2+}-Ionen reguliert werden, sich an Phospholipide auf den Endothelzellen, Makrophagen und einzelnen Tumorzellen anlagern und als lösliche Moleküle die Rolle eines Kofaktors des t-PA spielen. Es konnte in neuester Zeit nachgewiesen werden, dass Hämorrhagien durch eine erhöhte Konzentration von Annexin II verursacht sein können. Man spricht neuerdings sogar von „**Annexopathien**".

An Fibrin gebundener t-PA konvertiert Plasminogen zu Plasmin. **Plasmin** spaltet Fibrin, inaktiviert die Gerinnungsfaktoren Va und VIIIa direkt, baut auf der Oberfläche der Plättchen die beiden Adhäsionsmoleküle Ib/IX und IIb/IIIa (s. Abb. 19.5) ab und fördert in den Thromben den Abbau der interzellulären Matrix.

Die fibrinolytische Aktivität von Plasmin wird durch die Urokinase amplifiziert. Urokinase ist eine Serin-Protease mit einer Halbwertszeit von 16 Minuten, im Gegensatz zu t-PA jedoch ohne spezifische Affinität zu Fibrin.

Plasminogenaktivatoren (z. B. Streptokinase) werden beim Myokardinfarkt **therapeutisch** zur **Thrombolyse** eingesetzt. Eine wichtige Nebenwirkung jeder thrombolytischen Therapie ist jedoch die Gefahr einer Rethrombosierung. Dies erklärt sich folgendermaßen:

- Der aufgelöste Thrombus hinterlässt am Ort seiner Entstehung (z. B. in einer atherosklerotischen Plaque) einen Oberflächendefekt.
- Unter den Bestandteilen des Thrombus, welche freigesetzt werden, befinden sich auch Thrombin und vWF.
- Lokal sind relativ hohe Konzentrationen von ADP (aus Blutplättchen, Erythrozyten und Gewebezellen) sowie von Serotonin und Thromboxan A2 vorhanden.

Zusammen mit Endothelin können Serotonin und Thromboxan A2 lokal Gefäßspasmen hervorrufen, die einen neuen Gefäßverschluss begünstigen. Auf dem Hintergrund dieser Möglichkeiten sollte eine thrombolytische Therapie adjuvant durch eine Gabe von Antikoagulanzien (z. B. Heparin) ergänzt werden. **Heparin** ist ein sulfatiertes Glykosaminoglykan und Polyanion, das in den Mastzellen synthetisiert wird. Es bildet zusammen mit Antithrombin III einen aktiven Komplex. Die Bildung dieses Komplexes wird durch die Glykosaminoglykane Heparansulfat und Dermatansulfat katalysiert.

19.1.3 Verstärkte Neigung zur Blutgerinnung (Hyperkoagulabilität) kann angeboren oder erworben sein

Die häufigste angeborene Ursache für ein erhöhtes **Thromboserisikos** ist ein Mangel an Protein S. Dieser Mangel kann – vor allem bei jungen Patienten – zu oberflächlichen Thrombophlebitiden, tiefen Venenthrombosen und Lungenembolien führen. Arterielle Thrombosen treten dabei seltener auf als venöse. Als weitere Ursachen einer Hyperkoagulabilität können auch ein Mangel an Protein C oder Antithrombin III, eine erhöhte Konzentration des PAI-1 (z. B. nach Traumen, in der Schwangerschaft und bei Infekten), eine myeloproliferative oder myelodysplastische Erkrankung, ein APAS, ein maligner Tumor oder eine Homocysteinämie infrage kommen. Homocystein steigert die Aktivität der Gerinnungsfaktoren V und IX und schränkt gleichzeitig die Wirkung des Protein C ein.

19.2 Thromben sind solide Partikel aus Blutplättchen, Erythrozyten, Leukozyten und interzellulärer Matrix

Der deutsche Pathologie Virchow hat 1845 das in seinen Grundzügen noch heute gültige Modell aufgestellt, dass die Entstehung der Thromben von 3 Komponenten („Virchow-Trias") abhängt: von Veränderungen in der Gefäßwand (z. B. Endothelzellen), von Veränderungen im Blutfluss (z. B. Stase und Turbulenzen) und von Veränderungen der Blutqualität (z. B. erhöhte Gerinnungsneigung oder eingeschränkte Fibrinolyseaktivität).

Thromben (Abb. 19.4a, b) können im Lumen von Arterien, Kapillaren, Venen, Herzkammern und auf Herzklappen entstehen. Je nach dem, welche der einzelnen Bestandteile in den Thromben überwiegen, spricht man von einem „Plättchenthrombus", einem „roten Thrombus" (Überwiegen der Erythrozyten) oder einem „Fibrinthrombus".

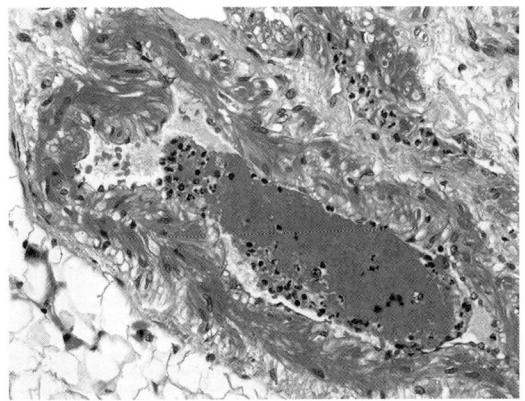
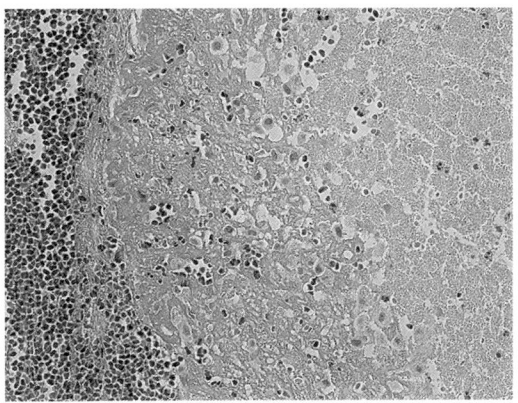

a   b

19.4 a, b   Thromben.
Die Thromben stellen ein Konglomerat aus Fibrin und Zellen des Bluts dar (**a**: Übersicht, **b**: Detail; mit Blutzellen am linken Bildrand, Fibrin, durchsetzt von einzelnen Blutzellen in der Bildmitte und Blutplättchen am rechten Bildrand).

19.2.1   Thromben können das Gefäßlumen entweder vollständig verschließen oder nur einengen

Man unterscheidet grundsätzlich zwischen **okklusiven** und **muralen Thromben**. Okklusive Thromben können sich aus muralen heraus entwickeln. Dies trifft vor allem bei venösen Thromben zu und lässt sich folgendermaßen erklären: Am proximalen Ende der Thromben strömt das Blut langsamer als am distalen oder bleibt hier sogar stehen, sodass es weiter gerinnt und der Thrombus das Gefäß schlussendlich obstruiert. Der primär vorhandene murale Teil des Thrombus („Kopf" des Thrombus) ist blass-grau gefärbt, weil er hauptsächlich aus Plättchen und Fibrin besteht, der sekundär angelagerte Teil („Schwanz" des Thrombus) ist rot, weil er viele Erythrozyten enthält. Der Kopf des Thrombus haftet der Gefäßwand, der Herzwand oder der Herzklappe an, der Schwanz des Thrombus dagegen flottiert frei im Blutstrom. Er kann deshalb zur Quelle einer Embolie werden.

19.2.2   Bei der Entstehung der Thromben wird zwischen Adhäsion und Aggregation unterschieden

Der erste Schritt der **Thrombogenese** (Abb. 19.**5**), die Adhäsion der Blutplättchen an die Endothelzellen oder an Komponenten der extrazellulären Matrix (ECM), ist reversibel, erfordert keine Aktivierung der Plättchen und wird durch den vWF vermittelt. Beim zweiten Schritt, der Aggregation, treten die Blutplättchen untereinander in Kontakt. Dieser Prozess bedarf einer Aktivierung der Plättchen und benötigt Fibrinogen und divalente Kationen (Ca^{2+}- oder Mg^{2+}-Ionen). Neben Fibrinogen wirkt aber auch der vWF an der Aggregation mit. Adhäsion und Aggregation werden durch Prostacyclin (PGI2) und Stickstoffmonoxid (NO) gehemmt, durch Thromboxan A2, Serotonin, ADP und Kollagen gefördert. Kollagen konvertiert den auf der Plättchenmembran gelegenen gpIIb/IIIa-Komplex (s. Abb. 19.**5**) in einen aktiven Rezeptor für Fibrinogen. Das parakrin wirkende Prostacyclin muss in den Plättchen und Endothelzellen jeweils neu synthetisiert werden, weil es nicht in gespeicherter Form vorliegt.

Die **Plättchen** sind die kleinsten Partikel, die im Blutstrom fließen; sie gleiten deshalb vorwiegend entlang dem Endothel. Eine ähnliche Fließeigenschaft ist in Bergbächen zu beobachten: Hier werden große Gesteinsbrocken in der Mitte des

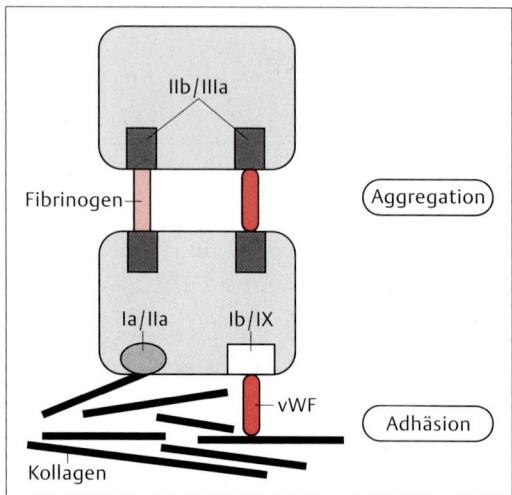

19.5 Von-Willebrand-Faktor.
Der vor allem in den Endothelzellen synthetisierte von-Willebrand-Faktor (vWF) vermittelt die Adhäsion der Plättchen durch eine gleichzeitige Bindung an das Integrin Ib/IX auf den Blutplättchen und an das Kollagen in der ECM. Er ist auch an der Aggregation der Plättchen durch eine Bindung an den Komplex IIb/IIIa auf den Plättchen beteiligt. An das Integrin IIb/IIIa bindet ebenfalls Fibrinogen. Kollagen tritt mit dem Integrin Ia/IIa der Plättchen in Kontakt (nach Stein et al. 1988).

strömenden Wassers transportiert, kleine Steine und der Sand dagegen entlang der Ufer. Einmal am Endothel adhärent geworden, werden die Plättchen aktiviert. Sie sezernieren unter anderem chemotaktische Faktoren für neutrophile Granulozyten. In den neu gebildeten Fibrinmaschen bleiben weitere Plättchen, neutrophile Granulozyten, Erythrozyten, Monozyten und Lymphozyten hängen. Die Schichten aus Blutplättchen und Fibrin des wachsenden Thrombus sind in Form von Rippen makroskopisch sichtbar. Diese Rippen entstehen durch eine Retraktion der Fibrinfäden. Sie wurden 1875 erstmals von Friedrich Zahn am Institut für Pathologie der Universität Genf beschrieben und werden seither als „Zahn-Linien" bezeichnet.

19.2.3 Thromben können sich in Venen und Arterien bilden

Venöse Thromben unterscheiden sich von arteriellen in verschiedener Hinsicht (Tab. 19.3). Ein wichtiges Charakteristikum venöser Thromben ist, dass sie spontan auftreten können. Bei jungen Patienten muss eine Venenthrombose immer als Hinweis auf einen möglichen angeborenen oder erworbenen Defekt in der Gerinnungskaskade oder Fibrinolyse angesehen werden. Thromben im arteriellen Schenkel des Kreislaufs sind – entsprechend der Virchow-Trias – entweder 1. Folge einer Schädigung der Struktur der Blutgefäßwand, der Herzwand oder Herzklappen, 2. Folge einer Zunahme der intraluminalen Scherkräfte wegen Turbulenzen oder 3. Folge eines Thrombozytendefekts.

Jede Veränderung, die zu einer Verlangsamung des venösen Blutstroms führt (z. B. eine Herzinsuffizienz), trägt dazu bei, dass das Blut weniger stark mit den Antagonisten der Gerinnung auf der Oberfläche der Endothelzellen in Berührung kommt. Eine venöse Stase (z. B. bei Bettlägerigkeit oder bei einer reduzierten Wirkung der Skelettmuskulatur als venöse „Rückstrompumpe") kann den lokalen Druck auf die Endothelzellen erhöhen und so zu einer Dysfunktion der Endothelzellen beitragen.

Eine Thrombose in nichtentzündlich veränderten Venen wird **Phlebothrombose** genannt. Von einer **Thrombophlebitis** wird gesprochen, wenn der Thrombus entweder in einer bereits entzündlich veränderten Vene entstanden oder selber sekundär entzündlich verändert worden ist. Thrombophlebitiden kommen gehäuft in oberflächlichen Venen vor. An einer Thrombophlebitis sind selten Bakterien beteiligt. Die Entzündung kommt dadurch zustande, dass die Entzündungsmediatoren, welche durch die Blutplättchen abgegeben werden, nicht mehr wegtransportiert werden und zu einer lokalen Entzündungsreaktion mit den Kardinalsymptomen Rötung, Schwellung und Schmerzen führen.

Vegetationen auf den Herzklappen sind neben atheromatösen Plaques und arteriellen Aneurysmata eine gefürchtete Quelle von Emboli (s. nächster Abschnitt). Vegetationen entwickeln sich gehäuft auf den Klappen des linken Herzens. Grund dafür ist der höhere Kammerdruck im linken Herzen verglichen mit dem Kammerdruck im rechten Herzen. Eine Erhöhung des intraventrikulären Drucks führt zu Mikrotraumen der Endokardzellen und dadurch zu einer Freilegung von Bestandteilen der ECM. Vegetationen können aber auch als eine Komplikation der Endocarditis

Tabelle 19.**3**   Unterschiede zwischen arteriellen und venösen Thromben.

Kriterium	Arterielle Thromben	Venöse Thromben
Molekulare Pathogenese	Dysfunktion der Endothelzellen vermehrtes Auftreten von Thromboplastin Hyperkoagulabilität[1]	Dysfunktion der Endothelzellen bei Stase allgemeine Störung der Hämostase Hyperkoagulabilität
Morphologie	klein, kompakt	groß, wenig kompakt
Farbe	grau (durch Thrombozyten)	rot (durch Erythrozyten)
Gefäßokklusion	häufig mural	mural oder okklusiv
Komplikationen	Infarkt, Morbus embolicus	Thrombophlebitis
Ursache	Atherosklerose Vaskulitis APAS	venöse Stase (z. B. bei Herzinsuffizienz) Vaskulitis APAS
Prädilektionsstellen	Aneurysmata (Arterien oder Herzwand) Herzklappen	Varizen Umgebung von Venenklappen

[1] Bei der Hyperkoagulabilität, die zu arteriellen Thromben führt, handelt es sich oft um angeborene Störungen der Gerinnung.

APAS Antiphospholipid-Antikörper-Syndrom

ulceropolyposa (Erreger: Streptococcus viridans) oder der Endocarditis verrucosa (Erreger: β-hämolytischer Streptococcus Typ A) oder als Epiphänomen bei der Endocarditis marantica auftreten. Die Endocarditis verrucosa entspricht der rheumatischen Endokarditis, die Endocarditis ulceropolyposa der subakuten Endokarditis (oder Endocarditis lenta).

19.2.4 Emboli sind solide, flüssige oder gasförmige Partikel, die im Blutgefäßsystem mit dem Blutstrom transportiert werden

Den im Blutstrom mitschwimmenden Emboli ist gemeinsam, dass sie im Blut nicht löslich sind. Sie bleiben dort stecken, wo der Querschnitt der Gefäße für eine Passage der Partikel zu eng wird. Stecken gebliebene Partikel können Symptome hervorrufen; dann spricht man von einer Embolie.

Als erster beobachtete Jakob Wepfer (1620–1695, ein Schweizer Arzt) an Autopsien, dass im Blut solide Partikel entstehen, von dem sich Teile ablösen, die nachgeschaltete Blutgefäße verschließen können – damit war die Embolisation entdeckt. Die meisten Emboli entstehen aus Thromben. Auf diese Pathogenese weist der Begriff der „**Thrombembolie**" hin, der für diesen Typ der Embolisation oft gebraucht wird. Emboli müssen jedoch nicht zwingend aus Bestandteilen eines Thrombus bestehen: Sie können auch aus Fetttropfen, Knochenmarkfragmenten, Teilen aufgebrochener atheromatöser Plaques, Trophoblastzellen, Tumorzellen oder Gasbläschen bestehen.

In welchen Organen die Emboli stecken bleiben, hängt davon ab, wo ihre Quelle liegt und in welchem Kreislauf (großer oder kleiner) sie verschoben werden. Emboli, deren Quelle in den peripheren Venen oder im rechten Herzen liegt, bleiben meistens in den Lungenarterien (kleiner Kreislauf) hängen.

Die wichtigsten Quellen von **Thrombemboli im großen Kreislauf** sind:
- wandständige Thromben in der linken Herzkammer, die dort meistens nach einem Myokardinfarkt entstanden sind,
- Vegetationen auf Mitralklappen, die eine große Tendenz zeigen, aufzubrechen,
- Herzrhythmusstörungen, die zu einer reduzierten Kontraktion der Herzwand führen,
- Mitralinsuffizienz,
- Atherosklerose mit atheromatösen Plaques.

Herzrhythmusstörungen können eine Dilatation des Lumens des Vorhofs oder der Herzkammer kombiniert mit einer Stagnation des Blutflusses bewirken. Hinter einer schweren Dilatation des linken Vorhofs kann auch eine Mitralklappeninsuffizienz stehen. Im dilatierten Vorhof können sich freie Thromben ("Ballthromben") entwickeln; dies ist übrigens ein Beweis dafür, dass Thromben auch ohne einen Verlust von Endothelzellen entstehen können.

Liegt die Quelle der Thrombembolien im linken Herzen oder im großen Kreislauf, kann gleichzeitig eine Embolisierung in mehrere Organe erfolgen. Man spricht dann von einem **Morbus embolicus**. Bei einem Morbus embolicus sind oft Milz, Nieren, Dünndarm, Hirn oder das subkutane Weichteilgewebe beteiligt. Der Morbus embolicus führt in den betroffenen Organen zu Ischämien oder Infarkten, welche asymptomatisch oder symptomatisch verlaufen können.

Kleine Emboli aus atheromatösen Plaques führen oft zu zentralnervösen Infarkten. Diese können sich in plötzlich auftretenden Episoden neurologischer Dysfunktionen manifestieren, welche relativ schnell (innerhalb von Minuten oder Stunden) wieder verschwinden. Diese Störungen werden deshalb als **"transiente ischämische Attacken"** (TIA) bezeichnet.

Seltenerweise kann sich bei einem offenen Foramen ovale oder einem anderen Defekt des Herzens mit einer Verbindung zwischen dem rechten und linken Herzen auch eine venöse Thrombose als Morbus embolicus manifestieren. Man spricht dann von einer **paradoxen Embolie**.

Die pulmonale Thrombembolie (**Lungenembolie**) ist häufig. Sie wird in ca. 10% aller Autopsien beobachtet. Von den Patienten, die eine Lungenembolie erleiden, sterben ca. 10% innerhalb der ersten Stunde. 80% der pulmonalen Thrombembolien haben ihren Ausgangspunkt in den tiefen Beinvenen. Zu den wichtigsten Risikofaktoren für eine Lungenembolie gehören: kongestive Herzkrankheit, Adipositas, operative Eingriffe, höheres Lebensalter und maligne Tumoren.

Spezielle Formen von Embolien sind die Gasembolien und die therapeutischen Embolien. Die Gasembolien (meistens durch Stickstoffemboli hervorgerufen) stehen vielfach in Zusammenhang mit Taucherunfällen. Infolge eines zu schnellen Auftauchens formieren sich die in der Blutflüssigkeit gelösten Gase zu kleinen Partikeln. Der Vorgang ist zu vergleichen mit dem Auftreten von Gasblasen beim Öffnen einer Flasche Mineral-wasser. Therapeutisch wird künstlich eine Embolisation durchgeführt, um in malignen Tumoren Nekrosen zu erzeugen und dadurch das Volumen eines malignen Tumors zu reduzieren.

19.2.5 Was wird aus den Thromben und Emboli?

Das Schicksal der Thromben und Emboli, die stecken geblieben sind, ist vielfältig (Abb. 19.**6**):

- Thromben können innerhalb von Stunden aufgelöst (thrombolysiert) werden (Abb. 19.**6**a). Hauptverantwortlich dafür sind Enzyme der neutrophilen Granulozyten und Plasmin.

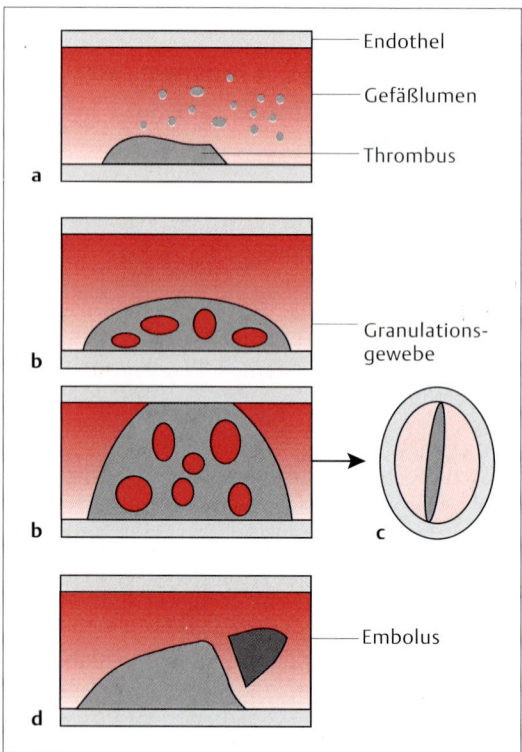

19.**6** a – d   **Was wird aus den Thromben und Emboli?** Thromben können innerhalb von kurzer Zeit aufgelöst (**a**) oder durch Granulationsgewebe, das von der Blutgefäßwand einwächst, organisiert werden (**b**). Als Endzustand einer Organisation können vor allem nach Lungenembolien, aber auch nach Herzwandthromben intraluminale Narbenstränge ("Strickleitern") übrigbleiben (**c**). Eine gefürchtete Komplikation von Thromben ist die Ablösung und Ausschwemmung von Emboli (**d**) (nach Majno u. Joris 1996).

- Teile von Thromben können abbrechen und über den Blutstrom als Emboli nach distal verschleppt werden.
- Thromben und Emboli können von neuen Endothelzellen überzogen und von Granulationsgewebe infiltriert werden (Abb. 19.6 b). Dieser Prozess wird Organisation oder Rekanalisation genannt. Daran sind Monozyten und Makrophagen, Endothelzellen, glatte Muskelzellen der Media, Myofibroblasten und Zellen der Adventitia des Blutgefäßes beteiligt. Eine Organisation oder Rekanalisation beansprucht eine Zeit von ungefähr 3 – 6 Wochen. Lungenemboli können vollständig organisiert werden. Bleiben Residuen übrig, erscheinen diese oft als fibröse, intraluminale Stränge, die als „Strickleitern" bezeichnet werden und einem morphologischen Beweis für eine abgelaufene Thrombembolie gleichkommen (Abb. 19.6 c).
- Thromben können sekundär infizieren und über eine Embolisation zu embolisch-eitrigen „Metastasen" führen (Abb. 19.6 d). Die massiven Thromben in Aneurysmata von Arterien werden praktisch nie organisiert. Grund dafür dürfte sein, dass die inflammatorischen Mediatoren der Blutplättchen permanent durch den arteriellen Blutfluss weggespült werden und ihre Konzentration in der Gefäßwand deshalb zu gering ist, als dass sie dort den Prozess des Um- und Abbaus des Thrombus einleiten könnten.

19.3 Zelluläre Hauptakteure bei der Entstehung von Thromben sind Thrombozyten und Endothelzellen

Die **Thrombozyten** haben die Form von kernlosen „Scheiben". Sie besitzen wie andere Zellen Mitochondrien, Lysosomen und Peroxisomen, unterscheiden sich aber von den anderen Zellen durch ihre α-Granula und „dense bodies". Die α-Granula enthalten Moleküle, die vor allem als Agonisten der Gerinnung (z. B. Fibrinogen, vWF) oder als Antagonisten der Fibrinolyse (z. B. Antiplasmin) wirken. In den „dense bodies" sind überwiegend Moleküle gespeichert, die der Aktivierung der Thrombozyten dienen (z. B. ADP und Serotonin). Bei einer **Aktivierung** der Thrombozyten läuft eine strukturelle „Rochade" ab: Einerseits werden Phospholipidmoleküle aus dem Zellinnern an die Oberfläche verschoben, um dort Rezeptoren für verschiedene Gerinnungsfaktoren zu bilden; andererseits werden die α-Granula und „dense bodies" aus der Peripherie der Thrombozyten in deren Zentrum verlagert.

Die Struktur der Thrombozyten ist auf einen intensiven Austausch von Molekülen zwischen ihrem Inneren und ihrer Oberfläche und Umgebung angepasst. Dazu sind die Thrombozyten mit 2 spezialisierten Transportsystemen ausgestattet:

- mit dem kanalikulären System, das mit der Oberfläche in Beziehung steht und aus Invaginationen der Zellmembran gebildet wird,
- mit dem dichten tubulären System, das vom glatten endoplasmatischen Retikulum gestellt wird.

Das kanalikuläre System dient der Abgabe des Inhalts der α-Granula, „dense bodies" und Lysosomen an die Umgebung, das tubuläre der Synthese der Eicosanoide und der Speicherung von Ca^{2+}-Ionen.

Die Einleitung der Gerinnung oder die Entstehung einer Thrombose kann nach einem Untergang von Endothelzellen oder bei einer **Dysfunktion der Endothelzellen** (s. Kapitel 15: Atherosklerose) erfolgen. Dysfunktionelle Endothelzellen zeigen eine Veränderung ihrer Oberflächeneigenschaften, eine Störung der Synthese ihrer pro- und antithrombotischen Moleküle und eine vermehrte Expression des Adhäsionsmoleküls ICAM-1 für Monozyten.

Die Endothelzellen unterscheiden sich in einzelnen Abschnitten des Blutgefäßsystems bezüglich ihrer Art, wie sie auf externe Signale (Tab. 19.4) reagieren. Solche externe Signale werden durch Scherkräfte, Wachstumsfaktoren und Zytokine in der Umgebung der Endothelzellen und durch Adhäsionen der Endothelzellen übermittelt. Eine Verstärkung des Blutflusses führt zum Beispiel in den Endothelzellen der Aorta,

Tabelle 19.4   Pro- oder antithrombotische Faktoren, die von den Endothelzellen sezerniert werden.
Die Endothelzellen reagieren – abhängig von der Lokalisation im Blutgefäßbett – unterschiedlich auf Signale, die sie erreichen. So ist die Sekretion von Thrombomodulin zur Aufrechterhaltung der Gerinnungshomöostase in den Lungengefäßen und Koronararterien wichtiger als in den Blutgefäßen der Leber. Dem Gewebe-Plasminogenaktivator und somit der Fibrinolyse kommt für die Sicherung der Homöostase dagegen in den Blutgefäßen der Leber und des Herzens eine größere Bedeutung zu als in den Lungengefäßen.

Signal	Expression von ...	Reduziert	Erhöht
TNF-α	Thrombomodulin[1]	+	
	Plasminogenaktivator-Inhibitor Typ 1 (PAI-1)		+
	Gewebefaktor (TF)		+
IL-1	Thrombomodulin	+	
TGF-β	Thrombomodulin	+	
	Plasminogenaktivator-Inhibitor Typ 1 (PAI-1)		+
VEGF	Thrombomodulin		+
	Gewebe-Plasminogenaktivator (t-PA)		+
PDGF	von-Willebrand-Faktor (vWF)		+
Scherkräfte	Thrombomodulin		+
	Gewebe-Plasminogenaktivator (t-PA)		+
	Gewebefaktor (TF)		+
	Stickstoffmonoxid-Synthase		+
Hypoxie	Plasminogenaktivator-Inhibitor Typ 1 (PAI-1)		+
	Gewebe-Plasminogenaktivator (t-PA)	+	

[1] Thrombomodulin spielt eine Schlüsselrolle bei den Vorbereitungen, die zur Proteolyse der Gerinnungsfaktoren V und VIII führen (s. Abb. 19.**2**).

VEGF vaskulärer endothelialer Wachstumsfaktor

nicht aber in den Lungenarterien zu einer vermehrten Expression des Enzyms Stickstoffmonoxid-Synthase. Der vWF wird in den Kapillaren des Myokards nur in sehr geringen Mengen gebildet. Bei Patienten, die an einer thrombotischen thrombozytopenischen Purpura leiden, ist die Produktion von Prostacyclin (mit antithrombotischer Wirkung) und die Apoptose in den Endothelzellen der renalen und zerebralen Mikrozirkulation reduziert, nicht aber in den Endothelzellen der Lungen oder der Leber.

Mikrovaskuläre Thrombosen sind das morphologische Schlüsselsymptom der „thrombotischen thrombozytopenischen Purpura" (TTP), des „hämolytisch-urämischen Syndroms" (HUS) und des HELLP-Syndroms, welches mit einer *H*ämolyse, *e*rhöhten *L*eberenzymen und einer Thrombopenie (*low platelet count*) einhergeht. Die TTP (1924 erstmals von Moschcowitz beschrieben) basiert

auch einer systemischen Plättchenaggregation und ist – wie das HUS – von einer mikroangiopathischen hämolytischen Anämie, einem Anstieg der Lactat-Dehydrogenase als Ausdruck einer Zerstörung der Erythrozyten, einer Thrombozytopenie, einer Niereninsuffizienz, von neurologischen Symptomen und Fieber begleitet. Die Erythrozyten des peripheren Bluts sind als Ausdruck einer mechanischen Schädigung durch Multimere des vWF (s. unten) abnorm geformt und fragmentiert (Schistozyten). Die Mikrothomben finden sich vor allem in den Nieren. Das HUS geht mit ähnlichen Symptomen einher wie die TTP, nämlich mit der Trias hämolytische Anämie, Thrombozytopenie und Niereninsuffizienz. Als weiteres Symptom kann es beim HUS zu blutigen Durchfällen kommen. Das HUS tritt vorwiegend bei Kindern auf und ist die häufigste Ursache einer Niereninsuffizienz bei Kindern. 5 – 10% der Patienten mit einem HUS sterben an der Krankheit. Die TTP und das HUS sind wahrscheinlich nur 2 verschiedene Manifestationsformen ein und derselben Krankheit. Bei beiden Krankheitsbildern sind in vermehrtem Ausmaß abnorm lange Multimere des vWF vorhanden (Abb. 19.**7**). Gleichzeitig sind die Synthese, aber auch der Abbau des Prostacyclins gedrosselt. Die Multimere des vWF binden bedeutend stärker an ihre Objekte als dessen Monomere. Dadurch ist bei dieser Störung die Neigung zu Mikrothrombosen groß. Zu einer erhöhten Konzentration der Multimere kommt es deshalb, weil die Metalloproteinase, welche die Multimere physiologischerweise abbaut, nicht richtig funktioniert. Grund dafür sind Autoantikörper gegen die Metalloproteinase, die zur akuten idiopathischen TTP führen kann, oder ein Defekt der Metal-

loproteinase, der mit dem klinischen Bild der chronischen rezidivierenden TTP einhergeht.

Die **disseminierte intravasale Gerinnung (DIC)** ist eine lebensbedrohliche Systemerkrankung mit einer Bildung von Mikrothromben und gleichzeitigen Blutungen. Sie wird auch als „hämorrhagische Mikrothrombose" oder als „Verbrauchskoagulopathie" bezeichnet. Sie entspricht – insgesamt betrachtet – eher einer Komplikation einer bereits vorhandenen „Systemstörung" (z. B. ein generalisierter Infekt, ein maligner Tumor, ein Polytrauma) als einem eigenständigen Krankheitsbild. Hauptursache der DIC ist das vermehrte Auftreten von Agonisten der Gerinnungskaskade im Blut (Abb. 19.**8**). Wichtigste Aktivatoren der DIC sind Thromboplastin (TF), bakterielle Endotoxine,

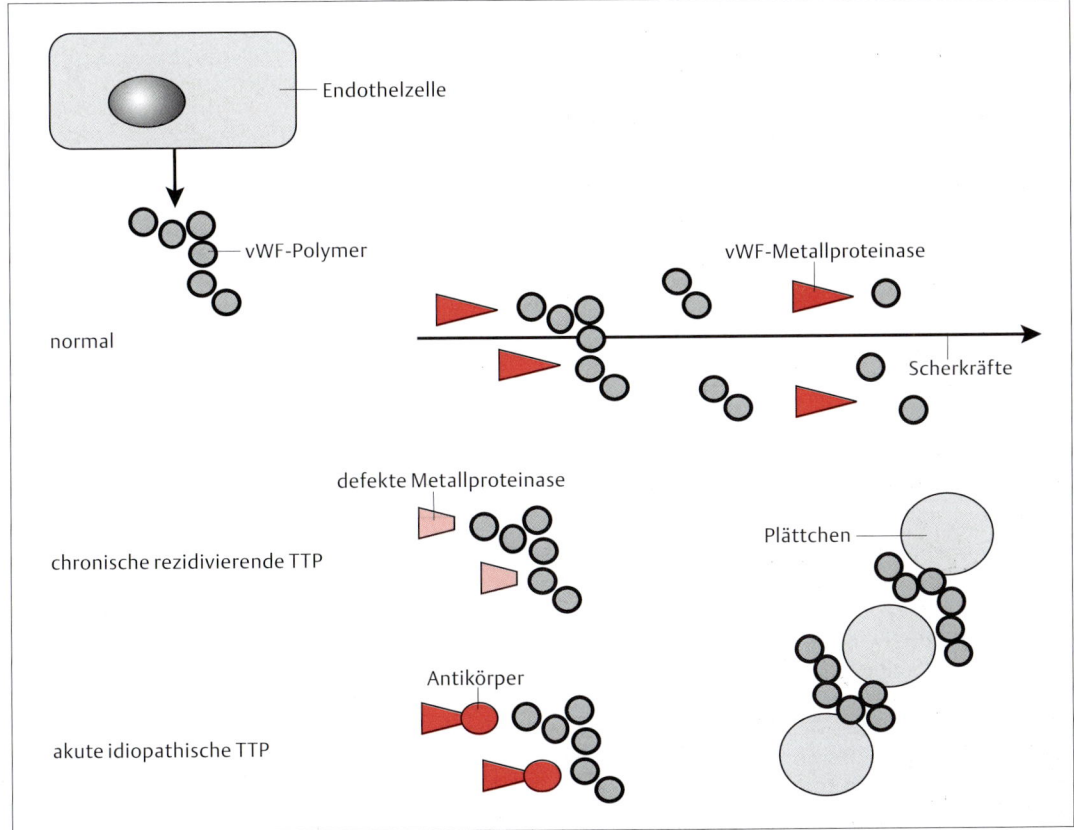

19.7 Thrombotische thrombozytopenische Purpura.
Ursache der thrombotischen thrombozytopenischen Purpura (TTP; Moschcowitz-Syndrom) sind entweder eine defekte Metalloprote(in)ase für den von-Willebrand-Faktor (vWF) oder Antikörper gegen diese Metalloprote(in)ase (s. Text).

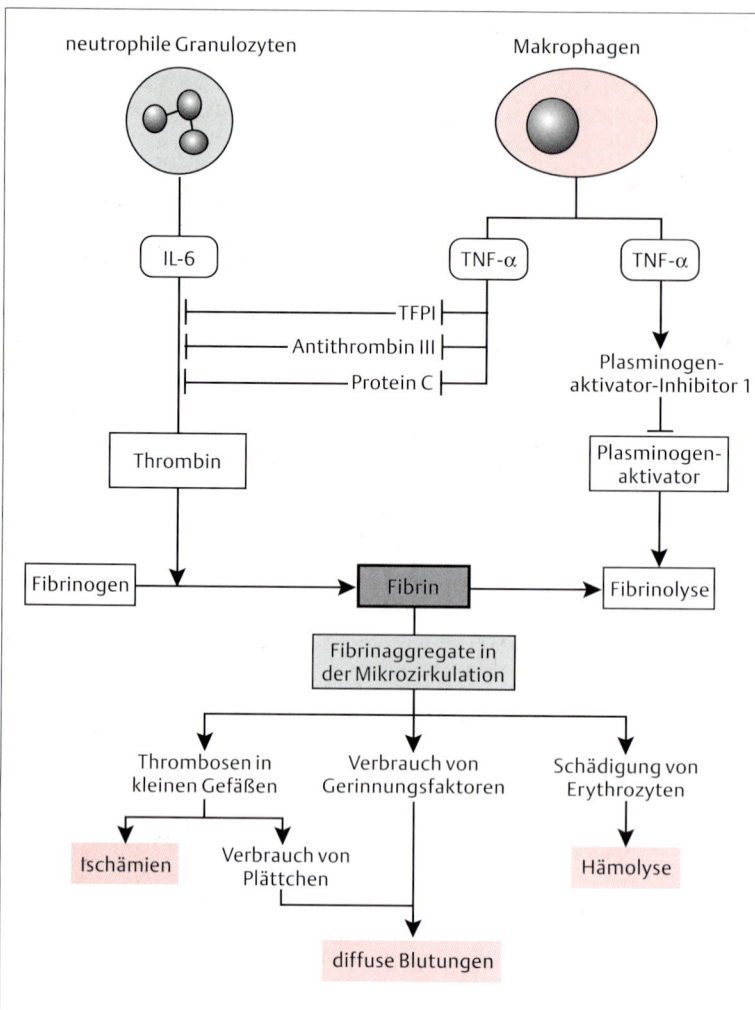

19.8 Disseminierte intravasale Gerinnung. Startpunkt der disseminierten intravasalen Gerinnung (DIC) sind Fibrinaggregate infolge 1. einer Stimulation der Blutgerinnung (z. B. durch eine vermehrte Ausschüttung von Thromboplastin) oder 2. einer Induktion von Makrophagen durch mikrobielle Toxine oder Lipopolysaccharide. Die Induktion der Makrophagen führt zu einer vermehrten Sekretion der Zytokine IL-6 und TNF-α. IL-6 (auch von den neutrophilen Granulozyten gebildet) fördert in verschiedenen Zellen die Abgabe des Thromboplastins und so die Bildung von Thrombin. TNF-α seinerseits hemmt die Fibrinolyse über eine Aktivierung des Plasminogenaktivator-Inhibitors. 1. Resultat dieser verschiedenen Wirkungen sind disseminierte Ablagerungen von Fibrinaggregaten in der Mikrozirkulation. Diese Fibrinthromben führen zu lokalen Ischämien, diffusen Blutungen und einer Hämolyse (s. Text) (nach Levi u. De Jonge 2000).

der Tumornekrosefaktor α (TNF-α) und Interleukin 6.

Thromboplastin (Gewebefaktor, TF) kann bei verschiedenen Krankheiten von Makrophagen und Endothelzellen verstärkt freigesetzt werden: bei Komplikationen in der Geburtshilfe (z. B. Abruptio placentae, Embolisation von Amnionflüssigkeit, intrauteriner Fruchttod), Hämolysen, malignen Tumoren (vor allem bei muzinösen Adenokarzinomen), Fettembolien, Verbrennungen, Erfrierungen und Schädel-Hirn-Traumen.

Treten im Organismus vermehrt **bakterielle Endo-** oder **Exotoxine** oder **Lipopolysaccharide** aus mikrobiellen Membranen auf, regen sie die Makrophagen zu einer gesteigerten Sekretion des TNF-α an. Zielzellen des TNF-α sind unter anderem die Makrophagen selber und die Endothelzellen (s. Tab. 10.4). So induziert der TNF-α in beiden eine vermehrte Sekretion von Thromboplastin und Gerinnungsfaktor IX. Beide Gerinnungsfaktoren sind maßgeblich an der Aktivierung des Faktors X beteiligt (s. Abb. 19.1). Andererseits hemmt der TNF-α die 3 „Antikoagulationssysteme", nämlich den TFPI, das Antithrombin III und das Protein C (über eine Reduktion der Synthese des Thrombomodulins [s. Abb. 19.2]). Als weitere Komponente ist bei der DIC in einem fortgeschrittenen Stadium die Fibrinolyse reduziert. Die beschriebenen Veränderungen führen zu disseminierten Fibrinaggregaten und kleinen Thromben, vor allem in der Mikrozirkulation. Folge davon ist ein Verbrauch von Gerinnungsfaktoren und Thrombozyten und deswegen das Auftreten von Hämorrhagien.

Unter den bakteriellen Endotoxinen haben in den letzten Jahren die beiden Shigella-ähnlichen Toxine I und II Schlagzeilen gemacht. Sie werden vom Bakterienstamm **Escherichia coli, Serotyp O157:H7** (EC O157:H7) gebildet. Die Toxine werden auch Verotoxine genannt, weil sie für Zellkulturen der Affenfamilie Vero toxisch sind.

Das Bakterium EC O157:H7 entfaltet seine Wirkung in 2 Schritten: Im ersten Schritt haftet es sich an das Schleimhautepithel des terminalen Ileum und Colon ascendens an. Im zweiten Schritt gibt es das Shigella-ähnliche Toxin ab, welches an einen spezifischen Rezeptor auf den Epithelzellen (Globotriaosylceramid) andockt und in der Folge die Proteinsynthese der Epithelzellen hemmt. Gleichzeitig fördert es die Plättchenaggregation und kann es in den Blutkreislauf gelangen. In der Kolonmukosa schädigt es die Endothelzellen der Kapillaren, sodass diese reduziert Prostacyclin (einen antithrombotischen Faktor) sezernieren. Als Folge dieser Wirkungen treten Mikrothromben oder eine DIC auf. Die Mikrothromben sind Ursache der bei einem Infekt mit EC O157:H7 zu beobachtenden beiden Krankheitsbilder: einer hämorrhagischen Kolitis oder eines HUS. Eine Infektion mit EC O157:H7 ist nach einer Infektion mit Campylobacter und Salmonella die dritthäufigste Ursache hämorrhagischer Diarrhöen. Das

Bakterium wird über die Nahrung aufgenommen (oft über nicht vollständig gekochtes oder durchgebratenes Fleisch oder über rohe Milch).

Der **Prozess der DIC** beginnt mit losen Aggregaten von Fibrin in Arteriolen und Kapillaren (s. Abb. 19.**8**); primär werden noch keine Thromben (mit Thrombozyten) gebildet. Die Fibringerinnsel bewirken mechanische Schäden an Erythrozyten, die zu einer Zerstörung der Erythrozyten und einer Hämolyse führen, und lokale Gewebeischämien. Folge der Hämolyse ist eine Anämie, die ebenfalls als „mikroangiopathische hämolytische Anämie" bezeichnet wird. Der Organismus antwortet vorerst auf die Fibringerinnsel mit einer Intensivierung der Fibrinolyse durch eine verstärkte Freisetzung des t-PA durch die Endothelzellen. Die Endothelzellen werden dazu durch Thrombin und Fibrin, denen sie in erhöhtem Ausmaß ausgesetzt sind, stimuliert. Die bei der Fibrinolyse vermehrt auftretenden Fibrinogenabbauprodukte erhöhen das Risiko für eine Blutung. Die Fibrinolyse wird aber schlussendlich durch eine vermehrte Bildung des Plasminogenaktivator-Inhibitors 1 gedrosselt. Thrombin induziert gleichzeitig die Bildung kleiner Plättchenaggregate. Diese Aggregate werden in der Leber phagozytiert, sodass es allmählich zu einer Thrombopenie kommt. Eine DIC manifestiert sich vor allem in Nierensymptomen (wegen der Störung der Filtrationsfunktion der Glomerula), neurologischen Symptomen (wegen zerebralen Fibrinthromben), Hautsymptomen (wegen kutanen und subkutanen Ischämien) und in Magensymptomen (wegen ischämiebedingten Schleimhauterosionen und -ulzera).

19.4　Eine Störung der Hämostase kann sich auch als Blutung äußern

Die Hauptsymptome einer Störung der Hämostase sind Thrombosen, Embolien oder Blutungen. **Blutungen** können grundsätzlich nach ihrer Makroform, nach dem Ort ihrer Manifestation und nach ihrer Pathogenese eingeteilt werden (Tab. 19.5). Kleine Blutungen werden resorbiert, größere organisiert. Als Residuen abgelaufener Blutungen gelten Ablagerungen von Hämosiderin, vor allem in Makrophagen.

Die generellen **Ursachen**, die den Störungen der Hämostase zugrunde liegen, sind vielfältig – sie reichen von nutritiven über toxische bis zu genetischen Störungen. Dazu einige Beispiele. Eine Malabsorption oder eine Leberzellinsuffizienz führt zu einem Vitamin-K-Mangel und folglich zu einem Mangel an Gerinnungsfaktoren. Ein Mangel an Antithrombin III und damit verknüpft ein erhöhtes Thromboserisiko kann beim nephrotischen Syndrom auftreten. Grund dafür ist, dass

Tabelle 19.**5**   **Klassifizierung von Blutungen.**

Kriterium	Blutungstyp	Morphologie
Makroform	Petechien	punktförmige Blutungen
	Purpura	besteht aus zahlreichen Petechien
	Ekchymosen	fleckenförmige, kleine Blutungen mit einem Durchmesser > 3 mm
	Suffusionen	unscharf begrenzte blutige Imbibition des Gewebes
Ort der Manifestation	Epistaxis	Nasenbluten
	Hämatemesis	Bluterbrechen
	Meläna	Blut im Stuhl
	Hämaturie	Blut im Urin
	Hämatothorax	Blut im Pleuraraum
	Hämatosalpinx	Blut in der Tube
Pathogenese	per rhexin	Verletzung der Blutgefäße durch ein Trauma oder eine Arrosion (z. B. Schleimhautulkus)
	per diapedesin	Durchtritt von Blut durch die Gefäßwand bei Asphyxie (Tardieu-subpleurale-Blutungen) Antikoagulanzien-Überdosierung Infekten

bei diesem Krankheitsbild auch das Antithrombin-III-Molekül in den Glomerula vermehrt filtriert wird, weil es eine annähernd gleich große Molmasse wie Albumin hat. Hinter der verlängerten Blutungszeit wegen einer verminderten Plättchenaggregation, die bei dänischen Eskimos beobachtet werden kann, steht wahrscheinlich eine vermehrte Aufnahme von Eicosapentaensäure mit der fischreichen Nahrung. Eine erhöhte Empfindlichkeit der Blutplättchen auf Thrombin, Kollagen und ADP ist bei einer Hypercholesterinämie vorhanden. Nicotin wirkt über eine Drosselung der Prostacyclinsynthese in den Endothelzellen prothrombotisch.

Die wichtigsten 3 Krankheiten, die durch einen **Mangel an Agonisten der Gerinnungskaskade** zustande kommen, sind die Hämophilie A (Mangel an Gerinnungsfaktor VIII), die Hämophilie B oder Christmas-Krankheit (Mangel an Gerinnungsfaktor IX) und die von-Willebrand-Krankheit (Mangel an vWF).

Neben all den toxischen (z. B. auch medikamentösen) und metabolischen, durch Moleküle hervorgerufenen Defekten können auch strukturelle Defekte der Thrombozyten die Hämostase stören. So steht hinter der Glanzmann-Thrombasthenie ein Defekt des Komplexes IIb/IIIa auf der Oberfläche der Thrombozyten (s. Abb. 19.5), hinter dem Bernhard-Soulier-Syndrom ein Defekt des Komplexes Ib/IX (s. Abb. 19.5) und hinter dem Wiskott-Aldrich-Syndrom ein Fehlen der thrombozytären „dense bodies". Eine Thrombozytopenie kann auch das Resultat einer Autoimmunreaktion gegen Thrombozyten sein.

20 Tumoren

20.1 **Tumoren können gutartig oder bösartig sein und von Epithel-, Mesenchym- oder Keimzellen ausgehen**

20.1.1 Maligne Tumorzellen sind transformierte Zellen

20.1.2 Die wichtigste Information über einen Tumor ist die Aussage, ob er gutartig oder bösartig ist

20.2 **Voraussetzung für eine optimale Tumortherapie ist eine exakte morphologische Tumordiagnose**

20.2.1 Festlegung des Ausgangspunkts der Tumoren

20.2.2 Benennung der Tumoren

20.2.3 Stadium und Differenzierungsgrad maligner Tumoren

20.3 **Die an der Entstehung maligner Tumoren beteiligten Gene können 3 Gentypen zugeordnet werden**

20.3.1 Onkogene

20.3.2 Suppressorgene

20.3.3 Reparatur- oder Mutatorgene

20.4 **„Kleinstes gemeinsames Vielfaches" bei der Entstehung maligner Tumoren ist eine Destabilisierung der genetischen Information**

20.5 **Tumoren können durch Viren erzeugt werden**

20.5.1 Retroviren transformieren Zellen durch Integration oder Insertion ihres Genoms in die Zielzelle

20.5.2 Hauptverantwortlich für die Entstehung maligner Tumoren beim Menschen sind DNA-Viren und nicht RNA-Viren

20.6 **Tumoren können durch Strahlen erzeugt werden**

20.7 **Tumoren können durch chemische Substanzen erzeugt werden**

20.8 **Metastasen sind Zeichen einer erhöhten Aggressivität maligner Tumoren**

20.8.1 Tumorzellen entfernen sich aus dem Primärtumor

20.8.2 Tumorzellen bilden ihr eigenes Kapillarnetz aus

20.8.3 Tumorzellen benützen zu ihrer Ausbreitung entweder Blut- oder Lymphgefäße

20.9 **Der Organismus versucht, maligne Tumoren zu bekämpfen**

20.10 **Bösartige Tumoren können eine Vielzahl von Symptomen erzeugen**

20.10.1 Lokale Effekte: mechanischer Druck, Obstruktion oder direkte Invasion der Tumoren

20.10.2 Wichtigste systemische Effekte: Kachexie, Fieber und Störungen der Blutgerinnung

Zusammenfassung

Tumoren sind autonome Gewebeneubildungen mit einer gesteigerten, kontrollierten oder unkontrollierten Zellproliferation. Gutartige Tumoren werden üblicherweise nach demjenigen Gewebe genannt, aus dem sie entstanden sind. Bei bösartigen (malignen) Tumoren wird unterschieden, ob sie von epithelialen oder mesenchymalen Geweben abstammen. Bösartige epitheliale Tumoren werden Karzinome, bösartige mesenchymale Sarkome genannt. Den Karzinomen können Gewebe- und Zellveränderungen vorausgehen, die mit einem erhöhten Risiko der malignen Entartung der Zellen einhergehen. Solche Veränderungen stellen die Dysplasien dar; sie werden auch **Präkanzerosen** genannt.

Die **Dignität** eines Tumors wird pathologisch-anatomisch mithilfe histologischer und zytologischer Kriterien bestimmt. Wichtiges histologisches Kriterium für die Dignität eines Tumors ist sein Verhalten gegenüber der Umgebung, wichtige zytologische Kriterien sind die Größe, Form, Chromatinstruktur und integrierte optische Dichte der Tumorzellkerne. Tumoren, die sich gegenüber ihrer Umgebung zwar infiltrativ und destruktiv verhalten, aber nicht metastasieren, werden im deutschen Sprachraum als „semimaligne" bezeichnet (z. B. das Basaliom der Haut). Zur pathologisch-anatomischen Diagnose eines Tumors gehören: Beurteilung seiner Dignität und seines Ausgangspunkts (Primärlokalisation), Festlegung seines Stadiums und seines Differenzierungsgrads sowie eine Aussage zur Vollständigkeit der Resektion des Tumors.

Das **Stadium** eines Tumors wird pathologisch-anatomisch anhand seiner Größe, seiner Ausdehnung an der Primärlokalisation, des Befalls von Lymphknoten und des Vorhandenseins von Metastasen festgelegt. Dazu steht ein international standardisiertes System, das pTNM-System, zur Verfügung.

Die **Gene**, deren Fehlfunktion maligne Tumoren erzeugen können, sind: Onkogene, Suppressorgene und diejenigen Gene, die durch die Steuerung der DNA-Reparatur für den Erhalt der genetischen Stabilität sorgen. Die Suppressorgene werden auch als „Wächter" (gatekeepers) und die an der DNA-Reparatur beteiligten Gene „Verwalter" (caretaker) bezeichnet. Die genetische Information kann auf verschiedenen Stufen verfälscht werden: 1. wenn Basensequenzen nur einiger weniger Nukleotide vertauscht oder falsch gepaart werden, 2. wenn Chromosomenfragmente verschoben oder 3. wenn ganze Chromosomen lädiert werden. Damit maligne Tumoren entstehen, kann es erforderlich sein, dass beide Allele eines Gens defekt sind. Diese Art der Tumorentstehung wird als „Zweiphasenmodell" oder als „Verlust der Heterozygosität" (LOH: loss of heterozygosity) bezeichnet.

Die **Kontrolle** der Weitergabe der genetischen Information wird an speziellen Kontrollposten (Checkpunkten) vorgenommen: während des Zellzyklus, vor der Mitose anlässlich der Vorbereitung der Aufteilung der Chromosomen auf die beiden Tochterzellen und während des Zellwachstums. Neben direkten genetischen Läsionen können Virusinfekte, Strahlen und chemische Substanzen die Entstehung maligner Tumoren induzieren.

Der definitive Beweis für die Malignität eines Tumors ist das Auftreten von Tumorgewebeherden (**Metastasen**) in Geweben fernab vom Tumor. Die Abwanderung der Tumorzellen aus dem Primärtumor hat mit einer Änderung der Adhäsionseigenschaften und der Mobilität der malignen Tumorzellen zu tun. Die Metastasierung maligner Tumorzellen über die Lymphgefäße wird lymphogene Metastasierung, jene über die Blutgefäße hämatogene Metastasierung genannt.

Die wichtigsten systemischen Effekte (**Symptome**) maligner Tumoren sind: Kachexie, Fieber und Störungen der Blutgerinnung. Neben diesen Symptomen können andere Symptome wie z. B. eine Anämie, eine Eryhtrozytose, eine ektopische Hormonbildung, eine Veränderung des Immunstatus und Hautveränderungen auf das Vorhandensein eines malignen Tumors hinweisen.

Tumoren sind autonome Gewebeneubildungen mit einer gesteigerten, kontrollierten oder unkontrollierten Zellproliferation. Tumoren führen früher oder später zu einer Vergrößerung des betroffenen Organs. Von diesem Leitsymptom her stammt die für eine Gewebeneubildung verwendete Bezeichnung „Tumor" (lat.: Schwellung). Von Tumoren abzugrenzen sind die **Hyperplasie** und die **Hypertrophie**. Beide bewirken eine Organvergrößerung, sind aber nichtautonom und erfolgen als Antwort auf einen auf das Gewebe einwirkenden Stress (s. Kapitel 1: Zellschädigung).

20.1 Tumoren können gutartig oder bösartig sein und von Epithel-, Mesenchym- oder Keimzellen ausgehen

In den Bezeichnungen, die für gutartige Tumoren gebraucht werden, ist üblicherweise nur eine Information über das Ursprungsgewebe enthalten. Bei malignen (bösartigen) Tumoren wird dagegen unterschieden, ob sie von epithelialen oder mesenchymalen (mesodermalen oder ektodermalen) Geweben abstammen. Maligne epitheliale Tumoren werden **Karzinome**, maligne mesenchymale Tumoren werden **Sarkome** genannt.

In den Epithelien können Gewebe- und Zellveränderungen auftreten, die mit einem erhöhten Risiko zu einer malignen Entartung einhergehen. Diese Veränderungen werden **Dysplasien** und ihrem Malignitätspotenzial entsprechend auch **Präkanzerosen** genannt. Bleibt eine Präkanzerose unbehandelt, kann aus ihr früher oder später ein maligner Tumor entstehen.

Die häufigsten malignen Tumoren von Kindern und jungen Erwachsenen sind: Leukämien, maligne Hodgkin-Lymphome, Neuroblastome, Medulloblastome, Nephroblastome (Wilms-Tumor der Nieren), Hepatoblastome, Osteosarkome und Hodentumoren; Erwachsene über 50 Jahren leiden vor allem an Mamma-, Lungen-, Kolon- und Prostatakarzinomen (Abb. 20.1).

20.1.1 Maligne Tumorzellen sind transformierte Zellen

Transformierte Zellen haben ihre Proliferationseigenschaften, ihre Differenzierung, ihre Funktion und ihr Aussehen (Phänotyp) verändert; sie sind „entartet". Der Begriff „Transformation" stammt aus Experimenten mit Zellkulturen und beschreibt den Übergang von normalen Zellen in maligne Zellen. Ein solcher Übergang ist morphologisch an einer verstärkten Basophilie des Zytoplasmas, einer Zunahme von Zahl und Größe der

Nukleolen, einer Zunahme des Kern-Zytoplasma-Verhältnisses, einer Retraktion des Zytoplasmas und einer erhöhten Bereitschaft der Zellen, sich in Haufen oder Strängen neu anzuordnen, zu erkennen.

Maligne Zellen weisen neben einer – gegenüber normalen Zellen – veränderten Morphologie auch abnorme biochemische Eigenschaften. So

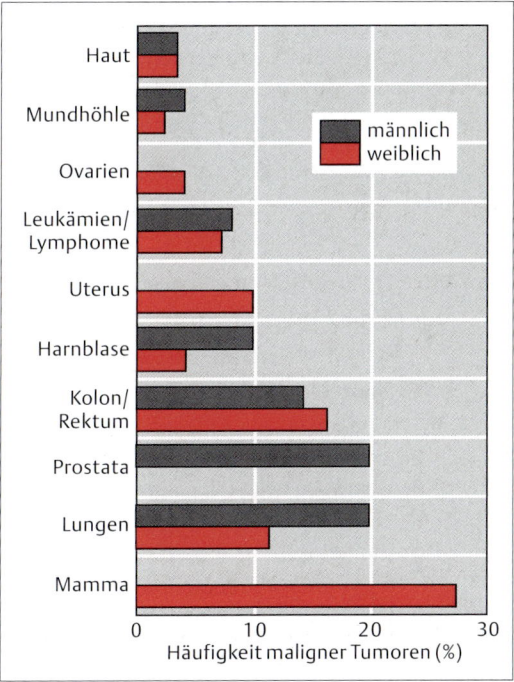

20.1 Prozentuale Häufigkeiten maligner Tumoren. Das häufigste Karzinom bei Frauen ist das Mammakarzinom, gefolgt von Karzinomen des Kolon und Rektums. Bei Männern stehen die Lungenkarzinome und Prostatakarzinome zahlenmäßig im Vordergrund.

können Zellen mit Zilien oder mit Sekretionsaktivität die Zilien respektive die Sekretionsgranula verlieren, wenn sie sich transformieren. Das Auftreten von neuen Oberflächenantigenen, eine Zunahme der Beweglichkeit von Proteinen in der Zellmembran oder ein Verlust von Glykoproteinen und Glykolipiden auf der Zelloberfläche verändert die elektrostatischen Eigenschaften der Zellen. Die Vermehrung der Ribonukleinsäure (RNA) im Zytoplasma maligner Zellen ist an der Basophilie des Zytoplasmas und an der Größe der Nukleolen, in denen die RNA synthetisiert wird, erkennbar. In malignen Tumoren sind auch häufiger als normal Mitosen zu beobachten, darunter auch atypische, tri- und tetrapolare. Transformierte Zellen können sich bizarr deformieren, weil onkogene Proteine (s. Abschnitt 20.3.1) mit dem Zytoskelett interagieren. Funktionell fallen Tumorzellen durch ihre Fähigkeit zur Sekretion autokriner Wachstumsfaktoren auf.

Eine maligne Transformation von Zellen kann 5 Ursachen haben (Abb. 20.**2**):

- zufällig aufgetretene Mutationen der Desoxyribonukleinsäure (DNA),
- konstitutive Defekte von Genen, die in der DNA-Replikation, der DNA-Reparatur oder DNA-Segregation involviert sind,
- Virusinfekte,
- chemische Substanzen,
- Strahlen.

20.1.2 Die wichtigste Information über einen Tumor ist die Aussage, ob er gutartig oder bösartig ist

Ein Tumor ist bösartig, wenn er das Leben des Patienten direkt bedroht oder zu lebensbedrohlichen Komplikationen führt. Es gibt Tumoren, die sich biologisch maligne verhalten, obwohl sie pathologisch-anatomisch benigne sind. So kann ein Tumor der Meningen (Meningeom) das Leben des Patienten durch eine Erhöhung des intrakraniellen Hirndrucks gefährden, eine Myxom des linken Herzvorhofs durch einen Morbus embolicus, ein gutartiger gastrointestinaler Stromatumor durch eine akute Blutung aus der Magenschleimhaut wegen eines Ulkus oder ein intraadrenales Paragangliom (Phäochromozytom) der Nebenniere durch hypertensive Krisen.

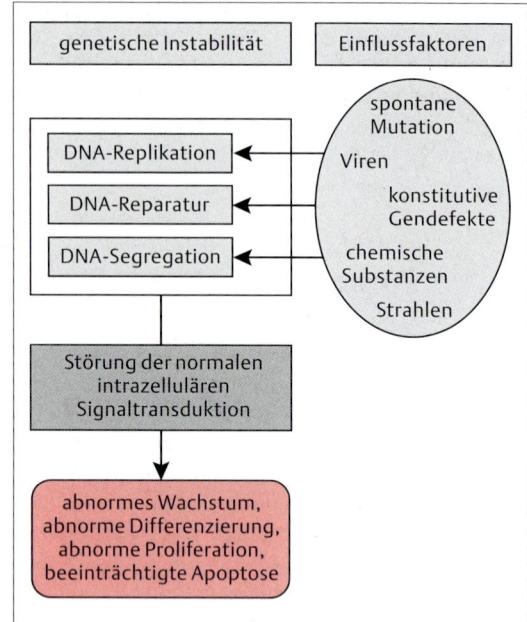

20.2 Ursachen für genetische Instabilität.
Eine Instabilität des Genoms bewirkt Störungen der DNA-Replikation, der DNA-Reparatur oder der DNA-Segregation. Deshalb wächst bei genetischen Instabilitäten die Gefahr, dass ein maligner Tumor entsteht. Die Störungen des Genoms verändern die intrazelluläre Signaltransduktion, sodass eine abnorme Zelldifferenzierung, eine unkontrollierte Zellproliferation oder eine Beeinträchtigung der Apoptose auftreten können (s. Text).

Die Dignität eines Tumors wird pathologisch-anatomisch mithilfe histologischer und zytologischer Kriterien bestimmt (Tab. 20.**1**).

Benigne Tumoren zeichnen sich dadurch aus, dass sie 1. auf das Organ, in dem sie entstanden sind, beschränkt bleiben, 2. meistens von einer bindegewebigen Kapsel umgeben sind, 3. aus ausgereiftem Gewebe bestehen und 4. eine normale Zytologie zeigen. **Maligne Tumoren** dagegen destruieren und infiltrieren das Gewebe in ihrer Umgebung (Abb. 20.**3a**, **b**) und können Metastasen bilden. Ein Durchbruch dysplastischer (präkanzeröser) Epithelzellen durch die **Basalmembran** oder ein Durchbruch von Epithelzellen durch die Kapsel eines Adenoms sind die Schlüsselkriterien für die histologische Diagnose „Karzinom".

Die morphologischen Veränderungen des Gewebes unmittelbar vor einem Durchbruch von

Tabelle 20.**1** **Merkmale benigner und maligner Tumoren.**
Die wichtigsten Merkmale eines malignen Tumors sind histologisch 1. eine Destruktion von Strukturen (z. B. Basalmembranen) und Geweben, die den Tumor umgeben und 2. eine Infiltration des Tumors in das benachbarte Gewebe. Zytologische Hauptmerkmale eines malignen Tumors sind Mitosen und eine Zell- und Kernpolymorphie.

Merkmal	Benigner (gutartiger) Tumor	Maligner (bösartiger) Tumor
Histologisch		
Gewebeaufbau	reif (Struktur und Architektur des Ursprungsgewebes gut erkennbar)	unreif (Struktur des Ursprungsgewebes schlecht oder nicht mehr erkennbar)
Kapsel[1]	meistens vorhanden	zerstört oder fehlend
Wachstumsmuster	Expansion	Destruktion und Infiltration
Wachstumsrate	meistens langsam	langsam oder schnell
Destruktion der Umgebung	fehlt	vorhanden
Infiltration der Umgebung	im Allgemeinen keine[2]	vorhanden
Nekrosen	selten	häufig
Metastasen	fehlen	oft vorhanden; je größer und undifferenzierter der Primärtumor, desto größer die Wahrscheinlichkeit des Auftretens von Metastasen
Zytologisch		
Zellatypien oder Dysplasien[3]	fehlen	vorhanden (Ursprung der Zellen oft nicht mehr erkennbar)
Kernatypien	fehlen	vorhanden
Kernpolymorphie	selten	oft[4]
Kerngröße	normal	vergrößert
Kernform	nicht deformiert	deformiert
Kernstruktur	fein	grob
Chromatindichte	normal	erhöht
Nukleolen	zart	plump und vergrößert
DNA-Gehalt	euploid	aneuploid

[1] In einigen Organen (z. B. in der Nierenrinde) werden Adenome (Tumoren, die aus ausgereiftem, organtypischem Gewebe bestehen, keine abnorme Zytologie zeigen und teilweise von einer Kapsel umgeben sind) dann als Karzinome bezeichnet, wenn sie eine Mindestgröße von z. B. 2,0 cm überschritten haben.
[2] Gutartige Tumoren, die in ihre Umgebung infiltrieren, sind das intramuskuläre Lipom, das Histiozytom der Haut und das Hämangiom.
[3] Unter Zell- und Kernatypien werden Abweichungen der Morphologie der Zellen und Zellkerne von der Norm verstanden, unabhängig von ihrer Ursache. So können Kernatypien sowohl bei regeneratorischen als auch bei neoplastischen Prozessen auftreten. Lässt sich der neoplastische Charakter von Atypien auch zytologisch erkennen, spricht man von einer Dysplasie.
[4] Ein wichtiges und auffallendes Merkmal neuroendokriner Tumoren oder neuroendokriner Karzinome ist eine Monomorphie der Zellkerne.

Epithelzellen durch die Basalmembran werden entweder als „schwere Dysplasie" oder als „**Carcinoma in situ**" bezeichnet (Abb. 20.**4**). Eine Ausnahme von der allgemeinen Regel, dass ein Durchbruch dysplastischer Zellen durch die Basalmembran Karzinom bedeutet, gilt für das Kolonkarzinom: Hier wird nach der Weltgesundheitsorganisation (WHO, World Health Organization) ein Durchbruch dysplastischer Zellverbände durch die Basalmembran der Krypten in das Stroma der Tunica mucosa hinein immer noch als schwere Dysplasie bezeichnet. Erst wenn das dys-

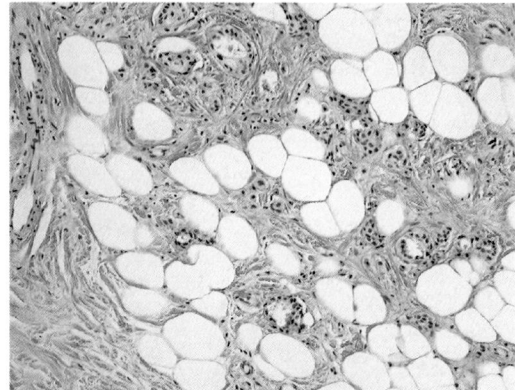

a

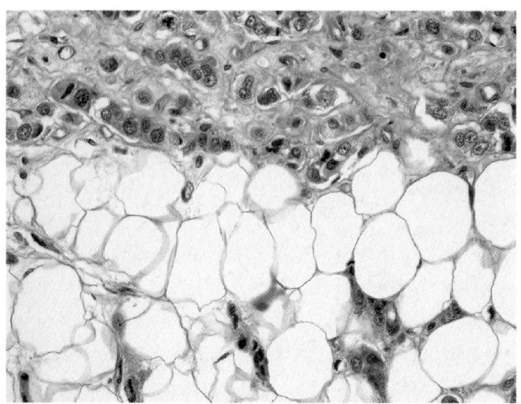

b

20.3 a, b   Malignität von Tumoren.
Maligne Tumoren sind dadurch definiert, dass sie das Gewebe in ihrer Umgebung zerstören. Diese Zerstörung schafft ihnen die Voraussetzung dazu, sich in ihre Nachbarschaft auszubreiten (zu infiltrieren oder invadieren).

a Invasion eines duktalen Mammakarzinoms ins Fettbindegewebe.
b Ausbreitung der Knochenmetastase eines Prostatakarzinoms ins periostale Fettbindegewebe.

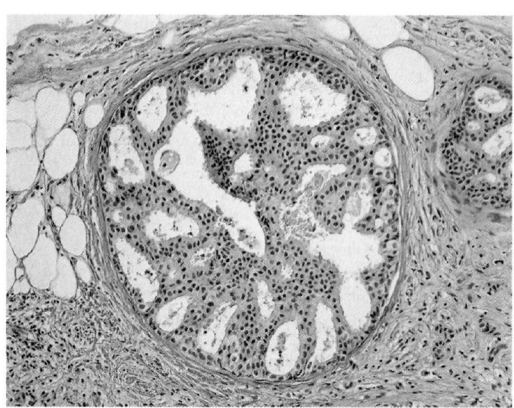

20.4   Duktales Carcinoma in situ der Mamma.
Beim Carcinoma in situ der Mamma handelt es sich um ein „Karzinom ohne Destruktion der Umgebung", das heißt der Basalmembran. Das Epithel zeigt eine schwere Dysplasie der Ductuli, Ductus oder Lobuli. Die dysplastischen Zellen fallen durch eine relative Monomorphie auf. Sie durchbrechen die Basalmembran noch nicht und breiten sich nur innerhalb der Ductuli, Ductus oder Läppchen aus. Das Tumorgewebe kann im Zentrum der Läsionen nekrotisch werden und verkalken.

plastische Gewebe die Lamina muscularis mucosae infiltriert hat, spricht man im Kolon von einem Karzinom.

Bei der Mamma wird zwischen einem lobulären, einem duktalen und einem papillären **Carcinoma in situ** unterschieden. Von einem Carcinoma in situ wird auch in der Cervix uteri, in den ableitenden Harnwegen (Nierenbecken, Ureter, Harnblase) und in der Prostata gesprochen. Tumoren, die sich gegenüber ihrer Umgebung zwar infiltrativ und destruktiv verhalten, aber nicht metastasieren, werden im deutschen Sprachraum als **„semi maligne"** bezeichnet. Ein wichtiger Vertreter dieser Tumorgruppe ist das Basaliom der Haut.

20.2 Voraussetzung für eine optimale Tumortherapie ist eine exakte morphologische Tumordiagnose

Zur morphologischen Diagnose eines Tumors gehören: Beurteilung seiner Dignität, Festlegung des Ausgangspunkts (Primärlokalisation), Definition seines Stadiums und seines Differenzierungsgrads sowie Angaben zur Vollständigkeit der Resektion des Tumors.

20.2.1 Festlegung der Tumoren

In ca. 80% der Fälle genügt die histologische Struktur des Tumors für eine zuverlässige Bestimmung des Ausgangspunkts des Tumors; in den übrigen Fällen müssen zusätzlich immunhistochemische, immunzytochemische oder molekularpathologische Untersuchungen durchgeführt werden (Abb. 20.5a, b). Verschiedene zelluläre Epitope (z.B Zytokeratine, Synaptophysin, MelanA und das „leucocyte common antigen") sind dabei von wegweisender diagnostischer Bedeutung. Sie werden deshalb oft als morphologische „Tumormarker" bezeichnet. Tumoren, die keine Rückschlüsse mehr auf das Ursprungsgewebe zulassen, werden als „undifferenziert" oder „ana-

plastisch" klassifiziert. Anaplastische Karzinome verhalten sich im Allgemeinen sehr aggressiv.

20.2.2 Benennung der Tumoren

Die Namen der meisten benignen Tumoren setzen sich aus dem Gewebetyp, der dem Tumor zugrunde liegt, und der Endung „om" zusammen, jene maligner Tumoren aus der Struktur des Tumorgewebes (z.B. bei Karzinomen: kribrös, papillär, mukoepidermoid, adenoid-zystisch) und der Bezeichnung „Karzinom" oder „Sarkom" (Tab. 20.2). Ausnahmen von dieser allgemeinen Regel sind die Bezeichnungen: maligne Lymphome, malignes Melanom, Leukämien (maligne Tumoren des hämatopoetischen Systems) und Seminom (maligner Keimzelltumor).

Wenn in malignen Tumoren neben epithelialen auch mesenchymale Anteile vorkommen, werden die Tumoren als **Karzinosarkome** bezeichnet, wenn maligne Tumoren aus endokrinem und exokrinem Gewebe bestehen, als gemischte exoendokrine Karzinome. Tumoren, die aus pluripo-

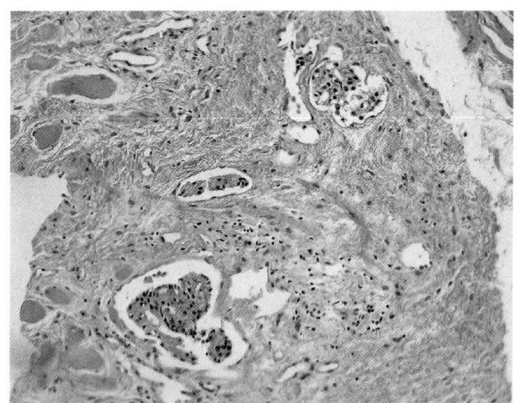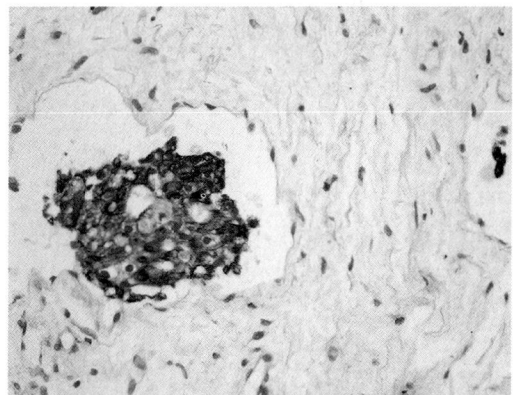

a   b

20.5 a, b   Primärlokalisation eines Tumors.
Zur Diagnose eines malignen Tumors gehören Angaben über die Primärlokalisation des Tumors. Dies ist meist mithilfe der Immunhisto- oder -zytochemie möglich. Der Patient, dessen Biopsie abgebildet ist, erkrankte an einem Kolonkarzinom, nachdem 2 Jahre zuvor ein Prostatakarzinom diagnostiziert worden war. Im subserösen Fettgewebe des Colon descendens war eine Lymphangiosis carcinomatosa (s. Abb. 20.13) sichtbar. Kon-

ventionell histologisch (**a**) konnte nicht entschieden werden, ob das Karzinomgewebe in den Lymphgefäßen aus dem Kolon oder aus der Prostata stammt. Da das Karzinomgewebe mit dem Antikörper gegen das prostataspezifische Antigen (PSA) reagierte (**b**), stand fest, dass es sich beim Befund um eine Lymphangiose des bekannten Prostatakarzinoms handelt.

Tabelle 20.**2**   **Bezeichnung benigner und maligner Tumoren.**
In der Nomenklatur der wichtigsten Tumoren spiegelt sich oft der Typ des Ursprungsgewebes und die Dignität wider. Karzinome sind maligne epitheliale Tumoren, Sarkome maligne mesenchymale Tumoren.

Ursprungsgewebe (Beispiele)	Benigner Tumor	Maligner Tumor
Epithel		
Plattenepithel	Plattenepithelpapillom Warze Condyloma acuminatum	Plattenepithelkarzinom
Basalzellen der Epidermis	Basalzelladenom	Basaliom[1]

Hautanhangsgebilde
  Schweißdrüsen
  Talgdrüsen
	Schweißdrüsenadenom
	Talgdrüsenadenom
		Schweißdrüsenkarzinom
		Talgdrüsenkarzinom

Drüsen	Adenom	Adenokarzinom
Leberparenchym	Leberzelladenom	hepatozelluläres Karzinom
Intrahepatische Gallenwege		cholangiozelluläres Karzinom
Extrahepatische Gallenwege	Gallenwegsadenom	Gallenwegskarzinom

Niere
  Tubulusepithel
  Urothel
	Adenom
	Urothelpapillom
		Nierenzellkarzinom
		Urothelkarzinom

Ableitende Harnwege Urothel	Urothelpapillom	Urothelkarzinom
Plazenta (Trophoblast)	Blasenmole	Chorionkarzinom

Neuroendokrines System
  diffuses oder organbezogenes endokrines System
  endokrine Pankreastumoren
	neuroendokriner Tumor
	
	endokriner Tumor
		neuroendokrines Karzinom
		
		endokrines Karzinom

Mesenchym		
Bindegewebe	Fibrom	Fibrosarkom aggressive Fibromatose (Desmoid)[1]
Histiozyten	fibröses Histiozytom	malignes fibröses Histiozytom
Nävuszellen	Nävuszellnävus	malignes Melanom
Fettgewebe	Lipom	Liposarkom
Knorpel	Chondrom	Chondrosarkom
Knochen	Osteom Osteoblastom	Osteosarkom
Ganglien	Ganglioneurom	Ganglioneuroblastom

Muskulatur
  glatte
  quer gestreifte
	Leiomyom
	Rhabdomyom
		Leiomyosarkom
		Rhabdomyosarkom

Endothel	Hämangioendotheliom	Hämangioendotheliosarkom
Blutgefäße	Hämangiom	(Häm-)Angiosarkom
Lymphgefäße	Lymphangiom	(Lymph-)Angiosarkom
Synovialis		synoviales Sarkom

Fortsetzung ▶

Tabelle 20.**2** (Fortsetzung)

Ursprungsgewebe (Beispiele)	Benigner Tumor	Maligner Tumor
Mesenchym		
Mesothel	Mesotheliom	Mesotheliom
Meningen	Meningeom	meningeales Sarkom
Knochenmark		Ewing-Sarkom Leukämien
Lymphatische Organe		malignes Non-Hodgkin-Lymphom malignes Hodgkin-Lymphom Plasmozytom (multiples medulläres Myelom)
Epithel und Mesenchym		
Speicheldrüsen		pleomorphes Adenom[1]
Nierenanlage		Nephroblastom (Wilms-Tumor)
Keimzellen[2]	differenziertes Teratom[3]	undifferenziertes Teratom embryonales Karzinom Seminom Dottersacktumor

[1] Das Basaliom, die aggressive Fibromatose und das pleomorphe Adenom gelten als „semimaligne Tumoren" (s. Text).
[2] Keimzelltumoren können auch im Mediastinum und Retroperitoneum vorkommen.
[3] Beim Mann stellt auch das differenzierte Teratom einen malignen Tumor dar.

tenten Zellen bestehen und Gewebeanteile aller 3 Keimblätter aufweisen, werden **Teratome** genannt. Bei Frauen können die Gewebekomponenten der Teratome vollständig ausgereift sein. Diese Teratome gelten dann als gutartig. Bei Männern dagegen sind Teratome, unabhängig vom Grad der Ausdifferenzierung ihrer Gewebekomponenten, immer als bösartig zu betrachten.

Eine lokalisierte nicht geordnete, aber gutartige Gewebedifferenzierung während der embryonalen Entwicklung wird als „**Hamartom**" bezeichnet. Hamartome können als „Karikaturen" von normalem Gewebe betrachtet werden. Sie kommen häufig in der Lunge vor und bestehen dort aus Knorpelgewebe, Ausführgängen der Bronchialdrüsen, Bindegewebe, Blutgefäßen und lymphatischem Gewebe.

Ektopische, tumorartige Inseln von normalem, aber nicht ortsständigem Gewebe in einem Organ werden auch „**Choristome**" genannt. Sie entstehen durch eine Verlagerungen von Geweben in der Embryonalperiode.

20.2.3 Stadium und Differenzierungsgrad maligner Tumoren

Das **Stadium** eines Tumors wird pathologisch-anatomisch anhand seiner Größe, seiner Ausdehnung am Ort der Entstehung, des Befalls von Lymphknoten und des Vorhandenseins von Metastasen in anderen Organen als Lymphknoten festgelegt. Dazu steht ein international standardisiertes System zur Verfügung: das **pTNM-System** (p: pathologisch-anatomisch, T: Tumorgröße und -ausdehnung, N: Befall der Lymphknoten [nodes], M: Metastasen; Hermanek et al. 1997).

Angenommen, es liegt ein Kolonkarzinom vor. Der Tumor ist oberflächlich exulzeriert, misst maximal 32 mm, bildet wenig Schleim und infiltriert die Lamina muscularis propria, ohne sie zu durchbrechen. Die Resektionsränder (seitlich und in der Tiefe) sind tumorfrei. Die Zellen zeigen mittelschwere Zell- und Kernatypien. In der Tunica submucosa ist eine Lymphagiosis carcinomatosa und in einem von 6 regionären Lymphknoten eine Metastase mit einer Maximalausdehnung von 5 mm vorhanden. Die korrekte pathologisch-anatomische Diagnose für einen solchen Befund lautet: „mäßig differenziertes, geringgradig Schleim bildendes Adenokarzinom des Kolon. pT2, pN1, G2 (G: grading), Resektion im Gesunden." Die Zahlen, die für die Bezeichnung des Stadiums verwendet werden, können einem Nachschlagewerk mit speziellen Tabellen entnommen werden.

Zur Bestimmung des Differenzierungsgrads (G1, G2, G3) eines Tumors (**Grading**) wird im Allgemeinen seine histologische Architektur mit jener des Ursprungsgewebes verglichen, die Struktur der Zellkerne beurteilt und die Anzahl Mitosen bestimmt. Große Abweichungen zum Aufbau des Ursprungsgewebes, eine ausgeprägte Zellkernpolymorphie und eine erhöhte Anzahl von Mitosen sind Ausdruck eines niedrigen Differenzierungsgrads (G3) und somit eines hohen Malignitätsgrads des Tumors. Je nach Tumortyp werden verschiedene spezielle Gradingsysteme verwendet, z. B. beim Mammakarzinom das System nach Bloom, Richardson und Elston, beim Prostatakarzinom das System nach Gleason und bei malignen Non-Hodgkin-Lymphomen das System der WHO.

20.3 Die an der Entstehung maligner Tumoren beteiligten Gene können 3 Gentypen zugeordnet werden

Die 3 Gentypen, deren Fehlfunktion maligne Tumoren erzeugen, sind die Onkogene, die Suppressorgene und diejenigen Gene, welche die Reparatur defekter DNA-Abschnitte steuern. Die Suppressorgene werden oft als „Wächter" (gatekeepers) und die an der DNA-Reparatur beteiligten Gene als „Verwalter" (caretakers) bezeichnet.

20.3.1 Onkogene

Die von Onkogenen kodierten Proteine arbeiten regelwidrig, indem sie die Funktion normaler Proteine in übersteigertem Ausmaße imitieren. Die Onkogene sind dadurch charakterisiert, dass sie meistens ein in die Signalübermittlung involviertes Gen kodieren. Die normale, nichtveränderte Version eines Gens, das zu einem Onkogen werden kann, wird Protoonkogen genannt. Solche **Protoonkogene** haben oft die Funktion von:

- Rezeptoren für Wachstumsfaktoren (z. B. Erb B2 [Avian-*erythroblastosis*-Virus-*B*], ein Rezeptor, der dem Rezeptor für den EGF [epidermal growth factor] ähnlich ist) oder
- Proteinkinasen (z. B. Raf) oder
- Transkriptionsfaktoren (z. B. Fos, Myc [Avian-*myelocytomatosis*] und Jun).

Man unterscheidet 2 Klassen von **Onkogenen**: die zellulären Onkogene (manchmal mit dem Präfix „c" markiert) und die viralen Onkogene (mit dem Präfix „v"). Die Protoonkogene können durch 5 verschiedene Arten von Störungen an der DNA zu Onkogenen werden: 1. durch Chromosomentranslokation, 2. durch eine Genamplifikation, 3. durch eine Punktmutation, 4. durch eine Deletion der kodierenden Gensequenz oder 5. durch eine falsche DNA-Rekombination (Abb. 20.**6**, s. Abb. 20.**8**).

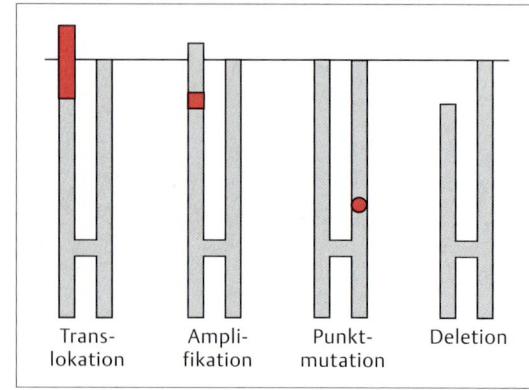

20.6   Ursachen von Gendefekten.
Eine Translokation, Amplifikation, Punktmutation oder Deletion von Chromosomenfragmenten kann Protoonkogene aktivieren und so zur Entstehung maligner Tumoren führen. Moderne Methoden wie die CGH (comparative genomic hybridization) und die FISH (Fluoreszenz-in-situ-Hybridisierung) erlauben, eine Vermehrung von Chromosomen oder Amplifikationen und Deletionen von Chromosomenabschnitten sichtbar zu machen und quantitativ zu erfassen.

Chromosomen-translokation	Betroffenes Gen	Maligne Tumoren
8 →14	myc-Gen	maligne B-Zell-Lymphome
9 →22	abl-Gen	chronische myeloische Leukämie akute lymphatische Leukämie
11 →14	bcl-1-Gen	Mammakarzinom malignes Mantelzelllymphom
11 →18	bcl-1-Gen, bcl-2-Gen	malignes extranodales Marginal-zonen-B-Zell-Lymphom
11 →22		maligner primitiver neuroekto-dermaler Tumor Ewing-Sarkom
14 →18	bcl-2-Gen	malignes Follikelzentrumlymphom

Tabelle 20.**3** **Beispiele von Chromosomentranslokationen als Ursache maligner Tumoren.** Das Gen bcl-1 kodiert die Cycline vom D-Typ.

Eine Chromosomentranslokation (Tab. 20.**3**) kann entweder zu einer Aktivierung einer Verstärkerregion eines Gens oder zu einer Fusion eines Genabschnitts mit einem anderen, stark transkribierenden Abschnitt führen. Ein Beispiel eines malignen Tumors, hinter dem eine Chromosomentranslokation steht, ist die chronische myeloische Leukämie. Bei diesem Tumor wurde ein Abschnitt des Chromosoms 9 auf das Chromosom 22 verlagert. Auf dem Abschnitt, der vom Chromosom 9 stammt, liegt das Protoonkogen c-abl. Dieses Protoonkogen wird im Chromosom 22 an jenen Abschnitt, der das Gen bcr enthält, angelagert. Dadurch entsteht ein bcr/abl-Fusionsgen (eine Chimäre). Das ursprüngliche Chromosom 22 ist stark verkürzt; es wird als Philadelphia-Chromosom bezeichnet, weil es bereits 1960 in Philadelphia (USA) entdeckt worden ist. Das vom bcr/abl-Fusionsgen kodierte Protein bewirkt, dass eine Tyrosinkinase übermäßig stark aktiviert wird. 2001 gelang es einer Forschergruppe in Basel (Schweiz), einen Inhibitor dieser Tyrosinkinase zu entwickeln und therapeutisch erfolgreich einzusetzen.

20.3.2 Suppressorgene

Zu den Suppressorgenen gehören vor allem Gene, die an der Steuerung der DNA-Replikation während des Zellzyklus beteiligt sind. Bedeutende Vertreter der Suppressorgene sind: das rb-Gen (Retinoblastomgen), das p53-Gen (die Molmasse des Proteins beträgt 53.000 Dalton), das Wilms-Tumorgen (wt-Gen), das aPC-Gen (adenomatous polyposis coli) und das brca1-Gen (breast carcinoma).

P53 (Protein 53) wird als „Wächter über das Genom" bezeichnet. Es ist Transkriptionsfaktor für das p21- und das bax-Gen (Abb. 20.**7**). Das Bax-Protein (auch „Überlebensfaktor" genannt) arbeitet mit dem Bcl-2-Protein zusammen. Diese Zusammenarbeit hat dem Protein zu seinem Namen verholfen: *B*cl-2-*a*ssoziiertes *X*-Protein. Wenn die Konzentration des Bcl-2-Proteins verglichen mit jener des Bax-Proteins relativ hoch ist, bildet das Bax-Protein mit dem Bcl-2-Protein einen Komplex. Dadurch wird das Bcl-2-Protein in seiner Funktion als Apoptosehemmer stimuliert (s. Abschnitt 2.2.3).

Die Inaktivierung des p53-Gens ist der häufigste genetische Defekt, der sich in Tumoren nachweisen lässt. Sie kann Folge 1. einer Punktmutation oder Deletion in Abschnitten der kodierenden Sequenz des Gens oder 2. einer Überexpression des mdm2-Onkogens sein. In über 50% der malignen Tumoren des Menschen sind Mutationen des p53-Gens nachzuweisen.

Das funktionell defekte (pathologische) P53 ist bedeutend stabiler als das physiologische Wildtypprotein. Es häuft sich primär im Zellkern an und inaktiviert das Wildtypprotein, indem es an das Wildtypprotein bindet. Das pathologische P53 kann immunhistochemisch sichtbar gemacht werden.

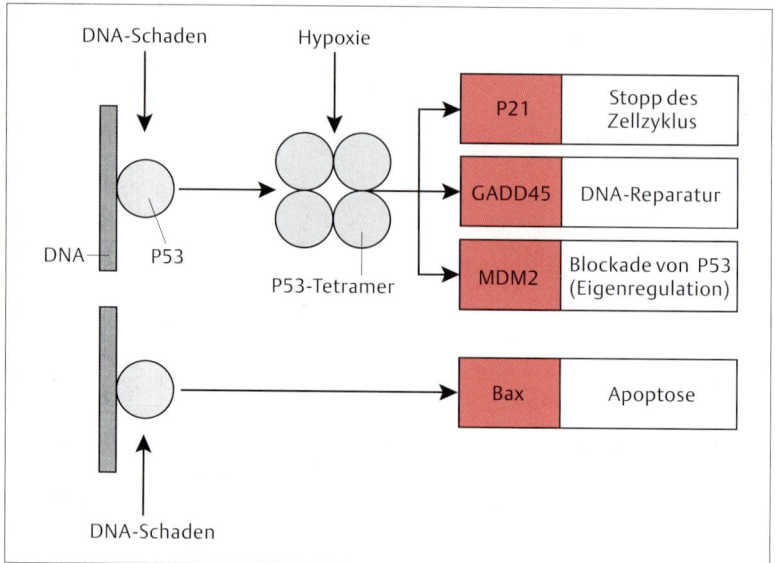

20.7   Protein 53.
Das Protein 53 (P53) ist 1. an der DNA-Reparatur beteiligt, 2. kontrolliert es im Zellzyklus den Übergang von der G1-Phase in die S-Phase (s. Abb. 6.**2**) und 3. reguliert es die Apoptose. Nach Auftreten eines DNA-Schadens lagert sich P53 an die DNA an und bildet unter dem Einfluss einer gleichzeitig vorhandenen Hypoxie ein Tetramer. In der Form dieses Tetramers nimmt P53 seine Funktion als Regulator des Zellzyklus und der DNA-Reparatur wahr; dazu bedient es sich auch des GADD45-Proteins (growth arrest and DNA damage protein). Als Inhibitor des P53 wirkt das MDM2-Protein. Eine Überexpression des mdm2-Gens infolge von Chromosomenamplifikationen kommt oft in Sarkomen vor (nach Boland 1997).

20.3.3   Reparatur- oder Mutatorgene

Wichtige Schäden an der DNA werden durch **Fehlpaarungen der Basen** hervorgerufen. Man unterscheidet 3 Typen von Fehlpaarungen: Typ des „falschen Partners", Typ des „chemischen Zusatzes" und Typ der „Missregistrierung repetitiver Sequenzen" (Abb. 20.**8**). Zusätzlich kann es als Folge einer Mutation einer Base zur Anlagerung eines fremden Moleküls an die Base kommen. Dadurch wird die Base so verändert, dass sie sich bei der Replikation dann fälschlicherweise mit einer nichtkorrespondierenden Base paart.

Am anfälligsten für eine fehlerhafte Weitergabe sind repetitive Sequenzen von Basenpaaren in kodierenden Regionen der Gene. Solche repetitive Sequenzen, die aus maximal 4 oder weniger Basen bestehen, werden **Mikrosatelliten** genannt.

Mikrosatelliten zeigen die folgenden Haupteigenschaften:
- sie können sich bis zu sechzigmal wiederholen,

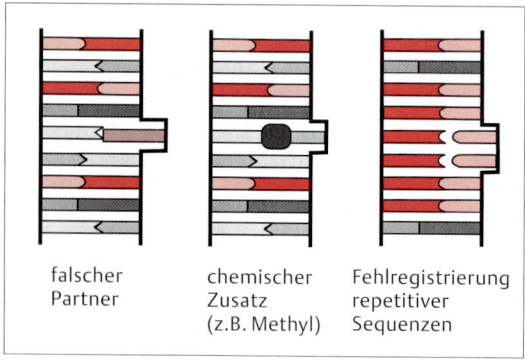

falscher   chemischer   Fehlregistrierung
Partner   Zusatz   repetitiver
                  (z.B. Methyl)   Sequenzen

20.8   Replikationsfehler.
Fehler bei der Replikation der DNA können verschiedene Ursachen haben (s. Text) (nach Boland 1997).

- sie kommen – über das ganze menschliche Genom verstreut – sowohl in kodierenden als auch in nichtkodierenden Regionen vor,
- sie werden stabil vererbt,

- sie sind bei den einzelnen Individuen typischerweise in unterschiedlicher Anzahl vorhanden,
- sie zeigen eine erhöhte Anfälligkeit für Mutationen,

- sie sind an den Telomeren der Chromosomen konzentriert,
- sie sind mit Genen assoziiert, die eine Schlüsselrolle bei der DNA-Reparatur spielen.

20.4 „Kleinstes gemeinsames Vielfaches" bei der Entstehung maligner Tumoren ist eine Destabilisierung der genetischen Information

In normalen Zellen ereignen sich Mutationen selten (ungefähr $1,4 \cdot 10^{-10}$ Mutationen pro Basenpaar und pro Zellgeneration), in maligne transformierten Zellen dagegen häufig. Auf dieser Beobachtung beruht die **Hypothese des Mutatorphänotyps** eines malignen Tumors; sie besagt, dass:

- die Mutationsrate in den frühen Stadien der Tumorentwicklung bereits signifikant größer sein muss als in den normalen somatischen Zellen des Gewebes, in welchem sich der Tumor entwickelt (Hypermutabilität),
- die genetische Instabilität der maligne transformierten Zellen mit einer Anhäufung eines Pools von Mutationen einhergeht,
- diese Anhäufung von Mutationen die Tumorentstehung ankurbelt.

Die Mutationen verschaffen den Tumorzellen oft Vorteile gegenüber den nichttumorösen Zellen (z.B. wegen des Verlusts von interzellulären Adhäsionsmolekülen, die den Tumorzellen eine freiere Bewegung ermöglichen, oder wegen der gesteigerten Synthese von Enzymen, welche die Basalmembran aufzulösen vermögen, oder wegen einer verbesserten Fähigkeit, fernab vom Primärtumor überleben zu können).

Man unterscheidet 4 Formen **genetischer Instabilität** (IN): die Instabilität von 1. Nukleotidse-

quenzen (NIN: nucleotide excision repair-associated instability), 2. Mikrosatelliten (MIN), 3. ganzen Chromosomen (CIN) und 4. Chromosomentranslokationen (TIN). Die einzelnen IN-Formen zeigen verschiedene Eigenschaften (Tab. 20.**4**).

Damit maligne Tumoren entstehen, kann es erforderlich sein, dass beide Allele eines Gens defekt sind. Diese Art der Tumorentstehung wird als „Zweiphasenmodell" oder als **„Verlust der Heterozygosität"** (LOH: loss of heterozygosity) bezeichnet: Der Defekt des ersten Allels kann sowohl in somatischen Zellen als auch in Keimzellen vorhanden sein. Das zweite Allel verliert seine Funktionalität zu einem späteren Zeitpunkt als das erste Allel (z.B. durch eine Punktmutation mit einer konsekutiven MIN oder TIN). LOH kann durch eine Analyse des Restriktionsfragment-Längenpolymorphismus (RFLP) diagnostiziert werden. Ein LOH wird für die Entstehung jener malignen Tumoren gefordert, die entweder durch eine Störung von Suppressorgenen oder einen Defekt von Reparaturgenen hervorgerufen werden. Ist eine Aktivierung von Protoonkogenen dagegen Ursache des malignen Tumors, reicht bereits die Veränderung nur eines der beiden Allele für die Tumorentstehung aus. Dieses Phänomen wird „dominant negativer Effekt des mutierten Allels auf das Wildtypallel" genannt.

Tabelle 20.4   Typen der genetischen Instabilität.
Eine genetische Instabilität (IN) kann ihre Ursache auf 3 verschiedenen Ebenen haben: auf der Ebene der Nukleoti-de (NIN), der Mikrosatelliten (MIN) oder auf der Ebene der Chromosomen (CIN oder TIN). Eine MIN geht mit einem Defekt von Genen, die an der DNA-Reparatur beteiligt sind, einher und tritt häufig in Geweben endodermalen Ursprungs (Kolon, Endometrium, Pankreas, Ösophagus und Magen) auf. Ca. 15% der sporadisch vorkommenden Kolonkarzinome weisen eine MIN auf. Diese Karzinome liegen oft im Colon ascendens, bilden Schleim und sind histologisch wenig differenziert, aber diploid. Maligne Tumoren mit einer CIN sind meistens aneuploid.

Insta-bilität	1. Allel	2. Allel	Zusatzfaktor	Charakteristikum
NIN	Mutation des ner-Gens	Mutation des ner-Gens	UV-Strahlen	...betrifft die Nukleotid-exzisionsreparatur
MIN	Mutation der mmr-Gene (Gene, welche die Repara-tur von DNA-Fragmenten steuern)	Mutation der mmr-Gene	keiner	...betrifft die Reparatur ganzer DNA-Fragmente LOH
CIN	Mutation der Gene, welche die Segregation der Chro-mosomen steuern, z. B. des bub1-Gens (s. Abb. 6.5)	keine Veränderung	keiner	dominant negative Mutation
TIN[1]	Mutation eines beliebigen Gens	Verlust des gleichen Gens	keiner	LOH

[1] Die „Translokationsinstabilität" (TIN) tritt bei der komplexen Translokation, die mit einem Verlust oder einem Zugewinn von Chro-mosomensegmenten einhergeht, auf. Von der komplexen TIN ist die einfache TIN mit neuen Arrangements von Chromosomenseg-menten zu unterscheiden.

LOH   loss of heterocygosity (Verlust der Heterozygosität; s. Text)
mmr   mismatch repair
ner   nucleotid excision repair

20.5   Tumoren können durch Viren erzeugt werden

Bei etwa 15% der malignen Tumoren sind Viren die Ursache. 1911 entdeckte Peyton Rous, dass mit einer Injektion von gefilterten, zellfreien Extrak-ten, die aus Gewebe von Hühnern mit Brustsarko-men hergestellt worden waren, bei gesunden Hühnern wieder Sarkome erzeugt werden kön-nen. Erst einige Zeit später gelang es, das für die Sarkomentstehung verantwortliche Prinzip als das Rous-Sarcoma-Virus (ein Retrovirus, s. unten) zu identifizieren.

20.5.1   Retroviren transformieren Zellen durch Integration oder Insertion ihres Genoms in die Zielzelle

Der Begriff „Retroviren" ist vom Lebenszyklus dieser Viren abgeleitet: Nach dem Eintritt des Re-trovirus (RNA-Virus) in eine Zelle wird die virale RNA durch das Enzym „reverse Transkriptase" des RNA-Virus in einen komplementären einfachen DNA-Strang „zurückgeschrieben". Dieses Enzym wird vom Virus selber kodiert. Aus dem einfachen DNA-Strang wird dann in der Wirtszelle wieder eine doppelsträngige DNA (**Provirus** genannt) synthetisiert. Das Provirus wird in die chromoso-male DNA der Wirtszelle eingebaut. Die Grenze zwischen dem Provirus und der chromosomalen DNA wird durch die nichtkodierenden LTR-Regio-nen (long terminal repeats) des Virus gebildet.

Diese bestehen aus sich wiederholenden Sequenzen. Die links an das Provirus angrenzende LTR-Sequenz fördert die Transkription des viralen Genoms, die rechts angrenzende die Transkription der das Provirus flankierenden chromosomalen DNA der Wirtszelle. Damit ein Tumor entstehen kann, muss nicht das ganze Virusgenom exprimiert werden.

Die RNA-Viren können auf 2 Arten eine Transformation von Zellen bewirken:

- Sie fügen ihr transkribiertes Genom (Provirus) direkt in ein Protoonkogen der Wirtszelle ein. Dieser Vorgang wird als **Integration** bezeichnet.
- Sie bauen ihre in DNA transkribierte RNA in der Nähe eines Protoonkogens in das Genom der Wirtszelle ein. Diese Aktion wird **Insertion** genannt.

2 RNA-Viren sind an der Entstehung von malignen Tumoren des hämatopoetischen und lymphatischen Systems beteiligt: das T-Zell-Leukämievirus I (HTLV I) und das T-Zell-Leukämievirus III (HTLV III). Beide Viren gehören in die Gruppe der Oncornaviren. Das HTLV III ist identisch mit dem Erreger von AIDS (acquired immunodeficiency syndrome), dem HIV (human immunodeficiency syndrom virus).

Die Retroviren haben in der Gentherapie als „Genfähren" große Bedeutung erlangt. Die moderne **Gentherapie** hat zum Ziel, defekte oder fehlende Proteine via künstlich in die Zellen eingeführte Gene durch den Organismus selber synthetisieren zu lassen. Sie ist keineswegs mehr nur auf die Therapie monogenetischer Erbkrankheiten beschränkt, sie eröffnet neue Möglichkeiten auch für die Therapie maligner Tumoren, degenerativer und viraler Krankheiten.

„Genfähren" sind Elemente, auf denen das Gen, welches das gewünschte Protein kodiert, an seinen Bestimmungsort, den Zellkern, gelangen kann. Die eingeschleusten Gene brauchen nicht an der Stelle eines alten, defekten Gens eingebaut zu werden; es genügt, wenn sie die erforderlichen intakten Proteine irgendwo im Körper synthetisieren. Es kann aber sein, dass die Proteine nur in speziellen Zellen gebraucht werden. Dann muss dafür gesorgt werden, dass die Gene in diese Zellen gelangen.

Neben den Retroviren werden auch Adenoviren, adenoassoziierte Parvoviren, Plasmide und Liposomen-DNA-Komplexe als Genfähren verwendet. Adenoassoziierte Parvoviren sind dadurch charakterisiert, dass sie ihre DNA an einer ganz bestimmten Stelle des Chromosoms 19 ins menschliche Genom inserieren. Liposomen sind künstlich hergestellte, kugelförmige Vesikel, die aus einer Phospholipiddoppelschicht gebildet werden. Sie können mit der Zellmembran fusionieren und ihren Inhalt ins Zytoplasma der Zelle abgeben. Ihre Größe variiert von 25 nm bis zu 1 μm. Plasmide sind kleine, extrachromosomale, ringförmige DNA-Sequenzen, die nicht von einer Proteinhülle umgeben sind und in Bakterien und Hefen vorkommen. Sie replizieren sich autonom, unabhängig von den Chromosomen der Wirtszelle. Plasmide werden vor allem zur postinfektiösen „genetischen Impfung" von Zellen verwendet. Dabei werden Gene, die ein natives virales Protein kodieren, in die Zielzellen eingeschleust. Dieses Protein wird dann mithilfe der Klasse-1-Proteine des MHC (major histocompatibility complex) den immunkompetenten Zellen auf der Zelloberfläche präsentiert. Resultat ist eine zellvermittelte Immunantwort. Retroviren haben als Genfähren den Vorteil, dass sie 1. keine anderen Zellen infizieren als jene, in welche sie künstlich eingebracht worden sind, 2. stabil sind und 3. extensiv in vitro getestet werden können. Sie haben aber den Nachteil, dass sie 1. sich an einer beliebigen Stelle ins menschliche Genom einfügen mit dem (kleinen) Risiko, dort zufällig Protoonkogene zu aktivieren oder Suppressorgene zu inaktivieren, 2. nur Gene von maximal 7 Kilobasen transportieren können und 3. nur Zellen zu infizieren vermögen, die sich in Teilung befinden.

20.5.2 Hauptverantwortlich für die Entstehung maligner Tumoren beim Menschen sind DNA-Viren und nicht RNA-Viren

Hinweise darauf, dass bei Tumoren Viren beteiligt sein können, sind ein direkter Nachweis von Viren bei Krebspatienten und epidemiologische Beobachtungen. Das Virus ist meistens nur für einen von mehreren Schritten der Tumorentstehung verantwortlich.

Damit eine Zelle von einem Virus dauerhaft transformiert werden kann, muss sich ein stabiles **„Parasitenverhältnis"** ausbilden: Das Virus darf die Wirtszelle nicht umbringen und die Zelle muss die Virusgene von einer Zellgeneration an die nächste weitergeben. Die DNA-Viren bilden nach dem Eintritt in eine Zelle ein Virusprotein, das sehr schnell den zelleigenen DNA-Replikationsapparat aktiviert. Zur Replikation und Transkription seiner eigenen Gene bedient sich das Virus der Proteine der Wirtszelle. Die virale DNA wird in der Zelle in Form von Episomen oder Plasmiden aufbewahrt. Zur Transkription wird das Virusgenom in die chromosomale DNA der Wirtszelle integriert und zusammen mit der chromosomalen DNA „übersetzt".

Ein wichtiger Vertreter der tumorigenen Viren ist das HPV (**humanes Papillomvirus**), ein DNA-Virus (Tab. 20.5). Sein Genom wird in 3 Regionen unterteilt: 2 (die „frühen Regionen") kodieren Proteine, die dritte (die „späte Region") hat die Funktion einer Regulatorregion.

Die eine der beiden „frühen Regionen" des HPV kodiert die **Proteine** E1, E2, E4, E5, E6 und E7 (s. Abb. 6.2). Das E2-Protein wirkt als Suppressor für die Transkription der beiden Onkogene e6 und e7. Das E4-Protein erleichtert die Ausschleusung der Viruspartikel aus der Zelle durch Induktion eines Kollapses des Zytoskeletts. Phänotypisch bewirkt diese Störung des Zytoskeletts einen perinukleären Halo, wie er typischerweise nach einer HPV-Infektion in Koilozyten (Abb. 20.9) des Portioepithels, des metaplastischen Plattenepithels der Zervixschleimhaut und des Plattenepithels der Larynxschleimhaut beobachtet werden kann. Das E6-Protein bindet an P53 und stimuliert so eine ubiquitinabhängige Proteolyse von P53. Die HPV-Typen in den einzelnen onkogenen Risikogruppen (Tab. 20.6) unterscheiden sich durch eine unterschiedlich starke Affinität ihres E6-Proteins zu P53.

Das andere Onkoprotein, das E7-Protein, hat Ähnlichkeiten mit dem Protein E1A der Adenoviren. Es bindet an den Komplex, der aus dem Rb-Protein und den Proteinen P107 und P130 besteht. Diese Bindung bewirkt eine Dissoziation des Komplexes (s. Abb. 6.2).

Eine **Integration** des viralen Genoms in das zelluläre Genom wird in ca. 70% der mit dem HPV-Typ 16 und in 100% der mit dem HPV-Typ 18 assoziierten Zervixkarzinome gefunden. Bei dieser Integration können 2 Dinge passieren:

- Der Genlocus, der das E2-Protein kodiert, kann gespalten werden, sodass das E2-Protein nicht mehr synthetisiert wird. Damit entfällt die Suppression für die beiden Onkoproteine E6 und E7.
- Die virale DNA kann in unmittelbarer Nachbarschaft des c-myc-Gens integriert werden und dadurch dessen Expression steigern.

Tabelle 20.5   **Überblick über DNA-Viren, die Tumoren erzeugen.**

Familie	Art	Tumor
Papovaviren	humanes Papillomavirus	Verruca vulgaris Condyloma acuminatum Papillom der Vulva Papillom des Larynx Zervixkarzinom Vulvakarzinom Karzinom der Epidermis verruköses Karzinom Mundschleimhautkarzinom Larynxkarzinom
Herpesviren	Herpes-simplex-Virus (Typ 2)	Zervixkarzinom Vulvakarzinom
	Epstein-Barr-Virus	malignes B-Zell-Lymphom nasopharyngeales Karzinom
	Kaposi-Sarkom-assoziiertes Herpesvirus	Kaposi-Sarkom
Hep-a-DNA-Viren	Hepatitis-B-Virus Hepatitis-C-Virus	Leberzellkarzinom Leberzellkarzinom

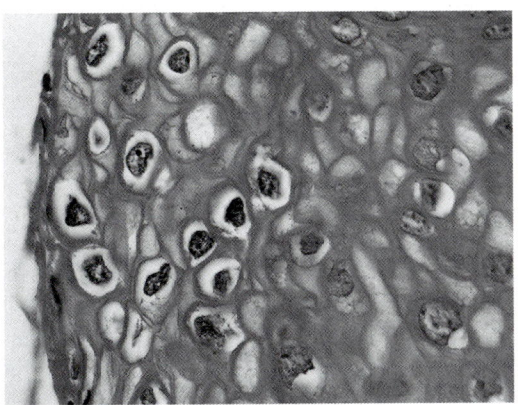

20.9 Koilozyten.
Koilozyten sind phänotypischer Ausdruck einer Störung des Zytoskeletts in Plattenepithelzellen, die durch HPV infiziert worden sind. Bei den Koilozyten handelt es sich um Zellen, deren Kern deformiert ist und deren Zytoplasma einen perinukleären Halo aufweist (s. Text).

Das **Epstein-Barr-Virus** (EBV) ist an der Entstehung von nasopharyngealen Karzinomen, malignen B-Zell-Lymphomen und lymphoproliferativen Erkrankungen beteiligt. Das Virusgenom kodiert mehrere Proteine: 3 Kernantigene (EBNA: EBV nuclear antigens) und 2 „latent membrane proteins" (LMP1 und LMP2), welche in die Zellmembran der Wirtszelle eingebaut werden. Das LMP1 scheint in vitro das Wachstum von B-Lymphozyten zu fördern und die Expression des Rezeptors für den EGF (epidermal growth factor) zu steigern. Das Prinzip der Wirkung des LMP1 ist ähnlich wie jenes des CD40-Rezeptors auf den B-Lym-

phozyten (Abb. 20.**10**) und jenes des Fas-Proteins (FasR; Abb. 20.**11**).

Der **CD40-Rezeptor** (CD40R) gehört in die Familie der Tumornekrosefaktor-Rezeptoren. Wenn ein CD40-Ligand (CD40L) mit dem CD40R in Kontakt tritt, aggregieren in der Zellmembran die unmittelbar benachbarten CD40-R-Moleküle miteinander. Dadurch bekommen auch die an die Zytoplasmadomänen der CD40-R-Moleküle gebundenen Moleküle des Tumornekrosefaktor-assoziierten Faktors 3 (TRAF3) Kontakt miteinander. Dieser Kontakt aktiviert eine Proteinkinase. Die Bindung zwischen den CD40R und CD40L wird nach kurzer Zeit durch eine Dissoziation der CD40-R-TRAF3-Komplexe wieder aufgehoben.

Das **Fas-Protein** (FasR, auch CD95 oder APO1 genannt) gehört in die Familie der Rezeptoren des Tumornekrosefaktors. Es ist auf vielen Zellen vorhanden, wird aber auch von malignen Tumorzellen gebildet. Der Ligand des Fas-Proteins (FasL) wird von aktivierten zytotoxischen T-Lymphozyten und von natürlichen Killerzellen (NK) synthetisiert, aber auch von Sertoli-Zellen des Hodens und malignen Tumorzellen. FasL wirkt als „Todesfaktor", weil seine Bindung an den FasR eine Apoptose derjenigen Zelle induziert, die FasR tragen. Durch die Bindung von FasL an FasR kommt es – wie bei CD40R und LMP1 – zu einer Aggregation der FasR-Moleküle in der Zellmembran (s. Abb. 20.**11**). Dadurch wird die Kaskade der Caspasen in Gang gesetzt (s. Abb. 2.**2**). Da FasL auch von malignen Tumoren (z. B. Kolonkarzinom, Leberzellkarzinom und malignem Melanom) exprimiert wird, können 1. die Tumorzellen andere Zellen in ihrer Umgebung durch Apopto-

Tabelle 20.6 Risikogruppen des HPV (humanen Papillomvirus).
Das Risiko, ein Karzinom zu induzieren, ist bei den einzelnen HPV-Typen unterschiedlich groß. Diese Unterschiede werden durch die Affinität des viralen Proteins E6 zum Suppressorprotein P53 und des E7-Proteins zum Rb-Komplex geprägt (s. Abb. 6.**2**).

Onkogenes Risiko	HPV-Typen	Tumor/Dysplasie
Klein	6, 11, 42, 43, 44	Condyloma acuminatum leichte Dysplasie von metaplastischem Plattenepithel der Zervixmukosa
Mittelgroß	33, 35, 39, 51, 52	schwere Dysplasie von metaplastischem Plattenepithel der Zervixmukosa
Groß	16, 18, 31, 45, 56	schwere Dysplasie von metaplastischem Plattenepithel der Zervixmukosa invasives Zervixkarzinom

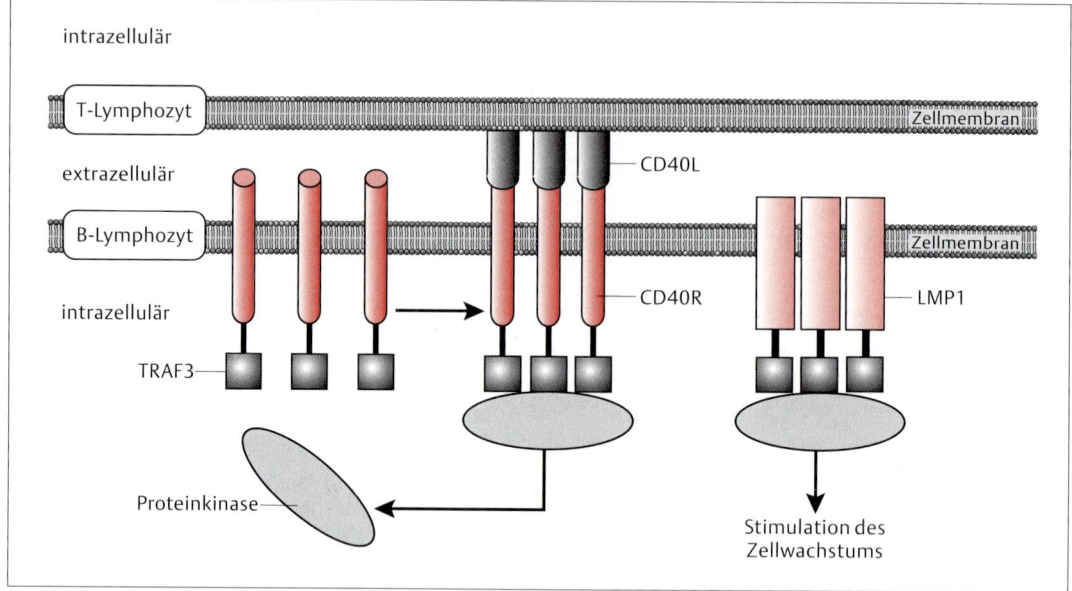

20.10 Onkogene Wirkung des Epstein-Barr-Virus.

Das Epstein-Barr-Virus bedient sich für seine onkogene Wirkung des LMP1 (latent membran protein), welches das Virus in die Zellmembran der B-Lymphozyten einbaut (rechte Seite der Abbildung). An das LMP1 wird der Tumornekrosefaktor-assoziierte Faktor 3 (TRAF3) gebunden. Dieser Faktor stimuliert eine intrazelluläre Proteinkinase. Da die aggregierten LMP1-TRAF3-Komplexe nicht mehr voneinander dissoziieren, wie es die Komplexe zwischen dem CD40-Rezeptor (CD40 R) und CD40-Liganden (CD40 L) (auf der linken Seite der Abbildung) tun, bleibt die Stimulation des Zellwachstums durch die über den TRAF3 aktivierte Proteinkinase aufrechterhalten. Ebenfalls in die Familie der Tumornekrosefaktor-Re-

zeptoren gehört CD40 R. Wenn ein CD40 L mit dem CD40 R in Kontakt tritt, aggregieren in der Zellmembran die unmittelbar benachbarten CD40-R-Moleküle. Dabei treten auch die an die Zytoplasmadomäne des CD40 R gebundenen Moleküle des TRAF3 miteinander in Kontakt. Dieser Kontakt aktiviert eine Proteinkinase. Die Bindung zwischen CD40 R und CD40 L wird nach kurzer Zeit durch eine Dissoziation der CD40-R-TRAF3-Komplexe wieder aufgehoben. Als Adaptorprotein für den TRAF3 wirkt das Erb-B2-Protein. Adaptorproteine koppeln transmembranöse Proteine an eine zytoplasmatische Proteinkinase (nach Kieff 1995).

sen zerstören, wodurch die Metastasierung der Tumorzellen erleichtert wird, und 2. die Tumorzellen sich den Angriffen des Immunsystems entziehen, weil sie auch die Apoptose immunkompetenter Zellen zu induzieren vermögen.

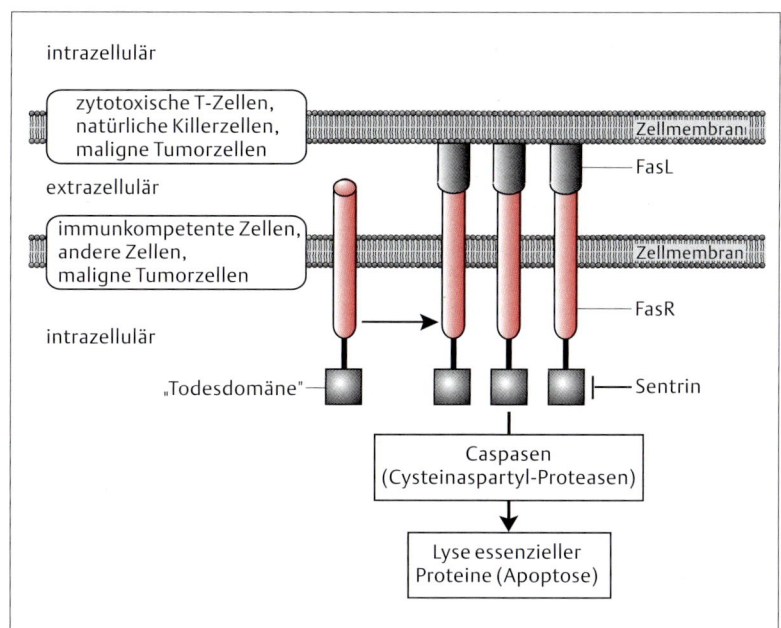

20.11 Fas-Rezeptor und -ligand.
Bei der Aktivierung des Fas-Rezeptors (FasR) durch den Fas-Liganden (FasL) werden die in der Zellmembran gelegenen FasR – wie die LMP1-Moleküle des Epstein-Barr-Virus – zusammengeschoben und aktiviert. Diese Aktivierung wird auf die intrazytoplasmatischen Caspasen übertragen. Dadurch wird eine Apoptose derjenigen Zellen, die FasR besitzen, eingeleitet (s. Text und Abb. 2.**2**) (nach Cohen 1993).

20.6 Tumoren können durch Strahlen erzeugt werden

Der Anteil maligner Tumoren beim Menschen, die durch ionisierende Strahlen bedingt sind, beträgt ca. 10 %. Die Latenzzeit zwischen Bestrahlung und klinisch manifestem Tumor kann zwischen 10 und 40 Jahren betragen. Es wird zwischen energiereichen und energiearmen Strahlen unterschieden. Energiereiche Strahlen übertragen ihre Energie hauptsächlich durch eine Ionisation von Molekülen in der DNA und in verschiedenen Membranen auf die Zellen. Ionisierte Moleküle sind sehr instabil. Energiearme Strahlen dagegen regen die Moleküle in der DNA und in den Membranen lediglich an, ohne sie zu verändern.

Ionisierende Strahlen sind die Alpha-, Beta- und Gammastrahlen. Alphastrahler sind Protonen und Neutronen, Betastrahler Elektronen, zu den Gammastrahlern gehören Photonen und die Röntgenstrahlen. An der DNA können ionisierende Strahlen indirekt oder direkt wirken. Die indirekte Wirkung erfolgt über die Bildung von Sauerstoffradikalen, die durch die Interaktion zwischen den Strahlen und dem intrazellulären Wasser entstehen. Die Sauerstoffradikale induzieren Einzel- oder Doppelstrangbrüche der DNA.

Direkt wirken die ionisierenden Strahlen über Punktmutationen in der DNA oder über einen Austausch von Basen. Bei Punktmutationen können Protoonkogene aktiviert oder Suppressorgene ausgeschaltet werden. Ob sich Mutationen ereignen oder nicht, hängt von verschiedenen Faktoren ab:

- von der Qualität der Strahlen (Alphastrahlen sind gefährlicher als Gammastrahlen),
- der Dosis der Strahlen,
- der Qualität der DNA-Reparatur,
- hormonellen Einflüssen,
- der Qualität des Immunsystems,
- von den Eigenschaften des Gewebes.

So verstärkt eine erhöhte Konzentration von intrazellulärem Wasser und Sauerstoff oder eine erhöhte Gewebetemperatur die Wirkung der Strahlen. Interessanterweise können auch Coffein und einige Antibiotika (z. B. Adriamycin und Bleomycin) strahlenbedingte Schäden noch potenzieren. Dies geschieht wahrscheinlich durch eine Störung der Reparatur der geschädigten DNA.

Die häufigsten durch **ultraviolette Strahlen** hervorgerufenen Tumoren sind Basaliome, Plattenepithelkarzinome der Epidermis und maligne Melanome (s. Kapitel 14: Lipopigmente, Tyrosinpigmente und anorganische Pigmente). Ultraviolette Strahlen werden durch Melanin absorbiert. Sie erzeugen in der DNA abnorme Pyrimidindimere (vor allem Thymidindimere) und behindern auf diese Art und Weise eine effiziente Exzision oder Reparatur defekter DNA-Abschnitte in den Zellen der Haut.

Es wird unterschieden zwischen natürlichen und artefiziellen **Strahlenquellen**. Natürliche Quellen sind Gesteine, Pflanzen und der Kosmos. Die Belastung durch die kosmische Strahlung nimmt pro 2000 Meter Höhenunterschied um das Doppelte zu. Die ionisierende Strahlung in Pflanzenprodukten belastet vor allem Personen mit Nicotinabusus. Tabak enthält Isotope mit einer Alphastrahlung. Personen mit einem Konsum von 20 Zigaretten pro Tag setzen sich innerhalb 1 Woche einer Strahlendosis aus, die gleich groß ist wie die Dosis, der sie anlässlich einer Thoraxaufnahme ausgesetzt wären. Die heutige natürliche **Strahlenbelastung** in der Schweiz beträgt pro Jahr 3 Millisievert (mSv), die medizinische im Mittel 1 mSv. Sievert ist das Maß für die biologisch wirksame Strahlendosis (Äquivalenzdosis). Bei Patienten, die eine Strahlentherapie wegen eines malignen Tumors bekamen, ist das Risiko, nach 10 Jahren an einem zweiten malignen Tumor zu erkranken, um das Zehnfache größer als bei Patienten ohne Strahlentherapie. Bei den Zweittumoren handelt es sich dann oft um maligne Tumoren des lymphatischen oder hämatopoetischen Systems. Die Belastung durch artefizielle Strahlen (z. B. 1986 nach dem Unfall im Kernkraftwerk von Tschernobyl, Ukraine) kann erheblich schwanken. In der Schweiz trat in der Folge dieses Unfalls eine zusätzliche Strahlenbelastung von 2,5 – 5,0 mSv auf. Die Folgen davon werden epidemiologisch nicht messbar sein. Am empfindlichsten auf ionisierende Strahlen reagieren das Hoden- und Ovarialgewebe, gefolgt vom hämatopoetischen Gewebe, Gewebe des Intestinaltrakts, Mamma-, Lungen-, Speicheldrüsen-, Haut- und Knochengewebe.

20.7 Tumoren können durch chemische Substanzen erzeugt werden

1915 gelang es Yomagiwa und Ichikowa, an Mäusen mit Kohlenteer experimentell Hautkarzinome zu erzeugen. Die für die Karzinomentstehung verantwortliche Substanz war 1,2-Benzanthracen, ein polyzyklischer Kohlenwasserstoff. Die Kohlenwasserstoffmoleküle können über die Wirkung von Oxidasen mit Sauerstoff reagieren. Dabei entstehen Sauerstoffdoppelbindungen. Die Reaktionsprodukte mit solchen Sauerstoffdoppelbindungen werden **Epoxide** genannt. Die Epoxide werden über ihre positiven Ladungen kovalent an die negativ geladene DNA, RNA und an verschiedene Proteine gebunden.

Viele der chemischen Substanzen, die maligne Tumoren erzeugen (kanzerogene Substanzen, Tab. 20.7) sind für sich genommen noch nicht kanzerogen. Die kanzerogene Wirkung wird erst von **Metaboliten**, die im Organismus entstehen, erzeugt. Demzufolge wird unterschieden zwischen der Ausgangssubstanz (remote carcinogen), dem Präkanzerogen (proximate carcinogen) und dem eigentlichem Kanzerogen (ultimate carcinogen). Mit der DNA interagiert das eigentliche Kanzerogen.

Kohlenteer erzeugt erst dann Hautkarzinome, wenn vor der Applikation des Teers eine subkanzerogene Dosis von Benzo[a]pyren verabreicht worden ist. Der Effekt des Benzo[a]pyrens wird als **„Initierung"** der Kanzerogenese, der Effekt des Kohlenteers als **„Promotion"** der Kanzerogenese bezeichnet (Tab. 20.**8**). Maligne Tumoren, die sich nach der Einwirkung chemischer Substanzen entwickeln, entstehen also ebenfalls zweiphasig – analog dem „Zweiphasenmodell" des Verlusts der Heterozygosität (LOH) als andere mögliche Ursache maligner Tumoren. Die Promotion kann mit einer Aktivierung von Rezeptoren auf der Oberfläche der Zellmembran beginnen. Dieser Start über Rezeptoren erklärt die Reversibilität, die Dosis-Wirkungs-Kurve und das Latenzphänomen der Promotion. Ein Latenzphänomen kann nach der Einwirkung sowohl von chemischen Kanzerogenen als auch von Strahlen beobachtet werden. In der zweiten Etappe der Promotion werden Enzy-

Tabelle 20.**7** **Übersicht über einige wichtige chemische Kanzerogene beim Menschen.**

Kanzerogen	Beispiele	Tumorlokalisation
Polyzyklische Kohlenwasserstoffe	Benzo[*a*]pyren Vinylchlorid	Lunge, Haut Leber
Aromatische Amine	2-Naphthylamin Benzidin	Harnblase Harnblase
Nitrosamine		Magen
Alkylierende Substanzen	Cyclophosphamid Busulphan	
Toxine	Aflatoxin (Aspergillus fumigatus)	Leber
Berufsbedingte Kanzerogene	Asbest Nickel (Komponenten) Chrom (Komponenten) Arsen (Komponenten)	Pleura, Lunge Lunge, nasale Sinus Lunge Haut, Lunge
Medikamente	naphthylaminhaltige Medikamente Diethylstilbestrol Phenacetin orale Kontrazeptiva	Harnblase Uterus, Vagina ableitende Harnwege benigne Lebertumoren
Chemische Gemische	Teere, Öle Zigarettenrauch	Lunge, Haut Lunge, Harnblase

Tabelle 20.**8** **Hauptmerkmale der Initiierung und Promotion der Kanzerogenese.**

Initiierung	Promotion
Läuft sehr schnell ab	benötigt Zeit (Latenzphänomen)
Irreversibel	reversibel
Additiv	nichtadditiv
Wird von den Zellen „memorisiert"	wird von den Zellen nicht „memorisiert"

Direkte Änderungen in der zellulären DNA (Störung der Genstruktur)
  kovalente Bindungen
  Torquierungen der DNA
  Aufschneiden der DNA
	Expression der DNA-Veränderungen

Keine Dosisschwellenwerte	Dosisschwellenwerte (Dosis-Wirkungs-Kurve)

me induziert, deren Produkte die Zellproliferation ankurbeln. Der Promotion schließt sich die „**Progression**" an, in der dann die Etablierung und Weiterentwicklung des gesetzten Schadens erfolgt.

Es gibt kanzerogene Substanzen, die gleichzeitig als Initiatoren und Promotoren maligner Tumoren wirken. Solche Substanzen werden „**komplette Kanzerogene**" genannt. „Inkomplette Kanzerogene" sind dagegen Stoffe, die einen malignen Tumor nur initiieren. Bekannte Promotoren sind Alkohol (für Ösophagus-, Magen- und Leberzellkarzinome) und Phenacetin (für Urothelkarzinome in Nieren und ableitenden Harnwegen).

20.8 Metastasen sind Zeichen einer erhöhten Aggressivität maligner Tumoren

Der definitive Beweis für die Malignität eines Tumors ist das Auftreten von Tumorgewebeherden in Geweben fernab vom Tumor (Metastasen, Abb. 20.12). Zeigt der Primärtumor im Organ, in dem er entstanden ist, mehrere Herde, die keine direkte Beziehung zueinander zeigen, spricht man von einem multizentrischen Tumor.

Maligne Tumoren können sich auf 2 Arten ausbreiten: durch direkte Invasion in ihre unmittelbare Umgebung und durch die Bildung von Metastasen. Die direkte Ausbreitung kann lokale Effekte auslösen und zu einer funktionellen Störung des Organs führen.

Metastasierende Tumorzellen müssen auf dem Weg von der Primärlokalisation zum Ort der Fernmetastase verschiedene Barrieren überwinden: Sie müssen sich aus dem Verband des Primärtumors herauslösen, in die Blut- oder Lymphgefäße einbrechen, in den Gefäßen abtransportiert werden, im Kapillarfilter eines Organs hängen bleiben, die Kapillarwand wieder durchwandern und am neuen Ort autonom weiterwachsen.

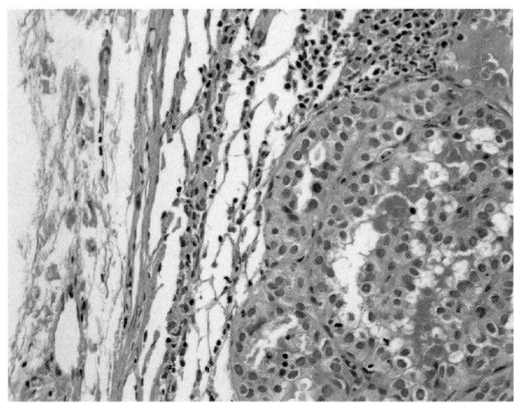

20.12   Tumormetastasierung.
Viele Tumoren breiten sich im Gebiet ihrer Lymphdrainage aus. So kann sich ein papilläres Schilddrüsenkarzinom (Bild) durchaus zuallererst einmal über eine Lymphknotenmetastase manifestieren. Im Gegensatz zu den papillären Schilddrüsenkarzinomen metastasieren follikuläre Schilddrüsenkarzinome vorzugsweise hämatogen und nicht lymphogen.

20.8.1 Tumorzellen entfernen sich aus dem Primärtumor

Das **Wandern von Zellen** ist ein komplexer Vorgang. Er umfasst: eine Extension der Zellen „nach vorn" (in die Bewegungsrichtung), eine Adhäsion an Strukturen in der Bewegungsrichtung, ein Auflösen der Adhäsionen im „Rücken" der Zellen und Kontraktionen des Zytoskeletts. Zellen bewegen sich durch Kontraktionen und durch eine Polymerisation von Actin- und Myosinmolekülen des Zytoskeletts. Actin ist einerseits mit den Adhäsionsplaques der Zellen verankert, steht andererseits aber auch mit den Cadherinen und Integrinen der Zellmembran in Kontakt. Ein Aktivator der Mobilität maligner Zellen ist z. B. das von wenig differenzierten Adenokarzinomen der Prostata exprimierte Thymosin-β-15-Molekül.

Die Adhäsionseigenschaften werden durch Glykoproteine und Glykolipide der Glykokalix sowie die Adhäsionsmoleküle auf der Zelloberfläche bestimmt. Die **Glykokalix** stark metastasierender Zellen enthält mehr Sialinsäure als diejenige schwach metastasierender Zellen. Dadurch nimmt die Dichte der negativen Ladungen auf der Zelloberfläche ab. Diese Veränderung der Oberflächeneigenschaften der Zellen behindert die interzelluläre Adhäsion.

Bei der Entstehung von Karzinomen sind verschiedene Typen von **Adhäsionsmolekülen** (s. Kapitel 4: Interaktionen zwischen den Zellen und ihrer Nachbarschaft) von Bedeutung: das E-Cadherin aus der Familie der Cadherine, die Integrine der Subfamilie β_1 und die Adhäsionsmoleküle der immunglobulinähnlichen Superfamilie (IgSF). Das E-Cadherin (s. Abb. 4.1) und die IgSF spielen eine Schlüsselrolle bei der unmittelbaren Ablösung der Tumorzellen aus ihrem Verband, die Integrine wirken bei der Adhäsion der Tumorzellen an Moleküle der extrazellulären Matrix (ECM) mit. Die Dichte der IgSF auf den Tumorzellen entscheidet darüber, ob die Tumorzellen immunologisch abgewehrt werden können oder nicht. Der Kontakt der Cadherine mit den Actinfilamenten wird durch die Proteine Catenin α und β, Vinculin, α-Actinin und Placoglobin vermittelt. Onkogene können eine Phosphorylierung dieser „Vermittlermoleküle" induzieren und so den Tumorzellen den Austritt aus ihrem Verband erleichtern (s. Abb. 4.1). Maligne Tumoren mit einer hohen Dichte von E-Cadherin metastasieren weniger häufig als maligne Tumoren mit einer niedrigen Dichte. Das karzinoembryonale Antigen (CEA) reguliert die Funktion der Integrine, indem es deren Bindung an die Kollagenmoleküle der ECM kontrolliert. Ein Verlust von β_1-Integrinen ist relativ häufig bei wenig differenzierten Mammakarzinomen und kolorektalen Karzinomen anzutreffen.

Metastasierende Tumorzellen weisen nicht nur eine erhöhte Dichte verschiedener Oberflächenmoleküle auf, sondern besitzen auch spezielle intrazelluläre Proteine. Ein solches Protein ist das **"nichtmetastatische" Protein 23** (Nm 23). Es ist eine in die Verarbeitung externer Signale involvierte Nukleosiddiphosphat-Kinase (NDP-Kinase). Bei Tumorzellen, die eine größere Neigung zu Metastasen haben, ist – auch im Blutserum – weniger Nm 23 vorhanden. Diese Tumorzellen sind weniger empfindlich gegenüber TNF-α. TNF-α induziert in den malignen Tumorzellen unter anderem eine vermehrte Expression von Adhäsionsmolekülen. Bei mehr als der Hälfte der Tumoren, die auf genetische Veränderungen hin untersucht worden sind, fehlte eines der beiden Allele des Gens, welches das Nm 23 kodiert.

Um in die ECM einzudringen, bedienen sich die Tumorzellen dreier Hilfsmittel:

- Sie heften sich an Laminin, Fibronectin, Proteoglykane und Kollagen Typ IV der Basalmembran an.
- Sie lösen Komponenten der ECM mithilfe von Proteasen auf.
- Sie sind imstande, Rezeptoren für die Bindung an Laminin selber zu synthetisieren. Diese Bindung zwischen den Tumorzellen und dem Laminin der ECM ist z. B. fünfmal stärker als jene zwischen den Rezeptoren normaler Zellen und Laminin.

Die Bindung der Tumorzellen an Laminin stimuliert die Tumorzellen zur Bildung von **Kollagenasen**. Diese Enzyme spalten Kohlenstoff-Sauerstoff-(C-O-) und Kohlenstoff-Stickstoff-(C-N-)Bindungen und sind fähig, in geeigneten Kombinationen alle Gewebe des Organismus abzubauen. Eine Schlüsselfunktion bei der Metastasierung kommt aber dem Kollagen Typ IV und entsprechend der Kollagenase Typ IV zu. Der Gehalt an Kollagen Typ IV in den einzelnen Geweben ist deshalb für die Ausbreitung der Tumorzellen von großer Bedeutung. Da die Basalmembranen der Lymphgefäße kein Kollagen Typ IV besitzen, erfolgt die Invasion von Tumorzellen in Lymphgefäße leichter als in Blutgefäße. Andererseits ist das Knorpelgewebe gegen die Invasion maligner Tumorzellen resistenter als andere Gewebe, weil es relativ reich an Kollagenaseinhibitoren ist.

Zum Abbau der lokalen ECM bedienen sich die Tumorzellen auch der **Matrixmetalloproteinasen** (MMP). Patienten mit einem erhöhten Blutserumspiegel der MMP zeigen eine gesteigerte Metastasierungsrate, vor allem wenn sie an einem Mamma-, Lungen-, Schilddrüsen-, Kolon-, Magen- oder Leberkarzinom leiden.

Die MMP sind Endoproteasen und enthalten in ihrem aktiven Zentrum ein Zinkatom. Sie werden physiologischerweise von Makrophagen nach deren Kontakt mit Proteinen der ECM und von T-Lymphozyten synthetisiert. Die von den T-Lymphozyten sezernierten MMP fördern vor allem die chemotaktische Bewegung der T-Lymphozyten durch die Basalmembranen und Gewebe hindurch; die von den Makrophagen gebildeten MMP dienen vor allem dem Abbau der ECM. Sowohl in den Makrophagen als auch in den T-Lymphozyten wird die Sekretion der MMP durch Interleukine, Eicosanoide (Prostacyclin E$_2$), Leukotriene (Leukotrien B$_4$) und andere inflammatorische Mediatoren reguliert.

Die Aktivität der MMP wird durch Inhibitoren (TIMP, **tissue inhibitor of metalloproteinase**) gehemmt. Ob sich die Tumorzellen gegenüber ihrer unmittelbaren Umgebung aggressiv verhalten oder nicht, hängt von der Bilanz zwischen den aggressiven Faktoren (MMP) und den defensiven (den TIMP) ab. TIMP können – in Analogie zu den Suppressorgenen – **"Suppressorproteine der Metastasierung"** genannt werden. Bislang sind 2 Typen von TIMP bekannt: TIMP-1 und TIMP-2. TIMP-2 verhindert nicht nur die Metastasierung von Tumorzellen sondern auch die Bildung neuer Blutgefäße im Tumorgewebe (Neoangiogenese).

20.8.2 Tumorzellen bilden ihr eigenes Kapillarnetz aus

Die Neoangiogenese spielt bei der Wundheilung eine Schlüsselrolle, kann aber auch für das Wachstum und die Ausbreitung maligner Tumoren von großer Bedeutung sein. Tumorzellen sind imstande, die wichtigsten angiogenetischen Faktoren (s. Kapitel 7: Wundheilung) selber zu bilden. Die Dichte der Kapillarisierung („angiogenetic hotspots") vieler maligner Tumoren ist positiv korreliert mit der Wahrscheinlichkeit einer Metastasenbildung. Bei den lokal wachsenden malignen Hirntumoren z.B. entspricht der Angiogenesegrad direkt dem Malignitätsgrad. So gilt besonders das stark vaskularisierte Glioblastoma multiforme als hoch maligner Tumor.

20.8.3 Tumorzellen benützen zu ihrer Ausbreitung entweder Blut- oder Lymphgefäße

Die Metastasierung maligner Tumorzellen über die Lymphgefäße wird **lymphogene Metastasierung**, jene über die Blutgefäße **hämatogene Metastasierung** genannt. Der Nachweis von Karzinomzellen in Lymphgefäßen eines Organs als Zeichen einer bereits erfolgten Metastasierung wird als **Lymphangiosis carcinomatosa** (Abb. 20.13), in Lymphgefäßen der Pleura als **Pleurakarzinose** und in Lymphgefäßen des Peritoneums als **Peritonealkarzinose** bezeichnet. Eine lymphogene Metasta-

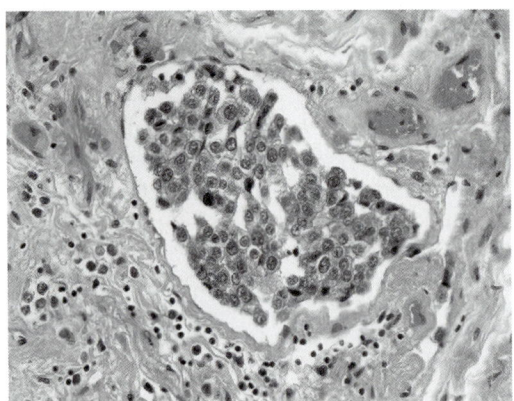

20.13 Lymphangiosis carcinomatosa.
Der Nachweis von Karzinomzellen in Lymphgefäßen eines Organs als Ausdruck einer bereits erfolgten Metastasierung wird als Lymphangiosis carcinomatosa, in Lymphgefäße der Pleura als Pleurakarzinose und des Peritoneums als Peritonealkarzinose bezeichnet.

sierung mit Bildung von Metastasen in Lymphknoten verschlechtert die Prognose vieler Tumoren. So reduziert sich die 5-Jahres-Überlebensrate bei Mammakarzinomen von 75–80% (ohne Lymphknotenmetastasen) auf 50% und jene der Kolon- und Rektumkarzinome von 80–90% auf 30%, wenn bei der Erstdiagnose bereits Lymphknotenmetastasen vorhanden sind.

Bei der **hämatogenen Metastasierung** treten Tumorzellen vor allem über Venolen und Kapillaren, weniger über die dickwandigeren Arteriolen

Tabelle 20.9 Überblick über die verschiedenen Metastasierungstypen.

Ausgangsort (Primärtumor oder bereits vorhandene Metastase)	Zielort (Metastasen)	Ausbreitungsweg	Metastasierungstyp
Lungen	Hirn Skelett Leber Nebennieren	Lungenvenen und Arterien des großen Kreislaufs	arterieller Typ oder Lungentyp
Paarige abdominelle Organe	Lungen	V. cava	Cavatyp
Darmtumoren	Leber	V. porta	Pfortadertyp
Leber	Lungen	V. hepatica	Lebertyp

in das Blutgefäßsystem ein. Je nach dem Ausgangsort der Tumorzellen (des Primärtumors oder bereits vorhandener Metastasen), dem Zielort der Tumorzellen (Lage der Metastasen) und dem Ausbreitungsweg über das Blutgefäßsystem werden verschiedene Metastasierungstypen unterschieden (Tab. 20.**9**). Das Vorhandensein von Fernmetastasen ist generell als Kontraindikation für eine chirurgische Intervention zu betrachten. Von dieser Regel gibt es Ausnahmen, z. B. wenn es sich beim Primärtumor um ein hellzelliges Nierenzellkarzinom oder um ein papilläres Schilddrüsenkarzinom handelt.

20.9 Der Organismus versucht, maligne Tumoren zu bekämpfen

Zellen maligner Tumoren können Antigene exprimieren, die in normalen Zellen nicht vorkommen und deshalb als fremd erkannt werden. Solche Antigene rufen eine Immunantwort hervor.

Verschiedene histologische Phänomene bei malignen Tumoren können als Hinweis darauf interpretiert werden, dass der Organismus mit einer **Immunantwort vom verzögerten Typ** (Hypersensitivitätsreaktion Typ 4) auf maligne Tumoren zu reagieren vermag. So werden bei verschiedenen Karzinomen an der Invasionsfront Infiltrate von Lymphozyten, Plasmazellen und Makrophagen beobachtet. Die Randsinus von Lymphknoten, die im Drainagegebiet maligner Tumoren liegen, zeigen oft eine Hyperplasie von Makrophagen (Sinushistiozytose) oder es können im Tumorgewebe oder im regionären lymphatischen Gewebe epitheloidzellige Granulome auftreten (s. Kapitel 24: Granulomatöse Entzündungen). Beim medullären Mammakarzinom und beim Seminom des Hodens scheint die Intensivität der Entzündungsreaktion positiv mit einer besseren Prognose korreliert zu sein. Patienten mit einer eingeschränkten Immunabwehr entwickeln häufiger maligne Tumoren (vor allem des lymphatischen Systems) als gesunde Personen. Eine erfolglose Abwehr maligne transformierter Zellen kann auch dadurch bedingt sein, dass der Tumor die Wirkung der immunkompetenten Zellen zu verhindern vermag.

Bei den immunologischen Abwehrreaktionen spielen Adhäsionsmoleküle eine wichtige Rolle. So verhalten sich maligne Tumoren, die auf der Zelloberfläche eine große Dichte von IgSF aufweisen, weniger aggressiv als maligne Tumoren mit einer kleinen Dichte. Grund dafür ist, dass sowohl die zytotoxischen T-Lymphozyten als auch die natürlichen Killerzellen (NK) über eine homophile Adhäsion an die IgSF auf der Oberfläche der Tumorzellen andocken. Dadurch wird eine **zytotoxische Immunantwort** möglich (Hypersensitivitätsreaktion Typ 2). Im Rahmen der Abwehr maligner Tumoren kann es aber auch zu einer antikörper- und komplementvermittelten zytotoxischen Reaktion kommen. Voraussetzung für diese Form der Abwehr ist die Bildung von Antikörpern gegen Antigene der Tumorzellen.

Tumoren können sich einem **Angriff des Immunsystems** auf 3 Arten **widersetzen**:

- Sie entziehen sich der Kontrolle durch das Immunsystem durch Veränderungen ihrer Adhäsionseigenschaften, indem sie ihre Adhäsionsmoleküle einfach einziehen, oder durch die Expression von Mucinen, welche die Proliferation der T-Lymphozyten zu hemmen vermögen (z. B. DF3/MUC1 und RCAS1), oder durch eine Neutralisierung des FasL auf den zytotoxischen T-Lymphozyten und NK.
- Sie starten eine Gegenattacke durch die Expression des FasL (auch als „Todesfaktor" bezeichnet). Der FasL der Tumorzellen bindet an den FasR auf den zytotoxischen T-Lymphozyten, NK und neutrophilen Granulozyten und induziert so in diesen Zellen eine Apoptose. In vitro konnte gezeigt werden, dass die Expression des FasL in malignen Tumorzellen durch die beiden Zytostatika Doxorubicin und Bleomycin gehemmt werden kann.
- Sie reduzieren die Antigenpräsentation über eine Veränderung ihrer MHCP-1 und schwächen auf diesem Weg die Immunantwort ab.

Die **Theorie der „Immunüberwachung"** maligner Tumoren ist generell anerkannt. Diese Theorie besagt, dass im Körper immer wieder maligne Tumorzellen auftreten, dass sie aber schnell immunologisch erkannt und eliminiert werden.

20.10 Bösartige Tumoren können eine Vielzahl von Symptomen erzeugen

Die Symptome bei Tumoren können Ausdruck eines lokalen oder systemischen Effekts des Tumorgewebes sein.

20.10.1 Lokale Effekte: mechanischer Druck, Obstruktion oder direkte Invasion der Tumoren

Eine Obstruktion der Ureteren bei einem Zervixkarzinom hat eine Hydronephrose und Pyelonephritis zur Folge. Ein Karzinom im Lungenoberlappen kann den Plexus brachialis oder den sympathischen Seitenstrang infiltrieren und neurologische Symptome hervorrufen. Eine tumorbedingte Destruktion von Knochengewebe kann zu pathologischen Frakturen führen. Eine Läsion von Schleimhäuten durch Druck oder Invasion von Tumorgewebe kann Ursache von chronischen Erosionen oder Ulzera mit okkulten Blutungen und einer mikrozytären Anämie sein.

Primäre maligne Tumoren der Leber können in die Gallenwege eindringen und einen Ikterus erzeugen. Hirntumoren können wichtige intrazerebrale Strukturen zerstören. Kolonkarzinome können das Darmlumen obstruieren. Hinter den äußerst starken Schmerzen, die bei Patienten mit Pankreaskarzinomen beobachtet werden können, verbirgt sich eine direkte Tumorinfiltration in Lymphspalten um das periphere Nervengewebe herum. Ebenfalls eine Affinität zu perineuralen Lymphspalten haben das Prostatakarzinom und das adenoid-zystische Karzinom der Mundspeicheldrüsen. Eine gefürchtete Komplikation des adenoid-zystischen Karzinoms der Speicheldrüsen ist dessen Ausbreitung entlang der Nervenbahnen in die Schädelbasis hinein.

20.10.2 Wichtigste systemische Effekte: Kachexie, Fieber und Störungen der Blutgerinnung

Neben den Symptomen Kachexie, Fieber und Störungen der Blutgerinnung können andere Symptome wie z. B. eine Anämie, eine Erythrozytose, eine ektopische Hormonbildung (paraneoplastische Syndrome), eine Veränderung des Immunstatus und Hautveränderungen auf das Vorhandensein eines malignen Tumors hinweisen (Tab. 20.**10**).

Als **Kachexie** (griech.: καχεξια = schlechter Zustand) wird ein nicht beabsichtigter Gewichtsverlust bezeichnet. Unterschreitet das Körperge-

Tabelle 20.10   Lokale und systemische Effekte maligner Tumoren.
Ein Teil der systemischen Effekte kann sich als paraneoplastisches Syndrom manifestieren (z. B. als Cushing-Syndrom).

Symptom	Häufige Ursache/ molekulare Mediatoren	Vorkommen bei	Häufigkeit
Kachexie	TNF-α	allen malignen Tumoren	
Fieber	pyrogene Substanzen des Tumors (z. B. Interleukin 1) Begleitinfektion	malignen Lymphomen Nierenzellkarzinomen Osteosarkomen	
Anämie	okkulte Blutungen	Magenkarzinom Kolonkarzinom	vor allem bei älteren Patienten
	Malabsorption Verdrängung des blutbildenden Knochenmarks autoimmun-hämolytisch	Knochenmetastasen[1] malignen Lymphomen Leukämien	

Fortsetzung ▶

Tabelle 20.**10**   (Fortsetzung)

Symptom	Häufige Ursache/molekulare Mediatoren	Vorkommen bei	Häufigkeit
Erythrozytose	paraneoplastische Bildung von Erythropoetin	Nierenzellkarzinomen Leberzellkarzinomen Endometriumkarzinomen Tumoren des Kleinhirns	
Thrombozytopenie	autoimmun-hämolytisch	malignen Lymphomen Leukämien	
Thrombozytose		Bronchialkarzinomen Pankreaskarzinomen Magenkarzinomen Karzinomen des weiblichen Genitaltrakts	
Thrombophlebitis migrans			30–40% der malignen Tumoren
Akromegalie	Wachstumshormon Wachstumshormon-Releasing-Hormon	Pankreaskarzinomen neuroendokrinen Tumoren oder neuroendokrinen Karzinomen	
Disseminierte intravasale Gerinnung	Sekretion des Plasminogenaktivators durch die Tumorzellen	Pankreaskarzinomen	
Hyperkalzämie	paraneoplastische Bildung von parathormonähnlichen Substanzen TNF-α	Plattenepithelkarzinomen der Bronchien Nierenzellkarzinomen Pankreaskarzinomen Leberzellkarzinomen Ovarialkarzinomen Plasmozytomen malignen Lymphomen	10–20% der malignen Tumoren
Cushing-Syndrom	paraneoplastische Bildung von ACTH	kleinzelligen Bronchialkarzinomen Bronchialadenomen Pankreaskarzinomen medullären Schilddrüsenkarzinomen Thymuskarzinomen	
Hyperthyreose	paraneoplastische Bildung von TSH	Lungenkarzinomen Mammakarzinomen Chorionkarzinomen	
Glomerulonephritis	Hypersensitivitätsreaktion Typ 3		
Polymyositis		Karzinomen des Gastrointestinaltrakts	25–30% der malignen Tumoren
Acanthosis nigricans		Karzinomen des Gastrointestinaltrakts	
Erythema gyratum repens	Hypersensitivitätsreaktion Typ 3	vielen Tumoren	selten

[1] In die Knochen metastasieren vor allem das Prostata-, Mamma-, Magen-, Bronchus-, Nierenzell- und Bronchialkarzinom.

wicht das Idealgewicht um mehr als ein Drittel, besteht eine Lebensbedrohung. Eine Kachexie ist oft Leitsymptom maligner Tumoren; sie kann aber auch bei chronischen Krankheiten und einer Herzinsuffizienz vorkommen. Als Ursache der Kachexie wird der TNF-α (früher „Kachektin" genannt) diskutiert.

Der TNF-α hat in diesem Zusammenhang 3 Funktionen:

- Er hemmt die Lipoprotein-Lipase. Dadurch wird die Synthese freier Fettsäuren, die für die Fettspeicherung in Adipozyten benötigt werden, gedrosselt.
- Er fördert die Apoptose transformierter Zellen über TNF-spezifische Rezeptoren. Diese Fähigkeit hat dem Faktor ursprünglich den Namen beschert.
- Er hemmt den Transkriptionsfaktor MyoD, der für die Differenzierung und Ausreifung der Myozyten wichtig ist.

Fieber bei malignen Tumoren kann 2 Ursachen haben: Entweder wird es direkt durch pyrogene Substanzen, welche die Tumorzellen sezernieren, ausgelöst, oder es tritt im Rahmen von Begleitinfekten infolge einer tumorbedingten Störung des Immunsystems auf.

Die **Anämie** bei malignen Tumoren kann durch okkulte Blutungen, nutritiv (z. B. bei einer tumorbedingten Malabsorption), eine Verdrängung des blutbildenden Knochenmarks (bei Metastasen oder hämatopoetischen Tumoren) oder autoimmun-hämolytisch bedingt sein. Eine autoimmun-hämolytische Anämie wird vor allem bei malignen Hodgkin- und Non-Hodgkin-Lymphomen sowie bei Leukämien beobachtet. Bei älteren Patienten sind autoimmun-hämolytische Anämien immer ein Verdacht auf das Vorhandensein eines malignen Tumors.

Eine Störung der **Blutgerinnung** bei malignen Tumoren kann verschiedene Ursachen haben: eine autoimmunbedingte Thrombozytopenie, eine gesteigerte disseminierte intravasale Gerinnung (DIC) oder aber eine Thrombozytose. Maligne Tumoren sind imstande, durch die Sekretion des Plasminogenaktivators eine Fibrinolyse zu bewirken. Diese führt vorerst zu Mikroblutungen, kann sich später aber zu einer Verbrauchskoagulopathie entwickeln. Eine Thrombophlebitis migrans muss als Indikator für ein okkultes Karzinom betrachtet werden. Eine Thrombozytose ist bei 30–40 % der malignen Tumoren anzutreffen.

21 Ischämie

21.1 Häufige Folge einer lokalen Ischämie ist ein Infarkt

21.2 In Organen mit einer doppelten Blutversorgung hängt die Entstehung und Größe eines Infarkts von der Funktion des Herzens ab

21.3 Ein Myokardinfarkt (ob subendokardial oder regional) kann zu verschiedenen akuten und chronischen Komplikationen führen

---

Zusammenfassung

Unter einer Ischämie wird eine **Minderdurchblutung** von Geweben verstanden. Eine generalisierte chronische Ischämie ist direkte Folge einer passiven Kongestion. Eine chronische Ischämie führt entweder zu einer Anpassung des Gewebes an den durch die Ischämie erzeugten „Stress" in Form einer Atrophie des Parenchyms der betroffenen Organe oder zu einer Neoangiogenese. Eine akute generalisierte Ischämie wird als Schock bezeichnet.

Ob eine Ischämie zu einem **Infarkt** führt oder nicht, hängt von verschiedenen Faktoren ab: vom lokalen Muster der Gefäßversorgung, vom Schweregrad und von der Dauer der Ischämie, von der Art und der Temperatur des betroffenen Gewebes sowie von der Viskosität und dem Glucosegehalt des Bluts.

Ein **Myokardinfarkt** kann zu akuten und chronischen **Komplikationen** führen. Akute Komplikationen sind: 1. plötzlicher Tod wegen Rhythmusstörungen oder Versagens der Pumpfunktion des Herzens, 2. eine Ruptur infarzierter Papillarmuskeln mit konsekutiver Regurgitation der Mitralklappen, 3. eine Ruptur der Kammerwand mit Hämatoperikard und Herzbeuteltamponade und 4. Thromben auf der Kammerwand mit der Gefahr der Entstehung eines Morbus embolicus. Eine chronische Komplikation ist die Herzinsuffizienz bei ausgedehnten Narben der Herzwand oder der Papillarmuskeln oder bei einem Herzwandaneurysma.

In welchen Organen die Emboli (Thrombemboli, Gasemboli, Fett- oder Tumoremboli) stecken bleiben, hängt davon ab, wo ihre Quelle liegt und in welchem Blutgefäßsystem sie verschoben werden, ob im systemischen oder im pulmonalen. Thromb-emboli, deren Quelle in den peripheren Venen oder im rechten Herzen liegt, bleiben meistens in den Lungenarterien hängen (**Lungenembolie**). Emboli, die ihre Quelle im linken Herzen, in der Aorta oder in weiter peripher gelegenen Arterien haben, können in irgendwelchen Organen im großen Kreislauf zu Ischämien und Infarkten führen. In Organen mit einer doppelten Blutversorgung hängt Entstehung und Größe eines Infarkts von der Funktion des Herzens ab.

Das Auftreten einer Hämorrhagie im infarzierten Gebiet ist typisch bei einer Venenobstruktion. **Venenverschlüsse**, die zu Infarkten führen, treten nur in speziellen anatomischen Regionen auf. Prädilektionsstellen für venöse Infarkte sind: die Mesenterialvenen, strangulierte Venen in Hernien, der Sinus cavernosus, der Hirnsinus (in der Dura mater) und sehr selten die Ileofemoralvenen.

Bei der **Reperfusion** eines ischämischen Gewebebezirks besteht für das Gewebe in der Infarktzone, das die Hypoxie überlebt hat, nochmals die Gefahr, Schaden zu erleiden, obwohl das Gebiet wieder mit Sauerstoff versorgt wird. Grund dafür ist die während der Reperfusion eintretende Reaktion des Enzyms Xanthin-Oxidase mit dem Hypoxanthin als Substrat in der Gegenwart von Sauerstoff. Beide, Enzym und Substrat, sind im ischämischen Gewebe entstanden. Bei der Reaktion kommt es zur Bildung von Hydroxylradikalen. Die Hydroxalradikale haben eine zweifache Wirkung: 1. Sie schädigen die Zellmembran direkt und 2. sie sind chemotaktisch für neutrophile Granulozyten. Die so rekrutierten neutrophilen Granulozyten adhärieren an die Endothelzellen und bilden Mikrothromben. Neuerdings wird versucht, diese Reperfusionsschäden durch den Einsatz von Antiadhäsions-Antikörpern zu reduzieren. Verwendet werden Antikörper gegen die $\beta2$-Integrine (CD18) auf der Oberfläche der neutrophilen Granulozyten, gegen das interzelluläre Adhäsionsmolekül 1 (ICAM-1) auf der Oberfläche der Endothelzellen und gegen $\beta3$-Integrine (gpIIb/IIIa) auf der Oberfläche der Thrombozyten. Antikörper gegen $\beta2$-Integrine werden therapeutisch bei Myokardinfarkten und Hirninfarkten gegeben, Antikörper gegen ICAM-1 und $\beta3$-Integrine nur bei Hirninfarkten.

Der Begriff „Ischämie" stammt vom griechischen Wort ἴσχειν (= verstopfen) ab. Ischämien treten vor allem im arteriellen Teil des Gefäßbetts auf und führen dort zu einer Minderdurchblutung des versorgten Gebiets. Folge davon ist eine Gewebehypoxie. Die Hypoxie kann auf ein Organ oder Teile eines Organs beschränkt sein (regionale Ischämie) oder den ganzen Organismus betreffen (generalisierte Ischämie). Eine Hypoxie kann sich plötzlich ereignen oder sich über eine längere Zeitspanne entwickeln (Tab. 21.1).

Eine **regionale Ischämie** kann 3 Ursachen haben:

Manifestations-ort	Zeitspanne zwischen Auslösen und Manifest-werden der Ischämie	
	kurz (akut)	lang (chronisch)
Regionale Ischämie	Infarkte	Claudicatio intermittens Angina pectoris Organatrophie („Stressreaktion")
Generalisierte Ischämie	Kreislaufschock	Dyspnoe Muskelschwäche Organatrophie Neoangiogenese

Tabelle 21.**1** **Einteilung der Ischämien.**
Die Ischämien können nach 2 Gesichtspunkten eingeteilt werden: nach ihrem Manifestations-ort und nach der Zeitspanne zwischen dem Auslösen der Ischämie und ihrem Manifest-werden.

- das Blutgefäß wird durch ein Objekt (Thrombus oder Embolus) im Lumen verschlossen,
- das Gefäßlumen wird durch eine Verdickung der Wand eingeengt (z.B. bei einer Atherosklerose oder Vaskulitis),

- das Gefäß wird stenosiert, weil ein Objekt von außen auf das Gefäß drückt und es eindellt (z.B. eine Tumormetastase).

Eine **chronische generalisierte Ischämie** ist Folge einer passiven Kongestion bei einer Herzinsuffizienz. Eine **akute generalisierte Ischämie** entspricht einem Kreislaufschock. Sie kann auftreten, weil 1. der „Flüssigkeitsspiegel" im Blutkreislauf infolge eines Blutverlusts unter eine noch tolerierbare Mindestmarke abgesunken ist (Oligämie), 2. die „Pumpe" (das Herz) plötzlich die erforderliche Leistung nicht mehr erbringt und 3. der „Flüssigkeitsbehälter" (Container) zu groß geworden ist (z. B. wegen einer Vasodilatation bei einer Sepsis oder wegen einer neurologischen Fehlregulation oder bei einer Angiodysplasie; Abb. 21.**1**).

◀ 21.**1** **Ursachen eines Kreislaufschocks.**
Ein Kreislaufschock entspricht einer akuten generalisierten Ischämie. Zu einem Kreislaufschock kann es kommen, weil 1. der „Flüssigkeitsspiegel" im Blutkreislaufsystem infolge eines Blutverlusts unter eine noch kompensierbare Mindestgrenze abgesunken ist, 2. das Herz (die „Pumpe") plötzlich die erforderliche Leistung nicht mehr erbringen kann oder 3. der Container plötzlich zu groß geworden ist (rechts im Bild). Die akute generalisierte Ischämie geht immer mit einer mikrosvaskulären „Katastrophe" einher. Diese Katastrophe kann sich zu einer disseminierten intravasalen Gerinnung (s. Abb. 19.**8**) entwickeln oder zu kapillären Leukozytenthromben führen (nach Majno u. Joris 1996).

21.1   Häufige Folge einer lokalen Ischämie ist ein Infarkt

Ein Infarkt entspricht einer räumlich begrenzten Gewebsnekrose. Ob eine Ischämie zu einem Gewebeschaden führt oder nicht, hängt von verschiedenen Faktoren ab: vom lokalen Muster der Gefäßversorgung, vom Schweregrad und von der Dauer der Ischämie, von der Art und der Temperatur des betroffenen Gewebes sowie von der Viskosität und dem Glucosegehalt des Bluts. Bei einem Infarkt gehen die spezialisierten Zellen des betroffenen Gewebes als erste zugrunde. Ein Verschluss einer nichtterminalen Arterie führt im Gegensatz zum Verschluss einer terminalen Arterie nicht zu einem Infarkt. Grund dafür sind vorhandene **Kollateralen** in der Umgebung nicht terminaler Arterien. In der Umgebung von terminalen Arterien fehlen solche Kollateralen, welche die Minderdurchblutung kompensieren (Abb. 21.**2 a – c**).

Üblicherweise sind **Infarkte nach Verschlüssen terminaler Arterien** blass oder grau-gelblich. Dies ist vor allem bei Myokardinfarkten zu beobachten. Die an die eigentliche Infarktzone angrenzende Geweberegion ist stark hyperämisch. Da die nekrotisch gewordenen Zellen oft unmittelbar vor ihrem Untergang noch hydropisch anschwellen und nach dem Infarkt Blutflüssigkeit in die infarzierte Zone einströmt, sind die Infarkte gegenüber der nicht lädierten Umgebung nicht selten erhaben (Abb. 21.**3**).

Unmittelbar nach einem Gefäßverschluss tritt im infarzierten Gebiet immer eine **Hämorrhagie** auf. Dies erklärt sich dadurch, dass die Gefäße im Bereich des Infarkts paralysiert, dilatiert und teilweise selber zugrunde gegangen sind. Da der hydrostatische Druck im Infarktgebiet selber sehr tief ist, kann leicht Blut in die nekrotisch gewordenen Geweberäume übertreten oder zurückfluten. Dieses Blut reicht jedoch nicht aus, um die Sauerstoffversorgung im lädierten Gebiet aufrechtzuerhalten und den Infarkt zu vermeiden.

Venenverschlüsse , die zu Infarkten führen, treten nur in speziellen anatomischen Regionen auf.

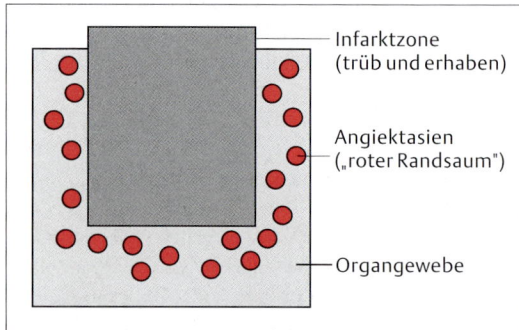

21.2 a – c   Kollateralkreisläufe.
Wenn eine Endstrombahnarterie verschlossen wird, ist der im Versorgungsgebiet resultierende Infarkt anämisch (**a**). Wenn wohl Kollateralen vorhanden sind, diese reduzierte Blutversorgung aber nicht zu kompensieren vermögen, wird der Infarkt hämorrhagisch, weil Blut aus den Kollateralen in das Infarktgebiet sickert (**b**). Können die Kollateralen die Blutversorgung trotz eines Verschlusses der primär versorgenden Arterie aufrechterhalten, bleibt ein Infarkt aus (**c**).

21.3   Morphologie von Gewebeinfarkten.
Gewebeinfarkte entstehen durch einen onkotischen Zelluntergang (s. Kapitel 2: Zelluntergang) infolge einer Hypoxie oder Ischämie. Die Infarktzone ist gegenüber dem nichtinfarzierten Gewebe oft erhaben und weist einen roten Randsaum auf, welcher einer Hyperämie wegen einer Gefäßdilatation entspricht.

Diese Regionen sind dadurch charakterisiert, dass in ihnen keine Kollateralen vorhanden sind. Prädilektionsstellen für venöse Infarkte sind: die Mesenterialvenen, strangulierte Venen in Hernien, der Sinus cavernosus, der Hirnsinus (in der Dura mater) und sehr selten die Ileofemoralvenen. Thromben im Sinus cavernosus können zu weiteren Thromben in der Vene der Retina und auf diesem Weg zur Erblindung führen.

Bei der **Reperfusion** eines ischämischen Gewebebezirks besteht für das Gewebe in der Infarktzone, welches die Hypoxie überlebt hat, nochmals die Gefahr, Schaden zu erleiden, obwohl das Gebiet wieder mit Sauerstoff versorgt wird. Grund dafür ist die während der Reperfusion eintretende Reaktion des Enzyms Xanthin-Oxidase mit dem Hypoxanthin als Substrat in der Gegenwart von Sauerstoff. Beide, Enzym und Substrat, sind im ischämischen Gewebe entstanden: die Xanthin-Oxidase aus der Xanthin-Dehydrogenase in Gegenwart von Ca^{2+}-Ionen und das Hypoxanthin aus dem Abbau von ATP. Bei der Reaktion der Xanthin-Oxidase mit dem Hypoxanthin kommt es zur Bildung von Hydroxylradikalen. Die Hydroxalradikale haben eine zweifache Wirkung: 1. Sie schädigen die Zellmembran direkt und 2. sie sind chemotaktisch für neutrophile Granulozyten. Die so rekrutierten neutrophilen Granulozyten adhärieren an den Endothelzellen und bilden Mikrothromben. Gleichzeitig werden sie aktiviert und geben vermehrt Sauerstoffradikale ab. Neuerdings wird versucht, diese Reperfusionsschäden durch den Einsatz von **Antiadhäsions-Antikörpern** zu reduzieren. Verwendet werden Antikörper gegen die β2-Integrine (CD18) auf der Oberfläche der neutrophilen Granulozyten, gegen das interzelluläre Adhäsionsmolekül 1 (ICAM-1) auf der Oberfläche der Endothelzellen und gegen β3-Integrine (gpIIb/IIIa) auf der Oberfläche der Thrombozyten. Antikörper gegen β2-Integrine werden therapeutisch bei Myokardinfarkten und Hirninfarkten gegeben, Antikörper gegen ICAM-1 und β3-Integrine nur bei Hirninfarkten.

21.2 In Organen mit einer doppelten Blutversorgung hängt die Entstehung und Größe eines Infarkts von der Funktion des Herzens ab

Ein Gefäßverschluss in Organen mit einer doppelten Blutversorgung (Lungen und Leber) kann ohne Folgen bleiben, zu einer vorübergehenden Hämorrhagie oder zu einem Infarkt führen.

Die Blutversorgung der **Lunge** erfolgt über die Pulmonalarterien mit einem niedrigen hydrostatischen Druck und über die Bronchialarterien mit einem höheren hydrostatischen Druck. Verschlüsse der Bronchialarterien bleiben infolge dieser Doppelversorgung ohne Wirkung. Bei Lungentransplantationen wird denn auch darauf verzichtet, das bronchiale Gefäßsystem an das Transplantat anzuschließen.

Eine massive bilaterale **Lungenembolie** kann zum sofortigen Tod führen, wenn mindestens 60 % des Blutflusses in den Pulmonalarterien unterbrochen ist. Die klassischen klinischen Symptome des **Lungeninfarkts** sind: Brustschmerzen, Dyspnoe, Hämoptoe und eine systemische Hypotension. Bei peripheren Lungeninfarkten kann eine akute Begleitpleuritis hinzukommen. Hämorrhagien im Lungenparenchym ohne Infarkte können beobachtet werden, wenn die Ischämie durch eine intakte bronchiale Zirkulation kompensiert werden kann. Hämorrhagische Infarkte nach einem Verschluss in den Pulmonalarterien entstehen dann, wenn die bronchiale Zirkulation die Ischämie nicht mehr wettmachen kann. Dies ist bei einer Herzinsuffizienz der Fall. Eine Herzinsuffizienz führt dazu, dass der Druck in der A. bronchialis abnimmt und jener in der V. pulmonalis infolge einer passiven Kongestion ansteigt (Abb. 21.**4a – c**). Diese pulmonale Kongestion ist denn auch die unmittelbare Ursache der Hämorrhagie im Infarktgebiet. Bei Patienten, die an einer Herzinsuffizienz leiden, kommt es bedeutend häufiger zu Lungeninfarkten als bei Patienten ohne Herzinsuffizienz.

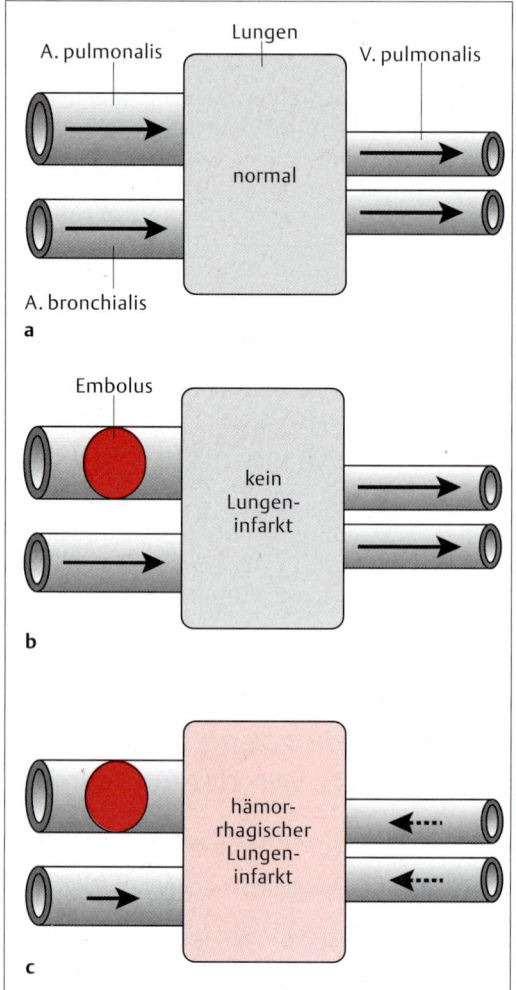

21.4 a–c Lungeninfarkt (oder Leberinfarkt).
Infarkte in Organen, die über 2 Blutkreisläufe versorgt werden, treten nur dann auf, wenn gleichzeitig zur Ischämie auch eine Herzinsuffizienz besteht. Bei einer Herzinsuffizienz ist z. B. der hydrostatische Druck in der A. bronchialis kleiner und jener in der V. pulmonalis infolge einer passiven Kongestion größer als normal (**c**). Bei einer Lungenembolie (Verschluss der A. pulmonalis) ist deshalb die kompensatorische Blutversorgung des betroffenen Stromgebiets über die A. bronchialis ungenügend, sodass ein Lungeninfarkt entsteht.

a Physiologische Situation.
b Ist keine Herzinsuffizienz vorhanden, kann die fehlende Durchblutung des Lungenparenchyms wegen eines embolischen Verschlusses durch die A. bronchialis kompensiert werden.

21.3 Ein Myokardinfarkt (ob subendokardial oder regional) kann zu verschiedenen akuten und chronischen Komplikationen führen

Subendokardiale Infarkte treten überwiegend bei einer stark reduzierten generellen Minderperfusion des Myokards auf, ohne dass ein Verschluss der Koronararterien vorliegt. Grund dafür kann ein erhöhter Druck auf die Gefäßwand oder eine verlängerte Perfusionsstrecke sein. Mit einer Verlängerung der Perfusionsstrecke ist bei einer Herzhypertrophie zu rechnen (Abb. 21.**5 a**, **b**). Die Blutversorgung wird dann kritisch, wenn die koronare Flussreserve für eine adäquate Versorgung des hypertrophierten Herzmuskels nicht mehr ausreicht.

Die **koronare Flussreserve** wird durch den koronaren Blutfluss (F), das Gewicht des Ventrikels (G), die Ventrikelmasse (M), den Perfusionsdruck (P_{Perf}) und den Widerstand in den Koronargefäßen (W) bestimmt:

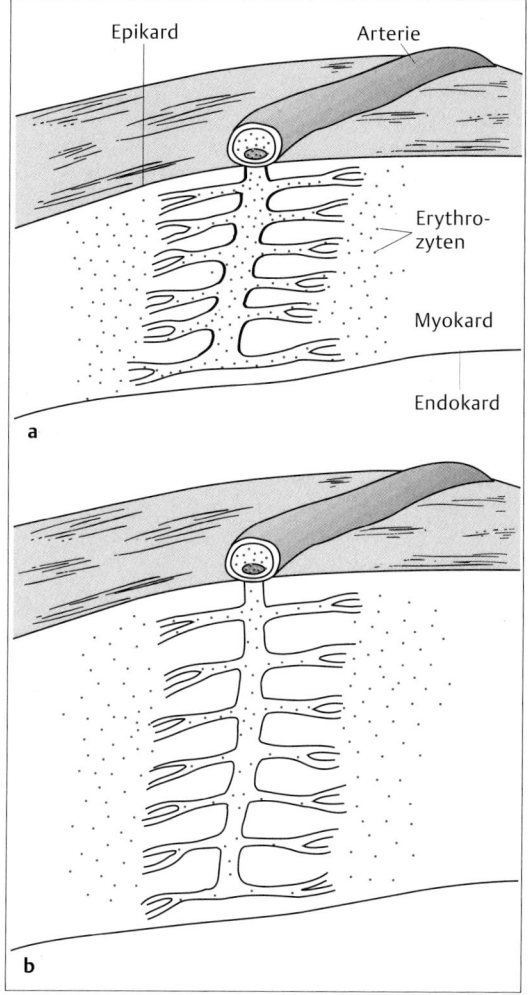

21.5 Koronare Flussreserve.
Eine Abnahme des Perfusionsdrucks in den Koronararterien infolge einer Hypertrophie der Herzmuskulatur wirkt sich vor allem subendokardial aus, weil hier 1. die Versorgungsstrecke am längsten und 2. die Kompression der peripheren Koronararterienäste durch die hypertrophierte Wandmuskulatur zusätzlich am stärksten ist (nach Katz 1991).

$$\text{Koronare Flussreserve} = \frac{F}{G} = \frac{P_{Perf}}{M \cdot W}.$$

Eine autoregulatorisch induzierte Dilatation der Koronararterienäste passt die Blutversorgung des Myokards an die lokalen Versorgungsbedürfnisse an. Sie kann bei Bedarf lokal um das Fünf- bis Zehnfache gesteigert werden. Sind die Gefäße maximal dilatiert, ist die koronare Flussreserve ausgeschöpft. Jetzt kann es unter 2 Bedingungen zu einer Ischämie kommen:

- Die Hypertrophie des Herzmuskels wird nicht mehr von einer adäquaten Zunahme des mittleren systolischen Kammerdrucks und somit des koronaren Perfusionsdrucks begleitet.
- Durch die hypertrophierte Muskelmasse werden die subendokardialen Koronararterienäste zusehends komprimiert, sodass der Perfusionsdruck im subendokardialen Stromgebiet für die Versorgung endgültig nicht mehr ausreicht (s. Abb. 21.**5**).

Beim Vorliegen einer Aortenstenose ist der Perfusionsdruck im Koronarsystem zusätzlich noch durch das reduzierte Schlagvolumen vermindert und ungenügend.

Akute Komplikationen eines Myokardinfarkts sind:

- Rhythmusstörungen oder Versagen der Pumpfunktion des Herzens,
- Ruptur gleichzeitig infarzierter Papillarmuskeln mit konsekutiver schwerer Regurgitation der Mitralklappen,
- Ruptur der Kammerwand mit anschließendem Hämatoperikard und mit einer Tamponade des Herzens,
- Bildung von Thromben an der Kammerwand und eine Verschleppung von Emboli, die vom Thrombus abgebrochen sind, in die Organe des großen Kreislaufs (Morbus embolicus).

Zu den **chronischen Komplikationen** gehören:

- Auftreten einer Herzinsuffizienz bei ausgedehnten Narben der Herzwand,
- Narben in den Papillarmuskeln mit einer konsekutiven Einschränkung der Funktion der Herzklappen,
- Ausbildung von Aneurysmata der Herzwand. Solche Aneurysmata sind ebenfalls Prädilektionsstellen für die Entstehung von Thromben und mögliche Ursache eines Morbus embolicus.

22 Entzündungsreaktionen

22.1 Entzündung ist eine allgemeine unspezifische Reaktion des Organismus auf eine Verletzung vaskularisierter Gewebe

22.2 Welche molekularen Mediatoren steuern die Entzündungsreaktion?

22.2.1 Anaphylatoxine sind molekulare Mediatoren, die eine Degranulierung der Mastzellen bewirken

22.2.2 Der plättchenaktivierende Faktor (PAF) ist ein Nebenprodukt der Eicosanoidsynthese

22.2.3 Das Komplementsystem steht im Dienst der unspezifischen humoralen Abwehr vor allem bakterieller Infekte

22.2.4 Molekulare Entzündungsmediatoren manifestieren sich vor allem in Form einer gesteigerten Gefäßpermeabilität im Entzündungsgebiet

23.3 Bei der akuten Entzündungsreaktion spielen sowohl mobile als auch ortsständige Zellen eine zentrale Rolle

23.3.1 Neutrophile Granulozyten (NGR)

22.3.2 Monozyten/Makrophagen

22.3.3 Natürliche Killerzellen (NK)

22.4 Schlüsselprozesse der akuten Entzündungsreaktion sind: Chemotaxis, Exsudation, Opsonierung und Phagozytose

22.4.1 Als Chemotaxis wird die gerichtete Wanderung von Zellen entlang einem chemischen Gradienten bezeichnet

22.4.2 Als Phagozytose wird die aktive Aufnahme unbelebter oder belebter Partikel in das Innere einer Zelle bezeichnet

22.4.3 Extravasation und Exsudation aus der Blutbahn sind Folgen einer erhöhten Gefäßpermeabilität

22.5 Kann das Agens, das die Entzündung hervorgerufen hat, nicht eliminiert werden, wird die Entzündung chronisch

22.5.1 Histologisch weist die chronische Entzündung 2 Merkmale auf: Infiltrate von Lymphozyten und Plasmazellen sowie eine Fibrose

22.6 Die angeborene Abwehr kann aus verschiedenen Gründen ineffizient sein

─── **Zusammenfassung** ───

Ein Gewebeschaden kann im Organismus 2 Arten von Antworten hervorrufen: eine unspezifische und eine spezifische. Die spezifische Antwort entspricht einer immunologisch gesteuerten Reaktion (Hypersensitivitätsreaktion), die unspezifische einer Entzündungsreaktion. **Ziel einer Entzündungsreaktion** ist die Elimination der Ursache des Gewebeschadens und die Heilung des durch den Schaden gesetzten Gewebedefekts. Das Immunsystem „leiht" sich für die immunologische Abwehr verschiedene Mechanismen der Entzündungsreaktion „aus", um die ins Visier genommenen Objekte zu eliminieren. Benötigt die Entzündungsreaktion nur wenig Zeit (Stunden bis Tage), spricht man von einer **akuten Entzündung**, dauert sie Tage bis Wochen oder gar länger, spricht man von einer **chronischen Entzündung**.

Verschiedene **molekulare Mediatoren** steuern die Entzündungsreaktion. Es werden exogene, von angreifenden Mikroorganismen exprimierte, und endogene Mediatoren unterschieden. Die wichtigsten dieser Mediatoren sind: vasoaktive Amine (z. B. Histamin), vasoaktive Peptide (z. B. die Kinine), die Anaphylatoxine, der plättchenaktivierende Faktor (PAF), die Proteine des Komplementsystems und bakterielle Endotoxine. Anaphylatoxine sind molekulare Mediatoren, die eine Degranulierung der Mastzellen bewirken. Der PAF ist ein Nebenprodukt der Eicosanoidsynthese. Das Komplementsystem steht im Dienst der unspezifischen humoralen Abwehr, vor allem bakterieller Infekte. Es stellt eine vierstufige Kaskade von proteolytischen Reaktionen dar mit den Stufen: 1. Aktivierung, 2. Bildung der C3- und C5-Konvertase, 3. Bildung der Anaphylatoxine (C3 a und C5 a), Opsonine (C3 b, C5 b) und Chemotaxine (C5 a) sowie 4. Bildung des „membrane attack complex" (MAC; C5 b-9). Das Komplementsystem (KS) kann über 3 Wege aktiviert werden: über die Immunglobuline IgG und IgM im Rahmen einer Immunantwort, durch das C-reaktive Protein (CRP) oder durch biologisch aktive Oberflächen („alternativer" Weg).

Die wichtigsten **zellulären Mediatoren** der akuten Entzündung sind die neutrophilen Granulozyten, die natürlichen Killerzellen, die Endothelzellen und die Blutplättchen. Die natürlichen Killerzellen (NK) werden auch als „große granuläre Lymphozyten" bezeichnet. Die NK zerstören die von ihnen angegriffenen Zellen mithilfe der Granzyme und des Perforins.

Die **Schlüsselprozesse** der akuten Entzündungsreaktion sind: Chemotaxis, Exsudation, Opsonierung und Phagozytose. Als Chemotaxis wird die gerichtete Wanderung von Zellen entlang einem chemischen Gradienten bezeichnet. Unterschiede in der Konzentration der Chemotaxine können entweder am gleichen Ort zu verschiedenen Zeitpunkten auftreten oder an 2 verschiedenen Orten zum gleichen Zeitpunkt. Die Phagozytose kann erleichtert und beschleunigt werden, wenn die zu eliminierenden Objekte durch eine Auflagerung von Serumproteinen speziell markiert worden sind (Opsonierung). Wenn Blutflüssigkeit im Rahmen einer passiven Kongestion ohne akute Entzündung die Gefäße verlässt, spricht man von einer **Transsudation**. Das Transsudat ist anders zusammengesetzt als das entzündliche Exsudat.

Kann das Agens, das die Entzündung hervorruft, nicht eliminiert werden, wird die Entzündung chronisch. Histologisch weist die **chronische Entzündung** 2 Merkmale auf: Infiltrate von Lymphozyten und Plasmazellen sowie eine Fibrose. Eine Entzündungsreaktion kann ihr Ziel entweder infolge eines „Unfalls" (erworbener Defekt) oder eines kongenitalen Defekts verfehlen.

Der Organismus kann auf 2 Arten auf einen Gewebeschaden antworten: unspezifisch und spezifisch. Die spezifische Antwort entspricht einer immunologisch gesteuerten Reaktion (Hypersensitivitätsreaktion), die unspezifische einer Entzündungsreaktion (Abb. 22.**1**).

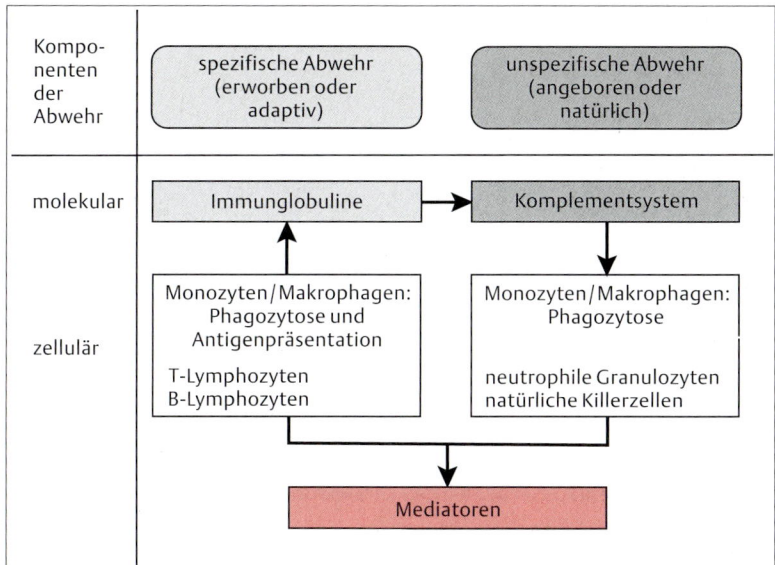

Kompo- nenten der Abwehr	spezifische Abwehr (erworben oder adaptiv)		unspezifische Abwehr (angeboren oder natürlich)
molekular	Immunglobuline	→	Komplementsystem
zellulär	Monozyten/Makrophagen: Phagozytose und Antigenpräsentation T-Lymphozyten B-Lymphozyten		Monozyten/Makrophagen: Phagozytose neutrophile Granulozyten natürliche Killerzellen
		Mediatoren	

22.1 Abwehrsysteme des Organismus.
Bei beiden Typen der Abwehr eines Gewebeschadens, die dem Organismus zur Verfügung stehen, spielen die Monozyten/Makrophagen eine Schlüsselrolle: Im Dienste der akuten Entzündung phagozytieren sie Zellen, Zellfragmente, Gewebefragmente oder Fremdkörper; im Dienste des Immunsystems präsentieren sie den immunkompetenten Zellen die Antigene. Als molekulare Komponenten stehen die Immunglobuline und das Komplementsystem zur Verfügung.

22.1 Entzündung ist eine allgemeine unspezifische Reaktion des Organismus auf eine Verletzung vaskularisierter Gewebe

Ziel einer Entzündungsreaktion ist die Elimination der Ursache des Gewebeschadens und die Heilung des durch den Schaden gesetzten Gewebedefekts. Gewebedefekte können durch Traumen, eine Hypoxie oder Ischämie, physikalische Einflüsse (z. B. Ultraviolettstrahlen) oder chemische Noxen (z. B. bakterielle Toxine), Natriumurat- oder Silicatkristalle, proteolytische Enzyme, Endotoxine, Immunglobuline oder Tumoren hervorgerufen werden. Sind Mikroorganismen Ursache des Gewebeschadens, steht dem Organismus neben der Entzündungsreaktion auch die immunologische Abwehr zur Verfügung. Das Immunsystem „leiht" sich für die immunologische Abwehr verschiedene Mechanismen der Entzündungsreaktion „aus" oder „mietet" sie, um die ins Visier genommenen Objekte zu eliminieren. Ein Beispiel dafür ist die späte, sekundäre, unspezifische entzündliche Begleitreaktion beim Asthma bronchiale.

Die Entzündung kann entweder auf den Ort des Gewebeschadens (Verletzung) beschränkt bleiben oder sich auf den ganzen Organismus auswirken. Sie dauert so lange, bis die Ursachen, die zu einer Entzündung geführt haben, beseitigt sind und der entstandene Schaden repariert ist. Benötigt dieser Prozess nur wenig Zeit (Stunden bis Tage), spricht man von einer **akuten Entzündung**, dauert er Tage bis Wochen oder gar länger, spricht man von einer **chronischen Entzündung**.

Bei einer Entzündungsreaktion treten Zellen und Blutplasma aus dem Blutgefäßsystem (aus Kapillaren und Venolen) aus und bewegen sich in die Zone des Schadens hinein. Dieser Prozess wird als **Exsudation und Extravasation** bezeichnet. Die im geschädigten Gewebe vorhandenen Plasmaproteine und Proteine des alterierten Gewebes induzieren eine Aktivierung von Komponenten des Gerinnungs- und Komplementsystems (s. unten). Verschiedene andere Proteine, die ebenfalls aus dem Blut stammen oder aus den am Entzündungsprozess beteiligten Zellen, steuern die Fortbewegung der Zellen in das geschädigte Gebiet hinein (Chemotaxis) und die Aktivierung von Zellen, die für die Abwehr benötigt werden.

22.2 Welche molekularen Mediatoren steuern die Entzündungsreaktion?

Es werden exogene, von angreifenden Mikroorganismen exprimierte, und endogene molekulare Mediatoren unterschieden (Tab. 22.1). Die wichtigsten exogenen Mediatoren sind die bakteriellen Exo- und Endotoxine. Die Exotoxine werden von grampositiven und gramnegativen Bakterien während ihres Wachstums gebildet; die Endotoxine werden von gramnegativen Bakterien bei ihrem Untergang (Lyse) freigesetzt. Die Exotoxine (z. B. das Choleratoxin) sind lösliche Proteine, die entweder auf intrazelluläre enzymatische Prozesse der angegriffenen Zellen einwirken oder deren Membranen schädigen. Die Endotoxine sind oft Lipopolysaccharide, die aus der äußeren Membran gramnegativer Bakterien stammen. Die Endotoxine sind vor allem für das Auftreten von Fieber verantwortlich und können einen septisch-toxischen Schock oder eine disseminierte intravasale Gerinnung verursachen.

Tabelle 22.1 Die wichtigsten molekularen Mediatoren der akuten Entzündungsreaktion.

Gruppe der Mediatoren	Wichtige Vertreter	Ort der Synthese, Bildung, Freisetzung
Endogen		
Vasoaktive Amine	Histamin	Mastzellen
		basophile Granulozyten
	Serotonin	Blutplättchen
		Mastzellen der Darmmukosa
		Zellen des diffusen endokrinen Systems
		Zellen des zentralen Nervensystems
Vasoaktive Peptide	Kinine (Bradykinin)	Hepatozyten
	Neurokinine	Neuronen
	Substanz P	Intestinum
	Angiotensine	Blutplasma
	Somatostatin	Intestinum, endokrines Pankreas
	Stickstoffmonoxid	Endothel
	Endotheline	Endothel
	vasoaktives intestinales Peptid	Neuronen
Elemente des Komplementsystems ohne Aktivierung		
Anaphylatoxine[1]	C3a, C5a	Hepatozyten
Chemotaxine	C5a	Hepatozyten
Opsonine	C3b	Hepatozyten
nach Aktivierung		
Elemente des Gerinnungssystems (Gerinnungsfaktor XII)	Hageman-Faktor	Hepatozyten
Elemente der Fibrinolyse	Protein C	Hepatozyten
„Lipidmediatoren"[2] Eicosanoide	Prostacyclin, Prostaglandine	Endothelzellen
	Thromboxane	Blutplättchen
	Leukotriene	NGR
		EGR
chemotaktische Lipide	HPETE, HETE[2]	
PAF		verschiedene Zellen (s. Text)

Fortsetzung ▶

Tabelle 22.**1** (Fortsetzung)

Gruppe der Mediatoren	Wichtige Vertreter	Ort der Synthese, Bildung, Freisetzung
Endogen		
Zytokine	IL-1 IL-6 Tumornekrosefaktor α Interferon α Interferon γ TGF-β	verschiedene Zellen NGR, Makrophagen, Endothelzellen Makrophagen Makrophagen, NGR Fibroblasten, Lymphozyten Blutplättchen, Makrophagen
Chemokine[3]	Plättchenfaktor 4 IL-8	Makrophagen NGR
Lysosomale Enzyme	Proteasen	NGR geschädigte Zellen
Exogen		
Endotoxine	Lipopolysaccharide	gramnegative Bakterien während ihrer Lyse
Exotoxine	lösliche Proteine	grampositive und gramnegative Bakterien während ihres Wachstums

[1] s. Abschnitt 22.2.1
[2] Mediatoren des Arachidonsäurestoffwechsels (s. Tab. 7.**4**)
[3] Als Chemokine werden chemotaktische Zytokine bezeichnet (s. Tab. 10.**3**).

EGR eosinophile Granulozyten
HETE Hydroxyeicosatetraensäure-Derivate
HPETE Hydroperoxyeicosatetraensäure-Derivate
NGR neutrophile Granulozyten
PAF plättchenaktivierender Faktor

Endogene Mediatoren weisen folgende **Hauptcharakteristika** auf:
- sie können durch Inhibitoren gehemmt werden,
- sie sind im Blutplasma, in Leukozyten und in lokalen Geweben vorhanden,
- sie können lokal und systemisch wirken,
- sie sind kurzlebig,
- ihre Wirkung kann in verschiedenen Geweben unterschiedlich sein.

Die Hauptwirkung der **Kinine** besteht in einer Steigerung der Gefäßpermeabilität, einer Vasodilatation oder Vasokonstriktion. Ihre Konzentration im Plasma wird durch 2 Systeme gesteuert: die Kininasen im Blut und das Angiotensin-konvertierende Enzym (ACE) anlässlich der Passage des Bluts durch die Lungen. ACE ist identisch mit der Kininase II und ist auf der Oberfläche der Endothelzellen der Lungen vorhanden. Eine respiratorische Insuffizienz (Hypoxie, lokale Acidose) führt zu einer erhöhten Produktion von Kininen, weil die Inaktivierung der Kinine durch das ACE reduziert ist. Die Kinine besitzen als „kleinstes gemeinsames Vielfaches" das Peptid **Bradykinin**. Bradykinin bewirkt eine Kontraktion von glatten Muskelzellen und Endothelzellen sowie eine Vasodilatation. Durch die Kontraktion der Endothelzellen induziert es eine Steigerung der Gefäßpermeabilität. Während **Histamin** einen generellen Mediator der Sofortreaktion verkörpert, stellt Bradykinin den Hauptmediator der verlängerten Phase der Entzündung dar. Die Kontraktion der glatten Muskelzellen nach Bradykinin verläuft langsamer als jene nach Histamin. Diese Eigenschaft hat dem Bradykinin seinen Namen gegeben (griech.: βραδυς = langsam, κινειν = bewegen).

22.2.1 Anaphylatoxine sind molekulare Mediatoren, die eine Degranulierung der Mastzellen bewirken

Die Granula der Mastzellen enthalten unter anderem die vasoaktiven Amine **Histamin** und **Serotonin** (übersetzt: „eine Substanz im Serum, die den Gefäßtonus erhöht"). Beide Stoffe wirken ähnlich: Sie kontrahieren die glatte Muskulatur der Gefäßwand, dilatieren die Arteriolen und kontrahieren die Endothelzellen, was eine Steigerung der Gefäßwandpermeabilität zur Folge hat. Der Unterschied zwischen beiden Substanzen besteht darin, dass in der Bilanz beim Serotonin der Vasospasmus überwiegt, beim Histamin die vasodilatatorische Wirkung. Histamin gehört zu den ersten Mediatoren, die bei einer akuten Entzündung exprimiert werden. Dies ist möglich, weil es in den Granula der Mastzellen zur Abgabe bereitliegt und nicht erst synthetisiert werden muss. Neben der Vasodilatation ist Histamin chemotaktisch für neutrophile Granulozyten (NGR), mito-

gen für Fibroblasten und Endothelzellen. Zusätzlich fördert es die Produktion von Prostaglandinen. Histamin wirkt vor allem über die Histamin-1-Rezeptoren.

22.2.2 Der plättchenaktivierende Faktor (PAF) ist ein Nebenprodukt der Eicosanoidsynthese

Der PAF ist ein komplexes Phospholipid. Er ist wasserlöslich, wird an Albumin gebunden transportiert und aus Zellmembranbestandteilen in NGR, eosinophilen Granulozyten (EGR), Mastzellen, natürlichen Killerzellen (NK), Makrophagen, Endothelzellen, Blutplättchen, Zellen des Mesangiums und Epithelzellen der Niere gebildet. Seine Wirkungen auf die an der akuten Entzündungsreaktion beteiligten Zellen sind in Tab. 22.2 zusammengestellt. Im Vordergrund steht dabei die Induktion der **Chemotaxis für eosinophile Granulozyten**.

Tabelle 22.2   Die wichtigsten Wirkungen des plättchenaktivierenden Faktors (PAF).

Wirkung auf ...	Art der Wirkung
NGR	Aggregation Chemotaxis Steigerung der Motilität Degranulierung Aktivierung des Arachidonsäure-Stoffwechsels
Monozyten und Makrophagen	Chemotaxis Aggregation Induktion der Differenzierung Hemmung der Synthese von IL-1
Basophile Granulozyten/Mastzellen	Sekretion von Histamin und Serotonin
EGR	Chemotaxis Induktion der Synthese von Leukotrien C4 Ausschüttung des MBP (major basic protein)
Blutplättchen	Aggregation Degranulierung
Lymphozyten	Hemmung der Proliferation Hemmung der Synthese von IL-2
Endothelzellen	Verstärkung der Adhärenz der NGR
Glatte Muskulatur der Gefäße	Kontraktion
Zellen des Mesangiums der Glomerula	Kontraktion
Nierenepithelzellen	Prostaglandinsynthese

22.2.3 Das Komplementsystem steht im Dienst der unspezifischen humoralen Abwehr vor allem bakterieller Infekte

Das Komplementsystem (KS; Abb. 22.**2**) stellt eine vierstufige Kaskade von proteolytischen Reaktionen dar: 1. Aktivierung, 2. Bildung der C3- und C5-Konvertase (C: complement), 3. Bildung der Anaphylatoxine (C3a und C5a), Opsonine (C3b, C5b) und Chemotaxine (C5a) sowie 4. Bildung des „membrane attack complex" (MAC; C5b-9). Der MAC wird in die Membran der angegriffenen Zellen eingebaut. Folge davon ist eine Störung der Membranintegrität gefolgt vom Untergang der angegriffenen Zelle. Gramnegative Bakterien sind vor dieser zytolytischen Eigenschaft des MAC geschützt.

Das **KS** kann über 3 Wege **aktiviert** werden:
- über die Immunglobuline IgG und IgM im Rahmen einer Immunantwort,
- durch das C-reaktive Protein (CRP),
- durch biologisch aktive Oberflächen („alternativer" Weg).

Erfolgt die Aktivierung im Rahmen einer Immunantwort, reagieren die Antikörper mit der Komponente C1q des KS. Fehlt vorerst eine Immunantwort, wird das KS durch das CRP induziert. Erfolgt die Aktivierung über biologisch aktive Oberflächen (Produkte von infektiösen Mikroorganismen [z.B. Endotoxine oder Glykosaminoglykane der Zellmembran], Fremdmaterial oder Proteasen im Entzündungsgebiet), wird vorerst das C3-Protein gespalten und das C3b-Protein gebildet. C3b wird dann an den Faktor B (ein Plas-

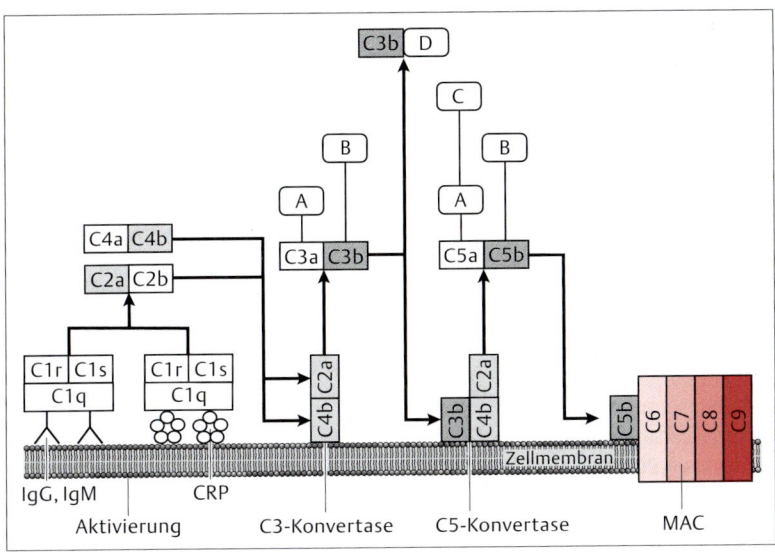

22.2 Die Komplementkaskade.
Am klassischen Weg der Komplementreaktion sind 9 Komponenten (Glykoproteine, C1-C9) beteiligt. Die einzelnen Komponenten werden in der Leber synthetisiert. Sie zirkulieren frei im Blut und im Extrazellulärraum und machen im Serum ca. 10 % der Globulinfraktion aus. Mit seiner zytolytischen Wirkung ergänzt (komplementiert) das Komplementsystem (KS) die Wirkung der Antikörper, daher sein Name. Die C3-Konvertase ist auch auf den Endothelzellen vorhanden. Die C3a-Komponente ist ein sensitiver Marker für das Ausmaß der Aktivierung des KS. Nichtspezifische proteolytische Enzyme aus zugrunde gehenden Zellen können die Bildung von C3a, C4a und C5a induzieren, ohne dass vorher das Komplement-

system aktiviert worden wäre. MAC: membrane attack complex; CRP: C-reaktives Protein; A: Die Hauptfunktionen der Komponenten C3a und C5a sind: 1. eine Wirkung als Anaphylatoxine, 2. eine Aktivierung von Monozyten/Makrophagen, neutrophilen Granulozyten und Blutplättchen und 3. eine Kontraktion von glatten Muskelzellen und Endothelzellen; B: Die Hauptfunktion der Komponenten C3b und C5b ist eine Opsonierung von Mikroorganismen oder Immunkomplexen; C: Die Komponente C5a wirkt zusätzlich als Chemotaxin für neutrophile Granulozyten; D: Verschiedene Zellen besitzen den Rezeptor für die Komponente C3b (s. Text).

maprotein) gebunden. Der Komplex C3b/B wirkt als C3-Konvertase. Über die Bildung dieses Enzyms mündet der alternative Weg dann wieder in den klassischen Weg ein; der C3b-Faktor-B-Komplex wird durch den Plasmafaktor D (eine Proteinase) aufgelöst. Die Inaktivierung des KS erfolgt entweder über eine Proteolyse der beiden Komponenten C3a und C3b oder durch eine Bindung der Komponenten an spezifische Plasmaproteine.

Verschiedene Zellen (z.B. Erythrozyten, Phagozyten, NGR, EGR, B- und T-Lymphozyten, Mastzellen, Podozyten der Nierenglomerula) besitzen einen **Rezeptor für das Fragment C3b**. Dieser Rezeptor wird als Komplementrezeptor Typ 1 (CR1) bezeichnet. Er ist an 2 wichtigen Aktionen beteiligt: 1. an der Entfernung von Immunkomplexen aus der Blutzirkulation durch Erythrozyten und 2. an der Phagozytose und Endozytose von Mikroorganismen durch NGR, Monozyten und Makrophagen.

Nach einer Opsonierung mithilfe von C3b können Immunkomplexe über den CR1 an Erythrozyten angeheftet werden. Die Komplexe werden dann von den Erythrozyten in die Leber transportiert und dort von den Kupffer-Sternzellen (spezialisierte Makrophagen) metabolisiert. Der Mechanismus, der für das „Abladen" der Immunkomplexe von den Erythrozyten verantwortlich ist, ist nicht bekannt. Die Funktion der Erythrozyten als **„Immunkomplexreiniger"** hängt von der Anzahl der CR1 auf ihrer Oberfläche ab. Diese Anzahl der CR1 ist genetisch gesteuert. Eine reduzierte CR1-Dichte auf den Erythrozyten wird bei der lepromatösen Lepra, bei AIDS (acquired immunodeficiency syndrome), beim systemischen Lupus erythematosus, bei Immunkomplexkrankheiten, bei der autoimmun-hämolytischen Anämie, der juvenilen rheumatoiden Arthritis und beim Sjögren-Syndrom beobachtet.

Neben dem CR1 existieren noch 2 weitere Rezeptoren für Elemente des KS, der CR2 und CR3. Der CR2 ist auf NGR, Monozyten und B-Lymphozyten vorhanden. Auf den B-Lymphozyten übt er auch die Funktion des Rezeptors für das Epstein-Barr-Virus (ein Herpesvirus) aus. Der CR3 ist identisch mit dem Adhäsionsmolekül Mac-1 oder CD11b auf den NGR und spielt eine wichtige Rolle bei der Phagozytose von Immunkomplexen durch die NGR.

Bei **hämodialysepflichtigen Patienten** können die Plasmakonzentrationen der einzelnen Proteine der Komplementkaskade erhöht sein. Gleichzeitig liegen auf den NGR dieser Patienten die CR3 ziemlich dicht. Dies kann dazu führen, dass die NGR stärker aggregieren als normal. Als Folge davon kann in einzelnen Organen eine okklusive Vaskulopathie verbunden mit einer Hypoxie und Neutropenie auftreten. Monoklonale Antikörper gegen CR3 werden bei Hämodialysepatienten zur Vorbeugung einer solchen Neutropenie eingesetzt.

22.2.4 Molekulare Entzündungsmediatoren manifestieren sich vor allem in Form einer gesteigerten Gefäßpermeabilität im Entzündungsgebiet

Die Kardinalsymptome der akuten Entzündung (Rubor, Calor, Tumor, Functio laesa und Dolor) sind eine direkte Manifestation der Wirkung der molekularen Entzündungsmediatoren (Tab. 22.3): Die Vasodilatation führt zu einer verstärkten lokalen Durchblutung (Rötung und Überwärmung), die erhöhte Gefäßpermeabilität zu einem lokalen Ödem (Schwellung und in der Folge eingeschränkte Funktion). Schmerzen werden durch das Prostacyclin und die Prostaglandine hervorgerufen.

Tabelle 22.**3**   **Die wichtigsten Wirkungen der molekularen Entzündungsmediatoren.**

Wirkung	Beteiligte Gruppe von Mediatoren	Vertreter
Vasodilatation	vasoaktive Amine	Histamin
	„Lipidmediatoren"	Prostaglandine
Steigerung der Gefäßpermeabilität	vasoaktive Amine	Histamin Serotonin
	vasoaktive Peptide	Bradykinin
	„Lipidmediatoren"	Leukotriene plättchenaktivierender Faktor
	Komplementsystem	C3a, C5a
	lysosomale Enzyme	Proteasen
Chemotaxis	bakterielle Lipopolysaccharide	Endotoxin
	Gerinnungssystem	Thrombin Fibrinogen Fibrinspaltprodukte
	Komplementsystem	C5a
	„Lipidmediatoren"	Leukotriene plättchenaktivierender Faktor
	Zytokine Chemokine	
	lysosomale Enzyme	lysosomale Proteasen geschädigter Zellen lysosomale Proteasen der NGR
	Bestandteile der ECM	Kollagenabbauprodukte Elastinabbauprodukte Fibrinogenabbauprodukte
	PDGF	
	Lektine	
	Neuropeptide	
Opsonierung	Immunglobuline	IgG, IgM
	C-reaktives Protein	
	Komplementsystem	C3b
Gewebeschädigung	lysosomale Enzyme	Proteasen
	Sauerstoffradikale	
Schmerzen	„Lipidmediatoren"	Prostacyclin, Prostaglandine
	Kinine	Bradykinin
Aktivierung von neutrophilen Granulozyten, Makrophagen und Blutplättchen	Komplementsystem	C5a

PDGF plättchenabhängiger Wachstumsfaktor

22.3   Bei der akuten Entzündungsreaktion spielen sowohl mobile als auch ortsständige Zellen eine zentrale Rolle

Die wichtigsten zellulären Mediatoren, die an der akuten Entzündung teilnehmen, sind die neutrophilen Granulozyten (NGR), die natürlichen Killerzellen (NK), die Endothelzellen und die Blutplättchen (Tab. 22.**4**).

22.3.1   Neutrophile Granulozyten

Die NGR kommen physiologischerweise nur im Blut und Knochenmark vor. Ihre Lebensdauer beträgt ca. 12 – 20 Stunden. Sie werden wahrscheinlich in der Milz oder in den Lungenkapillaren abgebaut oder gehen über den Magen-Darm-Trakt verloren. NGR, die in Wundgebieten zugrunde gehen, können sich dort mit Fibrin vermischen und als Eiter deponiert oder von Makrophagen phagozytiert werden. Der wichtigste vasoaktive Mediator der NGR ist der plättchenaktivierende Faktor (PAF). In den NGR selber bewirkt er eine Intensivierung des Arachidonsäure-Metabolismus, eine

Steigerung der Motilität, eine Degranulierung sowie eine erhöhte Produktion von Sauerstoffradikalen.

Der **Aufbau** der NGR ist stark auf ihre Funktion als sekretorische Zellen im Dienste einer unmittelbaren, akuten Abwehr ausgerichtet. Sie sind deshalb nur knapp für Syntheseleistungen ausgerüstet. Sie besitzen Granula und membrangebundene Enzyme (Abb. 22.**3**). Es werden 3 Typen von Granula unterschieden: primäre Granula, die Lysosomen entsprechen, sekundäre (spezifische) Granula und die übrigen Granula. Die wichtigsten membrangebundenen Enzyme sind: NADPH-Oxidase, Lipoxygenase, Cyclooxygenase und Epoxygenase. Die NGR operieren – ihrer Aufgabe entsprechend – vor allem in hypoxischen Gebieten. Dazu verfügen sie über große Glykogenreserven. Da sie nicht schwimmen, sondern nur kriechen können, sind sie mit einem leistungsstarken Zytoskelett und an ihrer Oberfläche mit Adhäsions-

Mobile zelluläre Mediatoren	Ortsständige zelluläre Mediatoren	Hauptfunktion
Neutrophile Granulozyten (NGR)		Bildung von Sauerstoffradikalen Chemotaxis Phagozytose Erhöhung der Zytotoxizität Gefäßpermeabilität
Monozyten	Makrophagen	Phagozytose Bildung von Zytokinen Bildung von Proteasen Bildung von Sauerstoffradikalen
Basophile Granulozyten	Mastzellen	Anaphylaxie Vasodilatation
Eosinophile Granulozyten (EGR)		Abwehr von Parasiten Chemotaxis
Blutplättchen		Vasokonstriktion Thrombose
Natürliche Killerzellen (NK)		Zytotoxizität für virusinfizierte Zellen und Tumorzellen
Endothelzellen		Erhöhung der Gefäßpermeabilität Adhäsion von NGR
Fibroblasten		Reparation

Tabelle 22.**4**   **Die wichtigsten zellulären Mediatoren der akuten Entzündungsreaktion.** Die an der Entzündungsreaktion beteiligten Zellen haben vor allem die Aufgabe, zu phagozytieren und Zellen zu zerstören. Um diese Aufgaben erfüllen zu können, müssen die Zellen wissen, wo sie aktiv zu sein haben (Chemotaxis). Zusätzlich sollten sie in ihrer Tätigkeit durch geeignete Begleitmaßnahmen (wie z. B. die Opsonierung, s. Text) unterstützt werden.

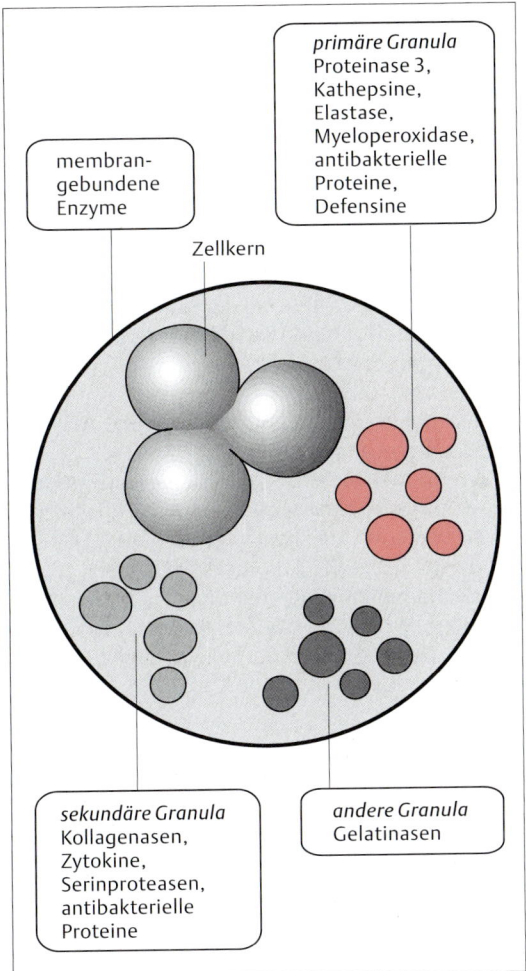

primäre Granula
Proteinase 3,
Kathepsine,
Elastase,
Myeloperoxidase,
antibakterielle
Proteine,
Defensine

membran-
gebundene
Enzyme

Zellkern

sekundäre Granula
Kollagenasen,
Zytokine,
Serinproteasen,
antibakterielle
Proteine

andere Granula
Gelatinasen

22.3 Morphologie der neutrophilen Granulozyten.
Die neutrophilen Granulozyten (NGR) sind durch ihren gelappten Zellkern charakterisiert und besitzen Granula, membrangebundene Enzyme, ein kräftiges Zytoskelett sowie Adhäsionsmoleküle. Die in den sekundären Granula gespeicherten Zytokine sind: die Interleukine IL-1, IL-6 und IL-8, Interferon α (IFN-α), Tumornekrosefaktor α (TNF-α), der Granulozyten-koloniestimulierende Faktor (G-CSF) und der Granulozyten-Makrophagen-koloniestimulierende Faktor (GM-CSF).

molekülen ausgerüstet. Markenzeichen der NGR ist ihr lobulierter Zellkern. Die NGR werden durch eine Induktion der Phagozytose, eine Bindung von chemotaktischen Faktoren (z.B. C5a) oder von Antigen-Antikörper-Komplexen an spezifische Rezeptoren auf ihrer Zellmembran aktiviert.

Die **antibakterielle und antiseptische Wirkung** entfalten die NGR auf spezifische chemotaktische Signale hin; diese kommen entweder:

- von Bakterien (Endotoxine), aktivierten Makrophagen (Tumornekrosefaktor α [TNF-α], Plättchenfaktor 4 [PF 4], IL-8 oder Leukotriene), Epithelzellen (PF 4, IL-8), bereits zugrunde gegangenen Zellen in der Wunde (Leukotriene) oder
- von löslichen Mediatoren wie der Komplementkomponente C5 a oder geronnenem Blut.

Interleukin 1 (IL-1) und TNF-α fördern die lokale Akkumulation der NGR.

Um ihre **bakterizide und destruierende Wirkung** optimal zur Entfaltung zu bringen, bedienen sich die NGR dreier Instrumente:

- ihrer nach einer Aktivierung neu synthetisierten Oxidanzien (Radikale und Halogene),
- ihrer in den Granula gespeicherten Proteasen,
- der Hemmung der Antiproteasen im Gewebe der Umgebung durch ihre Oxidanzien.

Eine der wichtigsten Proteasen der NGR ist die **Elastase**. Sie greift direkt Zellen an und baut verschiedene Proteine, darunter Immunglobuline, die Komponenten des Komplementsystems und Gerinnungsfaktoren ab. Die Wirkung der Elastase wird durch Antiproteasen (α_1-Proteinaseinhibitor [α_1-Antitrypsin], α_2-Makroglobulin und Leukoproteinaseinhibitor) moduliert. Der Leukoproteinaseinhibitor kommt im Schleim und in der interstitiellen Flüssigkeit vor.

Die wirksamsten antiseptischen Oxidanzien sind die Radikale (s. Tab. 1.**2**) und oxidierten Halogene. Zu deren Bildung benötigen die NGR 2 Schlüsselenzyme, die membrangebundene NADPH-Oxidase und die zytoplasmatische Myeloperoxidase. Das Produkt der NADPH-Oxidase ist Radikalanion Hyperoxid (O_2^-) (früher auch Superoxidion genannt). Zur Bildung von O_2^- wird reichlich Energie benötigt. Diese Energie beziehen die NGR aus ihren Glykogenspeichern. Aus O_2^- wird Wasserstoffperoxid (H_2O_2) gebildet ($2\ O_2^- + 2\ H^+ \rightarrow H_2O_2 + O_2$); aus H_2O_2 und O_2^- entsteht das am besten bekannte Hydroxylradikal ·OH.

Der Prototyp der **oxidierten Halogene** ist HOCl. HOCl wird mithilfe des Myeloperoxidase-H_2O_2-Systems gebildet: $H^+ + Cl^- + H_2O_2 \rightarrow HOCl + H_2O$. Das Molekül ist stark wirksam, kurzlebig und reagiert mit membranassoziierten Molekülen, Aminen, Aminosäuren, Thiolen, Nukleotiden und Hämoproteinen.

Die NGR treten als **Haupteffektoren der akuten Entzündungsreaktion** ca. 3 – 12 Stunden nach einer Gewebeschädigung als erste Zellen mithilfe von Adhäsionsmolekülen auf der Oberfläche der Endothelzellen (vascular cell adhesion molecule [VCAM-1] und E-Selektin) aus den Blutkapillaren in die Zone des Gewebeschadens aus. Die im Gewebe vorhandenen Antioxidanzien werden durch die Oxidanzien der NGR bei der Entfaltung ihrer Wirkung gestört. Die Monozyten/Makrophagen (Haupteffektoren der subakuten und chronischen Entzündungsreaktion) folgen frühestens nach ca. 12 Stunden; sie überleben aber viel länger als die NGR (wahrscheinlich monatelang).

22.3.2 Monozyten/Makrophagen

Die **Monozyten** werden im Knochenmark gebildet und zirkulieren ca. 6 Tage lang nach ihrer Entstehung im Blut. Monozyten, die ins Gewebe übergetreten sind, werden als Makrophagen bezeichnet. Sie können als ortsständige Zellen in verschiedenen Geweben vorkommen: als Kupffer-Sternzellen in der Leber, als Alveolarwandmakrophagen in den Lungen, als Mikrogliazellen im Gehirn, als dendritische Zellen in den Lymphfollikeln und als Langerhans-Zellen in der Haut. Die Osteoklasten sind enge „Verwandte" der Makrophagen. Das Auftreten der Monozyten/Makrophagen markiert die **zweite Welle der unspezifischen Abwehr**: Sie versuchen zu beenden, was die kurzlebigen NGR begonnen haben. Sie sind fähig, Mikroorganismen zu phagozytieren, jedoch weniger effizient und weniger schnell als die NGR. Die Monozyten emigrieren – wie die NGR – auf chemotaktische Reize hin aus dem Blutstrom ins Entzündungsfeld.

Die Makrophagen können sowohl sehr kurzfristig (innerhalb von Stunden) als auch über eine längere Zeitspanne hinweg **aktiviert** werden. Die kurzfristige Aktivierung wird oft als Stimulation bezeichnet. Sie erfolgt zusammen mit einer Phagozytose und manifestiert sich in einer Exozytose vor allem von lysosomalen Enzymen, freien Sauerstoffradikalen und des TNF-α. Die Aktivierung über längere Zeit wird durch die Einwirkung von Zytokinen und Interferon γ induziert und kann sowohl im Zusammenhang mit Entzündungsprozessen als auch im Rahmen einer Immunantwort erfolgen. Neben diesen beiden „äußeren" Aktivierungsmechanismen ist auch eine Autostimulation der Makrophagen bekannt.

Die Makrophagen üben neben der Phagozytose von Bakterien weitere vielfältige Funktionen aus (Tab. 22.**5**). Ihnen kommt eine wichtige Scharnierfunktion zwischen den beiden Systemen der Abwehr – der akuten Entzündung und der Immunantwort – zu: Bei der Entzündung wirken sie primär als Phagozyten, bei der Immunantwort als antigenpräsentierende Zellen. Sie stehen auch im Mittelpunkt der Pathogenese der Atherosklerose (s. Abschnitt 15.3.1).

Die Makrophagen können sich auf 2 Arten an ihre Funktion anpassen:

- Sie können sich zu **Schaumzellen** umwandeln, wenn sie vor allem im Dienste der Phagozytose von Low-Density-Lipoproteinen (LDL) stehen (z. B. bei der Atherosklerose) oder
- sie können fusionieren und zu **Riesenzellen** werden (z. B. im Rahmen einer chronischen Entzündung oder einer immunologischen Hypersensitivitätsreaktion Typ 4).

22.3.3 Natürliche Killerzellen

Die natürlichen Killerzellen (NK) werden auch als **„große granuläre Lymphozyten"** bezeichnet und sind an den beiden Oberflächenmolekülen CD16 und CD56 erkennbar. Sie leiten sich von Vorläuferzellen des Knochenmarks ab und sind fähig, andere Zellen, vor allem virusinfizierte Zellen und Tumorzellen, zu zerstören, ohne vorher dazu spezifisch stimuliert worden zu sein. Die zytotoxischen T-Lymphozyten greifen nur virusinfizierte Zellen an, wenn sie 1. vorher gegen das Virus sensibilisiert worden sind und 2. die infizierten Zellen das gleiche Protein der Klasse 1 des MHC (major histocompatibility complex) besitzen wie die Killer-T-Lymphozyten. Die NK dagegen treten dann in Aktion, wenn sie auf Zellen treffen, auf deren Oberfläche die MHCP-1 reduziert oder defekt sind (Missing-self-Hypothese). Durch eine Reduktion der MHCP-1 können die Zellen (z. B. Tumorzellen oder virusinfizierte Zellen) zwar versuchen, den zytotoxischen T-Lymphozyten zu entkommen, werden dann aber gleichzeitig ungewollt zu einem potenziellen Opfer der natürlichen Killerzellen. Normale Zellen mit einer normalen Dichte der MHCP-1 auf ihrer Oberfläche

Tabelle 22.**5** **Die wichtigsten Funktionen und Aufgaben der Makrophagen.**

Funktion	Vermittelt durch ...
Phagozytose von Bakterien	
Phagozytose von LDL	
Abtöten von Bakterien	Proteasen Sauerstoffradikale
Synthese molekularer Mediatoren der akuten Entzündung	Proteine der Komplementkaskade Sauerstoffradikale saure Hydrolasen TNF-α (Kachektin) Zytokine (IL-1) Prostaglandine
Synthese molekularer Mediatoren im Dienste der Reparation	Elastasen Kollagenasen Hyaluronidase fibroblastenstimulierender Faktor Angiogenesefaktor TGF-β
Synthese von molekularen Mediatoren im Dienste der Gerinnung	Thromboplastin (Gewebefaktor)
Synthese von molekularen Mediatoren im Dienste der Fibrinolyse	Plasminogenaktivatoren
Synthese von molekularen Mediatoren der Atherosklerose	PDGF andere Mitogene für glatte Muskelzellen
Präsentation von Antigenen[1]	
Initiierung der Immunreaktion	Zytokine (IL-1: „T-Lymphozyten-Wachstumsfaktor")
Zerstörung von Tumorzellen	TNF-α Proteasen Sauerstoffradikale
Reservoir für HIV (human immunodeficiency virus)	

[1] Die Makrophagen können wie die professionellen antigenpräsentierenden Zellen (APC) zusammen mit den Proteinen der Klasse 2 des MHCP (major histocompatibility complex) den Lymphozyten Antigene darbieten; die APC präsentieren aber die Antigene um ein Tausendfaches effizienter als die Makrophagen. Bei den APC werden 2 Typen unterschieden: die dendritischen Zellen in den Lymphknoten und die Langerhans-Zellen in der Epidermis.

besitzen Oberflächenrezeptoren, welche die NK hemmen. Ein potenter Stimulator der NK und Wachstumsfaktor für die NK ist das Zytokin IL-12 (auch als „NK-stimulierender Faktor" bezeichnet). Die meisten NK sind in der Milz lokalisiert oder zirkulieren im peripheren Blut.

Die NK zerstören die von ihnen angegriffenen Zellen mithilfe von Molekülen, welche die Zellmembran der angegriffenen Zellen schädigen. Ein

Vertreter dieser Moleküle ist das **Perforin**. Die zytotoxische Wirkung der NK erfolgt innerhalb von Minuten und läuft in 4 Phasen ab:

- Adhäsion der NK an die Membran der Zielzelle über eine Bindung an LFA-1 (leucocyte function-associated antigen 1) an das ICAM-1 (intercellular adhesion molecule 1) der Zielzelle,

- Verschiebung der Granula der Killerzelle an die Kontaktstelle mit der Zielzelle,
- Abgabe der letalen Proteine,
- Abkoppelung der NK von der Zielzelle und eigene Restitution.

Ein **Angriff von NK auf andere Zellen** kann auf 2 Arten ausgelöst werden: 1. Die NK binden IgG auf der Oberfläche der Zielzellen durch ihre Fc-Rezeptoren (s. Abb. 23.**7**) oder 2. der „die Killerzellen hemmende Rezeptor" auf der Oberfläche der NK selber wird nicht durch das MHCP-1, welches auf den ins Visier genommenen Zellen liegt, blockiert. Dies kann der Fall sein, wenn das MHCP-1 fehlt oder defekt ist (z.B. nach einem Virusbefall oder einer malignen Transformation der Zellen). Ein weiteres wichtiges, von den NK sezerniertes Molekül ist das Interferon γ, das Signalwirkung auf die T-Lymphozyten und Makrophagen hat.

Durch die Adhäsion der NK an die Zielzelle kommt es über den Weg A der Signaltransduktion (s. Tab. 5.**2**) zu einem gesteigerten Einstrom von Ca^{2+}-Ionen in das Zytoplasma der NK und zur Induktion einer Exozytose des Inhalts der Granula (Perforine, Proteasen und Proteoglykane; Abb. 22.**4**). Die Ca^{2+}-Ionen verändern die Konformation der Perforine, sodass sie sich in die Zellmembran der Zielzelle einlagern können. Dort polymerisieren sie zu Poren. Durch diese Poren „impfen" die NK ihre zytotoxischen Granzyme (Proteasen) in die Zielzelle. Die Granzyme aktivieren Caspasen und leiten so eine Apoptose ein. Die Perforinporen zeigen große Ähnlichkeiten mit den Poren, die durch den MAC (membrane attack complex) des Komplementsystem gebildet werden (Abb. 22.**5**). Die NK schützen sich selber vor der Wirkung ihrer Perforine durch das Protectin, ein Molekül in ihrer Zellmembran, das dem Perforin ähnlich ist. Die Protectinmoleküle fangen die Perforine ab und verhindern so deren Polymerisation.

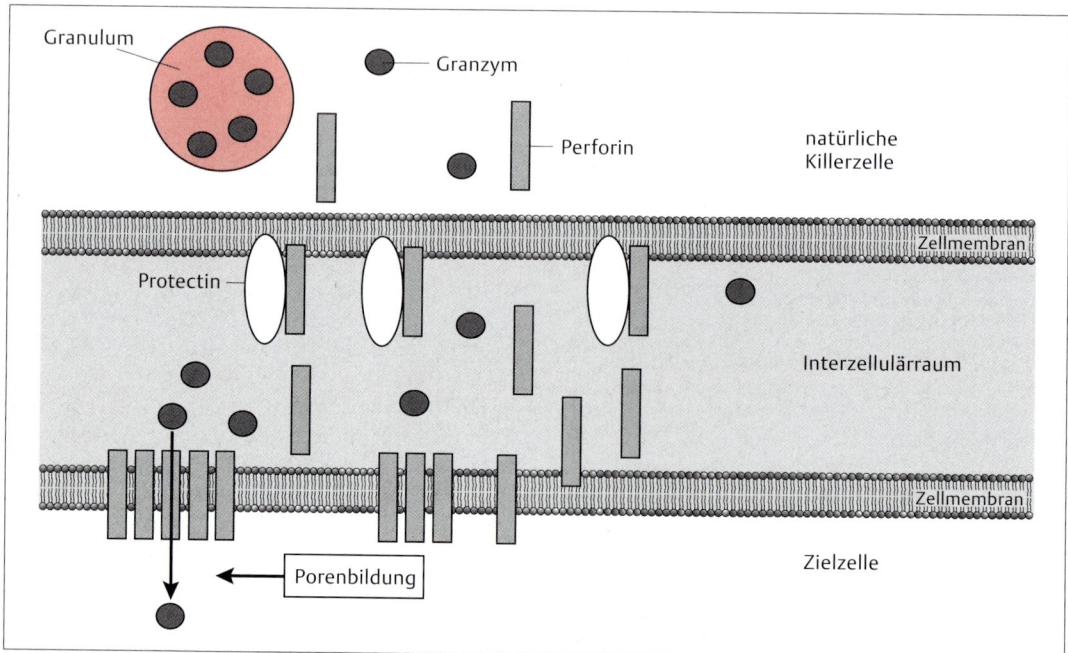

22.4   Wirkung von Perforin.
Die Killerzellen (z.B. die natürlichen Killerzellen) setzen aus ihren Granula das Enzym Perforin frei. Das Perforin lagert sich in die Zellmembran der Zielzelle ein und polymerisiert dort zu Poren. Die Zielzelle geht dann durch die Wirkung der zusätzlich abgegebenen Granzyme zugrunde (nach Ding et al. 1988).

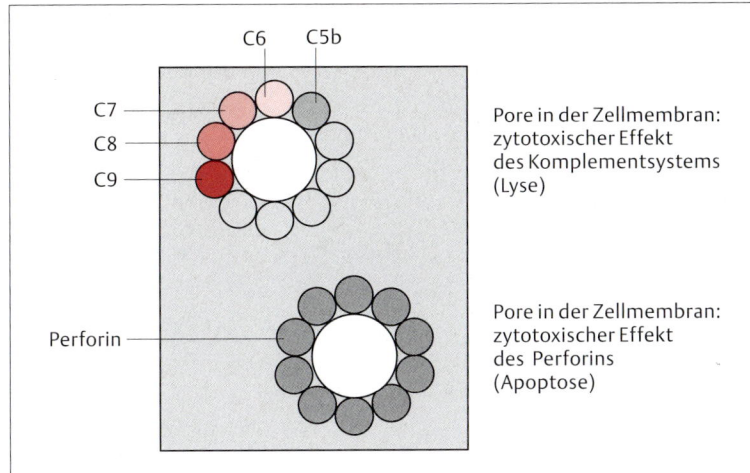

C6   C5b

C7

C8

C9

Pore in der Zellmembran:
zytotoxischer Effekt
des Komplementsystems
(Lyse)

Perforin

Pore in der Zellmembran:
zytotoxischer Effekt
des Perforins
(Apoptose)

22.5 Perforin und der MAC (membrane attack complex) des Komplementsystems.
Die Poren, die durch eine Polymerisation von Perforinmolekülen gebildet werden, zeigen große Ähnlichkeiten mit den Poren, die der MAC des Komplementsystems bewirkt. MAC ist Wegbereiter einer Zelllyse, die Perforinporen sind Wegbereiter einer Apoptose (nach Ding et al. 1988).

22.4 Schlüsselprozesse der akuten Entzündungsreaktion sind Chemotaxis, Exsudation, Opsonierung und Phagozytose

Der Abbau geschädigter Zellen oder Gewebe und die Abwehr von Mikroorganismen kann auf 2 Arten vonstatten gehen: 1. über eine direkte Zerstörung der Zellen durch die NK oder durch den MAC der Komplementkaskade oder 2. über eine Phagozytose durch die Monozyten/Makrophagen und NGR. Dazu müssen die Zellen darüber orientiert werden, wo der Schaden aufgetreten ist und aus der Blutbahn in die Zone des Schadens gelangen.

22.4.1 Als Chemotaxis wird die gerichtete Wanderung von Zellen entlang einem chemischen Gradienten bezeichnet

Freie Zellen (z.B. Bakterien oder Tumorzellen) sind fähig, sich auf chemische „Reizquellen" hinzubewegen (positive Chemotaxis) oder auch sich von ihnen zu entfernen (negative Chemotaxis); negativ chemotaktisch können Bakterien sein. Hauptquellen für chemotaktisch wirksame Agenzien (Chemotaxine; Tab. 22.**6**) sind: Bakterien, geschädigte Gewebe und aus der Blutbahn ausgetretenes Blut. Chemotaxine wirken hauptsächlich auf NGR und Monozyten/Makrophagen. Der Begriff Chemokinese steht für eine beschleunigte, jedoch nicht gerichtete Bewegung von Zellen.

Unterschiede in der **Konzentration der Chemotaxine** können entweder am gleichen Ort zu verschiedenen Zeitpunkten auftreten oder an 2 verschiedenen Orten zum gleichen Zeitpunkt. Man nimmt an, dass Bakterien primär auf zeitliche Unterschiede der Konzentration von Chemotaxinen, NGR und Monozyten/Makrophagen dagegen auf örtliche reagieren. Phagozyten besitzen in den Membranen ihrer Granula ein Reservoir von Rezeptoren für Chemotaxine. Nach einer Stimulation bewegen sich die Granula an die Oberfläche der Phagozyten und fusionieren dort mit der Zellmembran. Bei diesem Transfer nehmen sie auch die Rezeptoren für die Chemotaxine mit in die Zellmembran hinein.

Die **Bindung von Chemotaxinen an die Rezeptoren** der Zellen bewirkt einen verstärkten Einstrom von Ca^{2+}- und Na^+-Ionen ins Zytoplasma und eine Reorganisation des Zytoskeletts. Die Veränderungen des Zytoskeletts lösen eine Polarisierung der Zellen in Richtung des Stimulus und eine Lokomotion aus. Gleichzeitig aber werden z.B. die NGR steifer und aggregieren, weil die negativen Ladungen auf ihrer Oberfläche reduziert werden. Wird eine Bewegung von Zellen nicht durch chemische sondern physikalische Stimuli induziert, spricht man von Haptotaxis oder Thermotaxis.

Tabelle 22.6   Die wichtigsten chemotaktisch wirksamen Moleküle (Chemotaxine).

Typen von Chemotaxinen	Beispiel	Wirkung auf ...
Bakterielle Chemotaxine	Endotoxine[1]	Makrophagen NGR
Chemotaxine des Gerinnungssystems	Thrombin Fibrinogen Fibrinogenspaltprodukte Hageman-Faktor (Gerinnungsfaktor XII)	Monozyten Monozyten, NGR Makrophagen Makrophagen
Chemotaxine des Komplementsystems	C3a, C5a	NGR
Proteolytische Enzyme	Plasmin lysosomale Enzyme Enzyme von neutrophilen Granulozyten	NGR
Wachstumsfaktoren	PDGF	Fibroblasten, Osteoblasten glatte Muskelzellen
	TGF-β	Makrophagen, Fibroblasten NGR
	EGF, TGF-α	Makrophagen, Endothel- zellen
	bFGF	verschiedene Zellen
Chemotaxine normaler Zellen	Zytokine[2]	Leukozyten, Fibroblasten Makrophagen
	Chemokine[3] Leukotriene B4 ECF-A	Leukozyten NGR EGR
Chemotaxine geschädigter Gewebe	Kollagenabbauprodukte Elastinabbauprodukte Fibronectin Hydroxylradikale	NGR, Makrophagen NGR
Verschiedene	Lektine Neuropeptide Kinine Thrombospondin Histamin Defensine	Makrophagen NGR NGR

[1] Endotoxine sind oft Lipopolysaccharide gramnegativer Bakterien
[2] vor allem IL-1, IL-8, TNF-α
[3] s. Tab. 10.**3**

ECF-A   Eosinophilenchemotaktischer Faktor der Anaphylaxie
EGF   epidermaler Wachstumsfaktor
bFGF   basischer Fibroblastenwachstumsfaktor

Der **Austritt von NGR und Monozyten aus der Blutbahn** erfolgt vor allem in den Venulen. Die Zellen passieren das Endothel durch interzelluläre Junctions, das Blutplasma tritt über endotheliale Gaps aus. Die Basalmembranen werden durch Proteasen, welche die Zellen nach einer gleichzeitigen Aktivierung durch die Chemotaxine bilden, aufgelöst.

Tabelle 22.**7**   **Die wichtigsten Proteine, die als Opsonine wirken können.**

Typ	Wirkung	Bemerkung
IgG-Antikörper	spezifisch	Damit die Antikörper ihre Wirkung als Opsonine entfalten können, muss die Fc-Region intakt sein. IgG-Antikörper opsonieren vor allem Bakterien.
C3b-Komponente des KS	nichtspezifisch	Mikroorganismen können bereits beim ersten Mal, wenn sie in den Organismus eintreten, durch C3b opsoniert werden. Opsonierung von Immunkomplexen
CRP	nichtspezifisch	Opsonierung von Immunkomplexen
IgM		Ein mit CRP oder IgM opsonierter Partikel kann nur dann von einem Phagozyten gebunden werden, wenn gleichzeitig der Partikel auch mit C3b opsoniert worden ist.
Andere Hageman-Faktor Fibronectin Tuftsin[1]	nichtspezifisch nichtspezifisch nichtspezifisch	

[1] Tuftsin wird in der Milz gebildet.

CRP C-reaktives Protein

22.4.2 Als Phagozytose wird die aktive Aufnahme unbelebter oder belebter Partikel in das Innere einer Zelle bezeichnet

Die Phagozytose kann erleichtert und beschleunigt werden, wenn die zu eliminierenden Objekte durch eine Auflagerung von Serumproteinen speziell markiert worden sind. Diese „Präparation" wird Opsonierung genannt, die daran beteiligten Proteine Opsonine (Tab. 22.**7**).

Eine Phagozytose läuft ohne Opsonierung ab, wenn die phagozytierenden Zellen keinen Kontakt mit dem Blutserum haben (z. B. Alveolarwandmakrophagen). Makrophagen in der Milz sind speziell in der Lage, auch schlecht opsonierte Bakterien zu entfernen. Deshalb steigt das Risiko, an einem bakteriellen Infekt zu erkranken, nach einer Splenektomie an.

Bakterien können von den Phagozyten über 2 Mechanismen **vernichtet** werden: 1. über Sauerstoffradikale oder 2. unabhängig von Sauerstoff. Sauerstoffunabhängige zytotoxische Moleküle der NGR sind die Proteasen, Phospholipasen, Nukleasen und Lysozym sowie die nichtenzymatischen kationischen Proteine dieser Zellen. Zu den kationischen (positiv geladenen) Proteinen gehören das Eosinophilen-kationische Protein (ECP), das

in der Bakterienwand die Bildung von Poren induziert, und Lactoferrin, das den Bakterien Fe^{2+}-Ionen, ein Wachstumsstimulans, entzieht. Ob die kationischen Proteine ihre zytotoxische Wirkung entfalten können oder nicht, hängt von der Länge der Glykosaminoglykane auf der Oberfläche der Bakterien ab (Abb. 22.**6**). Lange Glykosaminoglykan-Moleküle hindern die kationischen Proteine an einem Kontakt mit den negativen Bindungsstellen auf der Oberfläche der Bakterien.

Eine eingeschränkte oder defekte Phagozytose von Mikroorganismen kann verschiedene Krankheiten hervorrufen (Tab. 22.**8**).

22.4.3 Extravasation und Exsudation aus der Blutbahn sind Folge der erhöhten Gefäßpermeabilität

Das ins Gewebe ausgetretene Blutplasma und die als erste zelluläre Agitatoren ins Gewebe eingewanderten NGR werden als **Exsudat** bezeichnet. Das Exsudat ist eine „programmierte" Mischung aus Zellen und Blutflüssigkeit. Der Austritt der NGR aus der Blutbahn ist wegen des Rollings der Zellen entlang dem Endothel gegenüber der Exsudation der Blutflüssigkeit zeitlich verzögert (Abb. 22.**7**). Die ins Gewebe ausgetretenen NGR

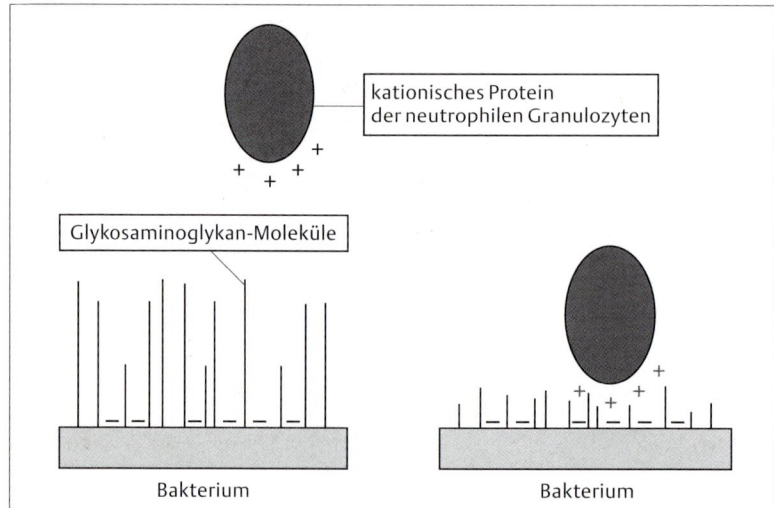

22.6 Bakterizide Wirkung der kationischen Proteine.
Die Wirkung bakterizider kationischer Proteine hängt von der Länge der Glykosaminoglykane auf der Oberfläche der angegriffenen Bakterien ab (s. Text) (nach Majno u. Joris 1996).

Tabelle 22.**8** Ursachen für eine Störung der Phagozytose von Mikroorganismen.

Störung der Phagozyten durch ...	Ursache(n)	Krankheit
Verminderte Migration von Monozyten	Corticosteroide immunsuppressive Therapie P15 (Produkt von Tumorzellen)	Diabetes mellitus Verbrennungen AIDS
Reduzierte Funktion der Monozyten	Corticosteroide Neugeborenenperiode Defekt des C3b-Rezeptors	Monozytenleukämie systemischer Lupus erythematosus Virusinfekte maligne Tumoren
Reduzierte Funktion der Makrophagen		Gaucher-Krankheit (Hemmung der Proteinkinase C in den Makrophagen) Niemann-Pick-Krankheit
Verminderte Synthese von Phagozytosepromotoren	Reduktion des Fibronectins der C3-Komponente des Komplementsystems des Plasmafaktors B	
Reduzierte Ausschüttung von makrophagenaktivierenden Faktoren (z. B. γ-Interferon)	Prostaglandine	Leishmaniose lepromatöse Lepra Tuberkulose

sterben innerhalb von Stunden ab, Monozyten (Makrophagen) und Lymphozyten dagegen können sehr lange überleben und sich sogar im Gewebe noch vermehren.

Der **Flüssigkeitsaustritt** aus den Blutgefäßen in ihre Umgebung ist das Resultat einer Veränderung des Druckgefälles zwischen dem Gefäßlumen und dem Interstitium: Die Gefäßdilatation bewirkt eine Zunahme des intraluminalen hydrostatischen Drucks, der Austritt von Plasmaproteinen aus den Gefäßen in die Umgebung eine Reduktion des intraluminalen osmotischen Drucks.

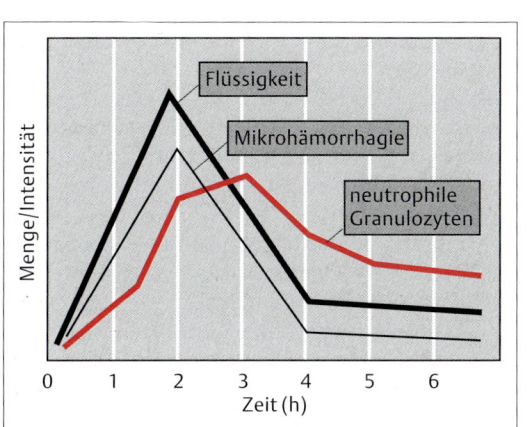

22.7 Extravasation und Exsudation.
Bei einem akut eingetretenen Gewebeschaden ist die Extravasation der neutrophilen Granulozyten gegenüber der Exsudation von Blutflüssigkeit zeitlich leicht verzögert (nach Majno u. Joris 1996).

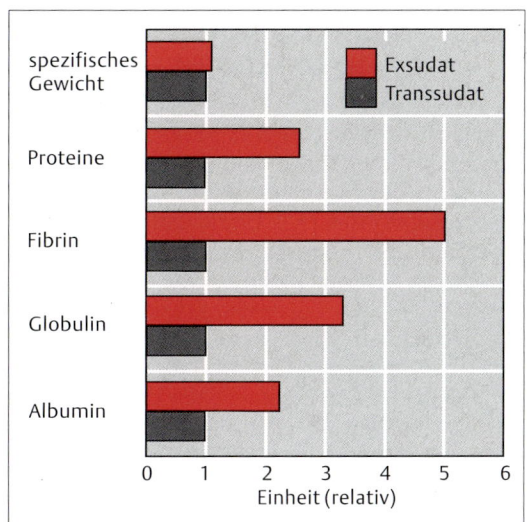

22.8 Transsudat und Exsudat.
Das spezifische Gewicht von Transsudaten beträgt ≤ 1014, dasjenige von Exsudaten > 1014. Bei Exsudaten fällt die „Rivalta-Probe" positiv aus, bei Transsudaten negativ. Die Rivalta-Probe besteht darin, dass ein Tropfen des Exsudats oder Transsudats in verdünnte Essigsäure eingebracht wird. Bei einem Transsudat löst sich der Tropfen auf, bei einem Exsudat bildet sich ein Schleier.

Die Exsudation erfolgt primär in den Venolen, in einer späteren Phase der Entzündung allerdings auch in den Kapillaren über geöffnete Gap-Junctions oder zerstörte Tight-Junctions der Endothelzellen. Die Gap-Junctions werden durch permeabilitätssteigernde Mediatoren des Histamintyps (Histamin, Bradykinin, PAF, Leukotriene und Zytokine) über eine Kontraktion der Endothelzellen geöffnet; die Tight-Junctions können durch NGR während ihrer Diapedese, durch Strahlen (Ultraviolett-, Röntgen- und Wärmestrahlen) oder durch Toxine zerstört werden.

Wenn Blutflüssigkeit im Rahmen einer passiven Kongestion ohne akute Entzündung die Gefäße verlässt, spricht man von einer **Transsudation**. Das Transsudat ist anders zusammengesetzt als das Exsudat (Abb. 22.8). Je nach der Zusammensetzung des Exsudats werden verschiedene Typen der akuten Entzündung unterschieden (Tab. 22.9).

Entzündungstyp	Exsudat enthält viel ...	Beispiel
Serös	Serum	katarrhalische Rhinitis
Fibrinös	Fibrin	Pleuritis
Eitrig	NGR	Abszess, Phlegmone oder Empyem
Hämorrhagisch	Blut	virale Infekte

Tabelle 22.9 **Morphologische Nosologie der akuten Entzündung.**

22.5 Kann das Agens, das die Entzündung hervorgerufen hat, nicht eliminiert werden, wird die Entzündung chronisch

Agenzien, die eine chronische Entzündung auslösen können, sind: Bakterien, Viren, Parasiten, nekrotisches Gewebe, Fremdkörper, ölige oder kristalline Substanzen (z.B. Uratkristalle), aber auch Antigene. Die chronische Entzündung stellt keine stereotype Reaktion mehr dar wie die akute Entzündung. Beiden Entzündungsformen ist zwar die Exsudation gemeinsam, sie unterscheiden sich aber in vielerlei Hinsicht (Tab. 22.**10**).

Die beiden Entzündungsarten können sich einerseits zeitlich überlagern, andererseits kann sich eine chronische Entzündung auch ohne vorausgegangene akute Entzündung entwickeln. Ein typisches Beispiel für eine Überlagerung der beiden Entzündungsarten ist die Knochenentzündung. Bei einer Infektion mit dem Mycobacterium tuberculosis erfolgt nur eine chronische granulomatöse Reaktion, weil die NGR gegen dieses Bakterium völlig machtlos sind.

22.5.1 Histologisch weist die chronische Entzündung 2 Merkmale auf: Infiltrate von Lymphozyten und Plasmazellen sowie eine Fibrose

Die **Fibrose** entspricht einer Antwort von Fibroblasten der extrazellulären Matrix auf Zytokine. Sie hat 2 Arten von Auswirkungen: 1. Sie dient – wie das Granulationsgewebe – der Abgrenzung des Entzündungsgebiets und 2. sie kann zu einer Einschränkung der Funktion des betroffenen Organs führen. Ein Beispiel für eine solche Funktionseinschränkung ist die interstitielle Lungenfibrose. In der Lunge unterscheiden sich die im Rahmen einer chronischen Entzündung gebildeten Kollagenfasern von normalen dadurch, dass sie stärker hydroxyliert und vernetzt sind.

Im fibrosierten Gewebe kommen neben Fibroblasten auch **Myofibroblasten** vor. Die Myofibroblasten sind die Ursache dafür, dass das Binde- und Narbengewebe schrumpfen kann. Auf eine solche Schrumpfung ist z.B. eine Insuffizienz der Mitralklappe nach einer rheumatischen Endokarditis zurückzuführen.

Ein Entzündungsherd, in dem sich eine Fibrose entwickelt hat, ist chronischer Natur, auch wenn darin noch NGR vorkommen. Andererseits werden Infiltrate von Lymphozyten und Plasmazellen ohne gleichzeitig vorhandene Fibrose als Ausdruck einer akuten Entzündungsreaktion interpretiert. Dies kann z.B. bei einem Virusinfekt der Fall sein. Die Fibrose kommt dadurch zustande, dass die Fibroblasten vermehrt Kollagen Typ I und Typ III synthetisieren. In der Leber allerdings sind es nicht die Fibroblasten, die eine Fibrose bewirken, sondern die „**Ito-Zellen**" (Vorstufen von Myofibroblasten). Die Ito-Zellen sind in der Leber um die Sinusoide herum angeordnet. In der normalen Leber speichern sie Retinoide und synthetisieren in geringen Mengen Kollagen Typ III und Typ IV. In der fibrotischen Leber entleeren sie die Vesikel mit den Retinoiden, exprimieren Rezep-

Tabelle 22.**10**   Merkmale der akuten und chronischen Entzündung.

Merkmal	Akute Entzündung	Chronische Entzündung
Dominierender Zelltyp	NGR	Monozyten/Makrophagen (Lymphozyten, Plasmazellen)
Granulationsgewebe	nicht vorhanden	Vorhanden
Fibrose	nicht vorhanden	Vorhanden
Reaktionsform	Stereotyp, „reflexartig"	Moduliert
Zeitintervall zwischen Schädigung und Reaktion	kurz (Sekunden bis Stunden)	länger (Tage bis Monate)

toren für den plättchenabhängigen Wachstumsfaktor (PDGF) und sezernieren auf eine Stimulation durch den TGF-β hin Kollagen Typ I. TGF-β wird von den Kupffer-Zellen (spezialisierte Makrophagen der Leber) neben TNF-α und IL-6 vermehrt gebildet, wenn die Leber Toxinen (z. B. auch Alkohol) und Viren ausgesetzt ist. An Zellkulturen mit Fibroblasten konnte nachgewiesen werden, dass auch Acetaldehyd (ein Metabolit des Alkohols) die Synthese von Kollagen anregen kann. TNF-α scheint eine Cholestase zu induzieren, IL-6 induziert die Sekretion der Proteine der „Phase der akuten Antwort" durch die Hepatozyten. Die Fibrosierung der Leber kann in eine Leberzirrhose münden.

Wichtige **Stimuli für die Bildung einer Fibrose** sind die Zytokine IL-1, TNF-α, plättchenabhängiger Wachstumsfaktor (PDGF), TGF-β sowie der saure und der basische Fibroblastenwachstumsfaktor (FGF). Diese Zytokine haben auf die Fibroblasten eine dreifache Wirkung: 1. Sie regen sie zu chemotaktischen Bewegungen an, 2. sie stimulieren sie zur Proliferation und 3. sie induzieren die Synthese von Kollagen und Kollagenasen.

Andere Stoffe, die eine Fibrose induzieren können, sind Serotonin, Medikamente, Siliciumkristalle und Asbestpartikel. Methysergid, ein Mittel gegen Migräne, kann zu einer retroperitonealen Fibrose führen, β-Blocker zu einer Fibrose und begleitenden Kontraktur des Penisschafts (Morbus Peyronie).

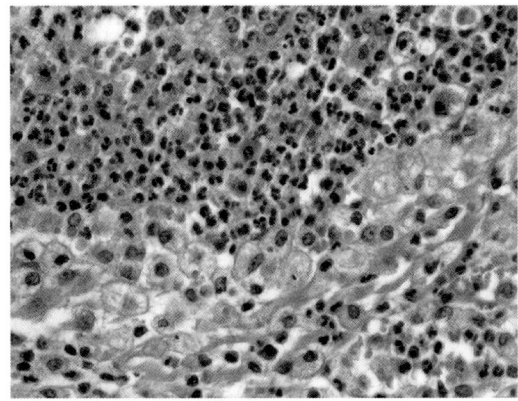

22.9 Abszess.
Ein Abszess ist ein nekrotisch eingeschmolzener Gewebebezirk, in dem massenhaft neutrophile Granulozyten und Fibrin liegen. Der Organismus versucht im Rahmen des Heilungsprozesses, den Abszess abzubauen (zu organisieren). Dazu wandern in einer ersten Phase vom Rand her Makrophagen ein (am unteren Rand sichtbar); in einer zweiten Phase wird der Abszess mit Granulationsgewebe „eingekreist".

Spezielle Ausdrucksformen einer chronischen Entzündung sind ein Abszess, ein Ulkus oder eine granulierende Entzündung. Bei chronischen Abszessen bildet sich um den Abszess herum Granulationsgewebe, das auch als „Abszessmembran" bezeichnet wird (Abb. 22.**9**).

22.6 Die angeborene Abwehr kann aus verschiedenen Gründen ineffizient sein

Eine Entzündungsreaktion kann ihr Ziel entweder infolge eines „Unfalls" (erworbener Defekt) oder eines kongenitalen Defekts (Tab. 22.**11**) verfehlen.

Tabelle 22.**11**   **Ursachen einer Störung der Entzündungsreaktion.**
Verschiedene erworbene und kongenitale Defekte können eine Störung der unspezifischen Abwehr (Entzündungsreaktion) hervorrufen.

Faktoren, die zu einer Störung der Entzündungs-reaktion führen	Ursache/Krankheit
Erworbene Defekte	
Inadäquate Durchblutung	

Neutropenie infolge einer
  reduzierten Produktion von NGR
  peripheren Destruktion von NGR	

Splenektomie[1]	bakterielle Infekte
Reduzierte Opsonierung	Mangel an C3b
Reduzierte Phagozytose	Mangel an Tuftsin[2]
Überladung von Makrophagen	intravaskuläre Hämolyse zirkulierende Antigen-Antikörper-Komplexe
Ineffizienz der Leukozyten bei Verbrennungen	gesteigerte Bildung von C5a und gesteigerte Degranulierung der NGR
Verminderte Emigration von NGR wegen abnormer Adhäsion an die Endothelzellen	Alkoholintoxikation (erhöhte Gefahr einer Lobär-pneumonie) Corticosteroide Salicylate Cholchicin Lokalanästhetika bei Diabetes mellitus
Reduzierte Chemotaxis für neutrophile Granulozyten	bei Diabetes mellitus bei malignen Tumoren
Reduzierte Funktion der neutrophilen Granulozyten	bei Hunger
Kongenitale Defekte[3]	
Fehlende Synthese von Radikalen	chronische Granulomatose
Mangel an spezifischen Granula Fehlen von Lactoferrin	bakterielle Infekte

Dysfunktion der Mikrotubuli
  Reduzierte Lokomotion
  Reduzierte Phagozytose
	Chediak-Higashi-Syndrom
	Syndrom der immobilen Zilien

Mangel des C1-Inhibitors	hereditäres angioneurotisches Ödem, vor allem im Larynx (Quincke-Ödem)

[1] Makrophagen der Milz sind auf eine Phagozytose von nichtopsonierten Objekten spezialisiert.
[2] Tuftsin ist ein Peptid, das in der Milz gebildet wird und als Opsonin wirkt.
[3] Bei kongenitalen Defekten der NGR kommen grundsätzlich infrage: Defekte der Adhäsion, Chemotaxis, Phagozytose und der zytotoxischen Wirkung auf Bakterien.

23 Immunpathologie

23.1 **Zelluläre Akteure der Immunantwort sind antigenpräsentierende Zellen, Lymphozyten und unspezifische Effektoren der Entzündungsreaktion**

23.1.1 Antigene werden den T-Lymphozyten von den dendritischen Zellen, B-Lymphozyten und Makrophagen präsentiert

23.1.2 B-Zellen nehmen an der Abwehr extrazellulärer Antigene teil

23.1.3 T-Zellen bekämpfen intrazellulär gelegene Antigene

23.2 **Das Immunsystem bedient sich der „Sprache der Rezeptoren" und der „Sprache der Zytokine"**

23.2.1 Der T-Zell-Rezeptor (TCR) ist ähnlich aufgebaut wie ein Immunglobulin

23.2.2 Aktivierte T-Zellen sezernieren Zytokine, Granzyme und Perforine

23.3 **T-Lymphozyten brauchen 2 Signale, um von einem Antigen stimuliert zu werden: ein Erkennungs- und ein Aktivierungssignal**

23.4 **Eine Hypersensitivitätsreaktion entspricht einer unnötigen oder in ihrer Intensität übertriebenen Immunantwort**

23.4.1 Folge der Hypersensitivitätsreaktion Typ 1 (HSR-1) ist eine akute endogene Überdosierung mit Histamin

23.4.2 Ziel der Hypersensitivitätsreaktion des Typs 2 (HSR-2) ist die Vernichtung schädlicher oder fremd gewordener Zellen

23.4.3 Die Hypersensitivitätsreaktion Typ 3 (HSR-3) wird durch Antigen-Antikörper-Komplexe provoziert

23.4.4 Im Zentrum der Hypersensitivitätsreaktion Typ 4 (HSR-4) stehen die T-Zellen

23.4.5 Die stimulatorische Hypersensitivitätsreaktion basiert auf der Aktivierung von Rezeptoren

23.5 **Die Abstoßung von Organtransplantaten beruht auf immunologischen Reaktionen**

23.6 **Autoimmunkrankheiten entstehen durch einen Angriff des Organismus auf körpereigene Zellen**

23.6.1 Organspezifische und nichtorganspezifische Autoimmunkrankheiten

23.6.2 Superantigene können eine Autoimmunreaktion auslösen

23.6.3 Antikörper gegen eigene Antikörper können eine weitere Ursache von Autoimmunkrankheiten sein

23.7 **Eine ineffiziente Immunreaktion kann auf Defekten der humoralen, zellulären oder beider Arten der Immunantwort beruhen**

Zusammenfassung

Das **Immunsystem** hat 2 Gesichter: Es schützt einerseits vor schweren Infektionskrankheiten, kann andererseits aber selber Krankheiten hervorrufen: Letzteres, 1. wenn es zu viel unternimmt (Hypersensitivitätsreaktionen [HSR] oder Abstoßung eines Transplantats), 2. wenn es falsche Ziele angreift (Autoimmunkrankheiten) oder 3. wenn es zu wenig tut (Immundefektkrankheiten). Die Fähigkeit des Immunsystems, molekulare Strukturen nichtkörpereigener Moleküle (Antigene) spezifisch und exakt zu identifizieren, unterscheidet das Immunsystem von der Entzündung.

Die **Antigene** (AG) werden den T-Lymphozyten (T-Zellen) von den dendritischen Zellen (DC), B-Lymphozyten (B-Zellen) und Makrophagen präsentiert. Die DC stammen aus dem Knochenmark. Sie kommen in den meisten Organen vor, vor allem aber in der Haut, in den Lungen, im Darm (M-Zellen) und in den sekundären lymphatischen Organen. Man unterscheidet zwischen „reifen" und „unreifen" DC.

Die **Antikörper** (AK) haben eine dreifache Funktion: 1. Sie zeigen den Effektorzellen der allgemeinen Entzündungsreaktion (neutrophile Granulozyten, Makrophagen, natürliche Killerzellen) jene Zellen, auf denen ein antigenes Epitop vorhanden ist, 2. sie „neutralisieren" lösliche AG im Blut durch die Bildung von AG-AK-Komplexen oder 3. sie induzieren das Komplementsystem.

Die **T-Zellen** haben im Rahmen der Immunantwort 2 Hauptaufgaben: Durch einen Antigenkontakt stimulierte T-Helferzellen (TH-Zellen) regen die Proliferation und Differenzierung der B-Zellen an und die zytotoxischen T-Zellen (TC-Zellen) zerstören Zellen, die intrazellulär ein AG enthalten. Die TH-Zellen können entsprechend ihrer Funktionen in 3 Gruppen eingeteilt werden: TH0-Zellen, TH1- und TH2-Zellen. TH1-Zellen bilden in erster Linie IL-2, IFN-γ und TNF-β, die TH2-Zellen IL-4, IL-5, IL-6 und IL-10. TH2-Zellen, die vor allem den immunsuppressiven TGF-β sezernieren (z. B. in den Peyer-Plaques des Dünndarms), werden neuerdings auch als „TH3-Zellen" bezeichnet.

Das Immunsystem bedient sich der Sprache der **Rezeptoren und Zytokine**. An der Aktivierung der T-Zellen sind verschiedene Rezeptoren beteiligt: der T-Zell-Rezeptor (TCR), die CD3-Signaltransduktionsmoleküle, die CD4- und CD8-Hilfsrezeptoren und die Rezeptoren der Kostimulation. Die CD3-, CD4- und CD8-Moleküle sind mit dem TCR assoziiert. Die Abgabe von Zytokinen erlaubt den T-Zellen, sich eines Teils des Instrumentariums der allgemeinen Entzündungsreaktion zu bedienen. Die T-Zellen brauchen 2 Signale, um von einem Antigen stimuliert zu werden: ein Erkennungs- und ein Aktivierungssignal. Ein Erkennungssignal ohne gleichzeitiges Aktivierungssignal führt entweder zu einer Apoptose oder zu einer Anergie der T- respektive B-Zellen.

Eine **Hypersensitivitätsreaktion** (HSR) entspricht einer unnötigen oder in ihrer Intensität übertriebenen Immunantwort. Es werden 5 Typen von HSR unterschieden. Die Immunreaktionen, an denen primär AK beteiligt sind, werden als Reaktionen vom unmittelbaren Typ bezeichnet, jene, die primär von den T-Zellen abhängig sind, als Reaktion vom verzögerten oder zellvermittelten Typ. Bei der **Abstoßung** eines Transplantats laufen grundsätzlich 2 Prozesse ab: eine Kombination von HSR und Gefäßveränderungen (Thrombosen oder eine immunogene Atherosklerose).

Bei den **Autoimmunkrankheiten** überwiegen die antikörpervermittelten HSR-2 oder HSR-3; für viele Autoimmunkrankheiten besteht eine genetische Prädisposition. Autoimmunkrankheiten können unter anderem auch durch antiidiotypische Antikörper oder durch Superantigene hervorgerufen werden.

Eine ineffiziente Immunreaktion kann auf Defekten der molekularen (humoralen), zellulären oder beider Arten der Immunantwort beruhen. Die **pathologischen Immunsuppressionen** können kongenital, erworben oder iatrogen induziert sein. Sie äußern sich oft in Form von schweren und rezidivierenden Infekten. AIDS (acquired immunodeficiency syndrome) ist eine Prototyp einer erworbenen immunsuppressiven Krankheit.

Hauptaufgabe des Immunsystems ist die Elimination fremder Substanzen oder Organismen. Das Immunsystem hat aber 2 Gesichter:

- Einerseits schützt es vor schweren Infektionskrankheiten. Von dieser Funktion her hat es seinen Namen bekommen (lat.: immunis = steuerfrei). Der Begriff „steuerfrei" bedeutet – im übertragenen Sinne – eine Überwindung von Infektionskrankheiten, ohne dass dafür ein hoher Preis bezahlt werden muss.
- Andererseits kann das Immunsystem auch Krankheiten hervorrufen, dies unter 3 Bedingungen:

- wenn es zu viel unternimmt; dies führt zu den Krankheiten der Hypersensitivität oder zur Abstoßung eines Transplantats. Die Krankheiten der Hypersensitivität, auch Hypersensitivitätsreaktionen (HSR) genannt, werden allgemein als „Allergien" bezeichnet;
- wenn es falsche Ziele angreift, resultieren Autoimmunkrankheiten;
- wenn es zu wenig tut, kommt es zu Immundefektkrankheiten.

Die Fähigkeit des Immunsystems, molekulare Strukturen nichtkörpereigener Moleküle (Antigene) spezifisch und exakt zu identifizieren, unterscheidet das Immunsystem von der Entzündung.

23.1 Zelluläre Akteure der Immunantwort sind antigenpräsentierende Zellen, Lymphozyten und unspezifische Effektoren der Entzündungsreaktion

Anlass zu einer Immunantwort geben **Antigene** (AG). AG sind Moleküle, die vom Organismus als fremd erkannt werden. Diese Moleküle können Proteine oder Peptide von eingedrungenen Mikroorganismen, Tumoren, körpereigenem Gewebe oder transplantierten Organen sein. Die Aminosäuresequenz in diesen Molekülen, die für die antigene Wirkung verantwortlich ist, wird Epitop genannt; AG, die eine Immunantwort auszulösen vermögen, werden **Immunogene** genannt. Nicht alle AG sind von vornherein Immunogene. Kleine, primär nichtimmunogene AG werden als **Haptene** bezeichnet. Sie werden dann immunogen, wenn sie an größere Moleküle (Carrier) gekoppelt sind. So können Glykosaminoglykane (z. B. Bakterienbestandteile) nach einer Bindung mit Proteinen immunogen werden.

Eine wichtige Frage in der Immunpathologie ist, wie die Proteine oder Peptide, die irgendwo im Organismus als AG vorhanden sind, von den im Blut zirkulierenden Lymphozyten entdeckt werden können.

23.1.1 Antigene werden den T-Lymphozyten von den dendritischen Zellen, B-Lymphozyten und Makrophagen präsentiert

Die **dendritischen Zellen** (DC) wurden 1868 erstmals von Langerhans in der Haut beschrieben. Die DC bekamen ihren Namen, weil sie verzweigte dendritische Zytoplasmaausläufer besitzen. Diese Ausläufer befähigen sie besonders, ihre Funktion als Präsentatoren von AG wahrzunehmen.

Die DC stammen aus dem Knochenmark ab. Sie kommen in den meisten Organen vor, vor allem aber in der Haut (Langerhans-Zellen), in den Lungen, im Darm (M-Zellen) und in den sekundären lymphatischen Organen (s. unten). Die DC haben verschiedene Aufgaben:

- Sie nehmen als „unreife" Zellen in der Peripherie die AG auf und verarbeiten sie intrazellulär.
- Sie transportieren die AG in die lymphatischen Organe und sezernieren Zytokine, um die Immunantworten zu starten.

- Sie kontrollieren als „reife" DC die Funktion der B-Lymphozyten (B-Zellen) und T-Lymphozyten (T-Zellen), indem sie Moleküle sezernieren, welche die Lymphozyten kostimulieren. Diese kostimulierenden Moleküle bewirken, dass die T-Zellen klonal expandieren, Zytokine sezernieren und sich teilweise in Killerzellen differenzieren.

Die **„unreifen" DC** weisen eine hohe Konzentration an MHCP-2 (major histocompatibility complex protein, Typ 2) auf ihrer Oberfläche auf; diese Konzentration ist 10- bis 100-mal größer als jene auf den B-Zellen oder Makrophagen. Die unreifen DC verleiben sich die AG durch Phagozytose oder Makropinozytose (Aufnahme von löslichen Substanzen mittels pinozytärer Vesikel) ein. Und sie verfügen – wie die Makrophagen – über eine große Menge von Fc-Rezeptoren, die eine adsorptive Endozytose erlauben. Die DC werden entweder durch den Prozess der Phagozytose oder durch endogene Gefahrensignale (Interferon α [IFN-α], virusinfizierter Zellen oder Hitzeschockproteine) zur Reifung stimuliert.

Die **„reifen" DC** zeichnen sich durch die folgenden Charakteristika aus (Abb. 23.**1**):
- Sie sezernieren das Zytokin Interleukin 12 (IL-12), das sowohl die natürlichen Killerzellen (NK) anregt als auch die B- und T-Zellen stimuliert.
- Sie exprimieren innerhalb nur eines Tages nach Stimulation verschiedene Adhäsionsmoleküle, die als Kostimulatoren wirken: CD40, CD54 (ICAM-1), CD58 (LFA-3), CD80 (B7–1) und CD86 (B7–2).
- Sie bilden in vermehrtem Ausmaß den Transkriptionsfaktor NF-κB (nuclear factor κB; s. Abb. 10.**6**). Dieser Faktor steuert die Synthese von immunen und inflammatorischen Proteinen.
- Sie aktivieren und differenzieren die T-Zellen.

Die DC binden via ihr Oberflächenprotein CD40 (CD40-Ligand: CD40 L) und den TRANCE/RANK-Rezeptor (auch Osteoprotegrin genannt) an Proteine der Tumornekrosefaktor-Familie auf den aktivierten T-Zellen. Diese Bindung bewirkt in den DC die Synthese des IL-12 und des NF-κB, die Expression von Adhäsionsmolekülen und Chemokinen (IL-8 und Makrophagen-inflammatorisches Protein [MIP]). Bakterielle Lipopolysaccharide (Endotoxi-

ne), die Zytokine IL-1, IL-4, GM-CSF (Granulozyten-Makrophagen-koloniestimulierender Faktor) und TNF-α fördern die Reifung der DC, IL-10 hemmt die Reifung.

Im Blut existieren 2 Gruppen von Vorläufer-DC: solche mit dem CD11-Molekül auf ihrer Oberfläche und solche ohne das CD11-Molekül. Die CD11-positiven DC (**follikuläre DC**) präsentieren vor allem Antigen-Antikörper-Komplexe (AG-AK-Komplexe) und interagieren mit den B-Zellen, die CD11-negativen (**interdigitierende DC**) reagieren in erster Linie mit den T-Zellen. Die durch die DC stimulierten B-Zellen verarbeiten das AG und präsentieren es über die MHCP den spezifischen T-Zellen.

Nach ihrer Aktivierung und der Aufnahme von AG wandern die DC zu den lymphatischen Organen. Man unterscheidet 2 **Typen von lymphatischen Organen**:
- Die primären (Knochenmark und Thymus) dienen der Bildung und Differenzierung der Lymphozyten.
- In den sekundären (Lymphknoten, Tonsillen, Peyer-Plaques des Darms, mukosaassoziiertes lymphatisches Gewebe und Milz) findet die erste Auseinandersetzung der immunkompetenten T-Zellen mit den als fremd erkannten Proteinen statt.

Die DC treten (wie die Lymphozyten) über spezialisierte Endothelzellen aus den postkapillären Venulen in das lymphatische Gewebe aus. Dieser Prozess wird „**Homing**" genannt. Die für das Homing zuständigen Endothelzellen sind vergrößert und zylindrisch: Die Abschnitte mit diesen Endothelzellen werden als HEV (**high endothelial venules**) bezeichnet. Die HEV besitzen spezifische Adhäsionsmoleküle, deren Expression durch IL-1, IFN-γ und TNF-α induziert wird. Zu diesen Adhäsionsmolekülen gehören unter anderem das CD44-Protein (früher „Homingrezeptor" genannt) und in den Lymphknoten das PNAd (peripheral node adressin), in den Peyer-Plaques das MAdCAM-1 (mucosal adressin cell adhesion molecule). Für die Bindung an die Adressine verwenden die DC in den Lymphknoten das L-Selektin, in den Peyer-Plaques zusätzlich das α4β7-Integrin. Diese Bindung löst das Rolling der Zellen aus. In einem zweiten Schritt vor dem Übertritt ins Gewebe erfolgt eine Aktivierung der Lymphozyten. Dies geschieht über eine Bindung ihres Chemo-

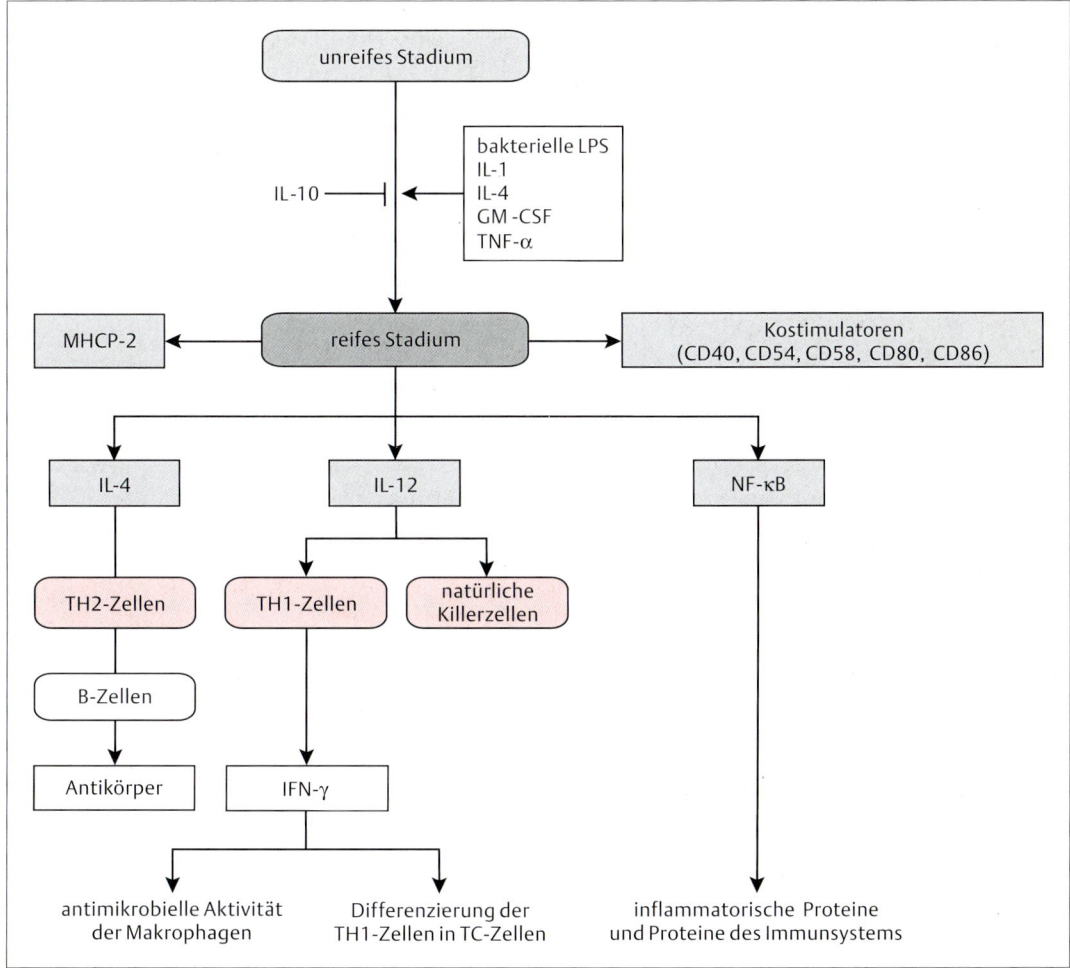

23.1 Funktionen der dendritischen Zellen.
Die dendritischen Zellen steuern die Immunantwort (s. Text), indem sie 1. den T-Helferzellen (TH-Zellen) Antigene präsentieren, 2. verschiedene Zytokine bilden, 3. den Transkriptionsfaktor NF-ϰB (nuclear factor ϰB) in Zellen, die an Entzündungsreaktionen teilnehmen, ex-primieren und 4. die Bildung von Adhäsionsmolekülen induzieren; TC: zytotoxische T-Zellen; GM-CSF: Granulozyten-Makrophagen-koloniestimulierender Faktor; LPS: Lipopolysaccharide.

kinrezeptors (s. Tab. 10.**3**) an Glykosaminoglykane auf den Endothelzellen. Einmal aktiviert stellen die T- und B-Zellen die Produktion der Homingrezeptoren (CD44 und L-Selektin) ein und beginnen, Integrine zu exprimieren, mit denen sie an die ICAM (intercellular adhesion molecule) und das VCAM-1 (vascular cell adhesion molecule 1) binden. Dadurch kommen sie zum Stehen und können nun in die Gewebe austreten. Wahrscheinlich exprimieren nur Blutgefäße in Gewe-

ben, die entzündlich verändert sind und AG enthalten, das VCAM-1.

In den **sekundären lymphatischen Organen** gelangen die DC vorerst einmal in die T-Zell-Regionen der Lymphknoten (Abb. 23.**2**), anschließend aber auch in die Keimzentren der Lymphfollikel. In den Lymphknoten schließen die DC ihre Reifung ab und locken B- und T-Zellen durch Chemokine in ihre unmittelbare Umgebung. Die DC präsentieren AG, welche sie selber noch nicht ver-

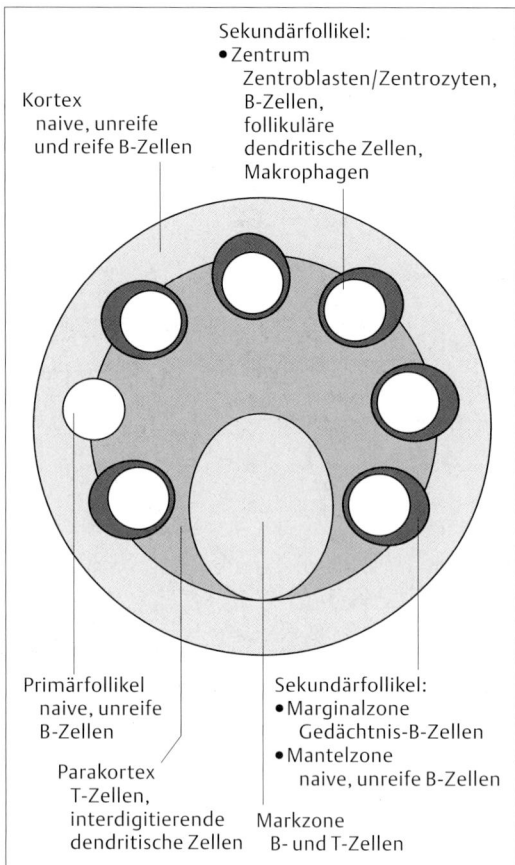

Kortex
naive, unreife
und reife B-Zellen

Sekundärfollikel:
• Zentrum
  Zentroblasten/Zentrozyten,
  B-Zellen,
  follikuläre
  dendritische Zellen,
  Makrophagen

Primärfollikel
naive, unreife
B-Zellen

Parakortex
T-Zellen,
interdigitierende
dendritische Zellen

Sekundärfollikel:
• Marginalzone
  Gedächtnis-B-Zellen
• Mantelzone
  naive, unreife B-Zellen

Markzone
B- und T-Zellen

23.2 Aufbau der Lymphknoten.
Die Lymphknoten zeigen verschiedene topographische und funktionelle Regionen. Die dendritischen Zellen kommen als interdigitierende dendritische Zellen in der parakortikalen Zone mit T-Lymphozyten (T-Zellen) und als follikuläre dendritische Zellen in den Follikelzentren vor. Die in den Lymphknoten vorhandenen B-Zellen können 4 verschiedenen Reifungsformen zugeteilt werden: den Vorläufer-B-Zellen, den naiven reifen B-Zellen, den Keimzentrum-B-Zellen und den Postkeimzentrum-B-Zellen. Die aus dem Knochenmark stammenden (unreifen) Vorläufer-B-Zellen werden in den Primärfollikeln und später in den Mänteln der Sekundärfollikel abgelagert. Sie sind noch nicht fähig, auf ein Fremdantigen mit einer Immunantwort zu reagieren. Wenn die unreifen B-Zellen dann zusätzlich zu den IgM auch IgD exprimieren, werden sie zu reifen B-Zellen. Nach einem Kontakt dieser Zellen mit einem Antigen transformieren sie sich in extrafollikuläre Blasten, aus denen die antigeninduzierenden oder „primed" B-Zellen entstehen. Diese transformieren sich in stark proliferierende Zentroblasten und wandern in die Sekundärfollikel. Während der Proliferation und Differenzierung der Zentroblasten in Zentrozyten werden in die variablen Regionen der Immunglobulingene somatische Mutationen eingeführt. Die Zentrozyten mit günstigen Mutationen wandern aus den Keimzentren aus und differenzieren sich in langlebige Plasmazellen und in Gedächtnis-B-Zellen. Letztere sammeln sich in den Marginalzonen der Sekundärfollikel und im mukosaassoziierten lymphatischen Gewebe (MALT) ab.

arbeiten konnten, den B-Zellen, bereits von ihnen verarbeitete AG den T-Zellen. Die DC können naive B-Zellen direkt zur Bildung von Antikörpern (AK) anregen. Nach Beendigung ihrer Arbeit in den Lymphknoten gehen die meisten DC zugrunde, nur ein kleiner Teil patrouilliert weiterhin im Blut.

Vor kurzem konnte gezeigt werden, dass DC auch Peptide, die aus apoptotischen Zellen stammen, präsentieren. Dabei kann eine Toleranz der T-Zellen gegen körpereigene AG induziert werden. Der Mechanismus dieser Aktion ist noch nicht endgültig aufgeklärt.

23.1.2 B-Zellen nehmen durch die Induktion der Antikörperbildung teil an der Abwehr extrazellulärer Antigene

Die reifen B-Zellen tragen auf ihrer Oberfläche membranständige Immunglobuline (IgM und IgD) als Rezeptoren (Tab. 23.1). Diese B-Zell-Rezeptoren wirken mit den akzessorischen Proteinen Igα (CD79a) und Igβ (CD79b) zusammen. Weiter besitzen die B-Zellen Rezeptoren für die Fc-Komponente der Immunglobuline, für IL-4, das C3b-Fragment des Komplementsystems (KS) und für CD40 (CD40R; R: Rezeptor). Sie sind imstande, den T-Zellen AG über ihre MHCP-2 zu präsentieren. Mit den variablen Regionen der IgM- und IgD-Moleküle ihrer Rezeptoren, die gegen die Außenseite der Zellen gerichtet sind, können die

Tabelle 23.**1** **Die wichtigsten Charakteristika der B-Lymphozyten und T-Lymphozyten (B-Zellen und T-Zellen).**

Charakteristika	B-Zellen	T-Zellen
Erkanntes Fremdmolekül	extrazellulär oder auf der Oberfläche von Zellen	in „fremd" gewordenen Körperzellen mit intrazellulär gelegenen AG (virus-infizierte Zellen, Tumorzellen, Trans-plantatzellen)
Im Rahmen der Immunantwort gebildete Sekretionsprodukte	Immunglobuline (durch die Plasma-zellen)	Zytokine
Rezeptor	B-Zell-Rezeptor (IgD, IgM)	T-Zell-Rezeptor (TCR; s. Abb. 23.**3**)
Effektormechanismen	AG-AK-Komplexe Inaktivierung von Toxinen Agglutination von AG Präzipitation von AG Komplementaktivierung AK-vermittelte Zytotoxizität durch Effektorzellen (s. Abb. 23.**7**)	Sekretion von Zytokinen, dadurch In-duktion einer Entzündungsreaktion zelluläre Zytotoxizität
Zelluläre Subtypen	B1 (CD5-positiv, Quelle der natür-lichen AK [IgM]) B2 (CD5-negativ, in Keimzentren der Lymphfollikel, werden zu Gedächtnis-zellen)	TH1 chronische Entzündung (via Makro-phagen) zytotoxische Reaktion (via T-Zellen) TH2 Stimulation der B-Zellen (via DC) Stimulation von basophilen und eosinophilen Granulozyten
Erkennung des Epitops durch ...	räumliche Struktur des AG	Aminosäuresequenz des AG

TH1 T-Helferzellen Typ 1
TH2 T-Helferzellen Typ 2

B-Zellen aber auch direkt AG (z. B. bakterielle Li-popolysaccharide) binden, ohne Interaktion mit den T-Zellen. Diese Form der Aktivierung führt aber nicht zur Bildung von Gedächtnis-B-Zellen.

Die **Vorläufer-B-Zellen** enthalten im Zytoplas-ma nur schwere Ketten der Immunglobuline und besitzen auf der Oberfläche nur monomeres IgM. Während der Reifung treten dann auch die leich-ten Ketten auf und erscheinen auf der Zelloberflä-che zusätzlich IgD-Rezeptoren. Wenn die B-Zellen zu Gedächtniszellen geworden sind, exprimieren sie auch IgG-, IgA- oder IgE-Rezeptoren.

Die Aktivierung und Differenzierung der B-Zellen in AK-sezernierende Plasmazellen und in B-Gedächtniszellen kann durch eine Bindung von AG an die IgM- oder IgD-Rezeptoren, ein Kontakt mit DC, die Einwirkung von Zytokinen der T-Zel-len (IL-2, IL-4, IL-5, IFN-γ) oder der Makrophagen (IL-2), durch eine Bindung des T-Zell-Rezeptors

(TCR, s. unten) an den AG-MHCP-2-Komplex oder des CD40 L an den CD40 R auf den B-Zellen erfol-gen. Als zusätzliche Stimulatoren können „poly-klonale B-Zell-Aktivatoren" (darunter wahr-scheinlich auch Superantigene) wirken, die nicht antigenspezifisch sind und Substanzen von Bak-terien oder Viren entsprechen können.

Die **AK haben eine zweifache Funktion**: 1. Sie zeigen den Effektorzellen der allgemeinen Ent-zündungsreaktion (neutrophile Granulozyten [NGR], Makrophagen, NK) jene Zellen, auf denen ein antigenes Epitop vorhanden ist, oder 2. sie „neutralisieren" lösliche AG im Blut durch die Bil-dung von AG-AK-Komplexen.

23.1.3 T-Zellen bekämpfen intrazellulär gelegene Antigene und stimulieren sowohl Makrophagen als auch B-Zellen

Die T-Zellen haben 2 Hauptaufgaben:
- Durch einen Antigenkontakt stimulierte T-Helferzellen (TH-Zellen) regen die Proliferation und Differenzierung der B-Zellen an und induzieren auch ihre eigene Proliferation und Aktivität.
- Zytotoxische T-Zellen (TC-Zellen) zerstören Zellen, die intrazellulär ein AG enthalten.

Beide Zelltypen, die TH- und TC-Zellen, reifen im Thymus aus. Von daher leitet sich denn auch ihr Präfix „T" ab.

Die **TH-Zellen** können entsprechend ihrer Funktionen in 3 Gruppen eingeteilt werden: in TH0-Zellen, TH1- und TH2-Zellen. Die TH0-Zellen sind TH-Zellen, die noch nicht in Kontakt mit einem AG gekommen sind. Sie haben die Fähigkeit, sämtliche für T-Zellen spezifischen Zytokine zu bilden. Nach dem ersten Kontakt mit einem AG verlieren sie diese Fähigkeit und spezialisieren sich.

In Abhängigkeit der verschiedenen Zytokine, welche die TH-Zellen bilden, und der daraus resultierenden Funktionen, werden 2 Klassen von

Tabelle 23.2 Die wichtigsten Charakteristika der T-Helferzellen des Typs 1 (TH1-Zellen) und des Typs 2 (TH2-Zellen).

Charakteristika	TH1-Zellen	TH2-Zellen
Zytokine	IL-2 IFN-γ TNF-β	IL-4 IL-5 IL-6 IL-10[1]
Modellhafte Krankheitsbilder	tuberkuloide Lepra[2] chronische Polyarthritis multiple Sklerose	lepromatöse Lepra[3] Filiariasis Candidiasis atopische Dermatitis
Generelle Gewebereaktion	„inflammatorisch"	„antiinflammatorisch" „allergisch"
Induktion der Differenzierung der Subpopulation durch ...	IL-12[4]	IL-4
Hemmung der Differenzierung der Subpopulation durch ...	IL-10 IL-4 IL-5	IFN-γ IL-2
Kostimulation für die Differenzierung	CD28-B7 – 1 (CD80)	CD28-B7 – 2 (CD86)[5]
Durch die Subpopulation stimulierte Zellen	Makrophagen TC-Zellen	B-Zellen Mastzellen eosinophile Granulozyten
Immunantwort	zelluläre Immunantwort	humorale Immunantwort
Immuntoleranz	–	+

[1] IL-10 wird auch von den Makrophagen synthetisiert.
[2] Die TH1-Zellen überwiegen: TH1 > TH2.
[3] Die TH2-Zellen überwiegen: TH2 > TH1.
[4] IL-12 wird von den Makrophagen synthetisiert.
[5] Die Kostimulation (s. Tab. 23.6) führt vor allem zu einer gesteigerten IL-4-Produktion durch die TH2-Lymphozyten.

TH-Zellen unterschieden, die TH1- und TH2-Zellen (Tab. 23.**2**): Die TH1-Zellen bilden in erster Linie IL-2, IFN-γ und TNF-β, die TH2-Zellen IL-4, IL-5, IL-6 und IL-10. TH2-Zellen, welche zusätzlich auch den immunsuppressiven TGF-β sezernieren (z. B. in den Peyer-Plaques des Dünndarms) werden neuerdings auch als „TH3-Zellen" bezeichnet. Die TH1-Zellen aktivieren sich nach einem Kontakt mit dem AG selber und induzieren entweder eine zytotoxische Reaktion über eine Stimulation von TC-Zellen oder eine granulomatöse Entzündung (HSR Typ 4: HSR-4). Die TH2-Zellen stimulieren die B-Zellen zur Bildung von Antikörpern.

Die Differenzierung der TH-Zellen in TH1- und TH2-Zellen konnte auf eindrückliche Art und Weise bei der Lepra nachgewiesen werden: Bei der tuberkuloiden **Lepra** werden in den T-Zellen mRNA vor allem für die Zytokine der TH1-Zellen gefunden, bei der lepromatösen Lepra vor allem für die Zytokine der TH2-Zellen. Da IL-4 ein wichtiger Stimulator für die Differenzierung der B-Zellen darstellt, führen Krankheiten, bei denen TH2-Zellen vorherrschen, primär zu einer humoralen Antwort oder aber zu einer Anergie, weil das von den TH2-Zellen gebildete IL-10 die Differenzierung der TH1-Zellen zur Abgabe von IL-2 und somit die Expression von IFN-γ als Stimulator der Makrophagen hemmt.

23.2 Das Immunsystem bedient sich der „Sprache der Rezeptoren" und der „Sprache der Zytokine"

Das Erkennen fremder Epitope durch die immunkompetenten Zellen setzt einen **engen Kontakt** zwischen den Epitopen und den Lymphozyten voraus. Dieser Kontakt wird durch Rezeptoren und Liganden vermittelt. Die T-Zellen besitzen für die Reaktion mit antigenen Epitopen auf der Zelloberfläche der antigenpräsentierenden Zellen (APC) einen speziellen Rezeptor, den TCR, die B-Zellen ihre IgM- und IgD-Moleküle (B-Zell-Rezeptor).

23.2.1 Der T-Zell-Rezeptor (TCR) ist ähnlich aufgebaut wie ein Immunglobulin

An der Aktivierung der T-Zellen sind verschiedene Rezeptoren beteiligt: TCR, CD3-Signaltransduktionsmoleküle, CD4- und CD8-Hilfsrezeptoren und Rezeptoren der Kostimulation. Die CD3-, CD4- und CD8-Moleküle sind mit dem TCR assoziiert.

Der TCR (Abb. 23.**3**) hat – wie die Immunglobuline – die Aufgabe, ein AG zu erkennen. Er kann dies – im Gegensatz zu den AK – aber nicht tun, wenn das AG frei im Blut zirkuliert oder im Extrazellulärraum liegt: Er erkennt nur AG, die ihm – an MHCP gebunden – von den DC, B-Zellen oder Makrophagen präsentiert werden. Da die MHCP das „Selbst" des Organismus markieren, gilt allgemein das Axiom, dass der TCR nur auf einen kombinierten Kontakt mit „selbst" und „fremd" hin reagiert und aktiviert werden kann.

Es existieren **2 Typen des TCR**, die durch die 2 Proteinketten determiniert werden, aus denen der TCR besteht (Abb. 23.**4**): Der TCR Typ 1 (TCR-1) besteht aus der γ- und δ-Kette, der TCR-2 aus der α- und β-Kette (Tab. 23.**3**). 95 % der T-Zellen tragen den TCR-2. Die α-Kette des TCR-2 und die γ-Kette des TCR-1 entsprechen der leichten Kette des AK, die β-Kette des TCR-2 und die δ-Kette des TCR-1 der schweren Kette.

Die Struktur der **Gene**, welche die beiden Proteinketten des TCR kodieren, ist bekannt. Die Gene bestehen aus 4 Segmenten (Tab. 23.**3**): Das V-Segment kodiert die variablen Regionen, das D-Segment die Region für die Diversifikation, das J-Segment die Verbindungsregion (J: joining), das C-Segment die konstante Region (C: constant). In der α- und γ-Kette fehlt jeweils die D-Region.

Zur Bildung der einzelnen TCR können die Gensegmente der 3 respektive 4 verschiedenen Gensegmenttypen immer wieder neu kombiniert werden. Dieser Prozess wird **Rearrangement** genannt. Durch das Rearrangement wird die riesige Vielfalt der TCR gewährleistet. Es sind ungefähr 10^{15} verschiedene Kombinationen des TCR-2 möglich. Die Kodierung eines individuellen TCR

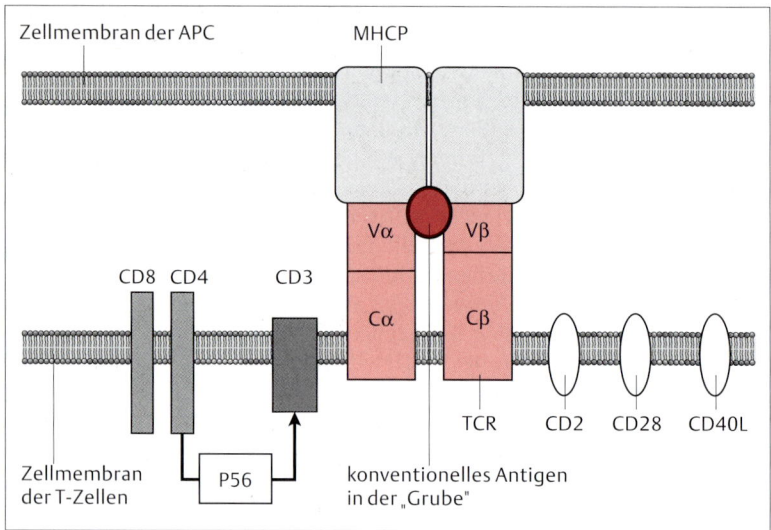

23.3   T-Zell-Rezeptor.

Der T-Zell-Rezeptor (TCR) erkennt nur Antigene, die an Proteine des MHC (major histocompatibility complex) gebunden sind. Für den korrekten Kontakt zwischen den T-Zellen und den das Antigen präsentierenden Zellen (APC) sind noch zusätzliche Moleküle notwendig (s. Text). Der CD3-Komplex sorgt für eine korrekte Transduktion des Signals, das nach einer Stimulation des Rezeptors erfolgt, und der CD4- und CD8-Hilfsrezeptor für eine spezifische Aktivierung der TH- oder TC-Zellen. Der CD4-Hilfsrezeptor reagiert mit den MHCP-2, der CD8-Hilfsrezeptor mit den MHCP-1. Das Antigen (Kreis) wird in einer Art „Grube" im Zentrum des Komplexes gebunden; der Komplex besteht aus Teilen des MHCP und des TCR (nach Delves u. Roitt 2000).

Tabelle 23.3   Anzahl der verschiedenen bekannten Gene der jeweiligen Gensegmenttypen, welche die Regionen des TCR kodieren.
Der TCR besteht aus 4 verschiedenen funktionellen Regionen, die von einem speziellen Gensegment kodiert werden: der V-, D-, J- und C-Region. 95% der T-Zellen besitzen den TCR-2, 5% den TCR-1.

Typen der Gensegmente	TCR-2		TCR-1	
	α-Kette[1] „leichte" Kette	β-Kette „schwere" Kette	γ-Kette „leichte" Kette	δ-Kette „schwere" Kette
V	70–80	70–80	6–8	3
D	–	2	–	2
J	60	6	3–5	2
C	1	2	2	1

[1] Das Gen für die α- und δ-Kette ist auf dem Chromosom 14 lokalisiert, jenes für die β- und γ-Kette auf dem Chromosom 7.

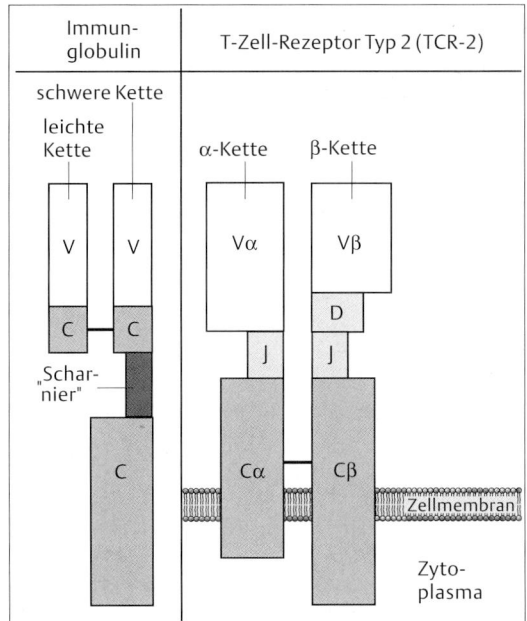

23.4 Struktur der Immunglobuline und des T-Zell-Rezeptors TCR-2.
Der TCR-2 ist ein transmembranöser Rezeptor aus 2 verschiedenen Proteinketten, der α-Kette und β-Kette mit je einer variablen und konstanten Region. Er ist sehr ähnlich aufgebaut wie die Antikörper (s. Text); V: variable Region; C: konstante (constant) Region; D: Region der Diversifikation; J: Verbindungsregion (joining) (nach Kotzin 1994).

startet damit, dass sich ein beliebiges Diversifikations-Gen an ein Joining-Gen anlagert. Im nächsten Schritt wird irgendeines der Gene, welche die variable Region kodieren, mit diesen beiden Genen verknüpft. Das resultierende VDJ-Gensegment wird dann „ausgeschnitten" und neben das Gen gebracht, das die konstante Region definiert. An diesen Prozessen sind 2 Rekombinasen beteiligt.

Der TCR besitzt 4 Bindungsstellen:

- In der „Grube", die durch die α- und β-, respektive γ- und δ-Ketten gebildet werden, wird das AG gebunden (s. Abb. 23.**3**).
- Die beiden Proteinketten des TCR stehen bei einer Antigenpräsentation mit den MHCP-1 oder MHCP-2 der APC in Kontakt.
- Für eine korrekte Transduktion der Signale vom TCR in den Zellkern sorgt der CD3-Komplex.

- Das CD4-Molekül in der Wand der TH-Zellen bindet an die MHCP-2, das CD8-Molekül an die MHCP-1.

Die Stimulation der T-Zellen nach einer Aktivierung des CD4- respektive des CD8-Rezeptors wird über das Protein 56 (P56) vermittelt.

23.2.2 Aktivierte T-Zellen sezernieren Zytokine, Granzyme und Perforine

Die Abgabe von Zytokinen erlaubt den T-Zellen, sich eines Teils des Instrumentariums der allgemeinen Entzündungsreaktion zu bedienen. Die wichtigsten der von den TH-Zellen gebildeten Zytokine sind: Interleukine, der TNF-β, IFN-γ und der GM-CSF (Tab. 23.**4**). Die beiden Medikamente Cyclosporin und Tacrolimus hemmen die T-Zellen bei der Bildung von Zytokinen, vor allem des IL-2.

Die wichtigsten Funktionen der **Interferone** (IFN) sind eine antivirale Wirkung, die Hemmung der Zellproliferation und die Regulation des Immunsystems. Es werden 3 Typen von IFN unterschieden (Tab. 23.**5**).

Rezeptoren für IFN befinden sich auf beinahe allen Zelltypen. Die **antivirale Eigenschaft der IFN** ist hauptsächlich auf eine Hemmung der Synthese viraler Proteine zurückzuführen. Die immunstimulatorische Wirkung der IFN beruht auf einer Steigerung der Phagozytosefähigkeit der Makrophagen, einer Stimulation des Arachidonsäure-Stoffwechsels sowie einer vermehrten Expression der MHCP-1 (durch alle IFN) und der MHCP-2 (durch IFN-γ) auf den entsprechenden Zellen.

Die TC-Zellen bedienen sich – wie die natürlichen Killerzellen – der Perforine und Granzyme, um ihre zytotoxische Wirkung zu entfalten (s. Abb. 22.**4** und Abschnitt 23.4.2).

Tabelle 23.**4** **Die wichtigsten Zytokine der T-Helferzellen (TH-Zellen).**
Verschiedene, von den TH-Zellen gebildete Zytokine werden auch von Monozyten, Makrophagen und neutrophilen Granulozyten (NGR) sezerniert (mit + bezeichnet).

TH-Zellen	Hauptwirkung	Monozyten/ Makrophagen	NGR
IL-1[1]	Synthese von Zytokinen in den T-Zellen (autokrin) Proliferation der T-Zellen (autokrin) Expression des IL-2-Rezeptors (autokrin) Aktivierung der DC	+	+
IL-2	Differenzierung der B-Zellen Aktivierung von Monozyten/Makrophagen, NK und T-Zellen		
IL-4	Differenzierung der B- und TH2-Zellen Induktion der IgG- und IgE-Synthese in den B-Zellen Aktivierung der NK, DC und T-Zellen (autokrin) Chemotaxin für NGR		
IL-5	Induktion der IgM-, IgG- und IgA-Produktion in den Plasmazellen Chemotaxin für NGR		
IL-6	Proliferation der Makrophagen Differenzierung der B-Zellen Aktivierung von T-Zellen (autokrin) Induktion der IgM-, IgG- und IgA-Produktion in den Plasmazellen und der Synthese der Proteine der Phase der akuten Antwort in den Hepatozyten Chemotaxin für NGR	+	+
IL-8	Chemotaxin für NGR und TH-Zellen	+	
IL-10	Propagation der humoralen Immunantwort Suppression der TH1-Zellen und der Reifung der DC	+	+
TNF-α[2]	Stimulation der Entzündungsreaktion	+	
TNF-β[2]	Suppression der TH2-Zellen	+	
IFN-γ	Aktivierung von Monozyten/Makrophagen und NK Induktion der Expression der MHCP-2	+	

[1] IL-1α wird hauptsächlich in den Makrophagen, IL-1β in NK und B-Zellen gebildet.
[2] Diese Zytokine werden vor allem von den TC-Zellen und Makrophagen synthetisiert.

DC   dendritische Zellen
TNF-α Tumornekrosefaktor α (Kachektin)

Tabelle 23.**5**   Die wichtigsten Charakteristika der 3 Typen von Interferonen (IFN).

Charakteristika	IFN-α	IFN-β	IFN-γ
Expression vor allem induziert durch …	Viren	Viren	AG Mitogene
Haupteffekte	antiviral antiproliferativ Induktion der Expression von MHCP-1	antiviral Induktion der Expression von MHCP-1	Induktion der Monozyten/ Makrophagen Induktion der Expression von MHCP-2
Hauptsächlich produziert von …	Leukozyten Monozyten/Makrophagen	Fibroblasten	TH-Zellen NK
Kurzbezeichnung	Leukozyteninterferon	Fibroblasteninterferon	Immuninterferon

23.3   T-Lymphozyten brauchen 2 Signale, um von einem Antigen stimuliert zu werden: ein Erkennungs- und ein Aktivierungssignal

Der Komplex, der durch das MHCP und das AG gebildet wird, entspricht dem **Erkennungssignal**. Das eigentliche **Aktivierungssignal** erhalten die T-Zellen aber über eine zusätzliche Bindung der APC mit ihrem CD28-Rezeptor (Tab. 23.**6**). Der CD28-Rezeptor ist sowohl auf ruhenden als auch auf aktivierten T-Zellen vorhanden. Er kann durch das CD28-Immunglobulin-Fusionsmolekül blockiert werden.

Wenn die APC keine zweite Bindung an die T-Zellen einzugehen vermögen, weil ihnen die B7-Moleküle fehlen oder weil der CD40 L auf den T-Zellen defekt ist, wird die Bindung zwischen dem MHCP und dem TCR von den T-Zellen nicht wahrgenommen. Ein Erkennungssignal ohne gleichzeitiges Aktivierungssignal führt entweder zu einer **Apoptose** oder zu einer **Anergie** (Reaktionslosigkeit) der T- respektive B-Zellen. Eine Kostimu-

Tabelle 23.**6**   Liganden und Rezeptoren für den Kontakt und die Signalübertragung zwischen T-Zellen, B-Zellen und antigenpräsentierenden Zellen (APC).

Funktion	T-Zellen	B-Zellen	APC
Erkennungssignal	TCR CD8 CD4 CD2 LFA-1 (CD11/CD18)[2] ICAM-1 (CD54) CD5	MHCP-2 MHCP-2 LFA-3 (CD58)[1] ICAM-1 (CD54)[1] LFA-1 (CD11/CD18) CD72	MHCP-1 und MHCP-2 MHCP-1 MHCP-2 LFA-3 (CD58) ICAM-1 (CD54) LFA-1 (CD11/CD18)
Aktivierungssignal	CD28 CD28	B7 – 1 (CD80) B7 – 2 (CD86)	B7 – 1 (CD80) B7 – 2 (CD86)
Differenzierung der B-Zellen	IL-4 L[3] CD40 L (CD154)[3]	IL-4 R CD40 R	CD40 R

[1] Adhäsionsmolekül der Immunglobulin-Superfamilie (s. Kapitel 4: Adhäsionsmoleküle)
[2] Integrin
[3] homophile Adhäsion

lation kann auch ausbleiben, wenn die T-Zellen den Rezeptor CTLA-4 exprimieren. Dieser Rezeptor bindet wie das CD28-Molekül der T-Zellen an die B7-1- und B7-2-Moleküle auf der Oberfläche der APC. Diese Bindung hemmt dann aber die Interaktion zwischen den T-Zellen und den APC. In der Transplantationsmedizin wird deshalb ver-

sucht, durch die Gabe von CTLA-4-Immunglobulin-Komplexen die Kostimulation der T-Zellen zu unterdrücken. Die Expression der B7-Moleküle auf den APC wird durch Listerien, Neisserien, Zytokine (IL-4, IL-10, GM-CSF) und bakterielle Lipopolysaccharide stimuliert.

23.4 Eine Hypersensitivitätsreaktion entspricht einer unnötigen oder in ihrer Intensität übertriebenen Immunantwort

Obwohl die Immunantwort darauf ausgerichtet ist, eine Invasion von fremden Organismen oder fremden Molekülen abzuwehren, führt sie oft zu einer Gewebeschädigung. Diese Gewebeschädigung wird als Hypersensitivitätsreaktion (HSR) bezeichnet. Die Reaktion kann sowohl durch Fremdantigene (Immunkrankheiten) als auch durch Selbstantigene (Autoimmunkrankheiten) hervorgerufen werden.

Es werden **5 Typen von HSR** unterschieden (Tab. 23.7). Die Immunreaktionen, an denen primär AK beteiligt sind, werden als Reaktionen vom unmittelbaren Typ bezeichnet, jene, die von den T-Zellen abhängig sind, als Reaktion vom verzögerten oder zellvermittelten Typ. Der verzögerte Typ der Immunantwort tritt ca. 12–24 Stunden nach Einwirkung des antigenen Stimulus auf.

23.4.1 Folge der Hypersensitivitätsreaktion Typ 1 (HSR-1) ist eine akute endogene Überdosierung mit Histamin

Die HSR-1 führt zu einer **Degranulierung der basophilen, eosinophilen Granulozyten oder Mastzellen.** Dazu müssen 2 Voraussetzungen erfüllt sein: Es müssen IgE-AK auf der Oberfläche der Mastzellen vorhanden sein und es muss ein spezifisches AG an 2 auf der Zelloberfläche benachbarte IgE-AK gekoppelt sein (Abb. 23.5). Die IgE-AK werden nach einem ersten Kontakt der TH- oder B-Zellen mit dem AG durch Plasmazellen gebildet. Nach einem zweiten Kontakt mit dem gleichen AG wird das AG von den auf den Mastzellen bereits vorhandenen IgE-Antikörpern sofort gebunden. Dadurch wird eine Degranulierung der Mastzellen ausgelöst.

Die **Folgen** der Degranulierung der Mastzellen können sich systemisch oder lokal manifestieren:
- Die **systemische** Reaktion entspricht dem *anaphylaktischen Schock.* Der anaphylaktische Schock wird oft von einem Larynxödem und einem Bronchospasmus begleitet. Seine Mortalität beträgt 10%.
- **Lokale** Manifestationen sind: Rhinitis allergica (Heuschnupfen), Nahrungsmittelallergien, Asthma bronchiale (s. Abschnitt 9.2) und Urtikaria (lat.: urtica = Nessel).

Mit *Urtikaria* wird ein juckender Hautausschlag bezeichnet. Er wird durch eine Degranulierung lokaler Mastzellen irgendeiner Ursache hervorgerufen. Der Ausschlag kann sehr schnell auftreten, aber auch innerhalb einer Stunde wieder verschwinden. Die *allergische Rhinitis* kommt in den Industrieländern bei 10–15% der Bevölkerung vor. Sie führt nicht selten zu Polypen in der Nasenschleimhaut. Grund dafür dürften Wachstumsfaktoren sein, die von den gleichzeitig aktivierten Entzündungszellen abgegeben werden. Bei der *Nahrungsmittelallergie* kann es zu Reaktionen in anderen Organen als dem Darm kommen, wenn das AG durch die Darmmukosa hindurch in das Blutgefäßsystem gelangen kann. Mastzellen können auch ohne Mitbeteiligung von IgE unter Einwirkung von Histaminliberatoren (z.B. Anaphylatoxine nach Stimulation des KS, Morphine, Medikamente) degranulieren.

Die HSR-1 entspricht einer „Allergie" im engeren Sinne. Als „Allergie" (griech.: αλλος = anders, εϱγειν = handeln, tun) bezeichnete von Pirquet 1906 nämlich eine pathologische Reaktion des Organismus auf ein AG, die erst nach einem zweiten Kontakt des Organismus mit dem AG zu be-

Tabelle 23.7 Überblick über die einzelnen Typen der Hypersensitivitätsreaktionen (HSR).

Typ	B-Zellen	T-Zellen	Zeitbedarf	Hauptelement	Zelltod	Antikörper	Antigen	Beispiel
1[1]	+	–	Sekunden bis Stunden	Mastzelle	–	IgE	fixiert	Asthma bronchiale allergische Rhinitis Nahrungsmittelallergie Medikamentenallergie anaphylaktischer Schock
2	+	–	Sekunden bis Stunden	Komponente C1q des Komplementsystems Fc-Rezeptoren von Effektorzellen	+	IgG, IgM	fixiert	Transfusionsreaktionen Transplantatabstoßung Myasthenia gravis chronische lymphozytäre Thyreoiditis Hashimoto Tumornekrosen Antibasalmembran-GN „Medikamentenallergie" (Haptene)[2]
3	+	–	Sekunden bis Stunden	Immunkomplexe	+	IgG, IgM, IgA	löslich	Vaskulitiden Polyarteritis nodosa hepatitisassoziierte GN Post-Streptokokken-GN malariaassoziierte GN Kryoglobulinämie[3] Hypersensitivitätspneumonie Lupus erythematosus rheumatoide Arthritis Sjögren-Syndrom
4	–	+	12–24h	TH1- und TH2-Zellen zytotoxische T-Zellen Makrophagen	+	–	phago-zytiert	Kontaktallergie durch Haptene immunologische granulomatöse Krankheiten
„5"[4]	+	+		B-Zellen Makrophagen Rezeptoren zytotoxische T-Zellen	– + –	IgG	fixiert oder löslich	Morbus Basedow Diabetes mellitus Typ I Pseudo-Myasthenia gravis

[1] Die HSR Typ 1–3 werden auch als „antikörpervermittelte", die HSR Typ 4 wird als „zellvermittelte" HSR bezeichnet.

[2] Haptene sind niedermolekulare Substanzen, die mit körpereigenen Proteinen Bindungen eingehen können. Dadurch werden sie zu Vollantigenen, die als fremd erkannt werden können. Medikamente können als Haptene auf der Oberfläche von Erythrozyten, Granulozyten oder Thrombozyten gebunden werden und eine Immunreaktion auslösen. Das Immunsystem versucht, diese Antigene über eine HSR-2 zu eliminieren. Folge davon sind Anämie, Granulozytopenie oder Thrombozytopenie.

[3] Im Blut zirkulieren Antigen-Antikörper-Komplexe, die bei tiefen Temperaturen präzipitieren. Folge davon sind Entzündungen und Thrombosen in kleinen Gefäßen, die kälteexponiert sein können.

[4] „stimulatorische und blockierende Hypersensitivitätsreaktionen"

GN Glomerulonephritis

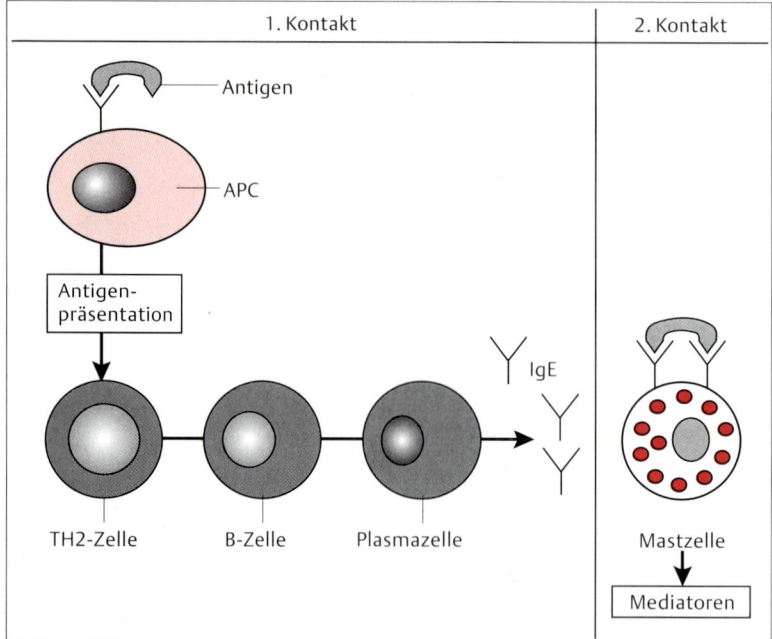

23.5   Hypersensitivitätsreaktion Typ 1 (HSR-1).
Bei der HSR-1 führt der erste Kontakt des Organismus mit einem Antigen noch nicht zu einer Überempfindlichkeitsreaktion. Das Antigen wird bei diesem Kontakt aber von den antigenpräsentierenden Zellen (APC) aufgenommen und den TH-Zellen präsentiert. Die von den TH-Zellen sezernierten Zytokine induzieren eine Proliferation und Differenzierung der B-Zellen. Das von den Plasmazellen abgegebene IgE bindet an den hoch affinen Fc-Rezeptoren auf den Mastzellen, eosinophilen und basophilen Granulozyten. Hat der Organismus ein zweites Mal Kontakt mit dem Antigen, wird dieses von den IgE-Molekülen gebunden. Dieser Kontakt löst eine sofortige Degranulierung der Mastzellen, der eosinophilen und der basophilen Granulozyten aus.

obachten ist. Diese klassische Form der Allergie scheint genetisch beeinflusst zu sein. So weisen Personen, die allergisch reagieren, häufiger als andere das HLA-Antigen B8 und Dw3 auf.

23.4.2   Ziel der Hypersensitivitätsreaktion des Typs 2 (HSR-2) ist die Vernichtung schädlicher oder fremd gewordener Zellen

Schädliche oder fremd gewordene Zellen können auf 2 Arten eliminiert werden: 1. durch die T-Zellen oder 2. durch sog. Effektorzellen, welche Immunglobuline zu erkennen vermögen.

Die T-Zellen verfügen über 2 verschiedene Instrumente, die ihnen erlauben, die Zielzellen (vor allem virusinfizierte Zellen und Tumorzellen) zu zerstören: lösliche zytolytische Mediatoren (Abb. 23.**6**) und den Fas-Liganden (s. Abb. 2.**2**, Abb. 20.**11**). Hauptvertreter der löslichen zytolytischen Mediatoren sind das Perforin (auch Zytolysin genannt) und die Granzyme (Proteasen). Die TC-Zellen interagieren zuerst über ihren TCR mit dem Antigen auf der ins Visier genommenen Zelle, dann binden sie an Adhäsionsmoleküle auf der Zielzelle und setzen das Perforin und die Granzyme frei.

Als **Effektorzellen** werden Zellen bezeichnet, die imstande sind, gefährlich gewordene Zellen (Zielzellen) durch eine Phagozytose oder toxische Schädigung zu eliminieren. Voraussetzung dazu ist, dass die Zielzellen durch Immunglobuline (IgG oder IgM) auf ihrer Oberfläche gekennzeichnet sind (Abb. 23.**7**). Als Effektorzellen wirken Makrophagen, neutrophile und eosinophile Granulozyten und NK. Sie verfügen auf ihrer Oberflä-

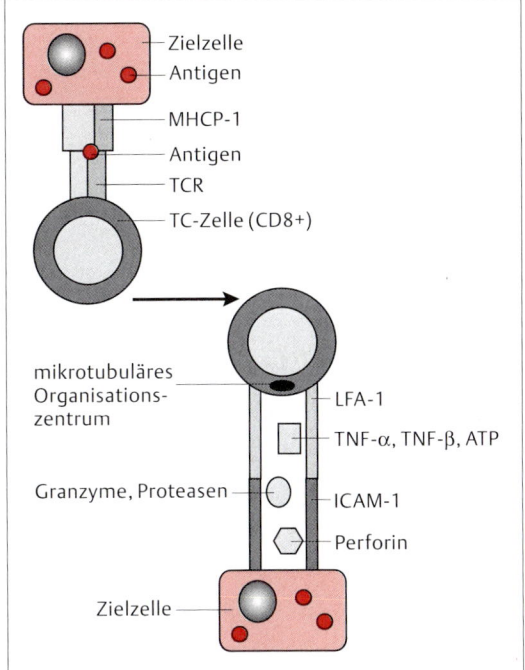

23.6 Hypersensitivitätsreaktion Typ 2 (HSR-2).
Der primäre zelluläre Hauptmediator der HSR-2 (zytotoxische Hypersensitivitätsreaktion) ist die zytotoxische T-Zelle (TC-Zelle). Ihr wird das Antigen mithilfe des Proteins der Klasse 1 des MHC (major histocompatibility complex) und des CD8-Hilfsrezeptors präsentiert. Die präsentierende Zelle ist gleichzeitig auch die Zielzelle, weil sie das Antigen enthält. Die Andockung der TC-Zelle an die Zielzelle wird über ein mikrotubuläres Organisationszentrum der TC-Zelle gesteuert; LFA-1: leucocyte function antigen 1; ICAM-1: intercellular adhesion molecule 1; ATP: Adenosintriphosphat.

che über Fc-Rezeptoren zur Bindung der Immunglobuline auf den Zielzellen. Ihre zytotoxische Wirkung entfalten sie dann durch Perforine, Zytokine, Proteasen, kationische Proteine und Sauerstoffradikale. Von den Effektorzellen angegriffene Zielzellen können Bakterien, Viren, Tumorzellen, Zellen in Organtransplantaten oder Blutzellen sein.

Neben den Effektorzellen steht ein weiteres „Wächtersystem" zur Verfügung, welches bei Gefahr Zellen zugrunde richten kann: das **Komplementsystem** (KS). Zur Aktivierung des KS braucht es nicht obligatorisch eine immunogene Stimulation (s. Abschnitt 22.2.3). Wenn das KS immuno-

gen aktiviert wird, können sowohl IgM-AK als auch IgG-AK an die Komponente C1q gebunden werden, die Fc-Rezeptoren der Effektorzellen dagegen erkennen nur IgG-AK.

Zu den Krankheiten, die durch eine HSR-2 verursacht sind, gehören Anämien, Agranulozytosen, Thrombozytopenien, das Goodpasture-Syndrom, die akute Abstoßung nach einer Organtransplantation und die Myasthenia gravis.

Erythrozyten weisen auf ihrer Oberfläche verschiedene AG auf, die verschiedenen Klassen zugeordnet werden. Die wichtigsten Antigenklassen sind die ABO-Antigene und die Rhesusantigene. Jedes Individuum besitzt nicht nur Erythrozyten mit dem A- oder B-Antigen, sondern auch AK gegen solche AG. Transfusionen von Blut mit einem AG, gegen das der Empfänger AK besitzt, führt deshalb zu einer Hämolyse.

Hinter der **hämolytischen Anämie von Neugeborenen** verbirgt sich eine Zerstörung der kindlichen Erythrozyten durch IgG-AK der Mutter. Diese IgG-AK sind gegen Rhesusantigene (vor allem gegen das Rhesus-D-Antigen) auf den kindlichen Erythrozyten gerichtet. Für die Bildung solcher AK müssen 2 Voraussetzungen erfüllt sein: 1. Die mütterlichen Erythrozyten dürfen keine Rhesusantigene aufweisen (15% der Bevölkerung). 2. Während der Geburt des ersten Kindes (Rhesusantigen-positiv) gelangen einige wenige Erythrozyten des Kindes retrograd durch die Plazenta in den mütterlichen Kreislauf. Die Rhesusantigene auf der Oberfläche der kindlichen Erythrozyten werden dann vom Immunsystem der Mutter als fremd erkannt. Bei einer zweiten Schwangerschaft mit einem Kind, das wiederum Rhesusantigen-positiv ist, binden die mütterlichen AK, welche die Plazenta passieren können, an das Rhesusantigen auf den kindlichen Erythrozyten, sodass sie zerstört werden können.

Oberflächenstrukturen von Blutzellen können auch durch **Medikamente** verändert werden und dabei antigene Eigenschaften entwickeln. Solche Medikamente wirken als Haptene. Immunogene hämolytische Anämien oder Thrombozytopenien können mit Infusionen von IgG behandelt werden, weil die IgG-Moleküle die Fc-Rezeptoren auf den Effektorzellen kompetitiv hemmen können. Beim **Goodpasture-Syndrom** sind Autoantikörper gegen Kollagene der glomerulären und alveolären Basalmembranen vorhanden. Sie provozieren ei-

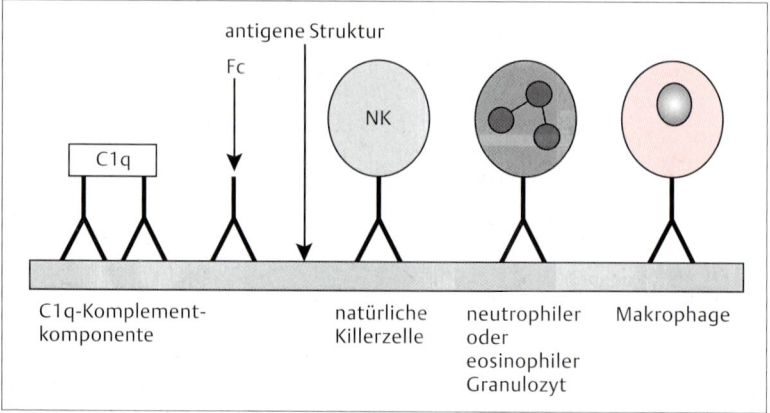

23.7   Effektoren im Dienste der Hypersensitivitätsreaktion Typ 2 (HSR-2).
Im Rahmen der HSR-2 können Antikörper (Immunglobu-line) auch Strukturen markieren, die zu vernichten sind. An die Antikörper können dann 1. die erste Komponente C1q des Komplementsystems (KS) oder 2. verschiedene Effektorzellen, die Fc-Rezeptoren besitzen, binden. Die Zerstörung der Zellen erfolgt entweder durch den MAC (membrane attack complex) des KS oder die Mediato-ren der Effektorzellen (nach Majno u. Joris 1996).

ne Lyse der Basalmembranen und können zu Blu-tungen in der Lunge oder zu einer nekrotisieren-den Glomerulitis mit anschließender Nierenin-suffizienz führen. Die **hyperakute Abstoßung ei-nes Transplantats** beruht auf der Reaktion präfor-mierter AK des Empfängers mit AG auf der Ober-fläche von Endothelzellen des Transplantats. Die **Myasthenia gravis** ist Folge einer Dysfunktion der Acetylcholinrezeptoren in den postsynaptischen Membranen. Eine solche Dysfunktion kann 2 Ur-sachen haben: 1. Der Rezeptor wird durch Antire-zeptor-Antikörper direkt blockiert oder 2. Epitope auf den postsynaptischen Membranen werden als AG erkannt und vom KS direkt angegriffen und zerstört. Mit den Membranen gehen dann auch die Acetylcholinrezeptoren zugrunde.

23.4.3   Die Hypersensitivitäts-reaktion Typ 3 (HSR-3) wird durch Antigen-Antikörper-Komplexe provoziert

Bei chronischen Infekten, hervorgerufen durch α-hämolytische Streptokokken, Staphylokokken, Parasiten oder Viren (z.B. bakterielle Endokardi-tis, chronische Virushepatitis, Malaria), bei Auto-immunkrankheiten (z.B. Polyarteriitis nodosa, Lupus erythematosus, chronische Polyarthritis),

bei der Hypersensitivitätspneumonie nach wie-derholter Inhalation von antigenem Material (aus Pilzen, Pflanzen oder Tieren) und bei Reaktionen auf Medikamente können Immunkomplexe mit im Spiel sein.

Da die **Immunkomplexe** vor allem im Blut ent-stehen, überrascht es nicht, dass sich Immunkom-plexkrankheiten entweder an den Blutgefäßen, an den wichtigsten Filtern der Blutzirkulation (z.B. Nierenglomerula) oder im Herzen manifes-tieren. Wo die Immunkomplexe abgelagert wer-den, hängt von hämodynamischen Faktoren (z.B. Strömungsturbulenzen), negativen Ladungen auf Strukturoberflächen, vom Grad der Glykosylie-rung der Strukturen und vom Typ der in den Kom-plexen vorhandenen Immunglobuline ab.

Die AK liegen an der Außenfläche der Immun-komplexe. An die nach außen gerichteten Fc-Komponenten der AK können – wie bei der HSR-2 – die Komponente C1q des KS, aber auch die Ef-fektorzellen mit ihren Fc-Rezeptoren binden. Bei der HSR-3 steht die Induktion des Komplement-systems durch die Immunkomplexe im Vorder-grund.

Ob sich eine HSR-3 entwickelt, hängt von 3 Komponenten ab:
• von der Konzentration der zirkulierenden AG im Vergleich zur Konzentration der AK,

- von der Größe und Löslichkeit der Immunkomplexe,
- vom Potenzial der Immunkomplexe zur Aktivierung des KS.

Große Komplexe entstehen bei einem ausgewogenen Antigen-Antikörper-Verhältnis. Sie zirkulieren wegen ihrer Größe schlecht, können nicht in Geweben abgelagert werden und werden von Makrophagen sehr gut phagozytiert, können jedoch zu embolischen Mikrogefäßverschlüssen führen. Sehr kleine Komplexe entstehen bei einem Antikörperüberschuss. Sie sind zu klein, um das KS aktivieren zu können, werden aber gut phagozytiert. Auch ein Antigenüberschuss führt zu relativ kleinen Komplexen. Diese Komplexe sind jedoch nur schlecht phagozytierbar, dagegen sehr gut geeignet, das KS zu aktivieren. Die Chemotaxine des KS (C5a) locken neutrophile und basophile Granulozyten an. Diese Entzündungszellen lösen dann im Gewebe, in dem die Immunkomplexe abgelagert sind, eine Entzündungsreaktion aus. Die morphologische Diagnose einer Immunkomplexkrankheit kann durch den immunhistochemischen Nachweis von Komponenten des KS und von Immunglobulinen im Gewebe bestätigt werden.

Wichtige Immunkomplexkrankheiten sind die Polyarteriitis nodosa, die Glomerulonephritiden, der systemische Lupus erythematosus (s. Abschnitt 23.6.1) und die chronische Polyarthritis (rheumatoide Arthritis).

Die **Polyarteriitis nodosa** befällt die kleinen und mittelgroßen Arterien. Sie ist strikt segmental und daher knotig. Die vorherrschenden Entzündungsinfiltrate (neutrophile und eosinophile Granulozyten) sind besonders an den Gefäßbifurkationen anzutreffen. Komplikationen der Polyarteriitis nodosa sind Gefäßwandnekrosen mit Blutungen, die Bildung von Aneurysmata und Thromben.

Ablagerungen von Immunkomplexen in den Nierenglomerula führen zu den **Glomerulonephritiden** (GN; Tab. 23.8). Die GN sind die häufigste Ursache der terminalen Niereninsuffizienz bei Patienten unter 50 Jahren. Man unterscheidet zwischen GN mit Antikörpern gegen glomeruläre Strukturproteine ("fixierte" oder "intrinsische" Antigene) und GN mit Antikörpern gegen nichtglomeruläre Antigene (ins Glomerulum "implantierte" Antigene). Die implantierten Antigene liegen in Form von Antigen-Antikörper-Komplexen vor und können endogenen Ursprungs (z. B. Teile der DNA, Tumorantigene) oder exogenen Ursprungs (z. B. bei Infektionskrankheiten) sein. Tritt im Rahmen der Immunreaktion Fibrinogen in den Bowman-Kapsel-Raum aus, kommt es zu einer Proliferation der Epithelzellen und zur Ausbildung von "Halbmonden". Die fibrininduzierte Halbmondbildung ist Ausdruck einer akuten oder schweren Glomerulonephritis.

Die Immunkomplexe können auf 4 verschiedene Arten in den Glomerula auftreten:

- AG und AK passieren das Endothel der Glomerulumkapillaren getrennt und bilden erst in der Basalmembran oder im Mesangium einen Komplex.
- Kleine, bereits im Blut entstandene Komplexe passieren die Basalmembran und lagern sich im Mesangium oder subepithelial ab.
- Große, ebenfalls schon im Blut entstandene Komplexe werden subendothelial zurückgehalten, weil sie die Basalmembran nicht passieren können und ragen dann ins Kapillarlumen hinein (s. Abb. 18.2).
- Komponenten der Basalmembran wirken als AG und bilden mit den gegen sie gerichteten Antikörpern ortständige Komplexe.

80% der Patienten mit einer **chronische Polyarthritis** weisen IgM-AK auf. Diese werden von Plasmazellen in der Synovialis der Gelenke gebildet und sind gegen die Fc-Abschnitte der eigenen IgG-Moleküle gerichtet. Die resultierenden IgM-IgG-Komplexe sind sehr groß. Sie aktivieren in der Synovialis das KS. Folge davon ist ein Influx von NGR in die Synovialis und die Zerstörung des umgebenden Gewebes.

23.4.4 Im Zentrum der Hypersensitivitätsreaktion Typ 4 (HSR-4) stehen die T-Zellen

Durch die Präsentation eines AG im lymphatischen Gewebe werden die TH-Zellen sensibilisiert. Bei einem erneuten Kontakt mit dem AG werden sie reaktiviert und beginnen, Zytokine zu sezernieren, welche das Monozyten-/Makrophagensystem aktivieren. Die wichtigsten dieser Zytokine sind IL-2, und IFN-γ (Abb. 23.8). Es dauert ca. 12–24 Stunden, bis auf diesem Weg genügend

Tabelle 23.**8**   **Die wichtigsten Charakteristika der glomerulären Antigene.**
Bei den Antigenen, die in den Glomerula eine Immunreaktion auszulösen vermögen, kann es sich um Antigene gegen glomeruläre Strukturen (fixierte Antigene) handeln oder um Antigene, die als Immunkomplexe von „außen" in die Glomerula gelangt sind (implantierte Antigene). Fixierte Antigene lösen eine Hypersensitivitätsreaktion Typ 2 (HSR-2) aus, implantierte Antigene eine HSR-3.

Charakteristikum	Glomeruläres Antigen ("fixiert" oder "intrinsisch")	Nichtglomeruläres Antigen ("implantiert")
Immunstatus	autoimmun	autoimmun
Antigen	Teile der glomerulären Basalmembran (Goodpasture-Syndrom)	Epitope von Bakterien (Streptokokken, Staphylokokken, Meningokokken, Pneumokokken) Epitope von Viren (z. B. Hepatitis-B-, -C-Viren, HIV) Epitope von Parasiten (Leishmanien, Plasmodien, Toxoplasma gondii) Epitope der DNA[1] Epitope von NGR[1] Epitope von malignen Tumoren Epitope von Medikamenten (z. B. Heroin) zirkulierende oder im Glomerulum zusammengesetzte Immunkomplexe (z. B. bei systemischen Vaskulitiden)
Überwiegendes Immunglobulin	IgG	IgG, IgA[2], IgM[3]
Form des Immundepots	linear	granulär

[1] z. B. beim Lupus erythematosus
[2] Eine Sonderform der GN ist die IgA-GN. Sie tritt nach viralen Infekten der oberen Atemwege oder des Gastrointestinaltrakts auf. Die Immundepots bei dieser Form der GN liegen mesangial und nicht peripher, wie bei den übrigen Formen der GN. Als mögliche Ursache des oft symptomlosen Krankheitsbilds wird eine reduzierte hepatische Clearance der IgA-Immunkomplexe angenommen.
[3] Ablagerungen von IgM werden bei der diffusen fibrillären GN (z. B. bei der Kryoglobulinämie) und bei der fokal-sklerosierenden GN (z. B. bei unklaren Störungen der Immunregulation oder bei AIDS) angetroffen.

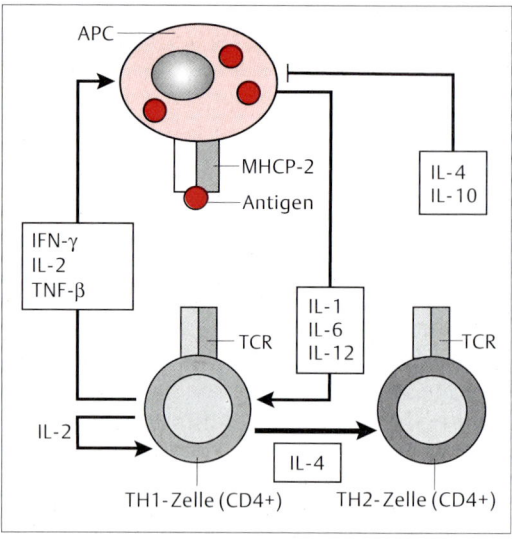

23.8   Hypersensitivitätsreaktion Typ 4 (HSR-4).
Die HSR-4 wird durch TH-Zellen und Makrophagen geprägt. Sie manifestiert sich in Form einer überschießenden Gewebereaktion mit der Bildung von Granulomen, teilweise mit Nekrosen und einer Fibrosierung des Gewebes in der Umgebung; APC: antigenpräsentierende Zelle; MHCP-2: Protein der Klasse 2 des MHC.

Makrophagen zur Abwehr des AG bereitstehen. Diese Zeitspanne schlägt sich denn auch in der Bezeichnung „verzögerte Hypersensitivität" für die HSR-4 nieder. Die wichtigsten beiden Vertreter einer HSR-4 sind die **Kontaktallergie** und die **immunologischen granulomatösen Entzündungen** (s. Kapitel 24: Granulomatöse Entzündungen). Bei der Kontaktallergie gelangen kleine Moleküle einer Substanz (z. B. Nickel) in die Haut. Sie bilden dort Komplexe mit körpereigenen Proteinen und werden so zu AG. Die Langerhans-Zellen der Haut phagozytieren diese AG und präsentieren sie den TH-Zellen.

23.4.5 Die stimulatorische Hypersensitivitätsreaktion basiert auf der Aktivierung von Rezeptoren

Unter der „stimulatorischen Hypersensitivitätsreaktion" wird eine Immunantwort verstanden, bei der ein Rezeptor durch die Bindung eines AK aktiviert wird. Ein Beispiel dafür ist die antikörperinduzierte Stimulation des Rezeptors für das thyreoideastimulierende Hormon auf den Follikelepithelzellen der Schilddrüse. Sie führt zu einer Hyperthyreose und Hyperplasie der Schilddrüse (Morbus Basedow).

23.5 Die Abstoßung von Organtransplantaten beruht sowohl auf zell- als auch auf antikörpervermittelten immunologischen Reaktionen

Das Risiko bei Organtransplantationen besteht darin, dass der Organismus das Transplantat als fremd erkennt und es bekämpft: Es kann dabei zu einer HSR-2, HSR-3 oder HSR-4 kommen (Tab. 23.9).

Eine **Organtransplantation** stellt eine künstlich herbeigeführte Situation dar, bei der das Immunsystem eines Individuums mit fremden Geweben in Kontakt kommt. Im Transplantat eines soliden Organs können die AG in oder auf den Zellen vorhanden sein. Die wichtigsten AG, die auf Zellen des Transplantats sitzen, sind die Oberflächenantigene der Erythrozyten, die MHCP-1 auf den Parenchymzellen (vor allem die B-Subtypen) und die MHCP-2 auf den Endothelzellen des Transplantats (hier vor allem die DR-Subtypen).

Bei der Abstoßung eines Transplantats laufen grundsätzlich 2 Prozesse ab: 1. eine Kombination von Hypersensitivitätsreaktionen und 2. Gefäßveränderungen (Thrombosen oder eine immunogene Atherosklerose). Als erste Zellen treten während einer Abstoßungsreaktion die NK des Empfängers auf den Plan (Abb. 23.9). Eine **hyperakute Abstoßungsreaktion** erfolgt innerhalb von Minuten. Ursache dafür sind AK gegen Endothelzellen des Transplantats, die im Organismus des Empfängers bereits vorhanden sind. Es wird angenommen, dass es sich bei diesen Antikörpern um AK handelt, die anlässlich eines früheren bakte-

riellen oder viralen Infekts oder anlässlich einer Schwangerschaft entstanden sind und mit den AG des Transplantats kreuzreagieren. Von einer **akuten Abstoßung** wird gesprochen, wenn sich die Abstoßungsreaktion über Tage oder Wochen erstreckt. Dieser Typ der Abstoßung zeigt 2 morphologische Charakteristika: 1. Das Parenchym des Transplantats wird durch eine HSR-2 destruiert. 2. In der Intima kleiner Arterien des Transplantats sammeln sich – aus unbekannten Gründen – Schaumzellen an.

Bei der **chronischen Abstoßung** steht morphologisch eine konzentrische Einengung kleiner bis mittelgroßer Arterien durch eine Intimaverdickung im Vordergrund. Folge davon ist eine Hypoxie des Gewebes.

In einem **Knochenmarktransplantat** kommen alle Zelltypen des Immunsystems des Spenders vor. Im Empfänger befinden sie sich in einer feindlichen Umgebung. Es kann deshalb sein, dass die im Transplantat vorhandenen TC-Zellen und NK Organe des Empfängers angreifen. Folge eines solchen Angriffs ist die „**Graft-versus-Host-Krankheit**" (GVHK). Bei der GVHK werden vor allem Epithelzellen der Epidermis, der Leber und der Darmschleimhaut des Empfängers von den Zellen des Transplantats angegriffen und zerstört. Die Hauptsymptome der GVHK sind demzufolge: Hautrötungen, Hepatosplenomegalie, Ulzera der

Tabelle 23.9 Die Typen der Transplantatabstoßung.

Typ der Abstoßung	Reaktion	„Akteure" des Immunsystems des Empfängers	Wichtigste Sekretions-produkte	Hauptsächliche Wirkung auf den Empfänger	Hauptsächliche Wirkung auf das Transplantat
Hyperakut		präformierte Antikörper gegen AB0-Antigene auf den Erythrozyten oder MHCP-2 auf den Endothelzellen des Empfängers	–		
Akut	Erkennen der MHCP-1 auf den Zellen des Transplantats	zytotoxische T-Lymphozyten	IL-2	Aktivierung der T-Helfer-zellen; Aktivierung der B-Zellen	Gewebenekrosen
Chronisch	Präsentation der Antigene durch Makrophagen, Langerhans-Zellen und Endothelzellen des Empfängers[1]	T-Helferzellen	IL-2	Aktivierung der zytotoxischen T-Zellen; Aktivierung der B-Zellen	
			IFN-γ	Aktivierung von Makrophagen (zusammen mit dem TNF-β); Aktivierung der zytotoxischen T-Zellen	Induktion der Expression von MHC-Klasse-2-Molekülen auf den Endothel- und Parenchymzellen; Aktivierung der Expression von Adhäsionsmolekülen auf den Endothelzellen
			TNF-β	Aktivierung der Makrophagen	Aktivierung der Expression von Adhäsionsmolekülen auf den Endothelzellen
			IL-4	Aktivierung der B-Zellen	
			IL-5	Aktivierung der B-Zellen	
		Makrophagen	TNF-α		Induktion der Expression von Adhäsionsmolekülen für neutrophile Granulozyten auf den Endothelzellen; direkte Schädigung des Endothels; Induktion der Synthese des prothrombotischen Gewebefaktors durch die Endothelzellen

Fortsetzung ▶

Tabelle 23.9 (Fortsetzung)

Typ der Abstoßung	Reaktion	„Akteure" des Immunsystems des Empfängers	Wichtigste Sekretionsprodukte	Hauptsächliche Wirkung auf den Empfänger	Hauptsächliche Wirkung auf das Transplantat
Chronisch	Erkennen der MHCP-2 auf den Endothelzellen des Transplantats	T-Helferzellen	s. oben	s. oben	

[1] Man unterscheidet zwischen präsentierenden Zellen, die aus dem Transplantat stammen („Passagiere" genannt) und solchen des Empfängers. Die antigenpräsentierenden Zellen des Transplantats können die T-Zellen des Empfängers direkt, ohne Präsentation eines Antigens, stimulieren.

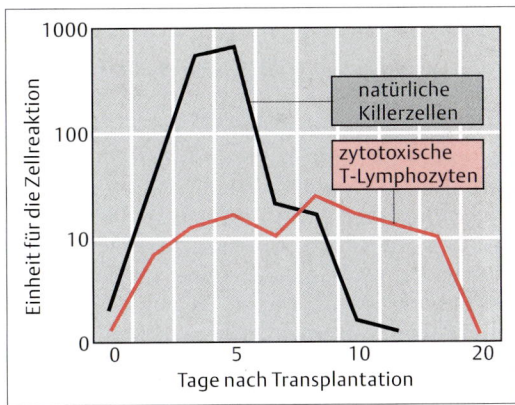

23.9 Zytotoxische Zellen bei der Transplantatabstoßung.
Im Rahmen einer Transplantatabstoßung treten als erste die natürlichen Killerzellen des Empfängers in Aktion, dann folgen die zytotoxischen T-Lymphozyten. Welche Eigenschaften des Transplantats die natürlichen Killerzellen primär stimuliert, ist unklar (nach Majno u. Joris 1996).

Darmschleimhaut und Diarrhöen. Diese Situation wird durch eine gleichzeitige erhöhte Infektanfälligkeit des Empfängers verschärft. Mit einer GVHK nach einer Knochenmarktransplantation muss bei 40–45% der Patienten gerechnet werden. Sie kann lebensbedrohlich sein.

In den bei der GVHK zerstörten Gewebezonen des Empfängers liegt eine hohe Konzentrationen des **TNF-α** vor. Grund dafür ist eine starke Stimulation der NK und Makrophagen des Empfängers durch die Zytokine IL-2 und IFN-γ, die von aktivierten TH-Zellen des Transplantats gebildet werden. Auf diesem Hintergrund könnte die GVHK auch als Manifestation einer **Dysregulation** der an den Immunprozessen beteiligten **Zytokine** verstanden werden. Diese These wird dadurch untermauert, dass die GVHK klinisch stark einer Endotoxinämie ähnelt.

23.6 Autoimmunkrankheiten entstehen durch einen Angriff des Organismus auf körpereigene Zellen

Eine abnorme Immunantwort gegen ein Epitop auf einem körpereigenen (intrinsischen) Protein ist Ausdruck einer fehlerhaften Immuntoleranz. Unter **Immuntoleranz** versteht man das Ausbleiben einer messbaren Immunantwort gegenüber spezifischen AG. Toleranz (eine Spezialisierung des Immunsystems) wird an 3 Orten eingeübt:

- Im Thymus werden potenziell autoimmunreaktive Zellen während ihrer Ausreifung unter genetischer Kontrolle vernichtet („zentrale Toleranz").
- In den Lymphknoten werden autoimmunreaktiv gewordene immunkompetente Zellen durch Suppressor-T-Lymphozyten in Schranken gehalten oder unter Einwirkung von DC aus dem Verkehr gezogen („periphere Toleranz").
- Eine Immunantwort kann aber auch ausbleiben, wenn:
  - das AG nur unvollständig gebunden oder ungenügend präsentiert wird,
  - die Kostimulation der TH-Zellen ausbleibt oder
  - die TH2-Zellen in vermehrtem Ausmaß den immunsuppressiv wirkenden TGF-β sezernieren. Dies ist z.B. im lymphatischen System des Darmtrakts der Fall: Die hier vorherrschenden TH2-Zellen werden bei der Nahrungsaufnahme stimuliert, TGF-β zu bilden. Dadurch verhindern sie, dass eine Immunreaktion gegen extrinsische Proteine in der Nahrung erfolgt.

Bei den **Autoimmunkrankheiten** überwiegen die antikörpervermittelten HSR-2 oder HSR-3; für viele Autoimmunkrankheiten besteht eine genetische Prädisposition (s. Abb. 10.**1**). Autoimmunkrankheiten kommen bei Frauen sechsmal häufiger vor als bei Männern.

23.6.1 Organspezifische und nichtorganspezifische Autoimmunkrankheiten

Den **nichtorganspezifischen** (systemischen) **Autoimmunkrankheiten** liegt häufig eine HSR-3 zugrunde. Die wichtigsten Vertreter dieser Gruppe

von Autoimmunkrankheiten sind die autoimmun-hämolytische Anämie, der systemische Lupus erythematosus und die chronische Polyarthritis (rheumatoide Arthritis). Zu den wichtigsten **organspezifischen Autoimmunkrankheiten** (mit einer HSR-2) werden gezählt: die chronische lymphozytäre Thyreoiditis Hashimoto (Abb. 23.**10**, Abb. 23.**11 a**, **b**), die perniziöse Anämie mit einer immunogenen Reaktion gegen die Parietal-

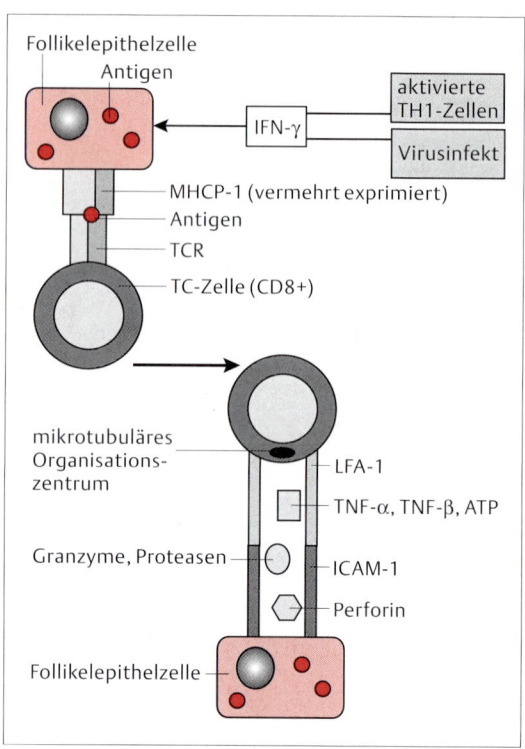

23.**10** **Chronische lymphozytäre Thyreoiditis Hashimoto.**
Die chronische lymphozytäre Thyreoiditis Hashimoto ist eine Autoimmunkrankheit, bei der in vermehrtem Ausmaß auf der Oberfläche der Follikelepithelzellen der Schilddrüse MHCP-1 und Adhäsionsmoleküle (ICAM-1) auftreten. Anlass dazu ist eine erhöhte Konzentration des IFN-γ nach einem Infekt oder einer Aktivierung der TH1-Zellen. Die chronische lymphozytäre Thyreoiditis Hashimoto geht mit einer Destruktion des Schilddrüsenepithels einher und führt zu einer Hypothyreose (s. Abb. 23.**11**).

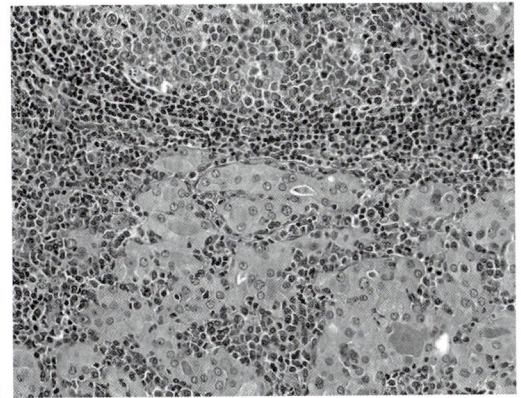
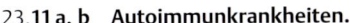
a

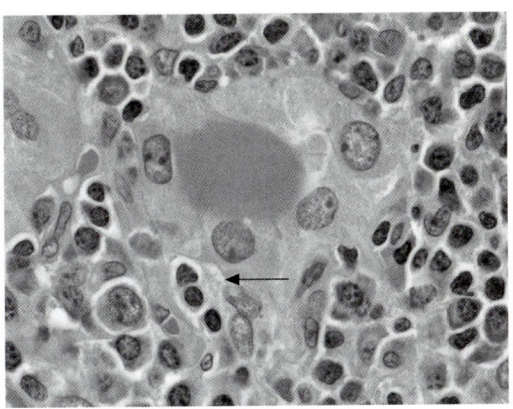
b

23.11 a, b   Autoimmunkrankheiten.
Bei der chronischen lymphozytären Thyreoiditis Hashimoto (Autoimmunthyreoiditis) werden die Follikelepithelzellen zerstört. Im Schilddrüsenparenchym sind dichte lymphoplasmazelluläre Zellinfiltrate und Lymph-

follikel auszumachen (**a**). Immer wieder dringen Lymphozyten zwischen die Follikelepithelzellen, um sie zu zerstören (**b**, Pfeil) (s. Abb. 23.**10**).

zellen der **Magenkorpusschleimhaut,** der Diabetes mellitus Typ I und die Myasthenia gravis. Organspezifische Autoimmunkrankheiten sind mit einem erhöhten Risiko für das Auftreten einer zweiten Autoimmunkrankheit vergesellschaftet. So bekommen 30 % der Patienten mit einer Myasthenia gravis auch einen Morbus Basedow (Hyperthyreose). Eine Störung oder ein Defekt schon einer einzigen Komponente, die in den Prozess der Immunabwehr involviert ist, kann eine Autoimmunkrankheit provozieren (Tab. 23.**10**).

Ursache einer **autoimmun-hämolytischen Anämie** bei Erwachsenen ist eine Reaktion von AK mit AG auf der Oberfläche der Erythrozyten (Rh-Antigene, ABO-Antigene, das I- und i-Antigen sowie Bystander-AG). Bystander-AG sind AG, die nur schwach und vorübergehend an die Oberfläche der Erythrozyten gebunden werden; sie verändern die Konformation der normalen Oberflächenproteine in ihrer unmittelbaren Umgebung. Bystander-AG können Medikamente und Wandbestandteile von Bakterien sein. Besteht eine Re-

Tabelle 23.10   Die wichtigsten Ursachen von Autoimmunkrankheiten.
Jede Komponente, die an einer Immunreaktion beteiligt ist, kann so verändert werden oder sein, dass sie eine irrtümliche Abwehr von körpereigenen Proteinen provoziert.

Komponente	Prinzip/spezielle Veränderung	Beispiele/Ursachen
MHCP	genetisch determinierte Struktur	Diabetes mellitus Typ I rheumatoide Arthritis Morbus Addison (Unterfunktion der Nebennierenrinde)
	gesteigerte Expression der MHCP-1 und MHCP-2 durch IFN-γ, vor allem bei Virusinfekten	chronische lymphozytäre Thyreoiditis Hashimoto (s. Abb. 23.**10**)
	gesteigerte Expression der MHCP-1 durch TNF-α, vor allem bei bakteriellen Infekten	
	nichtgenetisch bedingte Veränderung der Aminosäuresequenz oder der Konformation der MHCP	physikalische Einflussfaktoren chemische Substanzen

Fortsetzung ▶

Tabelle 23.**10**   (Fortsetzung)

Komponente	Prinzip/spezielle Veränderung	Beispiele/Ursachen
AG	Freisetzung von körpereigenen AG, die dem Immunsystem üblicherweise nicht zugänglich sind:	
	Zellkernbestandteile	systemischer Lupus erythematosus
	Zellsequester	Autoimmunreaktion gegen Spermien Autoimmunreaktion nach einem Myokardinfarkt oder nach einer Schädigung von Nervengewebe
	Umwandlung eines nichtantigenen intrinsischen Proteins in ein AG	
	Bystander-Effekt von Medikamenten	systemischer Lupus erythematosus
	abnorme Glykosylierung von IgG	autoimmun-hämolytische Anämie
	Kreuzreaktion von AK, die gegen extrinsische Proteine (AG) gerichtet sind, mit intrinsischen Proteinen (molecular mimicry)	autoimmune Thrombozytopenie
	Ähnlichkeit des AG des Mikroorganismus Ähnlichkeit der Stressproteine von Bakterien mit Stressproteinen des Wirtsorganismus	akutes rheumatisches Fieber
AK	AK gegen Enzyme Peroxidase[1]	Morbus Basedow
	Glutaminsäure-Decarboxylase	Diabetes mellitus Typ I
	Carboxypeptidase H	Diabetes mellitus Typ I
	Proteinase 3	systemischer Lupus erythematosus (siehe Abb. 23.**12**)
	Pyruvat-Dehydrogenase-Proteinkomplex	primär-biliäre Zirrhose der Leber
	AK gegen Rezeptoren (HSR-5)	Morbus Basedow Myasthenia gravis Pseudo-Myasthenia gravis
Antiidiotypische AK	variable Segmente der körpereigenen AK, die als AG wahrgenommen werden	Diabetes mellitus Typ I Immunkomplexkrankheiten rheumatoide Arthritis
B-Zellen	oligo- und polyklonale Aktivierung	Epstein-Barr-Virusinfekt andere Virusinfekte
T-Zellen	oligo- und polyklonale Aktivierung durch Superantigene	Bakterien
T-Suppressor-Lymphozyten[2]	Reduktion der Suppression	chronische lymphozytäre Thyreoiditis Hashimoto

[1] Die Peroxidase wird zusammen mit den Vesikeln, die das neu synthetisierte Thyreoglobulin enthalten, an die Oberfläche der Follikelepithelzellen der Schilddrüse transportiert.

[2] Bei den T-Suppressor-Lymphozyten handelt es sich wahrscheinlich um eine Subpopulation der TH2-Zellen (auch als TH3-Zellen bezeichnet), die den immunosuppressiven TGF-β synthetisieren kann.

aktion gegen Rh-Antigene (mit IgG-AK), werden die Erythrozyten durch Phagozytose zerstört, reagiert der Organismus gegen Proteine des AB0-Systems (mit IgM-AK), richtet der MAC (membrane attack complex) des KS die Erythrozyten zugrunde.

Der **systemische Lupus erythematosus** ist eine Autoimmunkrankheit ungeklärter Ätiologie, bei der verschiedene Autoantikörper, zirkulierende Immunkomplexe und eine unkontrollierte Aktivierung des KS mit im Spiel sind. Das Krankheitsbild ist vielfältig und tritt vor allem bei jungen Frauen auf. Es äußert sich in Form von Vaskulitiden (mit oder ohne Ablagerung von Immunkomplexen) und Thrombosen und geht mit Fieber, Gelenkschmerzen und Hautrötungen (vor allem über der Nasen und den Wangen) einher. Beim systemischen Lupus erythematosus sind Autoantikörper gegen Bestandteile der primären Granula der NGR, gegen Lysosomen von Monozyten, gegen Membranglykoproteine der Endothelzellen und Thrombozyten sowie gegen Bestandteile der Zellkerne vorhanden.

Eine besondere Gruppe von Autoantikörpern, die beim Lupus erythematosus auftreten können, sind die **antineutrophilen zytoplasmatischen Antikörper** (**ANCA**, IgG-AK).

Sie werden entsprechend ihrer Lokalisation in den Zellen in 3 Gruppen unterteilt: im Zytoplasma gelegene ANCA (cANCA), perinukleäre ANCA (pANCA) und atypische ANCA, die weder diffus noch perinukleär anzutreffen sind. Die cANCA sind gegen die Proteinase 3 (in den primären Granula der NGR) gerichtet, die pANCA gegen die Myeloperoxidase und Elastase sowie gegen das Cathepsin G und das Lactoferrin. Durch die Reaktion der cANCA mit der Proteinase 3 (Abb. 23.**12**) werden die NGR dazu stimuliert, vermehrt Sauerstoffradikale und Enzyme abzugeben. Deshalb kann es lokal zu einer nekrotisierenden Entzündung der Gefäßwände kommen. An der Pathogenese des Lupus erythematosus ist auch der TNF-α beteiligt; 1. er induziert in den NGR eine Verschiebung der Proteinase 3 aus den Granula an die Oberfläche der NGR und 2. eine gesteigerte Expression des Adhäsionsmoleküls LFA-1 (auf den NGR) und des Adhäsionsmoleküls ELAM-1 (auf den Endothelzellen).

Wenn Autoantikörper mit antigenen Epitopen auf der Oberfläche der **Endothelzellen** reagieren, wird in der Zellmembran das Phosphatidylserin

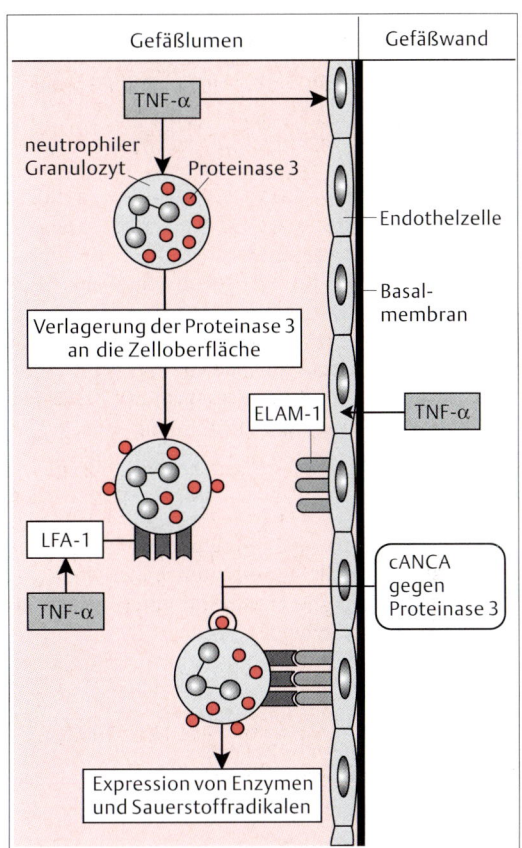

23.**12** **Pathogenese des Lupus erythematosus.**
Hinter den Thrombosen und der Vaskulitis, die beim systemischen Lupus erythematosus zu beobachten sind, verbirgt sich ein durch neutrophile Granulozyten hervorgerufener Endothelschaden der Blutgefäße (s. Text). Der im Prozess involvierte TNF-α wird hauptsächlich von den Makrophagen und natürlichen Killerzellen gebildet, und zwar auf einen Reiz durch Endotoxin oder Interferon γ hin; ELAM-1: endothelial leukocyte adhesion molecule 1 (ein E-Selektin, s. Tab. 4.**3**); cANCA: antineutrophilic cytoplasmic antibody.

(s. Abb. 1.**2**) freigelegt. Mit diesem negativ geladenen Phospholipid formiert das β2-Glykoprotein 1 (ein Apolipoprotein) einen Komplex. Die durch diese Prozesse erzeugte Schädigung der Endothelzellen manifestieren sich unter dem Bild des „**Antiphospholipid-Antikörper-Syndroms**" mit venösen und arteriellen Thrombosen (s. Abb. 19.**2**).

Ob eine **chronische Polyarthritis** (rheumatoide Arthritis) entsteht, hängt von der Heterozygosität der MHCP-2 ab. Ein stark erhöhtes Risiko für die Krankheit besteht dann, wenn auf den ACP neben dem Subtyp Dw4 des HLA-DR4 (DR4/Dw4) auch der Subtyp Dw14 (DR4/Dw14) vorhanden ist. Diese beiden Subtypen sind dadurch charakterisiert, dass sie einen Defekt aufweisen, welcher die durch die α- und β-Kette der MHCP-2 gebildete Grube zur Aufnahme des AG weit offen lässt, sodass auch arthritogene Peptide darin Platz finden können. Das Risiko für eine chronische Polyarthritis ist klein, wenn die erwähnte Heterozygosität fehlt. Beim Diabetes mellitus ist es ähnlich: Das gleichzeitige Vorhandensein des HLA-DR3 und HLA-DR4 stellt ein erhebliches Erkrankungsrisiko dar. Als weitere mögliche Ursache für eine chronische Polyarthritis gelten die Superantigene (s. unten).

Viren können aus verschiedenen Gründen eine Autoimmunantwort hervorrufen:

- sie induzieren die Expression eines neuen AG auf der Oberfläche der Zellen,
- sie provozieren die Exposition vorhandener, bisher noch nicht exponierter AG,
- sie regen die Synthese von MHCP-2 in Zellen an, die physiologischerweise nur MHCP-1 bilden,
- sie steigern die Expression von MHCP-1.

Eine Zunahme der Dichte der MHCP-1 auf den Follikelepithelzellen ist z. B. bei der chronischen lymphozytären Thyreoiditis Hashimoto zu beobachten (s. Abb. 23.**10**).

Die AG verschiedener Viren und anderer Erreger zeigen Ähnlichkeiten mit körpereigenen AG (z. B. mit MHCP). Ein solches Nachahmen von intrinsischen Molekülen des Wirts wird als **molekulares Mimikry** bezeichnet. Bei einem Infekt besteht also die Gefahr, dass parallel zur natürlichen Abwehr des Erregers zusätzlich noch eine Autoimmunreaktion auftritt. Es ist bekannt, dass ca. 4 % der viralen AG mit intrinsischen Proteinen kreuzreagieren.

23.6.2 Superantigene können via eine oligo- oder polyklonale Stimulation der T- und B-Zellen eine Autoimmunreaktion auslösen

Superantigene sind Bestandteile von Bakterien, Mykoplasmen und Viren, die gleichzeitig mit vielen T-Zellen reagieren können und deshalb eine oligo- oder polyklonale Stimulation der T-Zellen ohne Berücksichtigung der Antigenspezifität der T-Zellen hervorrufen. Ein Superantigen kann deshalb zwischen 5 und 30 % der T-Zellen aktivieren; bei einem konventionellen AG sind es weniger als 0,1 % der T-Zellen. Der Grund für diese Eigenschaft der Superantigene besteht darin, dass die Superantigene an der Außenseite der variablen Region der β-Kette (V β) des TCR gebunden werden (Abb. 23.**13**), und nicht – wie die „konventionellen" AG – in der „Antigengrube" auf der Innenseite. Dieser spezielle Bindungsort erlaubt es den Superantigenen, gleichzeitig mit mehreren T-Zellen in Kontakt zu treten. Superantigene spielen eine wichtige Rolle beim toxischen Schock nach einem Infekt mit Staphylococcus aureus und bei AIDS (acquired immunodeficency syndrome). Die über Superantigene aktivierten T-Zellen produzieren ihre Zytokine in größerer Konzentration als die auf konventionellem Weg stimulierten. Zu den bedeutendsten bakteriellen Superantigenen gehören die verschiedenen Exotoxine von Staphylococcus aureus und Toxine von Streptococcus pyogenes („Scharlachtoxin"). Da die Spezifität der Immunreaktion bei einer oligoklonalen Aktivierung weitaus geringer ist als bei einer monoklonalen, überleben die Erreger leichter.

Die Antwort des Immunsystems auf exogene Superantigene erfolgt biphasisch: In der ersten Phase proliferieren die aktivierten T-Zellen. In der zweiten Phase stirbt dann ein großer Teil dieser T-Zellen ab; die überlebenden werden anergisch oder reagieren mit körpereigenen Epitopen.

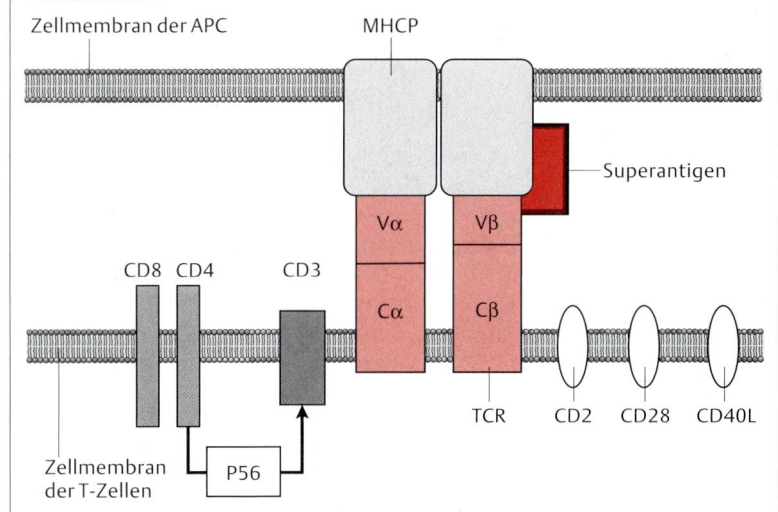

23.**13** **Bindung der Superantigene an den T-Zell-Rezeptor.**
Die Superantigene binden nicht in der zentralen „Antigengrube", die vom Protein des MHC und TCR gebildet wird (s. Abb. 23.**3**), sondern an der Außenseite des Proteins des MHC (MHCP) und TCR. Am TCR stehen sie mit der hypervariablen Region 4 (HVR-4) des variablen Segments der β-Kette in Kontakt (nach Kotzin 1994).

23.6.3 Antikörper gegen eigene Antikörper können eine weitere Ursache von Autoimmunkrankheiten sein

Die AK gegen eigene AK werden **antiidiotypische Antikörper** (Anti-Id-AK) genannt. Sie sind gegen den Idiotypen der (eigenen) AK gerichtet. Der **Idiotyp eines Antikörpers** wird durch die Sequenz der Aminosäuren und die Konformation des variablen und hypervariablen Segments des AK bestimmt. Die Idiotypen zeigen 3 Charakteristika:

- Sie prägen die Spezifität der AK gegen das AG.
- Sie können selber zu einem antigenen Epitop werden. In diesem Zusammenhang werden die Idiotypen auch als potenzielles Negativbild eines Antigens bezeichnet.
- Sie liegen im AK nahe an der Antigenbindungsstelle des AK.

Die Erkenntnis, dass sich sogar AK wie ein AG verhalten können, hat Jerne 1984 den Nobelpreis eingebracht. Wenn der Idiotyp den funktionellen Wert eines Negativbilds des AG hat, stellt ein gegen den Idiotypen gerichteter AK (Anti-Id-AK) ein Negativbild eines Negativbilds des AG dar. Deshalb kann dieser AK wieder als eigentliches AG oder als **„internes Abbild eines Antigens"** aufgefasst werden, denn der gegen das AG gerichtete AK kann gleichzeitig auch mit dem Idiotypen reagieren. Die auf diesem Konzept basierende „Netztheorie der Immunologie" postuliert, dass alle AK die Eigenschaft eines Anti-Id-AK entwickeln können. Auch gegen die Idiotypen der Anti-Id-AK können wiederum AK gebildet werden (Anti-Anti-Id-AK).

23.7 Eine ineffiziente Immunreaktion kann auf Defekten der humoralen, zellulären oder beider Arten der Immunantwort beruhen

Eine **physiologische Einschränkung der Immunantwort** besteht während der Schwangerschaft, indem das mütterliche Immunsystem das fetale Gewebe toleriert. Eine Barriere zwischen dem mütterlichen Blutkreislauf und dem Plazentagewebe, die durch Zellen des Synzytiotrophoblasten gebildet wird, gewährleistet diese Toleranz. Der Synzytiotrophoblast entspricht einer Art immunologisches „Niemandsland", weil er weder MHCP-1 noch MHCP-2 exprimiert. Das mütterliche Immunsystem wird während der Schwangerschaft zusätzlich noch durch eine allgemeine Reduktion der zellulären Immunantwort, eine Verminderung der Anzahl immunkompetenter Zellen, eine Vermehrung der T-Suppressor-Lymphozyten in der Dezidua und die immunsuppressiven Eigenschaften des Progesterons und α-Fetoproteins gedämpft.

Die **pathologischen Immunsuppressionen** können kongenital, erworben oder iatrogen induziert sein (Tab. 23.**11**). Sie äußern sich oft in Form von schweren und rezidivierenden Infekten.

Tabelle 23.11 Ursachen insuffizienter Immunreaktionen.
Die Immunabwehr kann aus verschiedenen Gründen insuffizient sein: weil 1. keine oder defekte Antikörper gebildet werden, 2. die Funktion der immunkompetenten Zellen reduziert ist oder die immunkompetenten Zellen fehlen, 3. die Proteine des MHC (major histocompatibility complex) schadhaft sind oder nicht richtig exprimiert werden, 4. die natürlichen Killerzellen (NK) fehlen oder 5. das Komplementsystem (KS) nicht richtig funktioniert.

Gruppe	Defekt/Vorkommen bei ...	Ursache
Antikörperdefekte Primär	X-gebundene Hypogammaglobulinämie	Folge des auf dem X-Chromosom lokalisierten Gendefekts ist eine fehlende Reifung der B-Zellen
	vorübergehende kindliche Hypogammaglobulinämie	es sind primär unreife Makrophagen vorhanden; Folge davon ist eine Verminderung der TH-Zellen oder eine Vermehrung der T-Suppressor-Lymphozyten
	allgemeine, variable, nichtklassifizierbare Hypogammaglobulinämie mit defekter Antikörperbildung	Ursache ist eine ungenügende Stimulation der B-Zellen durch die T-Zellen
	selektiver IgA-Mangel	
	selektive Defekte von IgG-Subklassen	
	Hyper-IgM-Syndrom mit IgG-Mangel	

Sekundär	malignen Tumoren
	   malignen Lymphomen
	   Morbus Waldenström[1]
	   chronischer lymphozytärer Leukämie
	   multiplem Myelom
		primär liegt eine nichtregulierte Proliferation der B-Zellen ohne Ausreifung vor; als Folge davon fehlt eine oder fehlen mehrere Klassen von Immunglobulinen

	gestörtem Katabolismus der Immunglobuline
	   nephrotischem Syndrom
	   Proteinverlust-Enteropathie
	   schweren Verbrennungen
		die Immunglobuline werden in vermehrtem Maße ausgeschieden oder gehen verloren

	Splenektomie	

Fortsetzung ▶

Tabelle 23.11 (Fortsetzung)

Gruppe	Defekt/Vorkommen bei ...	Ursache
Generelle Antikörper- und zelluläre Defekte		
Primär	X-gebundener schwerer kombinierter Immundefekt	
	Wiskott-Aldrich-Syndrom	der Gendefekt ist auf dem X-Chromosom lokalisiert; die T-Zellen zeigen eine Desorganisation ihres Zytoskeletts und einen Verlust der Mikrovilli Sialoglykoproteine der Zelloberfläche (z. B. CD43) sind instabil und ihre Expression ist reduziert
Sekundär	malignen Tumoren	
	intestinaler Lymphangiektasie	
	AIDS	Infekt mit HIV
	Therapie mit Glucocorticoiden, Cyclosporin[2] und Zytostatika	
	Strahlentherapie	
	Alter	
	Mangelernährung	
Defekte des T- oder B-Zell-Rezeptors		
Defekte Moleküle der Signaltransduktion		Fehlen von CD45 Störungen der Expression der MHCP-1 und MHCP-2
Mangel an NK[3]		
Defekte des Komplementsystems		
Primär	systemischem Lupus erythematosus	kongenital, sehr selten
Sekundär	systemischem Lupus erythematosus	Verbrauch von Komponenten des KS bei Autoimmunkrankheiten

[1] Beim Morbus Waldenström – auch Makroglobulinämie genannt – liegt ein maligner Klon von Plasmazellen vor (oft bei einem lymphoplasmozytischen malignen Lymphom), welcher IgM bildet. Da dieses IgM überwiegend im Blut zirkuliert, kommt es zu einer Hyperviskosität des Serums.

[2] Cyclosporin ist ein Metabolit eines Pilzes. Es hemmt die T-Zellen daran, für die Differenzierung und Proliferation von B- und zytotoxischen T-Zellen wichtige Zytokine (z. B. IL-2) zu bilden.

[3] Der kongenitale Mangel an NK führt zu schweren Herpesvirusinfekten.

Wenn die humorale Immunantwort defekt ist, werden oft Infekte der Nasennebenhöhlen und Pneumonien, die durch grampositive Bakterien hervorgerufen sind, Bronchiektasen, eine Malabsorption, Meningokokkenenzephalitiden und rezidivierende Arthritiden beobachtet. Infekte mit intrazellulären Bakterien sind bei diesen Defekten selten (ausgenommen Infekte mit Pneumocystis carinii und Lamblien). Bei Defekten der zellulären Immunantwort dagegen kommt es zu schweren Virusinfekten, Infekten mit intrazellulär vorhandenen Bakterien (z. B. Mykobakterien) und Protozoen.

Die immunsuppressive Wirkung der **Glucocorticoide** beruht auf einer reduzierten Synthese mehrerer an der Immunantwort und an der Entzündungsreaktion beteiligter Proteine und Rezeptoren (s. Abb. 10.7). So hemmen sie die Synthese von IL-2, von verschiedenen Proteasen und des Plasminogenaktivators.

AIDS ist ein Prototyp einer erworbenen immunsuppressiven Krankheit. Ursache ist eine Infektion mit dem HIV (human immunodeficency virus). HIV ist ein Retrovirus und gehört zur Familie der Viren, die beim Menschen Leukämien und maligne Lymphome hervorrufen können. Das Virus befällt vor allem die Makrophagen und TH-Zellen. HIV-infizierte T-Zellen zeigen eine verminderte Proliferationsrate sowie eine eingeschränkte Bildung von Zytokinen und Rezeptoren für IL-2. Durch den Virusbefall können die T-Zellen auch zugrunde gehen. Das Verhältnis zwischen der Anzahl TH-Zellen (CD4$^+$-Zellen) und TC-Zellen (CD8$^+$-Zellen) wird als einfacher Parameter für den Verlauf von AIDS verwendet. Normal hat dieser Quotient einen Wert von 2, bei AIDS-Patienten beträgt er 1 oder weniger.

Bei AIDS werden 3 **pathogenetische Stadien** der Krankheit unterschieden: das Stadium der latenten Infektion, der aktiven Infektion und der Progression. Im Stadium der *latenten Infektion* werden weder in den TH-Zellen noch in den Monozyten oder Makrophagen virale Gene exprimiert oder infektiöse Virionen (Viruspartikel) gebildet; allerdings können in den Makrophagen bereits Virionen im Zytoplasma gespeichert sein. Wird die *Infektion aktiv*, kommt es in den TH-Zellen zur Bildung neuer Viren. Die Makrophagen können dies auch tun oder bei einer Aktivierung der Infektion bereits gespeicherte Virionen an die Umgebung abgeben.

Klinisch werden bei AIDS ebenfalls **3 Stadien** unterschieden:
- das *asymptomatische Stadium* mit Laborbefunden, die auf eine verminderte Reaktivität des Immunsystems hinweisen,
- das *Prodromalstadium* mit Fieber, das länger als einen Monat andauern muss, mit einer Gewichtsabnahme von über 10 % des normalen Körpergewichts, einer Diarrhö von über einem Monat Dauer und einer manifesten Lymphadenopathie,
- die *manifeste Krankheit* mit opportunistischen Infektionskrankheiten und allenfalls dem Auftreten eines Kaposi-Sarkoms, eines malignen Lymphoms oder eines anderen malignen Tumors.

AIDS bricht durchschnittlich erst 10 Jahre nach der Infektion mit HIV aus. Der mögliche Hintergrund dieser langen Latenz ist in Abschnitt 10.1.3 erklärt. Die AIDS-Patienten sterben nicht direkt am Infekt mit HIV, sondern an Infekten als Folge der Immunsuppression. Häufige terminale Infekte sind Infekte mit Herpesviren, Pilzinfekte, eine durch Pneumocystis carinii oder andere Mikroorganismen hervorgerufene Pneumonie oder intestinale Infekte mit Protozoen (z. B. Toxoplasma).

24 Granulomatöse Entzündungen

24.1 Granulome sind ein Indikator dafür, dass die Elimination eines antigenen Agens große Mühe macht

24.2 Mycobacterium tuberculosis

24.3 Bei der Tuberkulose können gleichzeitig Phänomene der verzögerten Hypersensitivität und der zellvermittelten Immunität auftreten

24.4 Wichtige spezifische granulomatöse Entzündungen sind: Tuberkulose, Sarkoidose und chronische Polyarthritis

24.4.1 Morphologisch manifestiert sich die Tuberkulose als exsudativ-käsige (nekrotisierende) oder als produktiv-proliferative (nichtnekrotisierende) Entzündung

24.4.2 Morphologisches Schlüsselsymptom der Sarkoidose sind rein produktive Granulome

24.4.3 Die chronische Polyarthritis ist eine systemische Entzündung, die sich vor allem an den Gelenken manifestiert

24.5 Von den spezifischen granulomatösen Entzündungen sind unspezifische „granulomatöse" Reaktionen abzugrenzen

Zusammenfassung

Morphologisches Schlüsselsymptom der granulomatösen Entzündungen sind die **Granulome**. Granulome sind geordnet aufgebaute Gewebeknötchen. Sie bestehen aus Makrophagen, Epitheloidzellen (aktivierte Makrophagen) und Riesenzellen im Zentrum, einem anschließenden Saum von immunkompetenten Zellen (Lymphozyten und Plasmazellen) und einer Zone aus Fibrozyten und Fibroblasten in der Peripherie. Mit dem Auftreten von Granulomen ist generell dann zu rechnen, wenn ein schlecht abbaubares oder schlecht lösliches irritierendes Agens vorhanden ist. Es sind die physikochemischen oder antigenen Eigenschaften des Agens, welche die Form der granulomatösen Reaktion des Gewebes bestimmen: Stehen die physikochemischen Eigenschaften im Vordergrund, entstehen Fremdkörpergranulome; dominieren antigene Eigenschaften das Geschehen, entwickeln sich immunogene Granulome.

Fremdkörpergranulome bestehen fast ausschließlich aus Makrophagen und Riesenzellen im Zentrum und Fibrozyten und Fibroblasten in der Peripherie. Die immunogenen Granulome sind morphologischer Ausdruck einer verzögerten oder zellvermittelten **Hypersensitivitätsreaktion Typ 4** (HSR-4). Das morphologische Erscheinungsbild der immunogenen Granulome ist vielfältiger als jenes der Fremdkörpergranulome; in ihnen kommen vor allem auch Epitheloidzellen vor. Die Epitheloidzellen sezernieren katabole Enzyme und das angiotensinkonvertierende Enzym (ACE). Das ACE kann grob als „Maß der Anzahl vorhandener Granulome" verwendet werden. Die Riesenzellen sind wichtigste Lieferanten von Sauerstoffradikalen in den Granulomen.

Nekrosen im Zentrum von Granulomen sind typischerweise bei 3 Infektionskrankheiten zu beobachten: bei der Tuberkulose, der Syphilis und der rheumatoiden Arthritis (rA); sie fehlen bei der Sarkoidose (Morbus Boeck). Wenn mehrere Granulome miteinander fusionieren, kann die Nekrose als Tumor imponieren. Bei der Tuberkulose spricht man dann von einem Tuberkulom, bei der Syphilis von einem Gumma und bei der rA von einem Rheumaknoten.

Bei der Tuberkulose ist das Phänomen der **verzögerten Hypersensitivität** und der **zellvermittelten Immunität** zu beobachten. Ziel beider Formen der Abwehr ist es, die Vermehrung der Tuberkelbakterien zu stoppen. Die verzögerte Hypersensitivität hat die Zerstörung nicht aktivierter Makrophagen, die Tuberkelbakterien enthalten, zum Ziel. Dadurch soll erreicht werden, dass mit der Vernichtung der Makrophagen auch die Bakterien zugrunde gehen. Mit dem Prozess der zellvermittelten Immunität versucht der Organismus dagegen, die Makrophagen derart zu aktivieren, dass sie der von ihnen phagozytierten Tuberkelbakterien Herr werden und sie abtöten können.

Wichtige granulomatöse Entzündungen sind: die Tuberkulose, Sarkoidose und rheumatoide Arthritis. Morphologisch manifestiert sich die **Tuberkulose** – in Abhängigkeit von der Abwehrlage – als exsudativ-käsige (nekrotisierende) oder als produktiv-proliferative (nichtnekrotisierende) Entzündung. Die exsudativ-käsige Form der Tuberkulose ist Ausdruck der verzögerten Hypersensitivität, die produktiv-proliferative Form der zellvermittelten Immunität. Klinisch lässt sich der Ablauf der Tuberkulose in 3 Stadien einteilen: Primärstadium, hämatogene Aussaat und Organtuberkulose. Die **Sarkoidose** gilt als Autoimmunkrankheit. Sie befällt bevorzugt Lymphknoten, die Lungen und die Haut. Eine Ursache der Sarkoidose konnte bis heute nicht gefunden werden. Die **rheumatoide Arthritis** befällt vor allem kleine Gelenke, kann aber auch zu Veränderungen in Arterien, Myokard, Endokard, Perikard, Pleura, Leber, Nieren und Subkutis führen. Diese Veränderungen bestehen in Form von „Rheumaknoten", einer akuten und chronischen Entzündung von Synovialis und Gelenken, einer Zerstörung der Gelenke oder einer Lungenfibrose.

Die granulomatösen Entzündungen gehören zur zellvermittelten (verzögerten) Hypersensitivitätsreaktion Typ 4 (HSR-4). Morphologisches Schlüsselsymptom der granulomatösen Entzündungen sind die Granulome. Ein **Granulom** ist ein geordnet aufgebautes Gewebeknötchen, das aus Makrophagen, Epitheloidzellen (transformierte und aktivierte Makrophagen) und Riesenzellen im Zentrum besteht. Diese zentrale Zone wird meistens von einem Saum von immunkompetenten Zellen (Lymphozyten und Plasmazellen) umgeben. An diesen Saum wiederum schließt sich

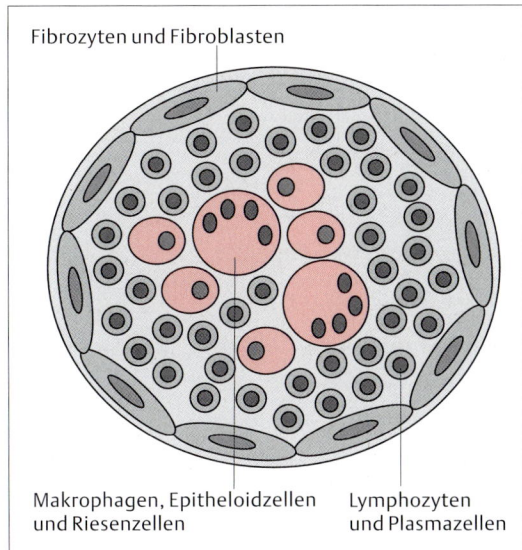

Fibrozyten und Fibroblasten

Makrophagen, Epitheloidzellen und Riesenzellen

Lymphozyten und Plasmazellen

24.**1   Granulome.**
Die Granulome zeigen grundsätzlich einen typischen geordneten konzentrischen Aufbau: Im Zentrum bestehen
sie aus Makrophagen, Epitheloidzellen und Riesenzellen.
Dieser Zone schließt sich ein Kreis von Lymphozyten und
Plasmazellen an. In der Peripherie liegen Fibroblasten
und Fibrozyten (nach Taussig 1984).

eine dritte Zone aus Fibrozyten und Fibroblasten
an (Abb. 24.**1**). Vor über 150 Jahren wurden das
Granulom als typische morphologische Aus-
drucksform der Tuberkulose (lat.: tuberculum =
Knötchen) entdeckt.

24.1   Granulome sind ein Indikator dafür, dass die Elimination eines antigenen Agens große Mühe macht

Mit dem Auftreten von Granulomen ist generell
dann zu rechnen, wenn das fremde Substrat
schlecht abbaubar oder wenn es schlecht löslich
ist (Tab. 24.**1**). Das irritierende Agens liegt entweder in Makrophagen, weil es von diesen phagozytiert worden ist, oder frei im Zentrum des Granuloms. Es sind die antigenen oder physikochemischen Eigenschaften des Agens, welche die granulomatöse Reaktion verursachen. Stehen die physikochemischen Eigenschaften im Vordergrund,
entstehen Fremdkörpergranulome; dominieren
antigene Eigenschaften das Geschehen, entwickeln sich immunogene Granulome. An der Abwehr eines Agens ist meistens auch eine chronisch verlaufende Entzündungsreaktion beteiligt.
Fremdkörpergranulome (Abb. 24.**2**) bestehen
fast ausschließlich aus Makrophagen und Riesenzellen im Zentrum und Fibrozyten und Fibroblas-

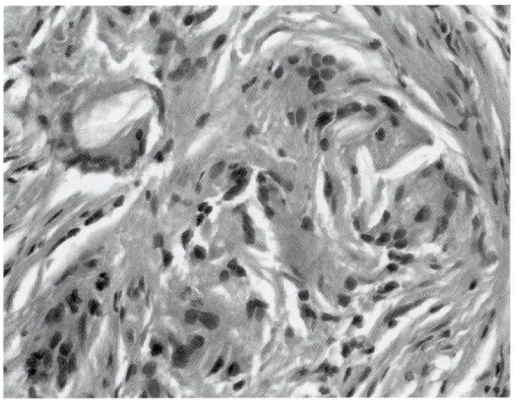

24.**2   Fremdkörpergranulome.**
Fremdkörpergranulome sind Granulome um ein Agens
mit physikochemischen Eigenschaften herum; sie bestehen fast ausschließlich aus Makrophagen.

Tabelle 24.1   **Beispiele von Agenzien, die Granulome induzieren können.**

Typ des Agens	Vertreter	Krankheit/Vorkommen bei …
Bakterien	Mykobakterien	Tuberkulose
		Lepra
	Chlamydien (?)	Katzenkratzkrankheit
	Treponema pallidum	Syphilis
	Yersinia pseudotuberculosis	Enteritis, Appendizitis
Pilze	Cryptococcus neoformans	Lungenkryptokokkose (bei AIDS)
	Histoplasma capsulatum	disseminierte Histoplasmose (bei AIDS)
	Coccidioides immitis	Kokzidiomykose (bei AIDS)
Helminthen (Trematoden)	Schistosomen	Schistosomiasis (Urogenitaltrakt, Leber, Intestinum)
Protozoen	Toxoplasma gondii	Toxoplasmose
Bestandteile der äußeren Virushülle (?)	DNA-Viren	Sarkoidose (?)
Autoimmunkomplexe		rheumatisches Fieber,
		chronische Polyarthritis (rheumatoide Arthritis)
		Sarkoidose (?)
Anorganische Stoffe	Beryllium	Berylliose
	Silicium	Lungensilikose (Pneumokoniose)
Organische Stoffe	Harnsäure	Gicht
	Cholesterin	alte Blutungen
	Fettstoffe	alte Fettgewebsnekrosen
	Stärke	Heroinabusus

(?) Zusammenhang nicht bewiesen

ten in der Peripherie. Die Riesenzellen entstehen aus den Epitheloidzellen oder Makrophagen entweder durch spontane Fusion oder durch eine Kernteilung ohne anschließende Zellteilung. Fremdmaterial, das nicht phagozytiert werden kann (z. B. Fadenreste nach chirurgischen Eingriffen) induziert die Migration von Makrophagen. Als Chemotaxin wirkt in dieser Situation der Hageman-Faktor (Gerinnungsfaktor XII). Er wird wahrscheinlich durch Oberflächeneigenschaften der Fremdkörper aktiviert. Es kann aber auch sein, dass sich Bakterien in die Umgebung der Fremdkörper einschleusen und eine immunogene granulomatöse Reaktion induzieren.

Die **immunogenen Granulome** (Abb. 24.3, 24.4) entstehen vor allem dann, wenn das Antigen in Bruchstücken vorliegt oder nur schlecht löslich ist. Cyclosporin A kann auch die Bildung von Granulomen hemmen, weil es in den T-Lymphozyten (T-Zellen) die Synthese von IL-2 blockiert und in den Zellen, die an der Entzündungsreaktion betei-

ligt sind, die Bildung des TGF-β (transforming growth factor β) stimuliert. TGF-β ist ein potentes immunsuppressiv wirkendes Zytokin.

Das morphologische Erscheinungsbild der immunogenen Granulome ist vielfältiger als jenes der Fremdkörpergranulome: Sie bestehen aus Makrophagen, Epitheloidzellen, Riesenzellen (können auch fehlen), Lymphozyten, teilweise Antikörper produzierenden Plasmazellen sowie Fibroblasten und Fibrozyten. Die **Epitheloidzellen** zeigen die folgenden Besonderheiten:

- Ihre Phagozytoseaktivität ist gegenüber jener nichttransformierter Makrophagen reduziert.
- Sie sezernieren vor allem katabole Enzyme (lysosomale Enzyme, Muramidase [Lysozym]) und das angiotensinkonvertierende Enzym (ACE). ACE kann grob als „Maß für die Anzahl vorhandener Granulome" verwendet werden.
- Sie können bei der Tuberkulose, Sarkoidose, Berylliose und Kokzidiomykose auch inaktives Vitamin D3 in die aktive Form überführen

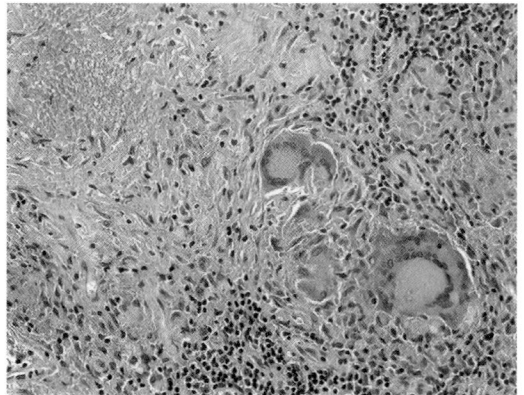

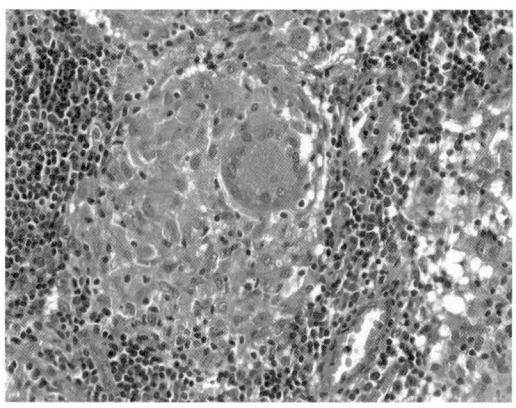

24.3 Verkäsende Tuberkulose.
Prototyp immunogener Granulome sind die Granulome bei der Tuberkulose. Tuberkulöse Granulome können zentral eine verkäsende Nekrose (im Bild links oben) aufweisen. Markenzeichen sind die mehrkernigen Riesenzellen vom Langhans-Typ mit hufeisenförmig angeordneten Zellkernen (Bildmitte und rechts unten).

24.4 Sarkoidose.
Die Granulome bei der Sarkoidose unterscheiden sich von den verkäsenden Tuberkulosegranulomen durch das Fehlen einer zentralen Nekrose. Sie bestehen aus Epitheloid- und mehrkernigen Riesenzellen (Bildmitte) und werden von einem dichten Saum aus Lymphozyten und Plasmazellen umgeben. Rein produktive Tuberkulosegranulome (ohne Nekrosen) können konventionelllichtmikroskopisch nicht von Sarkoidosegranulomen unterschieden werden.

und dadurch eine gesteigerte Absorption von Ca^{2+}-Ionen aus dem Darmtrakt bewirken. Dies kann in eine Hyperkalzämie münden.

Die **Riesenzellen** liefern vor allem Sauerstoffradikale. Sie besitzen mehrere Kerne, die in den Riesenzellen der Fremdkörpergranulome zufällig, in jenen der immunogenen Granulome entlang der Zellperipherie angeordnet sind. Handelt es sich beim irritierenden Agens um einen Wurm, treten in den Granulomen auch reichlich eosinophile Granulozyten in Erscheinung. Neutrophile Granulozyten sind in den Granulomen nur selten vorhanden (z.B. bei der Katzenkratzkrankheit). Sie signalisieren dann einen Superinfekt.

Nekrosen im Zentrum von Granulomen sind typischerweise bei 3 Infektionskrankheiten zu beobachten: bei der Tuberkulose, der Syphilis und der chronischen Polyarthritis (cP, rheumatoide Arthritis). Als Ursache der Nekrosen in immunen Granulomen werden Zytokine (vor allem TNF-α), Sauerstoffradikale, Substanzen des Gerinnungssystems, natürliche Killerzellen und zytotoxische T-Lymphozyten (TC-Zellen) diskutiert. Der Nekrosebezirk kann sehr groß werden, vor allem, wenn mehrere Granulome miteinander fusionieren. An seinem Rand bildet sich ein reich vaskularisierter, granulationsgewebeähnlicher Saum. Ursache einer Fusion immunogener Granulome ist eine Autostimulation der Makrophagen durch den TNF-α. Die Nekrose zusammen mit dem sie umgebenden Gewebesaum kann als Tumor imponieren. Bei der Tuberkulose spricht man dann von einem Tuberkulom, bei der Syphilis von einem Gumma und bei der cP von einem Rheumaknoten.

24.2 Mycobacterium tuberculosis

Das Mycobacterium tuberculosis wurde 1882 von Robert Koch (1843 – 1910) erstmals als Erreger der Tuberkulose beschrieben. Die Mykobakterien sind säurefeste, grampositive, immobile Bakterien, die nur unter aeroben Bedingungen wachsen. Sie können mit der Ziehl-Neelsen-Färbung als rote Stäbchen sichtbar gemacht werden. Sie sind meistens im Zytoplasma von Epitheloid- oder Riesenzellen anzutreffen, manchmal können sie in den nekrotischen Arealen der Granulome liegen. In den Gewebekulturen wachsen sie langsam. Sie verdoppeln sich zahlenmäßig in ungefähr 20 Stunden.

Als diagnostischer Nachweis auf eine noch bestehende oder bereits durchgemachte, allergiewirksame Tuberkulose dient der standardisierte **Tuberkulintest**. Tuberkulin ist ein durch Hitze inaktivierter Extrakt bakterieller Proteine, der aus dem Kulturmedium von Mykobakterien gewonnen wird. Tuberkulin löst bei Probanden, die mit dem Mykobakterium schon einmal in Berührung gekommen sind, 48 – 72 Stunden nach einer Applikation eine HSR-4 aus. Dieser Tuberkulintest wurde 1908 durch Mantoux standardisiert. Die Testsubstanz wird an der Innenseite des linken Unterarms intrakutan injiziert. Die Hautreaktion wird 48 – 72 Stunden später kontrolliert. Der Test wird als positiv bewertet, wenn eine Ödemzone oder eine Induration der Haut mit einem Durchmesser > 10 mm beobachtet werden kann. Die Aussagekraft des Tests ist bei gleichzeitig vorhandenen Immundefekten, Virusinfekten, malignen Tumoren, schweren bakteriellen Infekten und einer Sarkoidose eingeschränkt.

24.3 Bei der Tuberkulose können gleichzeitig Phänomene der verzögerten Hypersensitivität und der zellvermittelten Immunität auftreten

Robert Koch machte bei seinen infektiologischen Experimenten zur Tuberkulose 2 interessante Beobachtungen, die als „**Koch-Phänomen**" in die Medizingeschichte eingegangen sind:

- Wird einem Meerschweinchen eine geringe Dosis virulenter Tuberkelbakterien subkutan injiziert, entwickeln sich 10 – 14 Tage später an der Injektionsstelle Hautulzera. Kurz danach entsteht eine generalisierte Tuberkulose.
- Wird dem Tier 4 Wochen später nochmals die gleiche Dosis virulenter Tuberkelbakterien verabreicht, tritt an der Injektionsstelle ebenfalls ein Hautulkus auf, diesmal schon nach 2 Tagen. Dann allerdings heilt das Ulkus schnell ab, eine Tuberkulose bricht nicht aus, weil das Tier den Erreger erfolgreich eliminieren konnte.

Die erste Beobachtung entspricht einer verzögerten Hypersensitivität, die zweite Beobachtung einer zellvermittelten Immunität (Tab. 24.2). Die Pathogenität der Tuberkelbakterien besteht darin, dass sie in nicht spezifisch aktivierten Makrophagen überleben und sich vermehren können. Sie entziehen sich in diesen Zellen einer Vernichtung dadurch, dass sie eine Fusion des Phagosoms mit den Lysosomen verhindern.

Die verzögerte Hypersensitivität hat die Zerstörung nichtaktivierter Makrophagen, die Tuberkelbakterien enthalten, zum Ziel. Über den Prozess der zellvermittelten Immunität versucht der Organismus dagegen, Makrophagen derart zu aktivieren, dass sie die von ihnen phagozytierten Tuberkelbakterien abtöten können: Bei der verzögerten Hypersensitivität soll also der Inhalt mit seiner Verpackung vernichtet werden, bei der zellvermittelten Immunität dagegen nur gezielt der Inhalt, nicht aber die Verpackung. Das Zusammenspiel zwischen der verzögerten Hypersensitivität und der zellvermittelten Immunität bestimmt in entscheidendem Ausmaß den Verlauf einer Tuberkulose.

In der **Lunge** entwickelt sich die Tuberkulose in 5 Phasen:

1. Nach der Inhalation von Tuberkelbakterien (aerogene Infektion) werden über 90% der

Tabelle 24.2 Übersicht über die Charakteristika der verzögerten Hypersensitivität und der zellvermittelten Immunität am Beispiel der Tuberkulose.

Merkmal	Verzögerte Hypersensitivität	Zellvermittelte Immunität
„Inkubationszeit"	2 – 3 Wochen	Tage
Nekrose	verkäsend	fehlend
Makrophagen	nichtaktiviert oder nur wenig aktiviert	aktiviert (Epitheloidzellen)
Bakterien	in den Nekrosen[1] um zugrunde gegangene Makrophagen herum[2]	in den aktivierten Makrophagen
Konzentration des irritierenden bakteriellen Agens	hoch	niedrig

[1] In den Nekrosen werden die Bakterien durch die lokale Hypoxie, den niedrigen pH-Wert und vorhandene toxische Fettsäuren gehemmt.
[2] Der Mechanismus des Untergangs der nichtaktivierten Makrophagen ist nicht definitiv geklärt. Möglicherweise ist TNF-α, der von den aktivierten Makrophagen gebildet wird, die Ursache dafür.

Bakterien durch die Makrophagen der Alveolarwand aufgenommen und zerstört oder mindestens in ihrer Proliferation gehemmt. Die Alveolarwandmakrophagen aller Säugetiere sind schon normalerweise stark aktiviert, dies wahrscheinlich infolge einer permanenten, nichtspezifischen Stimulation durch eine Vielzahl aerogener Partikel.

2. Diejenigen Bakterien, die von den Alveolarwandmakrophagen nicht abgetötet worden sind, vermehren sich in den Makrophagen vorerst symbiotisch. Allmählich aber erlangen sie die Oberhand und richten die Makrophagen zugrunde. Dabei werden noch vital gebliebene Bakterien aus den Makrophagen befreit. Aus dem Blutgefäßsystem kommen neue Monozyten und siedeln sich als Makrophagen um die Nekrosezone herum an: Es entsteht ein einfaches **Granulom**.

3. In den nichtstimulierten Makrophagen des Granuloms haben sich die Bakterien 2 – 3 Wochen nach der Erstinfektion derart stark vermehrt, dass der Organismus nur noch durch eine Zerstörung der Makrophagen versuchen kann, die Bakterien los zu werden. Folge dieses Prozesses ist eine morphologisch erkennbare **verkäsende Nekrose** (Abb. 24.5 a). Das Milieu der Nekrose (Hypoxie, niedriger pH-Wert, toxische Fettsäuren) hemmt die Bakterien an einer weiteren Vermehrung oder zerstört sie. Diejenigen Bakterien, die dennoch in der Nekrosezone überleben, setzen tuberkulinähnliche Antigene frei.

4. Die in der verkäsenden Nekrose überlebenden Bakterien werden erneut durch Makrophagen aus der unmittelbaren Umgebung phagozytiert. Ist die überwiegende Zahl der Makrophagen aber inkompetent, nimmt die Zerstörung des angrenzenden Lungengewebes weiter ihren Lauf.

5. Es kann schlussendlich dazu kommen, dass die immer größer werdenden Granulome Kontakt mit Lymph- und Blutgefäßen oder mit Bronchiolen gewinnen und sogar in diese Strukturen einzubrechen vermögen. Dann können sich Tuberkelbakterien, die in den Granulomen überlebt haben, hämatogen, lymphogen oder transbronchial weiter ausbreiten. Überwiegen am Anfang des Kampfs gegen die Tuberkelbakterien die aktivierten Makrophagen (Epitheloidzellen), können die Bakterien ohne größere begleitende Gewebedestruktion eliminiert werden; die Granulome heilen dann wieder relativ schnell ab (Abb. 24.5 b). Die Makrophagen werden vor allem durch das Interferon γ (IFN-γ), welches die T-Helferzellen (TH-Zellen) und natürlichen Killerzellen (NK) bilden, aktiviert. Dazu besitzen sie Rezeptoren für IFN-γ. Es wurde kürzlich festgestellt, dass eine Punktmutation im Gen, das den Rezeptor für IFN-γ kodiert, zu einer verstärkten Prädisposition für Infekte mit Mykobakterien führt.

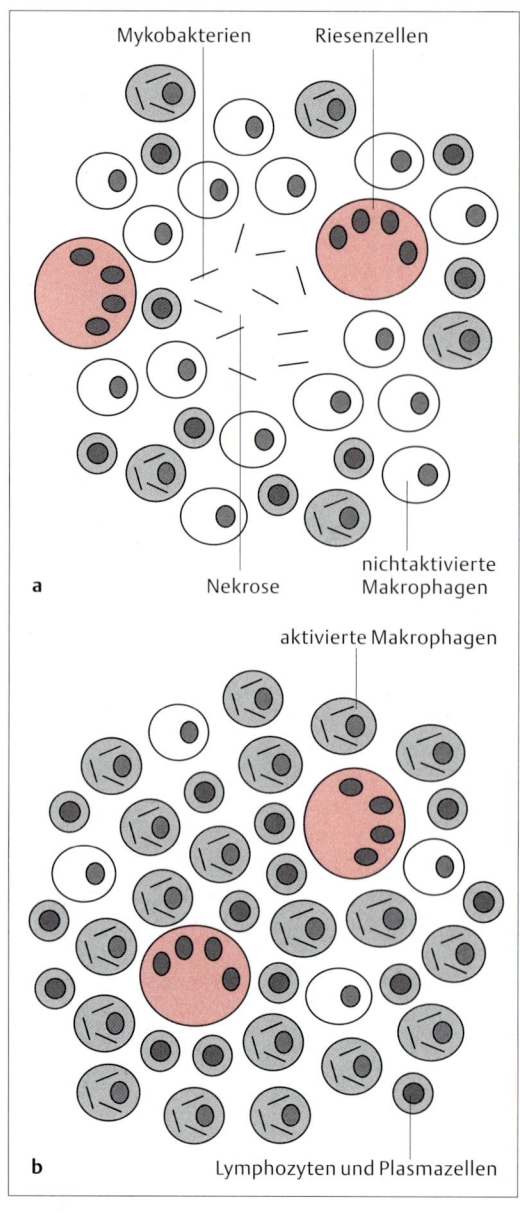

a Mykobakterien — Riesenzellen

nichtaktivierte Makrophagen

Nekrose

b aktivierte Makrophagen

Lymphozyten und Plasmazellen

24.5 a, b Tuberkulose: Verzögerte Hypersensitivität und zellvermittelte Immunität.
Ob bei der Tuberkulose eine Nekrose entsteht, hängt von der Abwehr der Mykobakterien durch die Makrophagen ab.

a Ist die Stimulation der Makrophagen nur schwach, versucht der Organismus, sich der Bakterien durch eine Nekrose der Makrophagen zu entledigen. Die Bakterien können in der Nekrosezone aber überleben (verzögerte Hypersensitivität).

b Wenn überwiegend aktivierte Makrophagen vorhanden sind (Epitheloidzellen), können die Bakterien durch die Epitheloidzellen zerstört werden, ohne dass die Epitheloidzellen dabei zugrunde gehen (zellvermittelte Immunität) (nach Dannenberg 1993).

24.4 Wichtige spezifische granulomatöse Entzündungen sind: Tuberkulose, Sarkoidose und chronische Polyarthritis

Die Tuberkulose hat aus 2 Gründen wieder an **Aktualität** gewonnen: 1. Infekte mit Mykobakterien sind häufig Komplikationen bei AIDS. 2. Mykobakterien werden gegen Tuberkulostatika zusehends resistenter. Bei der Sarkoidose ist es nicht so sehr die floride Entzündung, die klinisch bedeutungsvoll ist, als vielmehr die Komplikation der pulmonalen Hypertension und des daraus resultierenden Cor pulmonale (s. Abschnitt 17.1.2).

24.4.1 Morphologisch manifestiert sich die Tuberkulose als exsudativ-käsige (nekrotisierende) oder als produktiv-proliferative (nichtnekrotisierende) Entzündung

Die exsudativ-käsige Form der Tuberkulose ist Ausdruck der verzögerten Hypersensitivität, die produktiv-proliferative Form der zellvermittelten Immunität. Als Residuen einer verkäsenden Tuberkulose können radiologisch diagnostizierbare Verkalkungen, ja sogar metaplastische Verknöcherungen bestehen bleiben. Darin können über sehr lange Zeit einzelne Tuberkulosebakterien überleben.

Klinisch lässt sich der Ablauf der Tuberkulose in 3 Stadien einteilen: Primärstadium, hämatogene Aussaat und Organtuberkulose. Weil in den industrialisierten Ländern eine Infektion über die Nahrungsaufnahme infolge einer erfolgreichen Bekämpfung der bovinen Tuberkulose praktisch nicht mehr vorkommt, steht heute der aerogene Infektionsweg im Vordergrund.

Das **Primärstadium** der aerogen entstandenen Tuberkulose besteht in einer exsudativen Entzündungsreaktion in den subpleuralen Zonen der Lungenunterlappen (Abb. 24.6). Die Lungenunterlappen sind die bevorzugte Eintrittspforte, weil sie am besten durchlüftet sind. Bereits einige Stunden nach der Infektion können Bakterien ins Lymphsystem gelangen und in die hilären Lymphknoten verschleppt werden. Liegen im Primärstadium neben den subpleuralen Herden auch Herde in den Hiluslymphknoten vor, spricht man von einem **Primärkomplex**.

Die Primärherdtuberkulose kann sich in verschiedene Richtungen entwickeln:

- sie kann ohne Residuen abheilen,
- es können Narben und Verkalkungen zurückbleiben,
- es ist möglich, dass sich Kavernen ausbilden und sich die Bakterien innerhalb des Bronchialbaums weiter ausbreiten oder
- die Bakterien können in Blut- oder Lymphgefäße einbrechen und sich hämatogen und lymphogen ausbreiten.

Die **hämatogene Aussaat** kann bland verlaufen oder zu einer Miliartuberkulose führen. Bei der hämatogenen Aussaat (hämatogene Streuung) entstehen in den Arterien verschiedener Organe (Nieren, Nebennieren, Tuben, Nebenhoden, Leber, Knochen, Gelenke und Chorioidea) Granulome in der Intima („Intimatuberkel"). Diese tuberkulösen Herde können Ausgangspunkt einer Organtuberkulose werden. In den Lungen befinden

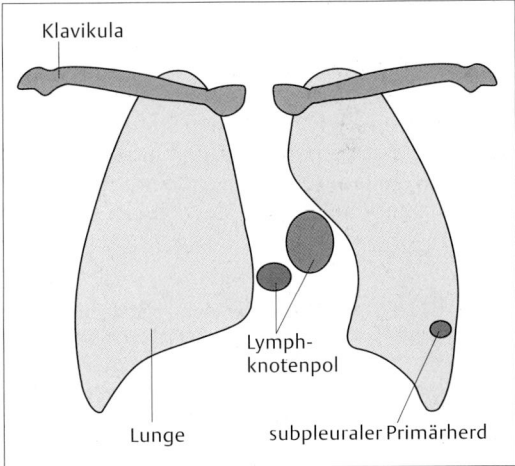

Klavikula

Lymph-knotenpol

Lunge   subpleuraler Primärherd

24.6 Primärstadium der Lungentuberkulose.
Im Primärstadium der Lungentuberkulose kommt es als Erstes zu einer exsudativen Entzündungsreaktion in subpleuralen Zonen der Lungenunterlappen (Primärherd). Sind gleichzeitig auch die hilären Lymphknoten befallen („Lymphknotenpol"), spricht man von einem Primärkomplex.

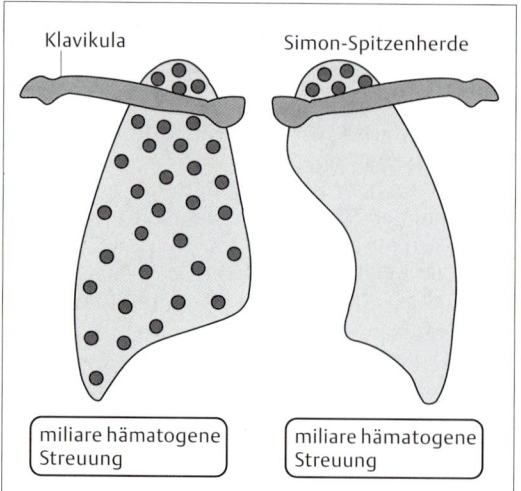

24.**7** **Hämatogene Streuung der Lungentuberkulose.**
Die Simon-Spitzenherde entstehen bei der blanden hämatogenen Aussaat aus Intimatuberkeln in den apikodorsalen Oberlappensegmenten. Die akute hämatogene Aussaat führt zur Miliartuberkulose. Die Miliartuberkulose entspricht einer Sepsis.

sich bei der blanden Form der Aussaat die Intimatuberkel vor allem in den apikodorsalen Oberlappensegmenten. Dort führen sie zur Bildung der „Simon-Spitzenherde" (Abb. 24.**7**). Es wird angenommen, dass diese Herde bei 50 % der Patienten mit einer blanden hämatogenen Streuung der Tuberkulose auftreten. Eine akute hämatogen entstandene systemische Miliartuberkulose kann entweder zum Tod führen oder abheilen. Eine ge-

fürchtete Komplikation der miliaren Aussaat ist die Meningitis tuberculosa.

Eine **Organtuberkulose der Lunge** (Tab. 24.**3**) kann auf 3 Wegen entstehen: 1. über eine Reaktivierung alter Tuberkuloseherde im Lungenparenchym (endogene Reinfektion), 2. durch eine Superinfektion einer bereits existierenden alten Tuberkulose wiederum mit Mykobakterien oder 3. durch eine exogene Reinfektion. Eine exogene Reinfektion ist oft bei älteren Personen zu beobachten („Greisentuberkulose"). Eine floride Organtuberkulose kann wiederum zur Quelle einer hämatogenen Aussaat werden.

24.4.2 Morphologisches Schlüsselsymptom der Sarkoidose sind rein produktive Granulome

Die Sarkoidose (Morbus Boeck) gilt als Autoimmunkrankheit. Sie befällt bevorzugt Lymphknoten, die Lungen und die Haut. Eine eindeutige Ursache der Sarkoidose konnte bis heute nicht gefunden werden. Das Auftreten von Granulomen lässt die Vermutung zu, dass es sich bei der Sarkoidose allenfalls um eine immunologische Antwort auf einen Mikroorganismus handelt. Die produktiven immunogenen Granulome bei der Sarkoidose sind dadurch charakterisiert, dass sie keine zentrale Nekrose zeigen. Eine Abgrenzung der Granulome einer Sarkoidose von den nichtverkäsenden, produktiven Granulomen einer Tuberkulose ist konventionell-lichtmikroskopisch nicht möglich; sie kann nur über den Nachweis von säurefesten Stäbchen in den Granulomen vor-

Tabelle 24.3 Charakteristika der Organtuberkulose der Lunge.
Die Organtuberkulose der Lunge hat ihren Ausgangspunkt meistens in Simon-Spitzenherden. Der Verlauf der Krankheit ist von der Lage der immunologischen Abwehr des Organismus abhängig.

Verlauf	Folgezustand oder Komplikation
Abheilung	schiefrig-indurierte Spitzenschwiele
Bronchustuberkulose	
infraklavikuläres Frühinfiltrat	Assmann-Frühinfiltrat
Frühkaverne	Miliartuberkulose
azinös-nodöse, granulomatöse Herde	Spätkaverne
Abheilung	schiefrig-indurierte Spitzenschwiele
exsudative Spitzentuberkulose	Miliartuberkulose

genommen werden. Eine solche Abgrenzung ist von entscheidender Bedeutung für die Therapie: Eine therapiebedürftige Sarkoidose wird mit Glucocorticosteroiden (mit immunsuppressiver Wirkung) behandelt, eine Tuberkulose über eine längere Zeitspanne hinweg mit Tuberkulostatika.

Bei der Sarkoidose ist die Zahl der TH-Zellen gegenüber jener der TC-Zellen um das Zwei- bis Fünffache der Norm erhöht (das Verhältnis zwischen TH- und TC-Zellen beträgt normal 2, bei der Sarkoidose 4–10). Die Sarkoidose ist eine Krankheit der jungen Leute (20- bis 40-Jährige). Sie kommt praktisch nie bei Kindern (< 10 Jahren) und sehr selten bei alten Erwachsenen (> 60 Jahren) vor.

Als **ätiologische Agenzien**, die eine Sarkoidose hervorrufen können, werden Kapselbestandteile von Bakterien, Bestandteile von Viren, Autoimmunprozesse oder toxische Substanzen diskutiert. Die Sarkoidose kann alle Organe befallen, auch das Hirn. 25 % der Diagnosen einer Sarkoidose werden mithilfe eines Thoraxröntgenbilds gestellt. Bei 10 % der Fälle stehen klinisch respiratorische Symptome im Vordergrund, 10 % zeigen ein Erythema nodosum, 70 % im Röntgenbild typische Zeichen einer bilateralen hilären Lymphadenopathie („Kartoffelknoten"). Die definitive Diagnose einer Sarkoidose wird histologisch entweder an einer Hautbiopsie oder transbronchialen Lungenbiopsie gestellt. Die Histologie besitzt für diese Diagnose eine Sensitivität von 90 %. Die Zytologie von bronchoalveolären Lavagen dagegen ist für eine Sarkoidose nicht diagnostisch genug.

Die Sarkoidose kann bei 80 % der Fälle innerhalb von 1–2 Jahren spontan abheilen. Bei 20 % der Fälle muss mit einer Progression gerechnet werden. Eine **Komplikation** der Sarkoidose ist eine Lungenfibrose infolge der granulomatösen Entzündung der Bronchien und Lungen. Die Lungenfibrose kann zu einer pulmonalen Hypertension und zu einem Cor pulmonale führen. Hauptursachen für einen tödlichen Verlauf der Krankheit sind das Versagen des rechten Herzens oder eine Infektionskrankheit, oft hervorgerufen durch Aspergillus. Ein Marker für den Verlauf der Sarkoidose ist das angiotensinkonvertierende Enzym (ACE).

24.4.3 Die chronische Polyarthritis ist eine systemische Entzündung, die sich vor allem an den Gelenken manifestiert

An einer chronischen Polyarthritis (cP, rheumatoiden Arthritis) leiden 1–2 % der Bevölkerung. Die Krankheit kann auch zu Veränderungen in Arterien, Myokard, Endokard, Perikard, Pleura, Leber, Nieren und Subkutis führen. Zu den wichtigsten Schäden, welche die cP verursacht, gehören eine akute oder chronische Entzündung von Synovialis und Gelenken, eine Zerstörung der Gelenke oder eine Lungenfibrose. Morphologisch kommt es zur Ausbildung von „Rheumaknoten".

Die **Rheumaknoten** liegen in der Umgebung der Gelenke bevorzugt in der Subkutis über der Streckmuskulatur. Sie sind bei 20–35 % der Patienten mit einer cP anzutreffen. Die Rheumaknoten entsprechen Granulomen. Im Zentrum bestehen sie aus einer fibrinoiden Nekrose, um die herum sich palisadenartig Epitheloidzellen und Riesenzellen gruppieren (Abb. 24.**8**). An diesen Saum schließen sich Lymphozyten, Plasmazellen und neutrophile Granulozyten an. In der Nekrosezone werden Kollagenfragmente, Teile zugrunde gegangener neutrophiler Granulozyten, Immun-

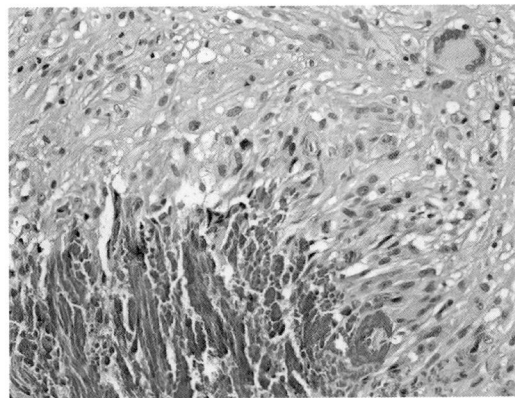

24.8 Rheumatismus nodosus.
Charakteristisch für Rheumaknoten sind Granulome mit 1. zentral degenerativ veränderten Kollagenfasern, Proteinen und Fibrinablagerungen („fibrinoide Nekrose") und 2. darum herum palisadenartig angeordnete Epitheloid- und Riesenzellen.

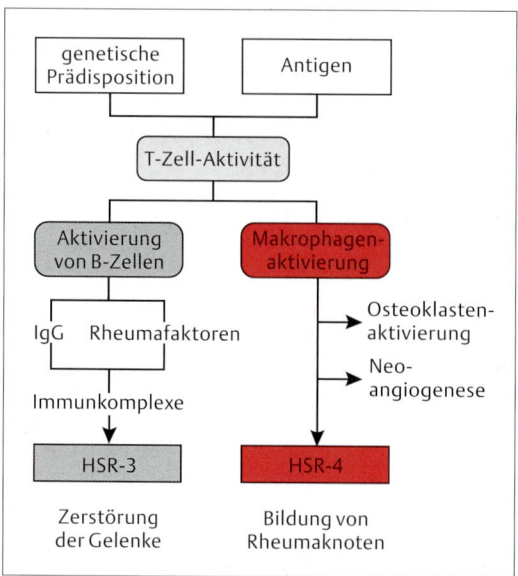

24.9 Pathogenese der chronische Polyarthritis.
An der Entstehung der chronische Polyarthritis (cP, rheumatoide Arthritis) dürften verschiedene Faktoren beteiligt sein: eine genetische Prädisposition, Autoimmunprozesse und sehr wahrscheinlich Antigene infektiöser Erreger. Die Rheumaknoten entstehen auf der Basis einer Hypersensitivitätsreaktion Typ 4 (HSR-4), Ursache der Zerstörung der Gelenke ist eine HSR-3.

globuline (Rheumafaktoren), Komponenten des Komplementsystems und Fibrin gefunden. Es werden 2 Ursachen diskutiert, die in den Rheumaknoten eine Nekrose hervorrufen können: eine Arteriitis, gefolgt von einer lokalen Ischämie oder eine HSR-3 nach Ablagerungen von Immunkomplexen.

Die Bildung der Rheumaknoten wird wahrscheinlich primär durch eine HSR-4 induziert. Ursache dafür sind gegen ein noch nicht definitiv bekanntes Antigen sensibilisierte TH-Zellen. Die Zerstörung der Gelenke bei einer cP dagegen beruht hauptsächlich auf einer durch die Rheumafaktoren hervorgerufenen HSR-3 (Abb. 24.9).

Die **Rheumafaktoren** sind IgG, IgM, IgA oder IgD Autoantikörper („Antiglobuline"), die gegen das Fc-Fragment (konstante Region) von nativen IgG-Molekülen gerichtet sind. Sie bilden mit den nativen IgG-Molekülen oder durch Autoaggregation Komplexe. An den im Serum zirkulierenden Komplexen sind vor allem Rheumafaktoren der Klasse IgM beteiligt, an den in den Gelenken interzellulär abgelagerten vor allem solche der Klasse IgG. Rheumafaktoren können in sehr niedriger Konzentration physiologischerweise im Blutserum vorkommen. Solche Rheumafaktoren, die bei einer Temperatur von 4 °C präzipitieren, werden „Kryoglobuline" genannt. Die primäre Reaktion des Gewebes auf die Komplexe zwischen den Rheumafaktoren und IgG ist eine HSR-3. Rheumafaktoren sind nicht spezifisch, jedoch sehr charakteristisch für die cP. Sie können auf 2 Arten induziert werden: 1. durch eine Hyperimmunisierung oder 2. durch eine polyklonale Stimulation der Lymphozyten. Eine Hyperimmunisierung wird durch Fremd- oder Autoantigene, eine polyklonale Stimulation durch Superantigene (s. Abschnitt 23.6.2) hervorgerufen. Bei der Hyperimmunisierung bewirken endogene oder exogene Antigene eine strukturelle Änderung des Fc-Segments der IgG-Moleküle. Dadurch wird das Segment antigen. Eine strukturelle Änderung kann auch wegen einer abnormen Glykosylierung der IgG-Moleküle eintreten.

Die direkten **Ursachen**, die zur Bildung von **Rheumafaktoren** führen, sind nach wie vor nicht definitiv klar. Mit im Spiel dürften sein: 1. eine genetische Prädisposition, 2. Autoimmunprozesse (wahrscheinlich unter Mitbeteiligung von Superantigenen), 3. Antigene infektiöser Erreger und 4. Virusinfekte (z. B. das Epstein-Barr-Virus). Die cP ist signifikant assoziiert mit der Expression von HLA-Antigenen der Gruppe DR4 (s. Abb. 10.1).

24.5 Von den spezifischen granulomatösen Entzündungen sind unspezifische „granulomatöse" Reaktionen abzugrenzen

Zu den unspezifischen „granulomatösen" Reaktionen gehören als wichtige Vertreter:

- die reparativen Riesenzellgranulome der Gingiva (Epulis granulomatosa),
- die periapikalen „Granulome" im parodontalen Gewebe (apikale Parodontitis oder „Zahngranulom") und
- das „Granuloma teleangiectaticum" oder „pyogenicum") der Haut oder Schleimhäute.

Bei den **periapikalen „Granulomen"** handelt es sich um eine chronische Entzündung mit reichlich Granulationsgewebe, einer Ansammlung von Schaumzellen und einer Ablagerung von Cholesterinkristallen in der Pulpa. Um die Cholesteringranulome herum können sich Fremdkörperriesenzellen formieren. Klinische Symptome dieser „Granulome" sind:

- eine Aufhellungszone im Röntgenbild wegen einer Resorption des Knochens in der Umgebung oder der Zahnwurzelspitze und
- eine vermehrte Klopfschmerzhaftigkeit des betroffenen Zahns.

Im Granulationsgewebe liegen Epithelinseln und in 50 % der „Zahngranulome" sind Bakterien festzustellen. Diese können Quelle einer eitrigen Embolie (Morbus embolicus) sein. Aus den „Zahngranulomen" kann sich ein periapikaler Abszess oder eine radikuläre Zyste entwickeln.

Bezüglich der Histogenese des **„Granuloma teleangiectaticum"** gehen die Meinungen auseinander: Wahrscheinlich entspricht es einem lobulär aufgebauten kapillären Hämangiom mit starker entzündlicher Irritation. Der anderen Ansicht zufolge handelt es sich um ein gefäßreiches entzündliches Granulationsgewebe.

Literatur (Auswahl)

Alberts B, Bray D, Lewis J, Raff M, Roberts K, Watson JD. Molekularbiologie der Zelle. Weinheim: VCH; 1995.

Barnes PJ, Karin M. Nuclear factor-κB. A pivotal transcription factor in chronic inflammatory diseases. New Engl J Med. 1997; 336: 1066 – 71.

Barnes PJ. Transcription factors and inflammatory disease. Hosp Pract. 1996; 31: 93 – 106.

Benedict CR, Mueller S, Anderson HV, Willerson JT. Thrombotic therapy: A state of the art review. Hosp Pract. 1992; 27: 61 – 72.

Boland CR. Genetic pathways to colorectal cancer. Hosp Pract. 1997; 32: 79 – 96.

Broze GJ. Why do hemophiliacs bleed? Hosp Pract. 1992; 27, 71 – 86.

Chazot G, Broussolle E, Lapras C, Blattler T, Aguzzi A, Kopp N. New variant of Creutzfeldt-Jakob disease in a 26-year-old French man. Lancet. 1996; 347: 1181.

Cohen JJ. Apoptosis: The physiologic pathway of cell death. Hosp Pract. 1993; 28: 35 – 43.

Cohn JN. Treatment by modification of circulatory dynamics. Hosp Pract. 1984; 19: 37 – 52.

Cotran RS, Kumar V, Robbins SL. Robbins pathologic basis of disease. Philadelphia: Saunders; 1989.

Dalakas MC, Park KY, Semino-Mora C, Lee HS, Sivakumar K, Goldfarb LG. Desmin myopathy, a skeletal myopathy with cardiomyopathy caused by mutations in the desmin gene. New Engl J Med. 2000; 342: 770 – 80.

Dannenberg AM. Immunopathogenesis of pulmonary tuberculosis. Hosp Pract. 1993; 28: 51 – 8.

Darnell J, Lodish H, Baltimore D. Molecular cell biology. New York: Scientific American Books; 1986.

Delves P, Roitt IM. The immune system. Second of two parts. New Engl J Med. 2000; 343: 108 – 17.

Ding E, Young J, Cohn ZA. Wie Killerzellen töten. Spektrum der Wissenschaft. 1988; 11: 86 – 95.

Drazen JM. New directions in asthma drug therapy. Hosp Pract. 1998; 33: 25 – 38.

Franklin EC. Immunopathology of the amyloid diseases. Hosp Pract. 1980; 15: 70 – 7.

Gabius HJ, Rüdiger H, Uhlenbruck G. Lektine. Spektrum der Wissenschaft. 1988; 11: 50 – 61.

Goel N. Antiphospholipid antibody syndrome: Current concepts. Hosp Pract. 1998; 33, 129 – 49.

Hanley RM, Steiner RM. The second-messenger system for peptide hormones. Hosp Pract. 1989; 24: 59 – 70.

Hermanek P, Hutter RVP, Sobin LH, Wagner G, Wittekind CH. TNM Atlas. Illustrated guide to the TNM/pTNM classification of malignant tumors. 5 th ed. Berlin: Springer; 1997.

Hunter JJ, Kenneth RC. Signaling pathway for cardiac hypertrophy and failure. New Eng J Med. 1999; 341: 1276 – 83.

Kaplan MM. Thyrotoxicosis. In: Endocrinology and Metabolism Clinics of North America (Vol. 27). Philadelphia: Saunders; 1997.

Katz A. Energetics and the failing heart. Hosp Pract. 1991; 26: 79 – 90.

Kieff E. Epstein-Barr virus – increasing evidence of a link to carcinoma. New Engl J Med. 1995; 333: 724 – 6.

Kornfeld S, Sly WS. Lysosomal storage defects. Hosp Pract. 1985; 20: 71 – 82.

Kotzin BL. Superantigens and their role in disease. Hosp Pract. 1994; 29: 59 – 70.

Kushner I. C-reactive protein and the acute-phase response. Hosp Pract. 1990; 25: 13 – 28.

Larsen GL. The pulmonary late-phase response. Hosp Pract. 1987; 22: 155 – 69.

Levey, AI. Molecules of the brain (molecular medicine for clinicians). Hosp Pract. 2000; 32: 41 – 54.

Levi M, De Jonge E. Current management of disseminated intravascular coagulation. Hosp Pract. 2000; 35: 59 – 66.

Levy JA. The pathogenesis of HIV infection. Hosp Pract. 1990; 25: 41 – 8.

Lieber C, Guadagnini KS. The spectrum of alcoholic liver disease. Hosp Pract. 1990; 25: 51 – 69.

Majno G, Joris I. Cells, tissues, and disease. Principles in general pathology. Cambridge (Mass.): Blackwell; 1996.

Murray JF. The lungs and heart failure. Hosp Pract. 1985; 20: 55 – 68.

Press RD. Hemochromatosis: A „simple" genetic trait. Hosp Pract. 1999; 34: 55 – 74.

Rubin E, Farber JL. Pathology. Philadelphia: Lippincott; 1994.

Schwartz MW. Regulation of appetite and body weight. Hosp Pract. 1997; 32: 109 – 32.

Sirica AE. Cellular and molecular pathogenesis. Philadelphia: Lippincott-Raven; 1996.

Smith TW, Kelly RA. Therapeutic strategies for congestive heart failure in the 1990 s. Hosp Pract. 1991; 26: 127 – 50.

Springer GF. T and Tn, general carcinoma autoantigens. Science. 1984; 224: 1198 – 206.

Stein B, Israel DH, Cohen M, Fuster V. Pathogenesis of coronary occlusion. Hosp Pract. 1988; 23: 87 – 99.

Taussig MJ. Processes in pathology and microbiology. 2nd ed. Oxford: Blackwell; 1984.

Trauner M, Meier PJ, Boyer JL. Molecular pathogenesis of cholestasis. New Engl J Med. 1998; 339: 1217 – 27.

Tsui LC, Durie P. Genotype and phenotype in cystic fibrosis. Hosp Pract. 1997; 32: 115 – 42.

Weber KT, Brilla CG, Janicki JS. Myocardial remodeling and pathologic hypertrophy. Hosp Pract. 1991; 26: 73 – 80.

Welch GN, Upchurch GR, Loscalzo J. Homocysteine, oxidative stress, and vascular disease. Hosp Pract. 1997; 32: 81 – 92.

Wong AJ, Croce CM. Oncogenes and signal transduction. Hosp Pract. 1993; 28: 128 – 41.

Woolf N. Cell, tissue, and disease. The basis of pathology. 3rd ed. Edinburgh: Saunders; 2000.

Yang OO. CD8 T cells in HIV infection: Mechanisms of immunity. Hosp Pract. 1998; 33: 105 – 30.

Yeh ETH. Life and death of the cell. Hosp Pract. 1998; 33: 85 – 92.

Yohn J, Hoffman S, Norris D, Robinson W. Melanoma 2: Diagnosis and treatment. Hosp Pract. 1994; 29: 27 – 36.

Sachverzeichnis

Hinweise
- **Fett** gedruckte Seitenangaben weisen auf Stichwörter in Abbildungen oder/und Tabellen hin.
- Von abgekürzten Einträgen wird in der Regel auf die ausgeschriebene Form des Eintrags verwiesen (z.B.: „ADP s. Adenosindiphosphat").
- Unter dem Stichwort **„Histologiebilder"** findet sich eine alphabetische Auflistung sämtlicher histologischer Abbildungen mit ihrer jeweiligen Seitenangabe.

A

Ablagerungen 223
– Immunkomplexe 223, 346
– intrazelluläre **13**
AB0-Antigene 319, 327
Abort, habitueller 231
Abruptio placentae 242
Abstoßung 323 ff
– akute 319, 323 f
– chronische 323 f
– hyperakute 320, 323 f
– Transplantat 305, 323 ff
Abszess 20, **301**
Abwehr, Systeme des Organismus **283**
ACAT s. Acyl-Coenzym-A-Cholesterin-Acyltransferase
ACE s. angiotensin converting enzyme
Acetaldehyd 148
Acetylierung 146
Acetylsalicylsäure (ASS) (s. auch Aspirin) 72
Acquired immunodeficiency syndrome (AIDS) 21, **118**, 259, 288, 298, 330
– Prodromalstadium 334
– Verlauf 334
ACTH s. adrenocorticotropes Hormon
Actin 41, 130, 204, 207, 209, 266
α-Actinin 266
Activator protein 1 124
Acute respiratory distress syndrome (ARDS) **83 f**
– Histologie 83
– Pathogenese **84**
Acyl-Coenzym-A-Cholesterin-Acyltransferase (ACAT) 149
Adaptationen 7
– zelluläre 10
Adaptorprotein 22, 51, 262
Adenohypophyse 130
Adenoid-zystisches Karzinom der Mundspeicheldrüsen 270
Adenokarzinom
– adenoid-zystisches 270
– muzinöses 242
– Prostata 247, 251, 266

Adenom 248
– pleomorphes 253
– Suppressorgen 59
Adenomatous polyposis coli (s. auch APC, apc) 255
Adenosindiphosphat (ADP) 234 f
Adenosintriphosphat (ATP) 6, 50, 92, 277
Adenoviren 129, 259
Adenylzyklase 49
Adhäsion 235
Adhäsionen 77
Adhäsionsmolekül(e) 38 ff, 43, 70 f, 124, 191, 195, 266 f, 269, 290, 292, 306, 318
– Ib/IX, IIb/IIIa 234
– Expression 71, 306
– Familien **39**
– Metastasierung **43**, 266
– s. auch die einzelnen Vertreter
Adherin 41
Adipositas 107, 130, 151, 153, 185, 204, 238
– permagna 153
ADP s. Adenosindiphosphat
Adrenalin 49, 152, 168, 194, 229
β-adrenerge Rezeptoren 206
β-Adrenergika 85
Adrenocorticotropes Hormon (ACTH) 49, 130, 139, 170
Adressine 306
Adriamycin 263
Adsorptive Endozytose 306
Aerogene Infektion 340, 343
Ätiologie von Krankheiten 2, 3
Aflatoxin 265
Afterload 202
AG-AK-Komplex s. Antigen-Antikörper-Komplex
Ag^{2+}-Ionen 35
Agenzien mit Induktion von Granulomen **338**
Agglutinine 42
Aggrecan 33
Aggregation
– Oberflächenproteine 39
– Plättchen 232, 235
Aggressive Fibromatose 253
Agonisten
– α2-adrenerge Rezeptoren 192

– Gerinnung 239, 241
Agranulozytose 319
AIDS s. acquired immunodeficiency syndrome
Akanthosis nigricans 271
– Keratinozyten, aktivierte 78
– neutrophile Granulozyten, aktivierte 85
Aktivierung
– Blutplättchen 190
– Endothelzellen 191
– Protoonkogene 257
– T-Zellen 311, 315
– Telomerase 60
– Komplementsystem 20, 287, 329
Aktivierungssignal 315
– generalisierte Ischämie 275
– idiopathische TTP 241
– Pankreatitis 85
Akutes
– Abdomen 189
– Zellödem 11
Akzessorische Proteine 308
AL-Amyloid 138
AL-Amyloidose 136, **138**
Albinismus 171
Albumin 179, 222, 244, 289
Albumin-Bilirubin-Komplex 180
Alcian-Blau-PAS-Färbung 90
Aldosteron 204
Alkalische Phosphatase 184
Alkapton 168
Alkohol 12, 265
– Abusus 13, 127, 130, 148, 174, 208
– Dehydrogenase 13
– Metaboliten 12, 184
– Wirkung **12**
Alkylierende Substanzen 265
Allel, Wildtyp 257
Allergen 99, 100
Allergie **100**, 305, 316
Allergische Stomatitis 68
Allosterische Effektoren 50
Alphastrahlen 263
Alport-Syndrom 35
Alternate-reading-frame-Protein (ARF-Protein) 57 f
Aluminium 131
Alveoläre Basalmembranen 79

Alveolärer Sauerstoffaustausch 86
Alveolarepithelzellen Typ I 82
Alveolarepithelzellen Typ II 82, 150
Alveolarknochen 157
Alveolarlumen 86, 214
Alveolarsepten 84, 214, 221
Alveolarwandmakrophagen 175,
  214, 292, 341
Alveolen 83
– Oberflächenspannung 86
Alveolitis
– exogen-allergische 215
– fibrosierende 83
Alveolokapilläre Einheit 83 f, 214
Alveolokapilläre Membran 83, 85
Alzheimer-Krankheit 10 f, 23, 132
– amyloid precursor protein (APP)
  134
– genetische Veränderungen 135,
  136
– morphologische Charakteristika
  (Morphologie) **133**
– Pathogenese 132
α-Amanitin 148
Amelanotisches malignes Melanom
  170
Amine
– vasoaktive 286
Ammoniak (NH₃) 68
Amplifikation 63, 255
Amyloid 136
– AA 134
– AL 134
– endokrines 137
– P 133
– precursor protein (APP) 132, 134
– trans-thy-retin (ATTR) 136 f
Amyloidose 35, 136, 202, 207 f, 217,
  225
– AA 137
– AL 134
– – Pathogenese **138**
– Klassifizierung **137**
– Nieren 138, 225
– senile
– – ATTR 138
– – Herzamyloidose 138, **139**
Amyotrophe Lateralsklerose (ALS)
  135
Anabole Effektoren 152
Analgetika
– nichtsteroidale (NSAID) 218
Anämie 10, 174, 207, 270, 319
– hämolytische 319
– – mikroangiopathische 240, 243
– – bei Neugeborenen 319
– mikrozytäre 270
– perniziöse 197, 326
– sideroachrestische 174
Anaphase 59
Anaphase promoting complex 59
Anaphylaktische Reaktion 94, 99

Anaphylaktischer Schock 316
Anaphylatoxine 287, 316
Anaphylaxie 290
Anasarca 221
ANCA s. antineutrophile zytoplas-
  matische Antikörper
Anergie 311, 315, 330
Aneuploidie 62
Aneurysma 189, 236, 237, 321
– Aorta 30 f
– – idiopathisches 31
– – verum 104
– Blutgefäße 189
– Herzwand 279
Angina pectoris 189, 275
Angiodysplasie 275
Angiogenese 118
Angiogenetic hotspot 268
Angiogenetische Faktoren 268
Angiomyolipom 141
Angioneurotisches Ödem 302
Angiotensin converting enzyme
  (ACE) 84, 285, 338, 345
– Inhibitoren 204
Angiotensin I 204
Angiotensin II 191, 195, 204, 209
Angiotensine 284
Angiotensinogen 204
Ankyrin 131
Annexine 233
Annexopathien 233
Antabus 131
Anthrakose 7, 13, 175
Anthrazengruppe 167
Anthrazykline 202, 208
Antiadhäsions-Antikörper 277
Antibasalmembran-Antikörper 35
α1-Antichymotrypsin 8
Antidigoxigenin 63
Antielastase 31
Antigen-Antikörper-(AG-AK-)-
  Komplexe 290, 306, 321
Antigen(e) 305
– ABO-Antigene 319, 327
– glomeruläre **322**
– implantierte 321
– internes Abbild 331
– intrinsische 321
– Negativbild 331
– nichtglomeruläre 321, **322**
– tuberkulinähnliche 341
– Tumorzellen 269
– virale 330
Antigener Stimulus 316
Antigenes Epitop 312
Antigengrube 330
Antigenizität 91
Antigenpräsentation 269, 305, 315,
  318
Antigenpräsentierende Zellen
  (APC) 269, 292, 305, 315 f, 318
Antiglobuline 346

Antikoagulanzien 234
Antikoagulationssysteme 242
Antikonzeption
– orale 231
Antikörper 122, 321
– antiidiotypische 331
– Antirezeptor-Antikörper 320
– monoklonale 140
– – gegen CR3 288
– Typen **123**
Antimalariamittel 185
Antineutrophile zytoplasmatische
  Antikörper (ANCA) 329
– perinukleäre 329
Antioxidanzien 196, 292
Antiphospholipid-Antikörper-Syn-
  drom 231, **233**, 234, 237, 329
Antiplasmin 239
– α2-Antiplasmin 232
Antiproteasen 77, 131, 291
Antiseptische Oxidanzien 292
Antithrombin III 232, 234
Antithrombotische Faktoren 192,
  240
– Endothelzellen 240
α1-Antitrypsin 8, 31, 291
– Mangel 14, 131
Antwort des Immunsystems 330
Anulus fibrosus 158, 160
Aortenaneurysma 30 f
– idiopathisches 31
Aortenklappe 160
Aortenstenose 204, 279
Apaf-1-Protein 22, 24 f
APC s. adenomatous polyposis coli
APC s. antigenpräsentierende Zelle
apc-Gen 255
APC-Protein 59, 60
apc-Suppressorgen 59
Aphthen 68
Apo-Transferrin 174
APO1 261
Apoferritin 171
Apolipoprotein 145, **146**, 195, 224
– A-1 137
– B 101
– B48 148
– B100 146, 195
– E 133 f, 146
– – ε-Allel **136**
– – ε4-Allel 132, 135
Apoptose 9, 21, 38, 57, 71, 205 f,
  240, 248, 256, 263, 295, 315
– auslösende Faktoren **23**
– Endothelzellen 71, 195
– Hemmer 25, 255
– Morphologie **22**
– Myozyten 205 f
– Tumorprogression und
  Testosteron 23
Apoptosekörper 23, 24
APP cleaving enzyme 134

APP s. amyloid precursor protein
Apparat, juxtaglomerulärer 204
Appetit 119
Arachidonsäure 72 ff, 85
– Metabolismus 290
– Metaboliten **74**, 285
– Stoffwechsel **72**, 85, 194, 197, 231, 313
Arbeitsmuskelzellen 207
ARDS s. acquired immuno-deficiency syndrome
ARF-Protein s. alternate reading frame-Protein
Arrhythmien 208
Arsen 265
Arteria
– basilaris 189
– bronchialis 277 f
– carotis 189
– pulmonalis 278
Arterie, nichtterminale 276
Arterielle
– Hypertonie 191, 195
– Hypoxämie 82 f
– Thromben 236, **237**
– Thrombosen 329
Arterieller Sauerstoffpartialdruck 82, 213
Arteriitis 346
Arteriolen, efferente 204
– – Niere 104
Arteriolonekrose 198
Arteriolosklerose **198**
Arthritis
– rheumatoide 9, 321, 326, 339, 346
– urica 161
Arthritogene Peptide 329
Asbest 215, 265
Asbestose 130
Aspergillus 68, 345
Aspiration 85
Aspirin (s. auch Acetylsalicylsäure) 161, 229
Assmann-Frühinfiltrat 344
Asthma bronchiale 35, 216, 283, 316
– atopisch 99 f
– extrinsisches 99 f
– frühe Phase **95**
– intrinsisches 99 f
– Lungenfunktion **93**
– Mediatoren, molekulare **96**, 97 f
– – zelluläre **96**
– Morphologie **94**
– nichtatopisches 99 f
– Pathophysiologie **99**
– späte Phase **95**, 97
– Ursachen **100**
Astrozyten 79, 132, 174
Aszites 14, 217, 221
Atelektase 215

Atheromatöse Plaque **189**, 237
Atherosklerose 104, 144, 158, 160, 216, 237, 275, 292
– Ätiologie **190**
– immunogene 323
– Komplikationen 189, **190**, 207 f
– Koronararterien 204, 207
– Modell der oxidativen Modifikation **196**
– Pathogenese **196**, 292
– Response-to-Injury-Modell **196**
– Risikofaktoren 150, 190
– transplantationsassoziierte 197
– Zytokine **194**
Atherosklerotische Plaque 234, 238
Atopie (s. auch Allergie) 100
Atopische Dermatitis 310
Atopisches Asthma bronchiale 99 f
ATP s. Adenosintriphosphat
ATP-abhängige Ionenpumpe 19
ATP-bindende „Kassettenproteine" 113
ATPasen 19, 52
– membrangebundene 114
Atresie, biliäre 174
Atrioventrikulärer (AV-)Block 208
Atrophie 7
– Leberzellbalken 216
– Ursachen 10, 11
ATTR s. amyloid trans-thy-retin
Aufbau
– Lymphknoten **308**
– neutrophile Granulozyten 290, **291**
Augenlinse, Dislokationen 31
Ausflusswiderstand, linksventrikulärer 202
Ausschleusung, Viruspartikel 260
Auswurffraktion 210
Autoaggregation 346
Autoaktivierung, Trypsinogen 160
Autoantikörper 52, 319, 329
– gegen die Metalloproteinase 241
– gegen Insulin 105
Autodephosphorylierung 49, 50
Autoimmunkrankheit(en) 21, 23, 138, 215, 305, 316, 320, 344
– nichtorganspezifische 326
– organspezifische 326
– Prozess 345
– Thrombozytopenie 272, 328
– Thyreoiditis **327**
– Ursachen **327**
Autoimmunhämolytische Anämie 10, 218, 272, 288, 326 f
Autoimmunreaktion 330
– – gegen Thrombozyten 244
Autoimmunreaktive Zellen 326
Autokrin 115
Autokrine Wirkung 74
Autolyse 20
Autooxydation 196

Autophagosomen 21, 171
Autophagozytose 11, 167
Autophosphorylierung 49, 50
Autostimulation, Makrophagen 292, 339
AV-Block 208
Avian myelocytomatosis 254
Avian-erythroblastosis-Virus-B 254
Avidin 63
Axon 79
Azidose
– metabolische 16
– tubuläre 158

B

BACE (β-site APP cleaving enzyme) 134
Bakterien 5, 119, 236, 319
– Bestandteile 305
– Endokarditis 320
– Endotoxine 241, 243
– Exotoxine 242
– Infekte 42, 185
– Kapselbestandteile 345
– Lipopolysaccharide 306, 309
– Toxine 20, 90, 283
Bakterizide Wirkung 297, **298**
Balance point 77
Ballthromben 238
BARD1-Protein 61
Barorezeptoren
– intrahepatische 218
Barrettepithel 14
Basaliom der Haut 250, 252, 263
Basalmembran 28, 33, **34**, 35, 43, 71, 78, 102, 223, 249
– alveoläre 79
– kapilläre 35
– Störungen **35**
Basalzellen der Epidermis 70, 78
Basischer Fibroblastenwachstumsfaktor (bFGF) 70 f, 76, 116
Basophilie des Zytoplasmas 247
bax-Gen 25, 255
Bax-Protein 25, 57, 255
bcl-1-Gen 255
Bcl-2
– assoziiertes X-Protein 25, 255
– Gen 25
– Protein 22, 24 f, 141, 255
Bcl-6-Protein 141
Bcl-x-Protein 22, 24 f
bcr-Gen 255
bcr/abl-Fusionsgen 255
Bence-Jones-Proteine 137
Bence-Jones-Proteinurie 224
Benigne Tumoren 248
– Bezeichnung **252**
– Merkmale **249**
1,2-Benzanthrazen 264

Bernhard-Soulier-Syndrom 244
Berylliose 338, 339
Bestrahlung 221 f, 263
– Zweittumor nach Bestrahlung 264
Betablocker 149, 204
Betafaltblatt 121
Betaglycan 33
Betastrahlen 263
Beta-Zell-Verlust im Pankreas 101
Bettlägerigkeit 236
bFGF s. basischer Fibroblasten-wachstumsfaktor
B-Gedächtniszellen 308 f
Biglycan 33
Bildanalyse, digitale 63
Biliäre Atresie 174
Biliäre Pankreatitis 185
Bilirubin 179 f
– konjugiertes 180
– unkonjugiertes 180
Biliverdin 179
Bindung
– Immunglobuline 318
– Superantigene an den T-Zell-Rezeptor **331**
– chemotaktischer Faktoren 290
Biotin 63
Blebs 9
Bleomycin 263, 269
Blut-Hirn-Schranke 115, 151
Blutauswurf 210
Blutdurchfluss 192
Blutdruck, intraluminaler 190
Blutfluss 234
Blutgerinnung
– Agonisten **229**
– Antagonisten **229**
– Störung bei malignen Tumoren 270
Blutgruppe(n)
– AB 43
– Antigene 43, 90
– B 43
Blutplättchen 3, 9, 70, 192, 235, 286
– Aktivierung 190
Blutstase 234
Bluttransfusionen 174
Blutungen 243 f
– Klassifizierung 243, **244**
– okkulte 270
– Tardieu-subpleurale 244
Blutvolumen 204
B-Lymphozyten 124, 194, 305, 308, 311, 315
– Charakteristika **309**
– Proliferation und Differen-zierung 310
– Rezeptor s. B-Zell-Rezeptor
– s. auch B-Gedächtniszellen, Plas-mazellen, Vorläufer-B-Zellen 309

B7-Moleküle 306, 315
Body Mass Index (BMI) 152, **153**
Botenstoffe, intrazelluläre 39
Bowman-Kapsel 103
Bowman-Kapsel-Raum 223, 321
Bradykinin 191, 285
Braunes Darmsyndrom 167
BRCA1
– associated RING domain protein 1 61
– Gen 255
– Protein 60
BRCA2-Protein 60
Bronchialarterien 277
Bronchiale Zirkulation 277
Bronchialkarzinom 139
– kleinzelliges 52
Bronchialschleimhaut 35
Bronchiektasen 216, 332
Bronchiolen 341
Bronchi(ol)en, Asthma bronchiale **94**
Bronchitis, chronische 215
Bronchoalveoläre Lavage(n) 85
– Zytologie 345
Bronchospasmus 316
Bronze-Diabetes 174
Brunner, Johann Conrad 100
Brustsarkome der Hühner 258
Brustschmerzen 277
Budding-uninhibited-by-benomyl-(BUB-)Proteine 56, 60
Bullöses Pemphigoid 35
Burkitt-Lymphom 141
Bystander-Antigen 327
B-Zell-Aktivatoren, polyklonale 309
B-Zell-Rezeptor 309, 311
B-Zellen s. B-Lymphozyten

C

c-ANCA s. antineutrophile zytoplasmatische Antikörper
c-myc-Gen 260
C-Polysaccharid 7
C-reaktives Protein (CRP) 8, **9**, 133, 287
C-Segment, T-Zell-Rezeptor 329
C1q 287, 319, 320
C282 Y-Missensemutation 174
C3-Konvertase 287
C3a 287
C3b 287, 288
C3b-Fragment, Komplementsystem 308
– Rezeptoren 288
C5-Konvertase 287
C5a 191, 287, 291, 321
Ca^{2+}-ATPase-Pumpe 206
Ca^{2+}-Ionen 40 f, 52, 191, 206, 277
– Antagonisten 204

– ATPasen 157
– Austausch 157
– Kanäle 49, 52, 157
– – intrazelluläre 19
– Konzentration
– – intrazelluläre 19
– Pumpen 114
CAD (caspase activated deoxyribo-nuclease) 23 f
Cadherine 39, 41, **42**, 266
CAF s. cell antiviral factor
Calcitonin 140, 142, 157
Calcium s. Ca^{2+}-Ionen
Calciumoxalat 159
Calciumphosphat 159
Calciumpyrophosphatdihydrat 160
Calciumresorption 157
Calciumsalze 156
Calmodulin 47
CaM-Kinasen 47
cAMP s. zyklisches AMP
cAMP-abhängige Proteinkinase 206
Candidiasis 310
Capsid 126, 128
Carboxypeptidase H 106
Carcinoembryonales Antigen (CEA) 40, 140, 267
Carcinoma in situ 15, 249
– Mamma 58
– – duktales 159, **250**
Cardiolipin 231
Cardiotrophin-1 206
Caretakers 254
β-Carotine 5
Carrierproteine 114, 180
Caspase-activated deoxyribo-nuclease (CAD) 23 f
Caspasen 22, 261, **263**
– Kaskade **24**, 263
Catecholamine 204, 207
Catenine 42
– α-Catenin 267
– β-Catenin 41, 267
Cathepsin D 77
Cathepsin G 329
C3b/B-Komplex 288
CCR5 119
CD (cluster of differentiation) 39
CD11 306
CD11b 288
CD14 119
CD18 277
CD28 315 f
– Rezeptor 315
CD3
– Komplex 312 f
– Signaltransduktions-Moleküle 311 f
CD4-Hilfsrezeptor 311 f
CD4-Lymphozyten 119
CD40 306, 308
– Ligand (L) 261 ff, 306, 309

– Rezeptor (R) 261 ff, 308 f
– CD40 R-TRAF3-Komplex, Dissoziation 261
CD44 39, 43, 77, 306
CD54 306
CD56 141
CD58 306
CD79 308
CD8-Hilfsrezeptor 311 f
CD8-Lymphozyten 118
CD80 306
CD86 306
CD95 261
CDK s. cyclin dependent kinases
CEA s. carcinoembryonales Antigen
Cell antiviral factor (CAF) 119
Cerebellum 174
Cervix uteri 90, 250
CF s. zystische Fibrose
CF transmembrane conductance regulator (CFTR) 92, 114
CGH s. comparative genomic hybridization
Checkpunkt(e)
– Chromosomensegregation 59, **60**
– DNA-Replikation **56**
– Segregation 59, **60**
– Signaltransduktion **56**
– Zellzyklus 56
Chediak-Higashi-Syndrom 131
Cheilitis 68
Chelate 178
Chemische Kanzerogene **265**
Chemische Noxen 283
Chemokine 285, 289, 295, 306 f
– Rezeptoren **117**, 119, 306
– thymusexprimierte (TECK) 118
– Wirkung **116**
Chemotaktische Faktoren **296**
– Bildung 290
– Wirkung 72
Chemotaxine 70, 72, 74, 77, 97, 193, 287, **296**, 338
– Komplementsystem 321
Chemotaxis 117, 283, 289
– Induktion 286
Chemotherapie 115
Chenodesoxycholsäure 184
Chimäre 255
Chlamydien 338
Chloroquin 115, 185
Cholangiozyten 183
Cholecystokinin (CCK) 151
Cholelithiasis 184
Cholera 4, 16
Choleratoxin 284
Cholestase 13, **183**, 216
– intrahepatische **184**
– – Pathogenese **183**
Cholesteatose 150
Cholesterin 4, 7, 13, 144, 184, 188 f, 194

– Entsorger 150
– freies 145, 149
– Granulom 21, 150
– Homöostase 149
– Kristalle 188
– Speicherform 150
Cholesterinester 145 f
Cholesterinoleat 150 f
Chondroitinsulfat 33, 43
Chondrokalzinose 158, 161
Chondrozyten 31, 108
Choristome 253
Christmas-Krankheit 244
Chrom 265
Chromatose 14, 202
– Pathogenese **173**
– primäre (HFE-Protein) **173**, 174
– sekundäre 174
Chromogranine 140
Chromosomale DNA 258
Chromosomale Instabilität (CIN) 59, 63, 257, **258**
Chromosom(en) 63 f
– Brüche 61
– Chromosom 6 113
– Chromosom 9 255
– Chromosom 14 132
– Chromosom 19 259
– Chromosom 21 132
– Chromosom 22 255
– Segregation **60**
– Spindel 57, 59, **60**
– Telomere 60, 63, 257
– Translokationen 63
– Ursachen **255**
Chromosomensatz 62 f
Chronische Knochenentzündung 137, 300
Chronische lymphozytäre Thyreoiditis Hashimoto **326** f, 328, 330
Chronische myeloische Leukämie (CML) 217, 255
Chronische Polyarthritis (cP) 310, 320 f, 343, 345
– Pathogenese **346**
Chylomikronen **146**, **147**
– und Lipoproteine **146**
Chymotrypsin 131
Ciliarer neurotrophischer Faktor (CNTF) 116
CIN s. chromosomale Instabilität
CIN s. zervikale intraepitheliale Neoplasie
CK s. Keratine
Cl⁻-Ionen 92
Clark
– Stadieneinteilung 171, **172**
Claudicatio intermittens 189, 275
Clostridium 5
– difficile 5
– histolyticum 30
Cluster design protein 39, 141

Cluster of differentiation (s. auch CD) 39, 141
Clusterin 133
Clustering 151
CMV s. Zytomegalievirus
Coccidioides immitis 338
Coeruloplasmin 5, 174
Colchicin 131, 163, 302
Comparative genomic hybridization (CGH) 63, 255
Compliance des linken Ventrikels 207
Condyloma acuminatum 127, 129
Cor pulmonale 215, **216**, 343, 345
– Ursachen 216
Corticosteroide s. auch Glucocorticoid(e)
– Immunsuppression 333
Coxsackie-B3-Virus 208
Coxsackie-Virus 68
CR1 s. Komplementrezeptor Typ 1
CR2 s. Komplementrezeptor Typ 2
CR3 s. Komplementrezeptor Typ 3
Creutzfeldt-Jakob-Krankheit (CJK) 121
Crigler-Najjar-Krankheit 182
Crooke-Hyalin 130
CRP s. C-reaktives Protein
Cryptococcus 68
Cryptococcus neoformans 338
CSF s. koloniestimulierende Faktoren
CTLA-4 316
CTLA-4-Immunglobulin-Komplexe 316
Cu²⁺-Ionen 30
Cushing-Syndrom 139, 271
CXCR4 s. Chemokinrezeptoren
Cyclin A 55, 196
Cyclin B 55
Cyclin B1 59
Cyclin D 196
Cyclin D1 58, **59**, 141
– in malignen Tumoren 59
– mRNA 58
Cyclin dependent kinase(s) (CDK) 55
– CDK2 58 f
– – Cyclin A-Komplex 58
– – Cyclin B1-Komplex 59
– – Cyclin E-Komplex 58
– CDK20 59 f
– CDK25 C 59
– Inhibitoren 58
Cycline 55
Cyclinkinase-(CDK-)Inhibitoren 58
Cyclooxygenase 290
Cyclooxygenase-2 124
Cyclooxygenaseweg 72 f, **74**
Cyclophosphamid 265
Cyclosporin 115, 125, 313, 333, 338
Cystein 174

Cystein-Aspartyl-Proteasen 22
Cytochalasin B 131
Cytochrom(e) 178 f
Cytochrom c 22, 24
Cytochrom P450 180
Cytochrom-Oxidase 174

D

D-Segment, T-Zell-Rezeptor 312
Darmsyndrom, braunes 167
dcc-Gen (deleted in colorectal
  cancer) 44
Decorin 33
Defective medial fission protein
  (DMF) 61
Defensine 84
Degeneration, hepatolentikuläre
  174
Degenerative ZNS-Erkrankungen
  120
Degranulierung 290
– basophile Granulozyten 316
– Mastzellen 316
Dekubitus 20
Deleted in colorectal cancer
  (dcc-Gen) 44
Deletion von Genen 63, 255 f
Demenz
– Alzheimer 11, 132 f
– Multiinfarkt 11, 189
Denaturierung zellulärer
  Proteine 19
Dendriten 167
Dendritische Zellen 292, 305 f
– follikuläre 141, 306, **307 f**
– Funktionen **307**
– interdigitierende **307 f**
– reife 305, 307
– Vorläufer 308
Dense bodies 239
Densitometrie 61
Dentin 175
Depigmentierung 170
Dermatan 109
Dermatansulfat 33, 234
Dermatomyositis 127
Desmin 140, 209
Desmocollin 41
Desmoglein 41
Desmosin 31
Desmosomen 41
Desoxyribonukleinsäure (DNA) 21,
  321, 55, 74, 321
– doppelsträngige 258
– Einzel- oder Doppelstrangbrüche
  263
– Gehalt im Zellkern 61, 63
– Histogramm **62**
– MLH1 56
– Ploidie **62**

– Reparatur 56, 59, 63, 248, 254,
  256
– Regulatorregion 260
– repetitive Sequenzen 63, 256
– Replikation **56**, 248, 255
– Segregation 248
– Sonde 63
– Viren 259, **260**
– – Erzeugung von Tumoren **260**
DF3/MUC1 (Mucin) 269
Diabetes mellitus 13, 35, 104, 127,
  149, 151, 174, 185, 190 f, 204,
  207 f, 327, 330
– Formen **101**
– Glykosylierung **102**
– klinische Komplikationen **107**
– Pathogenese **106**
– Stoffwechselveränderungen **103**
– Symptomtrias 100
– Typ 1
– – Ätiologie **105**
– – Pathogenese **106**
– – Risikofaktoren 115
– Typ 2 106 f
– – Pathogenese **106**
Diabetische Glomerulopathie 225
– Neuropathie 104
Diacylglycerol (DIAG) 47, 49 f
Diapedese, neutrophile Granulozy-
  ten 41
Diarrhö 325, 334
Diastolische Depolarisation 207
Diastolische Dysfunktion des Her-
  zens **203**, 204, 213
DIC s. disseminierte intravasale Ge-
  rinnung
Digitale Bildanalyse 63
Digoxigenin 63
1,25-Dihydroxycholecalciferol
  (Vitamin D) 157
Dilatation
– Lebersinus 216
– Herz 203, **205**, 210
– – Morphologie **205**, 206
– – rechter Vorhof 216
– tonogene 210
Dilatative Kardiomyopathie 206 ff
Dioxin 58
Diploidie 62
Disaccharide 89
Disseminierte Fibrinaggregate
  242 f
– intravasale Gerinnung (DIC) 119,
  231, 241, **242**, 272, 275, 284
Divalent metal transporter 1
  (DMT1) 172
Diversifikations-Gen 313
DMF s. defective medial fission
  protein
DNA s. Desoxyribonukleinsäure
Dosis-Wirkungs-Kurve 264
Doxorubicin 202, 208, 269

Druck
– enddiastolischer 214
– hydrostatischer 213, 220, 277
– osmotischer 220, 224
– pulmonal-arterieller 82
Druckkräfte auf die Gefäßwand
  191, 194
Drüsenepithelzellen des Endo-
  metriums 77
Dubin-Johnson-Syndrom 182
Ductus thoracicus 217
Dünndarmresektion 130, 185
Duktales Carcinoma in situ
  der Mamma 159, **250**
– Morphologie **250**
Dura mater 277
Durchfälle, blutige 240, 243
Durchflusszytophotometrie 63
Dynein 183
Dysfunktion
– Endothelzellen 191, 229, 236, 239
– Herz
– – diastolische **203**, 204, 213
– – systolische **203**
– neurale 67
Dyskaryose 9, 15
Dyslipoproteinämien 145
Dysplasie 7, **15**, 247
– Zervix **15**
Dysplastischer Nävuszellnävus 170
Dyspnoe 82 f, 200, 213, 277
– Ruhedyspnoe 212
Dystrophin 209
– assoziierter Glykoprotein-Kom-
  plex 209
Dystrophische Verkalkungen 158

E

E-Cadherin 41, 43, 56, 267
E-Selektin 41, 124, 196, 292, 329
E2-Protein 260
E2 F-Familie 57, 58
E3-Ubiquitin-Ligase 58
E4-Protein 260
E6-Protein 260
E7-Protein 260
EBNA 261
EBV s. Epstein-Barr-Virus
EC s. Escherichia coli
Echinokokkose 158
Echinococcus 218
ECM s. extrazelluläre Matrix
Effektoren
– allosterische 50
– anabole **152**
– Hypersensitivitätsreaktion Typ 2
  319, 320
– katabole **152**
Effektorzellen 122, 309, 316, 318,
  320

EGF s. epidermaler Wachstums-
faktor
Ehlers-Danlos-Syndrom 30
Eicosanoide 192, 239, 267
Eicosapentaensäure 244
Einflussstauung, obere 216
Einschlusskörper 128
Eisen 167, 171, 173
– Ablagerungen 174
– Aufnahme, nutritive 174
– – enterale 174
– freies
– – Toxizität 172
– Konzentration 174
– Pathogenese der Chromatose **173**
– speichernde Zellen 171
Eisen-Transferrin-Rezeptor-Kom-
plex 172
Eisenoxyhydroxyd 171
Eisenporphyrin-Enzyme 178
Eiter 290
Ekchymosen 137, 244
ELAM-1 s. E-Selektin
Elastase 131, 329
Elastin 29 ff
– Abbau 31
Elastische Fasern 30
Elastose 169
Elektronenakzeptor 169
Elektronendonator 169
EMA s. epitheliales Membrananti-
gen
Emboli/Embolus **238**, 275
– aus atheromatösen Plaques 238
Embolie
– eitrige 347
– Lungen 215, 234, 238, 277 f
– paradoxe 238
– Quelle 235 f
– therapeutische 238
– Thrombembolie 237
Embolisation 237
– Amnionflüssigkeit 242
Embolisch-eitrige „Metastasen"
239
Embolische Mikrogefäßverschlüsse
321
Embryogenese 33
Embryonalentwicklung 32
Emphysem
– Lungen 10, 79, 132
Enddiastolischer Druck 214
Endocarditis
– lenta 237
– marantica 237
– ulceropolyposa 236
– verrucosa 237
– s. auch Endokarditis
Endogene Reinfektion 344
Endogener Kreislauf 146
Endokard 345
Endokarditis 3, 160

– bakterielle 320
– rheumatische 237
– s. auch Endocarditis
Endokardzellen
– Mikrotraumen 236
Endokrine Karzinome 58
Endo-/exokrine Karzinome, ge-
mischte 253
Endokrine Organe 174
Endokrines Amyloid 137
Endometrium 77
Endonukleasen 6, 19, 23 f, 60
Endoplasmatisches Retikulum
(ER) 180
Endoprote(in)asen 267
Endosomen 172 f
Endothelin-1 192
Endothelschädigung 83 ff
– Ursachen
– – metabolische **191**
– – molekulare **192**
Endothelzellen 3, 29 f, 34, 41, 69 ff,
83 f, 229
– Aktivierung 40, 191
– Antiphospholipid-Antikörper-
Syndrom **233**
– Apoptose 195
– Aorta 239
– Dysfunktion 191, 236 f
– Funktionen **193**
– Lungen 204
– pro- und antithrombotische
Faktoren **240**
– Schädigung 83 ff
– – Ursachen
– – – metabolische **191**
– – – molekulare **192**
– spezialisierte 306
– Transplantat 323
Endotoxin(e) (s. auch endogene
Toxine) 85, 283 ff, 287, 306
Endotoxinämie 325
Endotoxinschock 120
Endozytose, adsorptive 306
Energiehomöostase 151
Energiekonsum, Organismus 151
Energiereserve, Organismus 144
Energieverbrauch, Organismus 151
Entactin 34
Enterotoxin 16
Enterozyten 146
Entzündung 70
– akute 283, 292, **300**
– – Kardinalsymptome 288
– – molekulare Mediatoren **284**,
289
– – Nosologie **299**
– – Störung **302**
– – zelluläre Mediatoren **290**
– chronische 7, 283, 299, **300**, 309
– kristallinduzierte 162
– Mediatoren 33, 69, 106, 236

Entzündungsreaktion 283, 313
– exsudative 67, 343
– Störungen **302**
– – Ursachen **302**
Enzephalomalazie 20, 104, 189
Enzephalopathie, spongiforme
121
Eosinophile Granulozyten 95, 97,
99, 318, 339
– Funktionen **98**
Eosinophilen-chemotaktischer Fak-
tor der Anaphylaxie (EcF-A) 296
Eosinophilen-kationisches Protein
(ECP) 297
Eotaxin 117
Epidermaler Wachstumsfaktor
(EGF) 8, 116, 254, 261
Epigenetic gene silencing 25
Epilepsie, myoklonale 13
Episomen 260
Epistaxis 244
Epitheliales Membranantigen
(EMA) 141
Epithelien 67
Epitheloidzellen 337, 338, 341 f,
345
Epitheloidzellige Granulome 269
Epithelzellen
– Flimmerepithelzellen 130
– Kornea 108
– Magenmukosa 151
– Niere 286
Epitope 305, 326
– antigene 312
– Erkennen fremder 311
– immunhistochemisch darstell-
bare **140**
– postsynaptische Membran 320
Epoxide 264
Epoxygenase 290
Epstein-Barr-Virus (EBV) 51, 261,
288
– onkogene Wirkung **262**
Epulis granulomatosa 347
erb-B2-Gen 254
Erb-B2-Protein 51, 206, 254, 262
Erbkrankheiten
– monogenetische 259
Erblindung 277
Erfrierungen 244
Erkennung fremder Epitope 311
Erkennungsmarken 32
Erkennungssignal 315
Ernährung, hoch kalorische 185
Erosionen **67**, 243
Erythema
– gyratum 271
– multiforme 68
– nodosum 345
Erythropoetin 23
– Synthese 8

Erythropoetische Protoporphyrie 179
Erythrozyten 6, 185, 216, 319
– Oberflächenantigene 323
Erythrozytose 270
Escherichia coli (EC) 42, 173, 243
– Serotyp O157:H7 243
Eskimos 244
Eumelanin 167
Ewing-Sarkom 255
Exogene Reinfektion 344
Exogener Kreislauf 146
Exo-/endokrine Karzinome, gemischte 253
Exotoxine 284 f
– Staphylococcus aureus 330
Exozytose 39, 85, 292
Exsudat **299**
– intraalveoläres 79
Exsudation 283, 297, **299**
– neutrophiler Granulozyten 69 f
Exsudativ-käsige Form der Tuberkulose 343
Exsudative Entzündungsreaktion 67, 343
Extravasation **299**
Extrazelluläre Matrix (ECM) 28 f, 39, 70, 72, 77, 104, 188 f, 204, 209, 235 f, 266 f
– gestörte Vernetzung 31
– Plaques 132
– Proteoglykane 108
– Signalmoleküle 113
– und intrazelluläre Proteinablagerungen **127**
Extrinsische Proteine in der Nahrung 326
Extrinsisches Asthma bronchiale 99 f
Exzentrische Herzhypertrophie 204, **205**, 210

F

FADD s. Fas-associated death domain
Faktor B 288
β-Faltblätter 121
Familiäre
– adenomatöse Polypose des Kolon 59
– Amyloidosen 137
– Hypercholesterinämie 150
– multiple endokrine Neoplasie 50
– Schlaflosigkeit, fatale 121
FAP s. familiäre adenomatöse Polypose des Kolon
Farnesylgruppen 51
Fas
– associated death domain (FADD) 22, 24

– Ligand (FasL) **24**, 119, 261, **263**, 269, 318
– Protein 119, 261, 261, 263, 269
– Rezeptor (FasR) 22, **24**, 106, 261, **263**, 269
Fasten 151, 180
Fatale familiäre Schlaflosigkeit 121
Fc
– Komponente der Immunglobuline 308, 320 f
– Rezeptoren 306, 318 ff
Fe^{2+}-Ionen 171
Fe^{3+}-Ionen 171
Fehlernährung 30
Felty-Syndrom 218
Fernmetastasen 170, 269
Ferriprotoporphyrin (Häm) 179, 185
Ferriprotoporphyrin IX 185
Ferrireduktase 172
Ferritin 171, 174
Ferrochelatase 179
α-Fetoprotein 140, 332
Fettembolien 242
Fettgewebenekrosen 20, 150
Fettleber 13
Fettsäuren 12
– freie 145, 149
– Metabolismus **145**
– Oxidation 195
– peroxidierte 195
– toxische 341
– ungesättigte 149
Fettspeicher 151
FEV1 s. Sekundenkapazität
Fibrilläre Tangles 132 f
Fibrillin 31
β-Fibrillose 136
Fibrin 70, 78, 229, 233, 290
– disseminierte Aggregate 242 f
– Gerinnsel 243
– Maschen 236
– Monomere 86
Fibrinogen 8, 70, 83, 197, 233, 235, 239, 321
– Abbauprodukte 243
Fibrinoid 127, 139
Fibrinoide Nekrose 19, 345
Fibrinolyse 69, 149, 229, **233**, 236, 272
– Aktivität 234
– Antagonisten 239
– System 232
Fibrinogen
– Rezeptoren 235
Fibrinopeptide 70
Fibrinthromben 234, 242
– zerebrale 243
Fibroblasten 29, 43, 69 f, 84, 97, 119, 337 f
Fibroblastenwachstumsfaktor, basischer (bFGF) 70 f, 76, 116
Fibromatose, aggressive 253

Fibröse Dysplasie 15
Fibronectin 29 f, 32, 34, 43, 69 f, 78, 194, 233, 267
– Gewebe 32, 69
– Plasma 32, 69
Fibrose 77, 79, 104
– Lungen 215, 345
– Myokard 204
– zystische, Pankreas **91**, **92**
– Reizleitungssystem 208
Fibrosierende Alveolitis 83
Fibrosierung 84
Fibrozyten 31, 108, 337 f
Fieber 194, 207, 240, 270, 272, 284, 329
Filariasis 222, 310
Filterfunktion 221
– Basalmembran 34
– Glomerulum 243
Filtrationsdruck 204
First messenger 49
Flimmerepithelzellen 130
Fluorescein-Isothiocyanat (FITC) 63
Fluoreszenz-in-situ-Hybridisierung (FISH) 63, 255
Fluoreszenzfarbstoff 63
Flussreserve der Koronararterien 207, 278, **279**
Fetopathie 108
Follikuläre dendritische Zellen 141, 306, **307 f**
Folsäure 196
– Mangel 197
Foramen ovale 238
fos-Gen 254
Frakturen
– pathologische 270
Frakturheilung 79
Frank-Starling-Gesetz 202
Freie(s) Cholesterin 145, 149
– Fettsäuren 145
– Radikale 3 f, **5**, 6, 119, 172, 192
– Sauerstoffradikale 13, 57, 72, 85 f, 194, 263, 277, 290, 292, 319, 339
– Thromben 238
Fremdkörper, Oberflächeneigenschaften 338
Fremdkörpergranulome 163, **337**, 338 f
Füllungsdruck, linksventrikulärer 202
Fucose 88
Fusin 119
Fussfortsätze, Podozyten 223

G

G1-Checkpunkt 56
G2-Checkpunkt 56, 59
G-CSF s. Granulozyten-koloniestimulierender Faktor

G1-Cycline 55
G2-Cycline 55
G-Phase 55
G0-Phase 61
G1-Phase 55, 256
G2-Phase 55, 59
G-Proteine 47, **48**, 49 f, 209
– inhibitorische 49
GADD45-Protein **256**
„Gain-of-Function" 64
„Gain-of-Function"-Mutation 49
Galactose 88
Galle 174, 184
– enterohepatischer Kreislauf 180
– gesättigte 185
– schwarze 216
– Stase 185
Gallenblase 184
Gallencanaliculus 115, 130, 180,
  182 f
Gallenfluss 184
Galleninfarkte 184
Gallenmicellen 185
Gallenpigment 184
Gallensäuren 150, 184
Gallensalze 185
Gallenseen 184
Gallensekretion 184
Gallensteine 185
– Bildung 185
Gallentropfen 184
Gallenwege 185
Gamma-Gandy-Körper 217
Gammastrahlen 24, 61, 263
Gangrän 104
Gap-Junction 21, 183
Gap-Phase s. G-Phase
Gargoylismus 110
Gasbrand 5
Gasembolien 237 f
Gastroenteritis 129
Gastrointestinaler Stromatumor 248
Gatekeepers 254
Gaucher-Krankheit 298
GDP s. Guanosindiphosphat
Geburtshilfliche Komplikationen
  242
Gedächtniszellen 308 f
Gefäßbifurkationen 321
Gefäßpermeabilität 285 f
Gefäßtonus 189 f
Gefäßverschluss 276
Gefäßwandnekrosen 321
Gelatinase 167
Gelatinase B 70
Gelbsucht 180
Gelenke 159, 174
Gelenkschmerzen 329
Gelsolin 137
Gen(e)
– bax 25, 255
– bcl-2 25

– brca1 255
– dcc 44
– fos 254
– für Komponenten
  des Komplementsystems 113
– für Tumornekrosefaktor 113
– myc 254, 260
– ner 258
– p53 25
– – Inaktivierung 256
– raf 254
– ras 52
– rb 255
– Reparatur 257
– Retinoblastom (rb) 255
– TCR, C-Segment 329
– TCR, D-Segment 312
– TCR, J-Segment 312
– TCR, V-Segment 312
– Verstärkerregion 254
– wt 255
Genabschnitt, Fusion 254
Gen- und Proteindefekte, bei idio-
  pathischen Kardiomyopathien
  209
Genamplifikation 254
Gendefekte 29, **255**, 256
– konstitutive 248
– Ursachen **255**
Generalisierte Ischämie 275
– Ödeme 221, 224
– Tuberkulose 340
Generalisierter Infekt 241
Gene silencing, epigenetic 25
Genetische Impfung 259
– Instabilität 63, **248**, 257, **258**
– – Typen 258
– – Ursachen **248**
Genexpression 46
Genfähren 259
Genom
– Destabilisierung 63
– Verwalter 254
– Virus 127, 259
– Wächter 254 f
Genpolymorphismus 151
Gensegmente
– T-Zell-Rezeptor (TCR) **312**, 313
Gentherapie 259
Genveränderungen, deterministi-
  sche 135
Gerinnung
– intravasale 85
– – disseminierte (DIC) 119, 231,
  241 f, 272, 275, 284
– Kaskade 229
Gerinnungsfaktoren 12, 69, 229,
  230, 291
– – antithrombotische,
  Endothelzellen **240**
– – prothrombotische,
  Endothelzellen **240**

– Proteolyse
– – Faktor V 232, **233**
– – Faktor VIII 232, **233**
– Rezeptoren 239
Gerinnungskaskade 231, **232**, 236
Gerinnungsprozess 232, 234
Gerinnungssystem 146, 283
Gerstmann-Sträussler-Scheinker-
  Syndrom 121
Gewebefaktor (TF) 69, 232, 242
Gewebe-Ferritin 172
Gewebefibronectin 32, 69
Gewebehypoxie 274
Gewebeischämien 243
Gewebenekrose 276
Gewebe-Plasminogenaktivator
  (t-PA) 233
Gewebereparation 69
Gewebetrauma 40
Gewebeturgor 33
Gewichtsabnahme 334
Gewichtsreduktion 151
Gicht 10, 131, 338
– Anfall 162
– Arthritis 162
– metabolische 161
– Niere 163
– Pathogenese **163**
– sekundäre 162
– – Ursachen **162**
– Tophi 162
Gilbert-Syndrom 182
Gingivastomatitis 129
Glanzmann-Thrombasthenie 244
Glaskörpertrübung 137
Glatte Muskelzellen
– Proliferation 192
– Relaxation 193
Gliazellen 32, 43
Glioblastoma multiforme 268
Gliose 79
Globin 179
Globotriaosylceramid 243
Glomerula 223
– Antigene **322**
– Erkrankungen **224**
– Filtration 104, 218, **222**
– hyaline Kappen 102 f
– Kapillarfilter 224
– Perfusion 204
– Podozyten 103, 222 f, 288
– – Fußfortsätze 223
– Schaden 104
– Strukturproteine 321
Glomerulitis
– nekrotisierende 320
Glomerulonephritis 3, 35, 127, 162,
  321
– fokal sklerosierende 225
– Immunkomplex-Glomerulo-
  nephritis 35
– membranöse 224

Glomerulonephritis
– membranoproliferative 224
– Minimalveränderungen 225
Glomerulopathie 35, 224
– diabetische 225
Glomerulosklerose
– diffuse 102, 104
– noduläre **104**
β-Glucuronidase 109
Glucuronosyltransferase 180
Glucuronsäure 180
Glucagon 218
Glucagonähnliches Peptid 1
  (GLP-1) 151
Glucocorticoid(e) 8, 23, 25, 51, 72,
  78, **125**, 161, 345
– immunsuppressive Wirkung 333
– Response Element (GRE) 125
– Rezeptor 125
– Therapie 83
Gluconeogenese 12
Glucose 88 f
Glucosegehalt des Blutes 276
GLP-1 s. glukagonähnliches
  Peptid 1
Glutamat-Decarboxylase 106
Glutathion 5
Glykogen 13, 89, 108, 207
– Reserven 290
Glykokalix 266
Glykolipide 20, 144, 248
β2-Glykoprotein 1 329
Glykoprotein s. gp (s. auch Protein)
Glykoproteine 29, 108, 206, 248, 266
– Herzklappen 160
– heterodimere 40
Glykosaminoglykane (GAG) 33,
  108 f, 118, 222, 305 f
Glykosidasen 77
Glykosylierung
– bei Diabetes mellitus **102**, 107
– IgG-Moleküle 346
– Proteine 101, 104
GM-CSF s. Granulozyten-Makro-
  phagen-koloniestimulierender
  Faktor
GMP-140 s. E-Selektin
Golgi-Apparat 108, 134
Goodpasture-Syndrom 35, 319, 322
gp120 118
gp130/LIF-Rezeptor 206
gpIIb/IIIa-Komplex 235, 277
Gqα-Proteine 206
Gradingsysteme 254
Graft-versus-Host (GvH)
– Krankheit 323, 325
– Reaktion 113
Gramnegative Bakterien 85,
  284, 287
Grampositive Bakterien 85,
  284, 333
Granulationsgewebe 69 ff, 80, 84

Granuloma
– pyogenicum 347
– teleangiectaticum 347
Granulomatöse
– Entzündung 311, 336
– Reaktion 337
Granulomatose Wegener 225
Granulome 322, 341, 345
– bei Rheumatismus nodosus **345**
– bei Sarkoidose **339**
– bei Tuberkulose **339**
– epitheloidzellige 269
– Fremdkörpergranulome 163, **337**,
  338 f
– immunogene 338 f
– in der Intima 343
– teleangiektatische 347
– Ursachen **338**
– Zahnwurzel 347
Granulozyten, eosinophile
  s. eosinophile Granulozyten
– neutrophile s. neutrophile
  Granulozyten
Granulozyten-koloniestimulieren-
  der Faktor (G-CSF) 75 f, 116, 291
Granulozyten-Makrophagen-kolo-
  niestimulierender Faktor (GM-
  CSF) 75 f, 98, 116, 291, 306, 313
Granzyme 318 f
– Apoptose 22, 24
– natürliche Killerzellen 294
Greisentuberkulose 344
Griseofulvin 131
Growth arrest and DNA damage 45
  protein 256
Growth factor receptor binding
  (GRB) protein 51
Guanosindiphosphat (GDP) 47 ff, 51
Guanosintriphosphat (GTP) 47 ff, 52
Gumma 339
GvH s. Graft-versus-Host

H

Habitueller Abort 231
Häm (s. auch Ferriprotoporphyrin)
  179
Häm-Oxigenase 179
Hämangiom 347
– kapilläres 347
Hämatemesis 244
Hämatin 185
Hämatogene Aussaat 343
– Metastasierung 268
– Streuung, Lungentuberkulose
  343, **344**
Hämatom 173, 179
Hämatoperikard 279
Hämatopoetisches System 264
– Zellen 43
Hämatopoetine 116

Hämatopoetische Tumoren 272
Hämatosalpinx 244
Hämatothorax 244
Hämaturie 160, 244
Hämochromatose 174
Hämodialyse 288
Hämodynamische Überlastung
  206
Hämoglobin 101, 179
Hämolyse 180, 242, 319
Hämolytisch-urämisches Syndrom
  (HUS) 240, 243
β-hämolytische Streptokokken der
  Gruppe A 160, 237
α-hämolytische Streptokokken 20
Hämolytische Anämie 162, 182
– mikroangiopathische 240, 243
– bei Neugeborenen 319
Hämopexin 8, 179
Hämophilie A 244
Hämophilie B 244
Hämoproteine 178
Hämoptoe 277
Hämorrhagie 174, 179, 228, 233,
  243, 276
Hämorrhagische Diarrhö 243
– Diathese 216
– Kolitis 243
– Mikrothrombose 241
Hämosiderin 214, 243
– Ablagerungen 217
Hämostase 69, 229 ff, 240
– molekulare Mediatoren **229**
– primäre 229
– sekundäre 229
Hämozoin 185
Hageman-Faktor 85, 131, 230, 232,
  338
Halbmonde 321
Halo
– perinukleärer 261
Halogene 291
Hamartom 253
Haptene 305, 319
Haptoglobin 8, 179
Harnblase 250
Harnsäure 161
– Produktion 161
– Stoffwechsel **161**
Harnstoff 68
Harnwegsinfekt 160
Hashimoto-Thyreoiditis **326 f**, 328,
  330
Haut 167, 169, 174
– Biopsie 345
– Karzinome 264
– Kollagenase 131
– Rötungen 325, 329
– sonnengeschädigte 170
– Wunde 79
– Xanthome 151
HDL s. High-Density-Lipoproteine

Heilung
- Knochenfrakturen 79, **80**
- primäre 79
- Wunden 82, 107
Helicobacter pylori **68**
HELLP-Syndrom 240
Hellzelliges Nierenkarzinom 269
Hep-a-DNA-Virus 129
Heparansulfat 33, 109
Heparin 232, 234
Hepatitis 129, 181, 218
- Virus 20
- - chronische 320
Hepatitis-B-Virus (HBV) 6, 129
Hepatoblastom 247
Hepatolentikuläre Degeneration 174
Hepatomegalie 213
Hepatopathie 180
Hepatorenales Syndrom 218
Hepatosplenomegalie 325
Hepatozelluläres Karzinom 174
Hepatozelluläres Transportprotein 182
Hepatozyten 145 f, 183
- Steatose 148
- Verfettung 148, **149**, 216
Hereditäre Sphärozytose 127, 218
Hereditäres, nichtpolypöses Kolon-
  karzinom (HNPCC) 59
Hernien 277
Heroinabusus 338
Herpes
- genitalis 127
- simplex 68, 129, 260
- - Enzephalopathie 132
- Zoster 68
Herpesviren (s. auch Epstein-
  Barr-Virus) 118, 334
Herz
- „Akteure" des Herzens **202**
- - Störung **202**
- Amyloidose 138
- - senile 138, **139**
- Dilatation **205**, 206
- Dysfunktion, diastolische **203**,
  204, 213
- - systolische **203**
- Fehlerzellen 214
- Funktion 220
- Gewicht 210
- - kritisches 207
- Hypertrophie 278
- - exzentrische 204, **205**, 210
- - konzentrische **205**, 210, 216
- - morphologische Pathogenese
  206
- Insuffizienz 201, 204, 221, 236,
  277, 279
- - Folgen **213**
- Rückwärtsinsuffizienz 213
- Vorwärtsinsuffizienz 213
- kardiale Proteine 209

- Klappen
- - Fehler 202, 214
- - Vegetationen 236
- - Verkalkungen 160
- linksventrikulärer Widerstand
  202
- Muskulatur 207
- Myozyten
- - Kontraktilität 206
- - Kontraktionskraft 202
- Pumpfunktion **202**
- Rhythmusstörungen 237
- - Ursachen **209**
- Steatose 148
- Tamponade 279
- Tigerung der Muskulatur 149
- Toleranz 216
- s. auch Kardiomyopathie
Herzkrankheit
- chronische 206
- kongestive 78, 201, 204, 238
- koronare 148, 151
Herzkreislauf
- Krankheit 152
- Störungen 201
Herzwand 203
- Hypertrophie **205**, 207, 210
- Ruptur 279
- Spannung 210
- Stress 210
- Thromben 238
HETE s. Arachidonsäure-
  Metaboliten
Heterodimere Glykoproteine 40
Heterolyse 20
Heterophagozytose 167
Heterozygosität der MHCP-2 329
Heuschnupfen 316
Hexosen 88
HFE-Protein s. Chromatose
High endothelial venules (HEV) 41,
  43, 306
High-Density-Lipoproteine (HDL)
  147, 190
Hiläre Lymphadenopathie 345
Hirn 79
- Atrophie 10, 132
- Basisarterien 190
- Druck 248
- Infarkt 20, 277
- Insulte 231
- Sinus 277
- Tumoren 270
Histamin 41, 74, 97, 191, 285
- Liberatoren 316
Histamin-1-Rezeptor 286
Histogenese von Tumoren 130
Histokompatibilitätsantigene (HLA)
  38, 174
- B8 318
- DR3 106, 329
- DR4 329

- Komplex 113
- Phänotyp 115
- Restriktion 113
- Risiko für Krankheiten in Abhän-
  gigkeit des HLA-Phänotyps **115**
- s. auch major histocompatibility
  complex
Histologiebilder
- Abszess **301**
- Alzheimer-Krankheit **133**
- Arteriolosklerose **198**
- Atherosklerose **190**
- Autoimmunkrankheiten
  (Autoimmunthyreoiditis) **327**
- Basalmembran **34**
- Diagnostische Bedeutung
  der Immunhistochemie **142**
- Duktales Carcinoma in situ
  der Mamma **250**
- Dysplasie **15**
- Fremdkörpergranulome **337**
- Gestörte Vernetzung
  von Proteinen der ECM **31**
- Intrahepatische Cholestase **184**
- Koagulationsnekrosen **19**
- Koilozyten **261**
- Lymphangiosis carcinomatosa
  268
- Magenulzera und Helicobacter
  pylori **68**
- Malignität von Tumoren **250**
- Mastzellen (Hypersensitivitäts-
  reaktion Typ 1) **95**
- Mikroverkalkungen **159**
- Nävuszellnävus mit Melanin **169**
- Noduläre Glomerulosklerose
  (Diabetes mellitus) **104**
- Primärlokalisation eines Tumors
  251
- Prionenkrankheit **121**
- Rheumatismus nodosus **345**
- Sarkoidose **339**
- Senile Herzamyloidose **139**
- Steatose der Leber **149**
- Störung der alveolokapillären
  „Einheit" **83**
- Thromben **235**
- Tumormetastasierung **266**
- Verkäsende Tuberkulose **339**
- Viruseinschlüsse **129**
Histoplasma capsulatum 338
Hitzeschockproteine 7, 24 f, 306
HIV s. human immunodeficiency
  virus
HLA s. Histokompatibilitäts-
  antigene
HMB45 140, 170
HMG-CoA-Reduktase 149
HNPCC s. hereditäres, nichtpoly-
  pöses Kolonkarzinom
Hoden 115, 264
- Seminom 253, 269

Hoden
- Sertolizellen 261
- Tumoren 247
Hodgkin
- malignes Lymphom 247, 272
- Non-Hodgkin-Lymphom 217, 254, 272
- Zellen 141
Höhenkrankheit 216
Homing 41, 43, 306
Homocystein 30, 196
Homocysteinämie 196, 234
Homocystinurie 30
Homogentisinsäure 168
Hormokine 140
Hormonbildung, ektopische 139, 270
Hormonresistenz 49
Hormonrezeptoren 51
Host-versus-Graft s. Graft-versus Host (GvH)
HPETE s. Arachidonsäure-Metaboliten
HPV s. humanes Papillomvirus
H-Ras 51
HSR s. Hypersensitivitätsreaktion
HTLV s. humanes T-Zell-Leukämie-virus
Hülsenkapillaren 217
Human immunodeficiency virus (HIV) **118**, 126, 259, 334
- Infekt 23, 68
- Latenz **118**, 119
Human leucocyte antigens (s. auch Histokompatibilitätsantigene, major histocompatibility complex)
- - Infektion 260
- - Risikogruppen 260, **261**
- - Typ 16 260
- - Typ 18 260
Humanes Papillomvirus (HPV) 16, 57, 129, 260 f
Humanes T-Zell-Leukämievirus (HTLV) 258 f
- Risikogruppen **261**
Humorale Immunantwort 310
Hunger 221
Huntington-Krankheit 135
HUS s. hämolytisch-urämisches Syndrom
Hyalin 127, 139
Hyaline Kappen der Glomerula 102 f
Hyaline Membranen der Lungen 83
Hyaluronidase 33
Hyaluronsäure 29, 39, 70
Hydrocephalus internus e vacuo 11
Hydronephrose 160, 270
Hydroperikard 221
Hydroperitoneum 221
Hydropische Schwellung **7**, 10, 216
Hydropische Zelldegeneration 11

Hydrostatischer Druck 220, 277
Hydrothorax 215, 221
Hydroxylapatit 156 f, 159
Hydroxylradikal 4 f, 196, 277, 292
Hydroxylysin 29 f
Hydroxyprolin 29
5-Hydroxytryptamin (5-HT) 140
Hyperämie, aktive 201
- passive 201, 212
Hyperakute Abstoßungsreaktion 320, 323 f
Hyperalbuminurie 224
Hyperbilirubinämie 130
- Ursachen 182
Hypercholesterinämie **150**, 244
Hypercysteinämie 197
Hypereosinophilen-Syndrom 208
Hyperglykämie 104
Hyperimmunisierung 346
Hyperkaliämie 208
Hyperkalzämie 157 f, 271, 338
- karzinombedingte 157
Hyperkalziurie 160
Hyperkoagulabilität 237
Hyperlipidämie 104, 151, 191
Hypermutabilität 59, 257
Hyperoxid (s. auch Peroxide, Radikale) 291
Hyperparathyreoidismus 158, 161
Hyperphagie 152
Hyperphosphatämie 158
Hyperplasie 7, 11, 247
- atypische duktale der Mamma 58
- Schilddrüse 323
- Ursachen **12**
Hypersensitivität 305
- verzögerte 323, 340, **341**, 342
Hypersensitivitätspneumonie 320
Hypersensitivitätsreaktion (HSR) 130, 282, 305, 320
- stimulatorische 323
- Typ 1 (HSR-1) 95, **99**, 100, 316, **318**
- Typ 2 (HSR-2) 6, 269, **319**, 323, 326
- - Effektoren **320**
- Typ 3 (HSR-3) 320, 323, 346
- Typ 4 (HSR-4) 9, 269, 292, 311, 321, **322**, 323, 340, 346
- Typen **317**
- zellvermittelt 197
- zytotoxische 319 f
Hypersplenismus 213, 217 f
Hypertensive Krisen 248
Hypertension
- arterielle s. Hypertonie
- portale 14, 217 f
Hyperthyreose 4, 33, 202, 205 ff, 323
Hypertonie 104, 127, 151 f, 197, 201, 204, 206 f

- arterielle 191, 195
- - pulmonale 11, 213
- maligne 198
Hypertriglyceridämie 149
Hypertrophie 7
- Herz 203, 205 ff, 210
- - exzentrische **205**
- - konzentrische **205**, 210
- - rechter Ventrikel 215
- Herzmuskulatur 278 f
- Ursachen **11**
Hypertrophische Kardiomyopathie 213
Hyperurikämie 162 f
Hypoalbuminämie 215, 224
Hypogammaglobulinämie
- x-gebundene 332
Hypokaliämie 208
Hypophosphatasie 161
Hypoproteinämie 12
Hypotension, systemische 277
Hypothalamus 119, 152
- ventromediale 151
Hypothyreoidismus 33
Hypothyreose 197, 208
Hypoxämie 82 ff
- arterielle 82 f
- therapieresistente 83
Hypoxanthin 277
Hypoxie 3, 5, **6**, 70 f, 78, 104, 107, 119, 191, 207, 213, 240, 274, 277, 283, 285, 288, 341
- toxische 148
- Wirkung auf die Endothelzellen **84**

I
I- und i-Antigen 327
ICAM-1 s. interzelluläres Adhäsionsmolekül 1
IDDM s. insulin-dependent diabetes mellitus
Idiopathische Fibrose des Reizleitungssystems 208
- Kardiomyopathie 209
- - Gen- und Proteindefekte **209**
- Migräne 231
- thrombozytopenische Purpura 218, 240, **241**
Idiopathisches Aortenaneurysma 31
Idiotypen der (eigenen) Antikörper 331
α-Iduronidase 109
Iduronsulfatase 109
IFN s. Interferon
Ig s. Immunglobulin(e)
IgSF s. immunglobulinähnliche Superfamilie
IϰBα s. Inhibitor des NF-ϰA

IϰBβ s. Inhibitor des NF-ϰB
Ikterus 181, 270
– der Nieren 184
– Ursachen **181**
I-Krankheit s. Mukolipidose II
IL s. Interleukin
Immunabwehr 20, 128, 283
– granulomatöse Entzündungen
  323
Immunantwort (s. auch Immun-
  reaktion) 288, 305, 316
– abnorme 326
– Defekt 332
– humorale 310
– physiologische Einschränkung
  332
– verzögerter Typ 269, 316
– zytotoxische 269
Immundefektkrankheiten
  (s. auch AIDS) 305
Immundefizit 340
Immundepots, lineare 322
Immunglobulinähnliche Superfa-
  milie (IgSF) 39, 43
Immunglobulin(e) (Ig) 113, 122,
  197, 283, 291, 311, 345
– Bildung 318
– IgA 123, 308 f, 346
– IgD 123, 308, 346
– – Rezeptoren 309
– IgE 100, 123, 316, 318
– – Rezeptoren 309
– IgG 123, 224, 287, 309, 329, 346
– – der Mutter 319
– – Infusion 319
– IgM 122, 224, 287, 318 f, 321, 329,
  346
– Ketten 137
– membranständige 308
– Struktur 313
– Vergleich mit T-Zell-Rezeptor
  313
Immunhistochemie 137, 139
– darstellbare Epitope **140**
– diagnostische Bedeutung **142**
Immuninsuffizienz 332
Immunität, zellvermittelte 340,
  341, 342
Immunkompetente Zellen 269,
  306, 326
Immunkomplex-Glomerulonephri-
  tis 35
Immunkomplexe 320, 329
– Ablagerungen 223, 346
– Krankheiten 288, 320
– zirkulierende 329
„Immunkomplexreiniger" 288
Immunogene 305
Immunogene Atherosklerose 323
– Granulome 338 f
– hämolytische Anämie 319
– Neutropenie 218

Immunologie
– Netztheorie 331
Immunpathologie 305
Immunreaktion
– insuffiziente 321, 332
– – Ursachen **332**
Immunsuppression
– (Gluco-)Corticosteriode 333
– pathologische 332
– Tenascin 32
– TGF-β 338
Immunsystem 122, 272, 283
– mütterliches 332
– Regulation 313
Immuntoleranz, fehlerhafte 326
Immunüberwachung 269
Immunzytochemie 140
Implantierte Antigene 321
Inaktivierung
– p53-Gen 256
– Stickstoffmonoxid (NO) 196
Indomethacin 72
Induktion maligner Tumoren 51
Infarkt(e) 236, 238
– Hirn 20, 277
– Kollateralkreisläufe **276**
– Leber **278**
– Lungen 215, **278**
– – peripherer 277
– Mesenterium 189
– Morphologie **276**
– Myokard 19
– Nieren 20
– subendokardialer 278
– venöse 277
Infektanfälligkeit nach Transplan-
  tation 325
Infekte 234
– generalisierte 241
– mit intrazellulär vorhandenen
  Bakterien 333
– mit Protozoen
– Virus 79, 100, 124, 208, 248, 333 f,
  340
Infektion, aerogene 340, 343
Infektionskrankheiten 67, 78, 100,
  173, 321
Infertilität 91
Inflammatorische Zytokine 116, 151
Inflation der Lungen 85
Influenzavirus 126
Infraklavikuläres Frühinfiltrat,
  Tuberkulose 344
Inhalation von antigenem Material
  320
Inhibitor des NF-ϰB (IϰBβ) 125
Inhibitoren
– der cyclin dependent kinases
  (CDK) 58
– des angiotensin converting
  enzyme (ACE) 204
– der G-Proteine 49

Initiierung der Kanzerogenese 264,
  265
INK4 56, 58
ink4 a-Gen 58
Inkomplette Kanzerogene 265
Inositoltriphosphat (ITP) 49, 50
Inositolweg der Signaltransduktion
  49, **50**
Inotroper Defekt 203
In-situ-Hybridisierung (ISH) 63
– s. auch Fluoreszenz-in-situ-
  Hybridisierung
Instabilität
– der Translokation (TIN) **258**
– genetische 248, **258**
– – Ursachen 248
– nucleotide excision repair-asso-
  ciated (ner) 257 f
Insuffizienz, respiratorische 83, 285
Insulin 7, 151
– Autoantikörper 105
– Mangel 148
Insulin dependent diabetes
  mellitus (IDDM) 106
Insulinresistenz 107
Insulinrezeptor
– Defekt 107
Integrine 39, 231
– α4β7 306
– α5β3 71
– β-Integrine 40 f, 43, 277
– Typen **40**
Interdigitierende dendritische Zel-
  len 306, **307 f**
Interferon(e) (IFN) 116
– IFN-α 306, 315
– IFN-β 315
– IFN-γ 8, 119, 191, 194, 292, 294
– Rezeptoren 313
– Typen **315**
Interleukin (IL) 119
– IL-1 9, 194, 290, 306, 310, 314
– IL-1β 106
– IL-2 119, 197, 309 f, 313 f, 321, 338
– – Rezeptoren 334
– IL-3 98
– IL-4 8, 191, 306 ff
– IL-5 98, 309 f
– IL-6 8, 119, 206, 242, 311, 314
– IL-8 70, 84, 99, 124, 290, 306, 314
– IL-10 306, 310
– IL-12 306
Intermediärfilamente **130**, 149, 183
Internes Abbild eines Antigens 331
Interstitieller Raum 220
Interstitielles Ödem 221
Interstitium 221
– Alveolarsepten 214
– Myokard 201
Interzelluläres Adhäsionsmolekül 1
  (ICAM-1) 99, 197, 277, 306

Intestinale Infekte mit Protozoen 334
– Lymphangiektasie 333
– Metaplasie **14**
Intimafibrose 198
Intimaproliferation 102
Intimatuberkel 344
Intraadrenales Paragangliom 208, 248
Intraalveoläres Lungenödem 213 f
Intraduktales Komedokarzinom der Mamma 159
Intraepitheliale Neoplasie
– prostatische (PIN)15
– zervikale (CIN)15
Intrahepatische Barorezeptoren 218
– Cholestase 184
– – Pathogenese 183
Intrakrine Wirkung 74
Intraneuronale Proteinablagerungen 132
Intranukleäre Viruseinschlüsse **129**
Intrapulmonale Lymphgefäße 215
Intrauteriner Fruchttod 242
Intravasale Gerinnung 85
– disseminierte (DIC) 119, 231, **241** f, 272, 275, 284
Intravaskulärer hydrostatischer Druck 213
– osmotischer Druck 220, 224
Intrazelluläre Ablagerungen **13**
– Ca²⁺-Ionenkonzentration 19
– Proteine **127**
– Signaltransduktion **49**
Intrazellulärer pH-Wert 19
Intrazytoplasmatische Viruseinschlüsse **129**
Intrinsische Antigene 321
Intrinsisches Asthma bronchiale 99 f
Invaginationen der Zellmembran 239
Invasives duktales Mammakarzinom 159
Ionen-ATPasen 114
Ionenkanäle 4, 7
Ionenpumpen 11
Ionisierende Strahlen 23, 57, 263
Ischämie 19, 190, 204, 207, 267, 277, 283, 346
– Einteilung **275**
– generalisierte akute 275
– – chronische 275
– lokale 276
– regionale 274
– transiente Attacken (TIA) 238
ISH s. In-situ-Hybridisierung
I-Zell-Krankheit s. Mukolipidose II

J
5-Jahres-Überlebensrate 268
Janusfamilie 51
Januskinasen 124
Joining-Gen 313
jun-Gen 254
Juvenile rheumatoide Arthritis 288
Juxtaglomerulärer Apparat, Nieren 204

K
K-Ras 51
Kachektin 119, 272, 314
Kachexie 270, 272
Kalkablagerungen 156
– dystrophische **158**
Kallus 80
Kalziphylaxie 159
Kalzium s. Calcium
Kanalikuläres System, Thrombozyten 239
Kanalproteine (s. auch Ionenkanäle) 113, 115
Kannibalismus 121
Kanzerogene
– chemische 264, **265**
– inkomplette 265
– komplette 265
Kanzerogenese
– Initiierung 264, **265**
– Promotion **265**
Kaposi-Sarkom 334
Kapselbestandteile von Bakterien 345
Kardiale Proteine 209
– Stauungsmilz 217
Kardiogener Schock 213
Kardiomegalie 208, 216
Kardiomyopathie 208
– dilatative 206 ff, **209**
– hypertrophische 213
– idiopathische 209
– primäre **209**
– restriktive 208
– Ursachen **209**
Karpaltunnelsyndrom 137
Kartoffelknoten bei Sarkoidose 345
Karyolyse 22
Karyorrhexis 9, 22
Karzinom 247 f, 253
– adenoid-zystisches (Mundspeicheldrüsen) 270
– endokrines 58
– gemischtes endo-/exokrines 253
– hepatozelluläres 174
– hereditäres, nichtpolypöses des Kolon (HNPCC) 59
– Kolon 34, 52, 59, 247, 249, 254, 261, 270
– kolorektales 43
– Lungen 130, 247, 270
– Magen 91
– nasopharyngeales 261
– neuroendokrines 142, 249
– okkultes 272
– Ovarien 60
– Pankreas 52, 270
– Plattenepithel 15
– – Epidermis 263
– Prostata 247, 251, 266
– Rektum 247
– s. auch Adenokarzinom
– Schilddrüse
– – medulläres **142**
– – papilläres 158, 266, 269
– Urothel 62, 265
– Zervix 260, 270
Karzinombedingte Hyperkalzämie 157
Karzinosarkom 253
Karzinose
– Pleura 268
Kaskade
– Caspasen 24, 263
– Fibrinolyse 229
– Gerinnung 229
– Komplementsystem 9, 231, **287**
Katabole Effektoren 152
Katalasen 5
Kationisches Protein 98, 296 f, **298**, 319
Katzenkratzkrankheit 338 f
Kavernen 343 f
Kayser-Fleischer-Ring 174
Keimzellen 257
Keimzentren der Lymphfollikel 308
Keloid 78
Keratansulfat 33
Keratine 140
Keratinozyten 70, 78, 167
Kern-Zytoplasma-Verhältnis 247
Kernantigene 261
Kernatypien 249
Kernikterus 181
Ketoacidose 104, 191
Ki67-Antigen 141
Killerzellen, natürliche (NK) 261, 286, 290, **294**, 306, 309, 325, 339, 341
Kimmelstiel-Wilson-Knoten 104
Kinasen 47, 49
Kinesin 183
Kinetochoren 57, 59 f
Kininasen 285
Kinine 97, 285
Kininsystem 85
Kip 56, 58
Klassifizierung
– Amyloidosen **137**

– Blutungen **244**
– Körpergewicht **153**
– Pigmente **167**
– pTNM **171**, 254
β-Kleeblatt-Konfiguration 116
Klebsiella pneumoniae 43, 173
Kleinzelliges Bronchialkarzinom 52
Knochenentzündung, chronische 137, 300
Knochenfrakturen 79 f
– Phasen der Heilung 79, **80**
– Metastase 250
– Resorption 158
– Transplantat 325
Knochenmark 305 f
Knorpelgewebe 161 f, 267
Koagulation 229
Koagulationsnekrose 7, **19**, 20
Koch-Phänomen 340
Körpergewicht, Klassifizierung **153**
Koffein 263
Kohlenpigment 167, 175
Kohlenteer 264
Kohlenwasserstoff
– polyzyklischer 264
Koilozyten 260, **261**
Kokzidiomykose 338 f
Kollagen(e) 43, 101, 234 f
– Abbau 30
– Fasern 104
– Störungen 30
– – kongenitale 30
– Synthese **30**
– Typen **29**
– – Typ I 29, 77
– – Typ III 71
– – Typ IV 34, 104, 267
Kollagenasen 30, 70, 267
Kollateralkreisläufe **276**
Kolliquationsnekrose(n) 19, 20
Koloniestimulierende Faktoren (CSF) 68, 116
– s. auch Granulozyten-, Makro- phagen-, und Granulozyten- Makrophagen-koloniestimulie- render Faktor
Kolonkarzinom 34, 52, 59, 247, 249, 254, 261, 270
– hereditäres, nichtpolypöses (HNPCC) 59
– sporadisches 59
Kolonschleimhautadenome 43
Kolorektales Karzinom 43
Komedokarzinom, intraduktales, Mamma 159
Kompartimentierung 7
Komplementrezeptor
– Typ 1 (CR1) 288
– Typ 2 (CR2) 288
– Typ 3 (CR3) 288
Komplementsystem 69, 85, 283, 291, 319

– Aktivierung 20, **287**
– – alternativer Weg 287
– Kaskade 9, 231, **287**
– Komponenten 346
– membrane attack complex (MAC) **295**
– Stimulation 316
Komplexe Krankheiten 151
Komplikationen
– AIDS 343
– Atherosklerose 190
– Diabetes mellitus **107**
– geburtshilfliche 242
– miliare Aussaat 344
– Myokardinfarkt 279
– Sarkoidose 345
Kongestion 201, 212
– chronische 215 f
– Milz 217
– passive 275, 277
– pulmonale 277
Kongestive Herzkrankheit 78, 201, 204, 238
Kongorot-Färbung 136
Konjugation des Bilirubins 180
Konjugiertes Bilirubin 180
Konstitutive Gendefekte 248
– Proteine 7
Kontaktallergie 323
Kontraktile Proteine 204, 209
Kontraktilität der Herzmyozyten 206
Kontraktion, Herz 204, 206
Kontraktionskraft der Herzmyozy- ten 202
Konzentrische Herzhypertrophie **205**, 210, 216
Korialer Nävuszellnävus 169
Kornea 174
Koronararterien 190
– Verschluss 278
Koronare Durchblutung 202, 278
– Flussreserve 207, 278, **279**
– Herzkrankheit 148, 151
Koronargefäße 201
Körperhöhlen, physiologische 201
Kosmische Strahlung 264
Kossa-Färbung 157
Kostimulation der T-Lymphozyten 310, 326
Kostimulatoren der T-Lymphozyten 306
Krankheiten
– HLA-Phänotyp **115**
– komplexe 151
– mit dystrophischen Verkalkun- gen 158
– mit Veränderungen des Zytoskeletts **131**
Kreislauf
– großer 214
– Lungen (kleiner) 214

Kreislaufschock 85, **275**
– disseminierte intravasale Gerinnung (DIC) 275
– Ursachen **275**
Kristallinduzierte Entzündung 162
Kristallisationskeime 157
Kristallisationsmodell 122
Kryoglobulinämie 322
Kryoglobuline 346
Kryptokokkose 338
Kupfer
– Ablagerung 174
– Stoffwechsel 174
Kupffer-Zellen 183 f, 288, 292
Kuru 121
Kutanes malignes Lymphom 44
Kwashiorkor 148
Kyphoskoliose 216

L

L-Selektin 41, 44, 307
Labile Zellen 61
Lactoferrin 174, 329
Laktatdehydrogenase (LDH) 240
Lambert-Eaton-Syndrom 52
Lamblien 333
Laminin 32, 34, 43, 209, 267
Langerhans-Zellen 292, 305, 323
Laplace-Theorem 210
Larynxödem 316
Latent membrane protein (LMP)
– LMP1 261, **262**, 263
– LMP2 261
Latenz bei HIV-Infekt **118**, 119
Latenzzeit 119, 263
Laxanzien, Abusus 167
LCA s. leucocyte common antigen
LCAT s. Lecithin-Cholesterin- Acetyltransferase
LDL s. Low-Density-Lipoproteine
LDL-Rezeptor 150
Lebenserwartung 101
Leber 136, 146, 148, 179, 220, 345
– Erkrankungen 231
– Fibrose 77
– Funktionsstörung 213
– Infarkt **278**
– Insuffizienz 221, 243
– Karzinom 261, 265, 267
– Milchglaszellen 12
– Parenchymzelle 12, 180
– Proteinsynthese 224
– Steatose **149**
– Tumoren 270
– Zirrhose 13, 77, 79, 132, 174, 181, 217
– – alkoholische 185
Lecithin 4, 86, 160, 185, 195
Lecithin-Cholesterin-Acetyltrans- ferase (LCAT) 147

x-Leichtketten 124
Leishmaniose 298
Lektine 40, **42**, 90
Lektinophagozytose
– aktive 42
– passive 42
Lentigo benigna 169
Lentigo-maligna-Melanom 169
Lepra 338
– lepromatöse 288, 292, 310 f
– tuberkuloide 310 f
Leptin 107, 151
– als kataboler Effektor **152**
– Resistenz 151
Leucocyte common antigen (LCA)
  141, 251
Leucocyte function associated anti-
  gens (LFA) 39, 306, 319, 326
– LFA-1 329
Leukämie(n) 162, 253, 272, 334
– chronische myeloische (CML)
  217, 255
Leukemia inhibitory factor (LIF)
  206
Leukoplakie 14
Leukoproteinaseinhibitor 291
Leukotriene (LT) 74, 191, 267, 290
Leukotrienweg 74
Leukozytenthromben 275
Leukozytose 41
Lewy-Körper 135
LFA s. leucocyte function associated
  antigens
LIF s. leukemia inhibitory factor
Ligand des Fas-Proteins **24**, 119,
  261, **263**, 269, 318
Ligandin 180
Ligasen 60
LIM-Protein, muskelspezifisches
  (Myokard) 209
Lincoln, Abraham 31
Linksventrikulärer Ausflusswider-
  stand 202
– Füllungsdruck 202
Linse, Dislokationen 31
Lipid(e)
– Kreisläufe **147**
– Mediatoren 284, 289
– Peroxidation 5, 167, 196
– Speicher 144
Lipocortin 72
Lipofuszin 167
Lipogenese 8
Lipolyse 8
Lipomatose 149
Lipopigmente 167
Lipopolysaccharide 119, 124, 242,
  284
Lipoproteine **146**
Lipoproteinlipase 147, 190, 192, 272
Liposomen-DNA-Komplexe 259
Lipoxygenase 290

Lipoxygenaseweg 72 f, **74**
Lippenentzündung 68
Listeria monocytogenes 173
Listerien 316
LMP s. latent membrane protein
LOH s. loss-of-heterozygosity
Long terminal repeats (LTR) 258
Loss of function 64
„Loss-of-Function"-Mutation 49,
  173
Loss-of-heterozygosity (LOH) 59,
  257, 264
Low-Density-Lipoproteine (LDL) 4,
  146 f, 190, 194, 196, 292
– Rezeptoren
– – Synthese 150
LTB4, LTC4 s. Leukotriene
Lungen 247, 264, 267, 340
– Alveolen 115
– Biopsie, transbronchiale 345
– Compliance 82
– Embolie 215, 234, 238, 277 f
– Emphysem 10, 79, 132
– Fibrose 345
– – diffuse 215
– Infarkt 215, **278**
– – peripherer 277
– Inflation 85
– hyaline Membranen 83
– Kapillaren 290
– Karzinom 130, 247
– Kreislauf **214**
– Ödem 10, 158, 213
– – Entstehung **221**
– – interstitielles **214**
– – intraalveoläres **214**
– – nichtkardiogenes 82
– – Defekt 84
– – Narben 79
– Silikose 338
– Transplantation 277
– Tuberkulose 343 f
– – hämatogene Streuung 343,
  344
– – Primärstadium **343**, 344
– – Organtuberkulose **344**
– Venen 213
– Zystenlunge 215
Lupus erythematosus 68, 127, 225,
  231, 320 f, 328 f
– Pathogenese **329**
– systemischer 288, 326, 329
– und Tumornekrosefaktor **329**
Lusitroper Defekt 203
Lymphabflussstörung 221
Lymphadenitis 128
Lymphadenopathie
– AIDS 334
– hiläre 345
Lymphangiosis carcinomatosa 251,
  254, **268**
Lymphatische Organe 306

– primäre 306
– sekundäre 306 f
Lymphatisches System 129, 269
– Darmtrakt 326
Lymphdrainage 213, 218
Lymphe 221
Lymphfollikel
– Keimzentren 308
Lymphgefäße 201, 221, 267
– intrapulmonale 215
Lymphkapillaren 220
Lymphknoten 306, 326, 343
– Anthrakose 175
– Aufbau **308**
– Metastasen 115, 170
– T-Zell-Regionen 307
Lymphogene Metastasierung 268
Lymphom(e)
– maligne 68, 253, 261, 334
– malignes Hodgkin-L. 247, 272
– – kutanes L. 44
– – Non-Hodgkin-L. 217, 254, 272
Lymphopoetische maligne Tumo-
  ren 136
Lymphoproliferative Erkrankungen
  261
Lymphotoxin 119, 314
Lymphozytäre Thyreoiditis Hashi-
  moto, chronische **326 f**, 328,
  330
Lymphozyten 116, 305, 337 f, 345
– s. auch die einzelnen Klassen
Lymphozytenabhängige Zytokine
  116
Lymphspalten
– perineurale 270
– Tumorinfiltration 270
Lyse
– Basalmembranen 319
– von Bakterien 284
Lysin 31
Lysolecithin 4, 72, 160, 185, 195
Lysosomale Enzyme 292, 338
– Restkörper 167
– Speicherkrankheiten 14, 108,
  109 f, 202
Lysosomen 9, 92, 109, 162 f, 239,
  290, 329, 340
Lysozym 338
Lysyloxidase 30

M

MAC s. membrane attack complex
Macrophage migration inhibitory
  factor (MIF) 83 f
mad-Gene 60
MAD s. mitotic arrest deficient pro-
  tein
Magen
– Karzinom 91

– Mucosa
– – Epithelzellen 151
– Säure 185
– Schleimhaut
– – Parietalzellen 236
– – Ulkus
– – – durch Helicobacter pylori **68**
– – – peptisches 189
Magnesiumionen s. Mg^{2+}
Major basic protein (MBP) 98
Major histocompatibility complex
  (MHC) 6, 113 ff, 306, 311 f
– Gene 106
– Proteine (MHCP) 6, **114**, 115
– – MHCP-1 6, 113, 259, 312
– – MHCP-2 113, 306 f, 312, 321
Makroangiopathie 104 f, 107
α2-Makroglobulin 133, 291
Makroglossie 137
Makrophagen 69, 72, 75 f, 84, 108,
  179, 286, 305, 309, 311, 318,
  336 ff
– Autostimulation 292, 339
– der Alveolarwand 341
– Funktion **293**
– inflammatorisches Protein (MIP)
  118 f, 306
– molekulare Mediatoren **70**
– spezialisierte 288
– transformierte 336
Makrophagen-koloniestimulieren-
  der Faktor (M-CSF) 116
– s. auch Granulozyten-Makro-
  phagen-koloniestimulierender
  Faktor
Makropinozytose 306
Malabsorption 167, 244, 333
– tumorbedingte 272
Malaria 320
– Erreger 115, 185
– Pigment 185
Maligne
– Hypertonie 198
– Lymphome 68, 253, 261, 334
– Transformation von Zellen 248,
  257
– Tumoren 35, 68, 77, 139, 197,
  234, 241 f, 248, **250**, 340
– – Bezeichnung **252**
– – Blutgerinnung 272
– – Chromosomentranslokationen
  255
– – Cyclin D1 **59**
– – des Hirns 268
– – Effekte
– – – lokale **270**
– – – systemische **270**
– – Häufigkeiten **247**
– – Induktion 51
– – Merkmale **249**, 261
– – Metastasierung 43, **266**
Maligner Keimzelltumor 253

Malignes
– Hodgkin-Lymphom 247, 272
– Melanom 169 f, 253, 261, 264
– – amelanotisches 170
– – in situ 169
– – Staging **171**, **172**
– Non-Hodgkin-Lymphom 217,
  254, 272
Malignität von Tumoren 249, **250**
Malignitätsgrad von Tumoren 254,
  268
Mallory-Körperchen 112, 130, 149
MALT s. mukosaassoziiertes lym-
  phatisches Gewebe
Mamma 247, **250**, 264, 267
– atypische duktale Hyperplasie 58
– intraduktales Komedokarzinom
  159
Mammakarzinom 206, 247, 254,
  267 f
– duktales Carcinoma in situ 58,
  159, **250**
– Früherkennung 159
– invasives duktales 159
– medulläres 269
Mammalian son of sevenless (SOS)
  protein 52
Mammographie 159
Mangelernährung 78
Mannose-6-Phosphat 108 f
Mantelzone (Lymphfollikel) 308
Mantoux 340
MAP, s. Mikrotubuli-assoziierte
  Proteine
MAP-Kinasen s. Mitogen-aktivierte
  Proteinkinasen
Marfan-Syndrom 31
Marginalzone (Lymphknoten) 308
Markermolekül
– bei der In-situ-Hybridisierung 63
– der Neoangiogenese 71
Maschendrahtfibrose der Leber 13
Masern 167
Mastopathie 159
Mastzellen **95**, 97, 100, 234, 286,
  318
Matrix, extrazelluläre
  s. extrazelluläre Matrix (ECM)
– primitive 32
– provisorische bindegewebige 70
Matrixmetallopro(in)asen 267
Matrixproteine 77
Matrizenmodell 121
MBP s. Major basic protein
Mcl-1 22
MCP-1 s. Monozyten-chemotakti-
  sches Protein
M-CSF s. Makrophagen-kolonie-
  stimulierender Faktor
MDM2-Protein **58**, 256
MDR s. multidrug resistance pro-
  tein

Mediamyozyten 197
Mediastinum 215
Mediatoren
– akute Entzündungsreaktion **284**,
  286
– – molekulare 288, **289**
– – zelluläre 289 f
– Makrophagen **70**
– Asthma bronchiale 96, 97
– Lipidmediatoren 284, 289
– vasoaktive 290
– zytolytische 318
Medikamente 158, 184, 316, 327
Medulläres
– Mammakarzinom 269
– Schilddrüsenkarzinom **142**
Medulloblastom 247
Mehl 197
Mekoniumileus 91
Meläna 244
MelanA 140, 170, 251
Melanin 167, 169, 263
– Synthesestörung 170
Melaninradikale 169
Melanocortin 151
Melanocortinrezeptor 151
Melanom
– malignes 169 f
– – amelanotisches 170
– – in situ 169
– – Staging **171**, **172**
Melanosomen 167
Melanozyten 167
Melanozyten-stimulierendes Hor-
  mon α (MSH-α) 151 f, 170
– Synthese 151
Membran(en)
– hyaline 83
– mitochondriale 22
Membranintegrität 287
Membranphospholipide 9
Membranskelett 131
Membranassoziierte Phospholipa-
  sen 50
Membrane attack complex
  (MAC) **287**, 294, 329
– des Komplementsystems **295**
Membrangebundene
– ATPasen 114
– spezifische Organellen 193
Membranständige Immunglobuline
  308
MEN s. multiple endokrine
  Neoplasie
Meningen 167, 169
– Tumoren 248
Meningeom 158, 248
Meningitis tuberculosa 344
Meningokokkenenzephalitis 333
MEOS s. microsomal ethanol oxi-
  dizing system
Mesangiale Matrix 103 f

Mesangium 223, 286, 321
Mesenchym 29
Mesenterialinfarkt 189
Mesenterialvenen 277
Mesotheliom
– Pleura 215
Mesothelzellen 34
Messenger der Signaltransduktion **49**
Metabolische Azidose 16
Metabolische Ursachen der Endothelschädigung 191
Metabolisches Syndrom 190
Metabolismus der Fettsäuren **145**
Metaboliten
– der Arachidonsäure **74**, 285
– des Alkohols 12, 184
Metalloelastasen 70
Metalloprote(in)ase s. auch Matrixmetalloprote(in)ase 32, 70, 169
– Defekt 241
Metaplasie 7, **14**f
– Plattenepithel 14
– – Zervixschleimhaut 260
Metaplastische Verknöcherungen 343
Metastasen 215, **266**
Metastasierung **266**
– Adhäsionsmoleküle **43**
– hämatogene 268
– lymphogene 268
– Rate 267
– Risiko 43
– Suppressorproteine 267
– Tumoren **266**, **268**
– Typen **268**
Metastatische Verkalkungen 159
Methämoglobin 179
Methionin 121
Methylierung 24f, 58, 257
Mg²⁺-Ionen 40
MHCP s. major histocompatibility complex proteins
Microsomal ethanol oxidizing system (MEOS) 12
MIF s. macrophage migration inhibiting factor
Migräne
– idiopathische 231
Mikroalbuminämie 104
Mikroaneurysmata 104
Mikroangiopathie
– thrombotische 102, 104, 107, 225
Mikroangiopathische hämolytische Anämie 240, 243
Mikrobielle Toxine 242
Mikrofilamente 130, 183
Mikrogallenblase 91
Mikrogliazellen 79, 108, 133, 292
β2-Mikroglobulinurie 224
Mikroorganismen 283, 305

– Störung der Phagozytose **298**
Mikrosatelliten 256 f
Mikrosatelliten-Instabilität (MIN) 257 f
Mikrosomale Oxidasen 184
Mikrothromben 85, 119, 241, 277
Mikrothrombosen 240
Mikrotraumen der Endokardzellen 236
Mikrotubuli 59, 60, 130, 134, 183
– assoziierte Proteine (MAP) 131
Mikrovaskuläre Thrombosen 240
Mikroverkalkungen 158, 217
– Mamma **159**
– – duktales Carcinoma in situ 159
Mikrovesikel 183
Mikrovilli 183
Mikrozirkulation 83, 85, 242
Mikrozytäre Anämie 270
Milchglaszellen der Leber 12
Miliartuberkulose 344
Milz 179, 216, 290, 306
– Infarkt 20
– rote Pulpa 217
– Stauung, kardiale 217
– – portale 14, 217
– Venenthrombose 217
– weiße Pulpa 216
Mimikry, molekulare
MIN s. Mikrosatelliten-Instabilität
Minderdurchblutung 67
Minderperfusion des Myokards 278
MIP s. Makrophagen-inflammatorisches Protein
Mismatch-Repair 258
Missing-self-Hypothese 292
Mitochondriale Membranen 22
Mitochondrien 157, 179
Mitogen-aktivierte Proteinkinasen (MAP-Kinasen) 47, 51 f
Mitose
– Checkpunkt 56
– Phase 55
Mitotic arrest deficient protein 1 (MAD1) 56, 59
Mitotic arrest deficient protein 2 (MAD2) 56, 59 f
Mitralinsuffizienz 238
Mitralklappe 160, 237
– Störungen 30 f
MLH1 (DNA-Reparatur) 56
MLP s. Kardiomyopathie, primäre
Modell der oxidativen Modifikation 196
Mönckeberg-Mediaverkalkung 158, 160
Molekulare Mediatoren
– – Hämostase **229**
– – akute Entzündung **284**, **289**
– – Makrophagen **70**
– Mimikry 330
Molluscum contagiosum 127, 129

Mongolismus 132
Monogenetische Erbkrankheiten 259
Monoklonale Antikörper 140
– gegen CR3 288
Monomorphie 142, 249 f
Mononukleose 217
– infektiöse 128
Monosaccharide 88
Monozyten 43, 84, 179, 292, 334
Monozyten-chemotaktisches Protein 1 (MCP-1) 118, 194
Monozyten/Makrophagen-(-System) 283, 321 f
Morbus
– Addison 327
– Basedow 4, 323
– Behçet 68
– Boeck 344
– Crohn 185
– embolicus 160, 189, 208 f, 236, 238, 248, 279, 347
– Hashimoto **326 f**
– Hunter 109 f
– Hurler 109 f, 202
– Waldenström 332
Morphine 316
Morphogenese, embryonale 32
Morphologie
– Asthma bronchiale **94**
– Alzheimer-Krankheit **133**
– Apoptose **22**
– dysplastischer Nävus **170**
– Gewebeinfarkt **276**
– glomeruläre Erkrankungen **224**
– Infarkt **276**
– neutrophile Granulozyten **291**
Morphologische Nosologie, akute Entzündung 299
Morphologische Pathogenese, Herzhypertrophie 206
Moschcowitz-Syndrom 240
Motilität, neutrophile Granulozyten 290
M-Phase des Zellzyklus 62
MSH2 (DNA-Reparatur) 56
α-MSH s. melanozytenstimulierendes Hormon
M-trope Viren 119
Mucine 269
– DF3/MUC1 269
– RCAS1 269
Mucosal adressin cell adhesion molecule 306
Mütterliches Immunsystem 332
Mukolipide 108
Mukolipidose Typ II 109
Mukopolysaccharide 89
Mukopolysaccharidose 110
Mukor 173
Mukosaassoziiertes lymphatisches Gewebe (MALT) 68, 306, 308

Mukoviszidose (s. auch zystische Fibrose) 4, 185, 216
– Symptome **91**, 92
– Ursache **92**
Mukus 89 ff
– Funktionen **90**
Multidrug resistance protein (MDR) 114, 182
Multiinfarktdemenz 11, 189
Multimere des von-Willebrand-Faktors (vWF) 240 f
Multiorganversagen 83
Multiple endokrine Neoplasie (MEN) 50
– Sklerose 310
Multiples Myelom 136, 162, 332
Multisubstanz-Resistenz-assoziiertes Protein 114, 182
Mumps 129
Mumpsvirus 129
Mundschleimhaut, Ulzera **68**
Murale Thromben 235
Muramidase 338
Muskelspezifisches LIM-Protein (im Myokard) 209
Muskelzellen, glatte
– Proliferation 192
– Relaxation 193
Mutationen 49 f
Mutationsrate 257
Mutatorphänotyp, hypothetischer 257
Muzinöses Adenokarzinom 242
Myasthenia gravis 4, 319 f, 327
myc-Gen 254, 260
Myc-Protein 57, 141
Mycobacterium tuberculosis 158, 340
– Pathogenität 340
Myelin 104
Myelinfiguren 13
Myelodysplastische Erkrankung 234
Myeloische Leukämie, chronische (CML) 217, 255
Myelom, multiples 136, 162, 332
Myeloperoxidase 291, 329
Myelopoese 118
Myeloproliferative Erkrankungen 162
Mykobakterien (s. a. Mycobacterium tuberculosis) 333, 338, 340, 342
MyoD 119
Myofibrillen 204 f
Myofibroblasten 70 f, 78, 94, 97, 198
Myogene Riesenzellen 61
Myoglobin 179
Myokard 160, 174
– Dicke 210
– Fibrose 204

– Hypoxie 207
– Infarkt 19 f, 61, 104, 151, 202, 213, 215, 216, 237, **276**
– – Komplikationen 279
– – muskelspezifisches LIM-Protein 209
– Sauerstoffversorgung 204
Myosin 204 f, 207
Myotoxin 5
Myozyten 43, 201, 204, 206
– des Reizleitungssystems 201, 207
Myxödem, prätibiales 33
Myxom, linker Herzvorhof 248
Myxomavirus 119
M-Zellen 305

N

Nachlast 202
NADPH-Oxidase 290, 291
Nävuszellnävus 169
– dysplastischer 170
– – Morphologie **170**
– korialer 169
– mit Melanin **169**
Nahrungsaufnahme 151 f, 326
Nahrungsmittelallergie 316
Natrium-Kalium-ATPase 104
Narbe(n) 343
– Gewebe 67, 71
– Herzwand 279
– junge 71, 78, 80
– Neurom 79
Nasennebenhöhlen 333
Nasenschleimhaut
– Polypen 316
Nasopharyngeales Karzinom 261
Natriumkonzentration im Urin 218
Natriumuratkristalle 162, 283
Natriuretisches Peptid 194, 209
Natürliche Killerzellen (NK) 261, 286, 290, **294**, 306, 309, 325, 339, 341
– Strahlenbelastung 264
NBF s. nucleotid binding fold
NDP-Kinase s. Nukleosiddiphosphat-Kinase
Nebenniere 248
– Mark 167, 204
– Rinde 146
– – Insuffizienz 171
Nebenschilddrüsen 160
Negativbild eines Antigens 331
Neisserien 316
Nekrose(n)
– fibrinoide 19, 345
– Formen **20**
– verkäsende 20, 339, 341 f
– Pankreasparenchym 185
Nekrotisierende Glomerulitis 320
Neoangiogenese 71 f, 104, 268

Neoplasie
– intraepitheliale
– – prostatische (PIN) 15
– – zervikale (CIN) 15
Neovaskularisation 180
Nephroblastom 247
Nephrokalzinose 160
Nephrolithiasis 163
Nephropathie 102
Nephrotisches Syndrom 127, 139, 149, **223**, 224 f, 231, 243
– Ursachen **223**
ner-Gen (nucleotide excision repair) 258
Nervenfasern 32
– sensorische 99
– vagale, Typ C 99
Nervengewebe, peripheres, Genese 32
Nervenregeneration 32
Nervensystem, sympathisches 218
Nervenwachstumsfaktor (NGF) 119
Netztheorie der Immunologie 331
Neugeborenenikterus 180
Neurale Dysfunktion 67
Neuraminidase 90
Neuritische Plaques **133**
Neuroblastom 247
Neurodegenerative Erkrankungen
– Proteinablagerungen **135**
– ZNS **135**
Neuroendokrine Marker 170
– Tumoren 208
– Karzinome 142, 249
(Neuro)fibrilläre Tangles 132, 133, 135
Neurofilamente 131, 140
Neurogene Impulse 67
Neurokinine 284
– Neurokinin A 99
– Neurokinin 1 94
Neurologische Symptome 240, 243
Neuronen 132, 167, 174
– Degeneration
– – granulovakuoläre 133
Neuronspezifische Enolase (NSE) 140, 170
Neuropathie, diabetische 104
Neuropathische Ulzera 67
Neuropeptid Y (NPY) 151 f
Neuropeptidrezeptoren 151
Neurotransmitter 47
Neutralisierung, Bakterien in Schleimen 42
Neutropenie 83, 288
– immunogene 218
Neutrophile Granulozyten 40 f, 69, 70, 72, 74, **291**, 309, 318, 345
– aktivierte 85
– Aufbau 290
– Enzyme 238
– Morphologie **291**

Neutrophile Granulozyten
– Motilität
– primäre Granula 329
– Rekrutierung und Aktivierung 124
NF-κB s. nuclear factor κB
NGF s. Nervenwachstumsfaktor
Nichtatopisches Asthma bronchiale 99 f
Nichtglomeruläre Antigene 321, **322**
Nichtkardiogenes Lungenödem 82
Nichtmetastatisches Protein 23 (Nm 23) 267
Nichtorganspezifische Autoimmunkrankheiten 326
Nichtsteroidale Analgetika (NSAID) 218
Nichtterminale Arterie 276
Nichtverkäsende Tuberkulose 344
„Nick"-Translation 63
Nickel 265, 323
Nicotin 23, 130
– Abusus 23, 132, 190, 264
NIDDM s. non-insulin-dependent diabetes mellitus
Niemann-Pick-Krankheit 298
Nieren 201, 220 f
– Amyloidose 138, 225
– Glomerula s. Glomerula
– Ikterus 184
– Infarkt 20
– Insuffizienz 197, 214, 240, 320
– – terminale 321
– juxtaglomerulärer Apparat 204
– Karzinom, hellzelliges 269
– tubulointerstitielle Krankheiten 160
– Verkalkungen
– – parenchymatöse 158, 160
– Zystennieren 162
Nierensteine 160
NIN s. Nukleotidinstabilität
Nm 23 s. nichtmetastatisches Protein 23
NO s. Stickstoffmonoxid
Noduläre Glomerulosklerose **104**
Non-Hodgkin-Lymphom, malignes 217, 254, 272
Non-insulin-dependent diabetes mellitus (NIDDM) **106**, 107
Nosologie der akuten Entzündung **299**
NPY s. Neuropeptid Y
N-Ras 51
NSAID (nonsteroidal antiinflammatory drugs) s. nichtsteroidale Analgetika
Nuclear factor κB (NF-κB) **125**, 306
– Inhibitor 125
Nucleotid binding fold (NBF)

– NBF1 92
– NBF2 92
Nucleotide excision repair (ner) 258
– associated instability 257 f
Nucleus arcuatus 151, 152
Nukleinsäuren 89
– Freisetzung 162
– s. auch Desoxyribonukleinsäure, Ribonukleinsäure
Nukleolen 247, 248
Nukleosiddiphosphat-(NDP-)-Kinase 267
Nukleosomen 21
Nukleotidinstabilität (NIN) 257 f, **258**
Nukleotidsequenzen 257

O

Obere Einflussstauung 216
Oberflächenantigene der Erythrozyten 323
Oberflächenspannung der Alveolen 86
Obstruktion der Ureteren 270
Obstruktive Ventilationsstörung 93
– xanthöse Pneumonie 150
Ödem(e) 201, 220
– angioneurotisches 302
– der Zellen 11
– generalisierte 221, 224
– interstitielles 214, 221
– Lokalisationen **221**
– Lungen 214, 221
– Ursachen **221**
Ösophagus 217
– Varizen 14
Östrogen(e) 90, 149, 158, 184, 190, 192
– Therapie 222
– und Apoptose 23
Okklusive Vaskulopathie 288
Okkulte Blutungen 270
Okkultes Karzinom 272
Oktoploidie 62
Oligämie 275
Oligosaccharide 89
Oligosaccharidliganden 42
Oligurie 218
Omega-3-Fettsäuren 149
Oncornaviren 259
Oncostatin 118
One-Gene-two-Products-two-Pathways-Hypothese **58**
Onkogene 25
– virale 254, 267
– zelluläre 254, 267
Onkoproteine 260
Onkose 19, 22

Opportunistische Infektionskrankheiten 334
Opsonierung 288 ff
– Mikroorganismen oder Immunkomplexe 287
Opsonine 32, 287, **297**
Orale Antikonzeption 231
Organspezifische Autoimmunkrankheiten 326
Organtransplantate 305, 319
Organtransplantation(en) 113, 323
– Risiko 323
Organtuberkulose 343 f
– Lungen **344**
Orthopoxvirus 129
Osmotischer Druck 220, 224
Osteoarthritis 30
Osteogenesis imperfecta 30
Osteoklasten 292
Osteomyelitis, chronische s. Knochenentzündung
Osteomyelosklerose 217
Osteonektin 70
Osteopetrose 11
Osteopontin 43, 70
Osteoporose 10
Osteoprotegrin 306
Osteosarkom 23, 247
Osteosynthese 79
Ovarialkarzinom 60
Ovarialtumoren 158
Oxidanzien 124, 291
Oxidasen 264
– mikrosomale 184
Oxidation
– Fettsäuren 195
– LDL 146, 194
Oxidative Modifikation 196
Ozon 100, 124, 168

P

P s. Protein(e)
PAF s. plättchenaktivierender Faktor
Paganini, Niccolo 31
PAI s. Plasminogenaktivator-Inhibitor
Pale staining cells 207
p-ANCA s. antineutrophile zytoplasmatische Antikörper
Pankreas 159, 174
– β-Zellen-Verlust 101
– Elastase 131
– Fibrose
– – zystische **91**, **92**
– Karzinom 52, 270
– Sekretgranula der β-Zellen 106
Pankreatitis 20, 160
– biliäre 185
Panzytopenie 217

Papilläres Schilddrüsenkarzinom 158, 266, 269
Papillarmuskeln 279
Papillomavirus 129
Papovaviren 129
Paradoxe Embolie 238
Paraganglien 167
Paragangliom
– intraadrenales 208, 248
Parakortex 308
Parakrin 115
Parakrine Wirkung 74
Paramyxoviren 129
Paraneoplastisches Syndrom 139, 158, 270
Paraproteinämie 224
Parasiten 172, 185, 320
Parathormon 49, 157
Parathormonähnliches Hormon 157
Parenchymatöse Nierenverkalkungen 158, 160
Parietalzellen der Magenkorpusschleimhaut 326
Parkinson-Krankheit 23, 135
Parvoviren 259
PAS-Reaktion s. periodic acid Schiff reaction
Passive
– Hyperämie 201, 212
– Kongestion 275, 277
– Lektinophagozytose 42
Passiver Transport 115
Pathogenese
– AL-Amyloidose **138**
– Atherosklerose 292
– – Modell der oxidativen Modifikation **196**
– – Response-to-Injury-Modell **196**
– Chromatose **173**
– chronische Polyarthritis **346**
– Gicht **163**
– Herzhypertrophie **206**
– intrahepatischen Cholestase **183**
– acute respiratory distress syndrome (ARDS) **84**
– Diabetes mellitus Typ 1 u. 2 105, **106**
– Lupus erythematosus **329**
– von Krankheiten 2
Pathogenität der Tuberkelbakterien 340
Pathologie, allgemeine 3
Pathologische Frakturen 270
– Immunsuppression 332
PDGF s. plättchenabhängiger Wachstumsfaktor
PEC s. perivascular epitheloid cell
PECOMe (PEC-Tumoren) **140 f**
Pemphigoid, bullöses 35
Pemphigus 68

Penicillamin 30
Pentosen 88
Peptidoglykane 85
Peptisches Magenschleimhautulkus 189
Perforin 4, 25, **294**, 318 f
– und der membrane attack complex (MAC) **295**
Perforin-Granzym-Weg 22
Perfusionsdruck 279
Perfusionsstrecke 278
Perikard 160
Perikardhöhle 201
Perikarditis 158
Perineurale Lymphspalten 270
Perinukleäre ANCA (p-ANCA) 329
Perinukleärer Halo 261
Period acid Schiff (PAS) reaction 167
Periphere Toleranz 326
Peripherer Lungeninfarkt 277
Peripheres Nervengewebe, Genese 32
Peritonealkarzinose 268
Peritoneum 217
Perivascular epitheloid cell (PEC) 140 f
Perivaskuläre Sklerose 215
Perizyten 71
Perlecan 33, 34
Permanente Zellen 61
Perniziöse Anämie 197, 326
Peroxide (s. auch Hyperoxid, Wasserstoffperoxid) 172
Peroxidasen (s. auch Superoxid-Dismutase) 5, 174
Peroxidierte Fettsäuren 195
Peroxisomen 239
Petechien 244
Peyer-Plaques 306, 311
PF 4 s. Plättchenfaktor 4
PGI2 s. Prostacyclin, PGI2
P-Glykoprotein 114
pH-Regulator 92
pH-Wert 78, 222, 341
– intrazellulärer 19
Phäochromozytom 208, 248
Phäomelanin 167
Phagosom 340
Phagozyten 293
Phagozytose 42, 69, 130, 161, 289, 298, 306, 313, 318
– Aktivität 338
– von Bakterien 86
– von Mikroorganismen, Störungen **298**
– – Ursachen **298**
Phalloidine 131
Pharyngitis 160
Phase der akuten Antwort, Proteine 7, **8**, 13, 194

Phasen
– der Heilung von Knochenfrakturen 79, **80**
– Reparation von Geweben **69**
Phenacetin 265
– Abusus 35
Phenylbutazon 161
Philadelphia-Chromosom 255
Phlebothrombose 236
Phlegmone 20
Phorbolester 124
Phosphatidylcholin 9, 86
Phosphatidylglyzerol 86
Phosphatidylinositol (PI) 49
Phosphatidylinositolbiphosphat (PIP2) 49
Phosphatidylserin 329
Phosphocholin 7
Phospholamban 206
– Phosphorylierung 206
Phospholipase(n) 4, 19, 72
– A 160, 185
– A2 72, 231
– C 5, 72
– C-β 49
– membranassoziierte 50
Phospholipide 86, 184
– Zellmembranen 73
Phosphorylierung 47, 52, 55, 57
– von Phospholamban 206
Photolyse 5
Photosensitivität 169, 179
PI s. Phosphatidylinositol
Pick-Krankheit 135
Pickwick-Syndrom 216
Pigmente 13
– anorganische 167, 171 f
– Definition 166
– Klassifizierung **167**
Pilzinfekte 334
Pinozytäre Vesikel 306
Pinozytose 192
PIP2 s. Phosphatidylinositolbiphosphat
Pirquet, von s. von Pirquet
Placoglobin 267
Plättchenabhängiger Wachstumsfaktor (PDGF) 69, 71, 75, 192, 195
Plättchenadhäsion 243
Plättchenaggregation 243
Plättchenaktivierender Faktor (PAF) 72, 84, 85, 191, 229, 290
– Wirkungen 286
Plättchenfaktor 4 (PF-4) 118, 290
Plättchenthrombus 234
Plakoglobin 209
PLAP s. plazentare alkalische Phosphatase
Plaque(s) 190
– atheromatöse **189**, 237
– atherosklerotische 234, 238
– Kappe 189
– neuritische **133**

Plasmafaktor D 288
Plasmafibronectin 32, 69
Plasmaosmolalität 218
Plasmaproteine 71
Plasmazellen 309, 316, 336, 345
Plasmide 259, 260
Plasmin 77, 229, 233, 238
Plasminogen 232 ff
Plasminogenaktivator (PA) 71, 149,
  232 f, 272, 333
– Gewebe-Plasminogenaktivator
  (t-PA)
– Inhibitor (PAI) 195
– – PAI-1 195, 232, 234
– – PAI-2 232
Plasminogen-Plasmin-Enzym-
  system 232
Plasmodium falciparum 115, 185
Plasmozytom 127
Plattenepithelkarzinom 15
– Epidermis 263
Plattenepithelmetaplasie 14, 260
Plazenta 115, 151, 157, 181, 319, 332
– Trophoblastzellen 231, 237
Plazentare alkalische Phosphatase
  (PLAP) 140
Pleomorphes Adenom 253
Pleura 201, 345
– Erguss 213, 215
– Karzinose 268
– Mesotheliom 215
– parietalis 215, 221
– Schwarte 216
– visceralis 221
Plexus chorioideus 136
Ploidie 62
Pluripotente Stammzellen 61
Pneumocystis carinii 333 f
Pneumokokken 9
Pneumokoniose 175, 215, 338
Pneumonie 91, 333 f
Pocken 129
Podozyten der Nierenglomerula
  103, 222 f, 288
– Fußfortsätze 223
Poliovirus 5
Polyarteriitis nodosa 127, 215,
  225, 320 f
Polyarthritis, chronische 310, 320 f,
  343, 345
– Pathogenese **346**
Polycythaemia vera 12, 217
Polyklonale B-Zell-Aktivatoren 309
– Stimulation der T-Zellen 330
Polymerasen 57, 59
Polymorphie der Zellkerne 249
Polymorphismus des Gens 151
Polymyositis 271
Polyneuropathie 104, 108
Polypen, Nasenschleimhaut 316
Polyploidie 62
Polyploidisierung 11

Polysaccharide 88
Polytrauma 241
Polyzyklischer Kohlenwasserstoff
  264
Porphyrine 178
Porphyrinpigmente 167
Porphyrinproteine 178
Portale Hypertension 14, 217 f
– Stauungsmilz 14, 217
Portio uteri 77
Portioepithel 260
Postkapilläre Venolen 41, 306
Postrezeptorendefekt 107
Poxviren 129
Präkanzerose 16, 247
Präsarkomatose 170
Prätibiales Myxödem 33
Preload 202, 210
Presenilin 135
– Presenilin 1 132, 136
– Presenilin 2 136
Primäre
– biliäre Zirrhose 174, 328
– Chromatose **173**, 174
– Hämostase 229
– Heilung 79
– Kardiomyopathie **209**
– lymphatische Organe 306
– Siderose 174
Primärherd, Tuberkulose **343**
Primärkomplex, Tuberkulose **343**
Primärlokalisation, Tumor **251**
Primärstadium, Lungentuberkulose
  343, 344
Primitive Matrix 32
Prionen 121
Prionenkrankheit 120
– Ätiologie **122**
– Histologiebild **121**
– „Protein-only"-Hypothese 121
Prionenprotein (PrP)
– normales (PrPC) 121, **122**
– pathologisches (PrPRES) 121,
  122
Pro- oder antithrombotische
  Faktoren, Endothelzellen 240
Pro-α-Ketten 30
Proapoptotische Zytokine 206
Prodromalstadium, AIDS 334
Produktiv-proliferative Tuber-
  kulose 343
Progesteron 90, 158, 332
Progression von Tumoren **25**, 265
Proinflammatorische Zytokine 124,
  151
Proinsulin 106
Prokollagen 30
Prolactin 51
Proliferation
– der Zellen 265
– – Hemmung 315
– glatte Muskelzellen 192

– und Differenzierung der B-Zellen
  310
Prolin 31
Promotion, Kanzerogenese **265**
Proopiomelanocortin (POMC) 171
Prostacyclin (PGI2) 74, 192, 234 f,
  240, 243, 288
Prostaglandine (PG) 9, 85, 124, 192,
  218, 229, 286, 288
– PGI2 74, 192, 234 f, 240, 243, 288
Prostata 266
Prostatakarzinom 247, 251
Prostataspezifisches Antigen
  (PSA) 140, 251
Prostatische intraepitheliale
  Neoplasie (PIN) 15
Proteasen (s. auch Proteinase)
  19, 85 f
Protein(e)
– 4.1 131
– 14–3–3σ 56, 59
– P10 118
– P14 58
– P16 56, 58
– P19 56, 58
– P21 56, 58, 255
– P27 56, 58, 141
– P38 206
– – P38 b 206
– – Familie 206, 209
– P50 125
– P53 56, **57**, 141, 255, **256**
– – Aktivatoren 58
– – Gen 25
– – – Inaktivierung 256
– – Hemmer 58
– – pathologisches 256
– – System 56 f
– P56 312
– P65 125
– P107 260
– P130 260
– ABO-System 327
– activator protein 1 124
– akzessorische 308
– C 231, 232, 284
– Denaturierung 19
– der extrazellulären Matrix 30, **31**
– – gestörte Vernetzung 30 f
– der Phase der akuten Antwort 7,
  8, 113, 194
– E1 A 260
– heterodimere Glykoproteine 40
– kardiale 209
– kationisches 98, 296 f, **298**, 319
– konstitutive 7
– kontraktile 204, 209
– MHCP **114**
– Myc 57, 141
– Nm 23, 267
– ob-Genprodukt 107
– RAD51 61

– Ras 47, 51 f, 206, 209
– – Signaltransduktion **51**
– S 231, 232, 234
– S100 140, 170
– Stressproteine 7
– Tau 131 f, 134
– virale 260, 313
„Protein-only"-Hypothese 121
Proteinablagerungen
– bei neurodegenerativen ZNS-Erkrankungen **135**
– intra- und extrazelluläre **127**
– intraneuronale 132
Proteinase 3, 329
α1-Proteinase 31
Proteinaseinhibitor 291
Proteinkinase(n) 55
– Proteinkinase A **47**, 49
– Proteinkinase C **47**, 49, 197
– – Aktivatoren 124
– Typen **47**
Proteinmangelernährung 148
Proteinsynthese 78
– Leber 224
Proteinurie 104, 223
– physiologische 224
– selektive 224
– Überfluss 224
– unselektive 224
Proteoglykane 13, **33**, 77, 157, 267
– Abbau 110
– Aufbau 29, **33**
– der extrazellulären Matrix 108
Proteolyse 77
– der Gerinnungsfaktoren V und VIII 232, **233**
– ubiquitinabhängige 260
Proteolytisches Enzym 283
Proteus 43
Prothrombin 231
Prothrombotische Faktoren 192, 240
– der Endothelzellen **240**
Protoonkogene 254 f, 259
Protoporphyrie 179
– erythropoetische 179
Protoporphyrin 179
Protozoen 333
– Infekt 221, 334
Protozoonose 222
Provirus 258
Provisorische bindegewebige Matrix 70
Proximate carcinogen 264
PrPC s. Prionenprotein, normales
PrPRES s. Prionenprotein, pathologisches
PSA s. prostataspezifisches Antigen
Psammomkörper 158
P-Selectin 41
Pseudarthrose 79
Pseudogicht 161

Pseudomelanosis coli 167
Pseudomonas aeruginosa 31, 43
Pseudomyasthenie 52
pTNM-Klassifizierung **171**, 254
Pulmonal-arterieller Druck 82
Pulmonalarterien 277
Pulmonale arterielle Hypertonie 11, 213
– – – Ursachen **215**, 216
– Hypertonie 343, 345
– Thromboembolie 238
Pumpfunktion des Herzens **202**
Punktmutation 182, 254, 255, 256
Purkinje-Fasern 207
Purpura 244
– thrombotische thrombozytopenische (TTP)
– – akute idiopathische 218, 240, **241**
– – chronische rezidivierende 218, 240, **241**
Pyelonephritis 162, 270
– destruktive 160
Pyknose 22
Pyrimidindimere 264
Pyrogen 272
P-Zellen (pale staining cells) 207

Q

Quincke-Ödem 302

R

R-Domäne des CFTR 92
Rabies 129
Radikale (freie) 3 f, 5, 6, 13, 57, 72, 85 f, 119, 172, 192, 194, 263, 277, 290, 292, 319, 339
Radiolyse 5
raf-Gen 254
Raf-Kinasen 47
RANTES s. regulated upon activation, normal T-expression, presumable secreted
ras-Gen 52
Ras-Protein 47, 51 f, 206, 209
– Signaltransduktion **51**
rb-Gen s. Retinoblastomgen
Rb-Protein s. Retinoblastomprotein
Rb-System s. Retinoblastomsystem
RCAS1 (Mucin) 269
Rearranged during transfection-Protein (Ret-Protein) 50
Rearrangement 311
Reassoziationskinetik 63
Regeneration 67, 72, 79
Regenerationsprozess 78
Regionale Ischämie 274
Regression von Tumoren 25

Regulated upon activation, normal T-expression presumable secreted (RANTES) 118
Regulation des Immunsystems 313
Regulatorregion der DNA 260
Reinfektion, exogene 344
Reiter-Syndrom 115
Reizleitungssystem 201
– idiopathische Fibrose 208
Rekrutierung und Aktivierung der neutrophilen Granulozyten 124
Rektumkarzinom 247
Relaxation 207, 210
– glatte Muskelzellen 193
– – Störungen 207
Remodeling 190
Remote carcinogen 264
Renale Osteopathie 12
Renin 131, 204, 218
Renin-Angiotensin-Aldosteron-System 224
Reoviren 129
Reparation 67, 72, 74, 79, 194
– von Geweben 69
– – Phasen **69**
– molekulare Mediatoren der Makrophagen **70**
Reparatur
– defekter DNA-Abschnitte 56, 59, 63, 248, 254, 256
– Gene 257
– Mechanismen 54
Reperfusion 277
Repetitive DNA-Sequenzen 63, 256
Replikation 74, 260
– RNA-Viren **128**
– Fehler **257**
Reportermolekül 63
Residual bodies 167
Respiratorische Insuffizienz 83, 285
Response-to-Injury-Modell 196
Restriction fragment length polymorphism (RFLP) 257
Restriktive Kardiomyopathie 208
Ret-Protein s. rearranged during transfection-Protein
Rethrombosierung 234
Retina 277
Retinoblastom
– rb-Gen 255
– Rb-Protein **57**, 260
– System 56, **57**
Retinoide 149
Retinopathie 104
Retroviren 129, 258 f, 334
Reverse Transkriptase (RT) 60, 127, 258
Rezeptor(en) 38, **48**
– Chemokine **117**, 119, 306
– Fibrinogen 235
– für das Fragment C3 b 288
– Gerinnungsfaktoren 239

Rezeptor(en)
– IFN 313
– – IFN-γ 341
– IgD 309
– IL-2 334
– Kostimulation 306, 310 f, **315**
– LDL
– – Synthese 150
– Thyreoidea-stimulierendes
 Hormon (TSH-R) 4, 49, **50**
– Transferrin 173 f
– transmembranöse 77
– Triglyceride 148
– Tumornekrosefaktor (TNFR) 22,
 24, 119, 261
– Wachstumsfaktoren 254
Rh-Antigene 319, 329
Rhabdoviren 129
Rheumafaktoren 346
– der Klasse IgM 346
Rheumaknoten 339, 345 f
Rheumatische(s) Endokarditis 237
– Fieber 160
– Herzkrankheit 3, 159 f
Rheumatismus nodosus 127, **345**
Rheumatoide Arthritis 9, 321, 326,
 339, 346
– juvenile 288
Rhinitis allergica 316
Rhythmusstörungen 138, 279
Riesenzellen 129, 292, 336 ff, 345
Risiko
– bei Organtransplantationen 323
– für Krankheiten in Abhängigkeit
 des HLA-Phänotyps **115**
– für Thrombosen 103, 107, 149,
 192, 234, 243
Risikofaktoren, Atherosklerose
 150, 190
Risikogruppen des humanen
 Papillomvirus (HPV) **261**
Rivalta-Probe 299
RNA-abhängige DNA-Polymerase 127
RNA-Polymerase 57
RNA-Viren 129, 258 f, 334
– Replikation **128**
Röntgenstrahlen 263
Rolling 34, 41, 306
Rote Pulpa der Milz 217
Rotor-Syndrom 182
Rous-Sarcoma-Virus (RSV) 258
Rückwärtsinsuffizienz, Herz 213
Ruhedyspnoe 212
Ruptur der Herzkammerwand 279
Ruß 175

S

SAA s. Serumamyloid-A-Protein
Saccharide, Funktion **89**
Sättigungsfaktoren 151

„Säureverluststellen" 159
Salizylate (s. auch Acetylsalicyl-
 säure) 180, 302
Salmonella enteritidis 173
„Salty-Baby-Syndrom" 91
Sarkoglykane 209
Sarkoidose 158, 208, 215, 338, **339**,
 342, 344 f
Sarkolemm 204
Sarkome 247, 253, 256
Sarkomere 209
Sarkoplasma 206
Sarkoplasmatisches Retikulum 206
Satellitenzellen 32
Sauerstoff 263
– Doppelbindungen 264
– Hyperoxid (O_2^-) 4, 292
– Partialdruck 82
– Radikale (freie) 3 f, **5**, 6, 13, 57,
 72, 85 f, 119, 172, 192, 194, 263,
 277, 290, 292, 319, 339
– Reservoir 179
– Transport 179
– Versorgung 276
– – Myokard 204
Schädel-Hirn-Trauma 132, 242
Schädelbasis 270
Schädigung
– Endothelzellen 83 ff
– – Ursache
– – – metabolische **191**
– – – molekulare **192**
– Zellen **4**, 72
– Zellmembranen **4**
„Scharlachtoxin" 330
Schaumzellen 150, 189, 194 f, 217,
 292
Scherkräfte 103, 191 f, 240 f
Schilddrüse 326
– C-Zellen 140
– Hormone 168
– Karzinom
– – medulläres **142**
– – papilläres 158, 266, 269
– Tumoren 158
Schistosomiasis 158, 338
Schistozyten 240
Schlaflosigkeit, fatale familiäre 121
Schlagvolumen 202 f, 210, 212,
 279
Schleim (Mukus) 89 ff
– Funktionen **90**
Schleimhauterosionen **67**, 243
Schlottergelenke 31
Schmelzepithel 157
Schock
– anaphylaktischer (s. auch Ana-
 phylaxie) 316
– kardiogener 213
– septisch-toxischer 284
– toxischer 330
Schockreaktion 119

Schwangerschaft 100, 222, 234,
 319, 323
Schwann-Zellen 104
Schwanz des Thrombus 235
Schwarze Galle 216
SDF-1 s. stroma cell-derived
 factor 1
Second messenger 49
Segregation 56
– Checkpunkt 59, **60**
Sekretgranula der β-Zellen des
 Pankreas 106
Sekretion von TNF-α 242
Sekundäre Chromatose 174
– Gicht 162
– Hämostase 229
– lymphatische Organe 306 f
Sekundenkapazität (FEV1) 93
Selbst und Fremd 311, 313
Selbstantigene 316
Selektin(e) 40, 43
– Typen **41**
– – E 124, 196, 292, 329
– – L 44, 307
– – P 41
Semimaligne Tumoren 250
Seminom des Hodens 253, 269
Senile ATTR-Amyloidose 138
Senile Herzamyloidose 138, **139**
Sensorische Nervenfasern 99
Sentrin 22, 24
Sepsis 85, 140
– Miliartuberkulose 275, 344
– Vasodilatation 275
Septisch-toxischer Schock 284
SERCA-2 s. Kontraktilität
 der Herzmyozyten
Serglycin 33
Serin-Protease 234
Serotonin 69, 151, 192, 194, 208,
 234 f, 286
Serotyp EC O157:H7 243
Sertolizellen des Hodens 261
Serumamyloid A (SAA) 8 f, 137
Serumbilirubin, Konzentrationen
 184
Shigella-ähnliche Toxine I + II 243
Sialinsäure 88, 90, 132, 175, 191
Sialoproteine 222
Sichelzellanämie 182
Siderin 171, 173, 217
Sideroachrestische Anämie 174
Siderophoren 173
Siderose, primäre 174
Siderosomen 171
Sievert (Sv) 264
Signaltransduktion 40, 47, 55, 77,
 107, 113, 123, 184, 209
– Checkpunkte **56**
– defekte Moleküle 315, 332
– Inositolweg 49, **50**
– intrazelluläre Wege **49**

– Messenger **49**
– mittels Ras-Protein **51**
– zwischen T-, B- und APC-
  Zellen **315**
Signed transduction activated
  transcription factors (STAT) 124
Silikatkristalle 283
Silikose 10, 215
– Lungen 338
Silizium 338
Simon-Spitzenherde 344
Sinus cavernosus 208, 277
Sinushistiozytose 269
Sinusknoten
– kranker 208
Sjögren-Syndrom 288
Skleren 180
Sklerodermie 127, 208
Sklerose
– perivaskuläre 215
α-smooth muscle antigen
  (α-SMA) 71
Sonnengeschädigte Haut 170
Sonnenlichtexposition 169
Sorbit 103 f, 191
SOS s. mammalian son of sevenless
  protein
S-Phase des Zellzyklus **55**, 256
Spectrin 131, 218
Speicheldrüsen 264
Speicherkrankheiten 208
– lysosomale 14, 108, **109 f**, 202
Spermien 130
Sphärozytose 131
– hereditäre 127, 218
Sphingolipide 13, 108
Sphingomyelin 9, 86
Spindel (Anheftung an die Chromo-
  somen) 57, 59
Splanchnikusgebiet 218
Splenektomie, Indikationen **218**
Splenomegalie 14, 213
– Ursachen **217**
Spongioforme Enzephalopathie
  121
S100-Protein 140, 170
Src 51
Stabile Zellen 61
Staging (Stadieneinteilung)
– maligne Melanome **171**, 172
– nach Clark 171, **172**
– Tumoren 251, 253
Stammzellen des Knochen-
  marks 115
– pluripotente 61
– unipotente 61
Staphylococcus aureus 20, 330
Stase
– Galle 185
– Blut 234
STAT s. signed transduction
  activated transcription factors

Stationäre Zellen 70
Statische Zytometrie 63
Staubkrankheiten der Lunge 175
Stauungsmilz
– kardiale 217
– portale 14, 217
Steatose 13, 144
– Leber **149**
– Herz 148
– Hepatozyten 148
– Ursachen **148**
Steroide 149
Steroidhormone 157
Stickstoffemboli 238
Stickstoffmonoxid (NO) 71, 119,
  190, 192, 196, 235
– Inaktivierung 196
– Synthese 192
Stickstoffmonoxid-(NO-)Synthase
  240
Stimulation
– Komplementsystem 316
– TNF-α 119
– TC-Zellen 311
Stimulatorische Hypersensivitäts-
  reaktion 323
Stoffwechselveränderungen
– Diabetes mellitus **103**
– Tyrosin **168**
Stomatitis, allergische 68
Stomatitisvirus (VSV) 126
Strahlen 248
– energiearme 264
– energiereiche 264
– ionisierende 23, 57, 263 f
– ultraviolette (UV-) 78, 124, 167,
  168, 264, 283
Strahlenbelastung, natürliche 264
Strahlendosis, biologisch wirksame
  264
Strahlenquellen 264
Strahlensensibilität 61
Strahlentherapie 264, 333
Strahlung
– kosmische 264
Streptococcus pyogenes 160
– Toxine 330
Streptococcus viridans 236
Streptokinase 229, 233 f
Streptokokken 3
– α-hämolytische 20
– β-hämolytische der Gruppe A
  160, 237
Streptolysin O 160
Stress 7, 58, 100
– biomechanischer 206
– Faktoren 3
– Proteine 7
– Reaktionsmöglichkeiten
  der Zelle **7**
„Strickleitern" (nach Thrombosen)
  238, **239**

Stroma cell-derived factor 1
  (SDF-1) 118
Stromatumor,
  gastrointestinaler 248
Stromazellen, fetale 77
Stromelysin 32, 70, 169
Subduralhämatom, chronisches
  158
Subendokardialer Infarkt 278
Substance K 194
Substance P 94, 99, 194, 218, 284
Suffusionen 244
Sulfonamide 180
Superantigene 160, 309, 330, **331**,
  346
Superinfektion 339, 344
Superoxid-Dismutase (SOD) 5, 174
Superoxid s. Peroxide
Suppression von Tumoren 58
Suppressorgene 254, 259, 263
Suppressorproteine der Metasta-
  sierung 267
Surfactant 85, **86**
– Protein A 86
– Protein B 86
– Protein C 86
– System 150
Synaptophysin 140, 170, 251
Syncytiotrophoblast 332
Syndecan 33, 77
Syndrom
– der immobilen Zilien 130
– metabolisches 190
– nephrotisches 127, 139, 149, **223**,
  224 f, 231, 243
– paraneoplastisches 139, 158, 270
– Pickwick 216
– Reiter 115
– Rotor 182
– Salty-baby 91
– Sjögren 288
– venookklusives 217
– Wiskott-Aldrich 244, 333
Synovialis 161 f, 321
Synthese
– Kollagene **30**
– α-MSH 151
– NO 192
– LDL-Rezeptoren 150
Synthesephase des Zellzyklus **55**,
  256
Synthesestörung, Melanin 170
Synuclein 135
– α-Synuclein 135
Synucleinopathien 135
Syphilis 338
Systemische Hypotension 277
Systemischer Lupus erythematosus
  (SLE) 288, 326, 329
Systolische Dysfunktion
  des Herzens **203**, 204

T

Tabak 264
Tachykinine 99
Tachypnoe 82
Tacrolimus 313
Tätowierungen 175
Tamm-Horsfall-Glykoprotein 224
Tamoxifen 158
Tamponade des Herzens 279
Tangles, (neuro)fibrilläre 132, **133**, 135
Tardieu-subpleurale-Blutungen 244
Tau-Protein 131 f, 134
Taucherunfälle 238
Tauopathien 135
TC-Zellen, s. T-Lymphozyten, zytotoxische
TCA-4 s. Thymus-derived chemotactic agent 4
TCR s. T-Zell-Rezeptor
TECK s. thymusexprimierte Chemokine
Telomerase, Aktivierung 60
Telomere der Chromosomen 60, 63, 257
Tenascin 29, 32, 70
Teratome 253
Testosteron und Apoptose 23
Tetramethyl-Rhodamin-Isothio-cyanat (TRITC) 63
Tetraploidie 62
Tetrazykline 148
– Therapie 175
TFPI s. tissue factor pathway inhibitor
TFRS s. transcription factor response elements
TGF s. transformierender Wachstumsfaktor
Thalassämie 174, 217 f
T-Helferzellen (TH) 321, 334, 341, 345
– TH0-Zellen 310
– TH1-Zellen 119, 307, **310**, 311
– TH2-Zellen 99, 119, 307, **310**, 311, 326
– TH3-Zellen 311, 328
– Zytokine 310, **314**
Thermoregulation 9
Thiazide 158
Thiolproteasen 132
Third Messenger 49
Thoraxbild 345
Thromben **235**, 321
– arterielle 236, **237**
– Bildung 229, 235, **236**
– freie 238
– Kammerwand 279
– in Aneurysmata von Arterien 239
– Organisation 238

– Rekanalisation **238**, 239
– Schwanz 235
– „Strickleitern" **238**, 239
– venöse 234, 236, **237**
– von Leukozyten 275
Thrombin 41, 191, 229, 232, 242
Thrombembolie 237
Thrombogenese **235**
Thrombomodulin 230 f, 233, 240
Thrombozyten 239 f
– kanalikuläres System 239
Thrombozytopenie 83
Thrombophlebitis 234, 236, 271
– migrans 272
Thromboplastin 229, 232
Thrombose(n) 3, 72 f, 189, 222, 240, 289, 323, 329
– arterielle 329
– mikrovaskuläre 240
– murale 235
– Neigung 195, 233
– Plättchen 234
– Risiko 103, 107, 149, 192, 234, 243
– Vena cava inferior 217
Thrombospondin 69, 233, 243
Thrombotische Mikroangiopathie 102, 104, 107, 225
Thrombotische thrombozytopeni-sche Purpura (TTP)
– akute idiopathische 240, **241**
– chronische rezidivierende 240, **241**
Thromboxane 194
– Thromboxan A2 124, 234 f
Thromboxanweg 74
Thrombozyten 229
– α-Granula 239
– strukturelle Defekte 236, 244
– tubuläres System 239
Thrombozythämie 319
Thrombozytopenie 231, 240, 271, 319
– autoimmun bedingte 272
Thrombozytopenische Purpura 218, 240, **241**
Thrombozytose 271
Thrombus s. Thromben
Thymidindimere 264
Thymosin-β-15-Molekül 266
Thymus 306, 326
Thymus-derived chemotactic agent 4 (TCA 4) 118
Thymusexprimierte Chemokine (TECK) 118
Thyreoidea-stimulierendes Hormon (TSH) 4, 49
– Rezeptor (TSH-R) 4, 49, **50**
TH-Zellen s. T-Helferzellen
TIA s. transiente ischämische Attacken
Tigerung des Herzmuskels 149

Tight-Junctions 183, 192, 214
TIMP s. tissue inhibitor of metalloproteinase
TIN s. Translokations-Instabilität
Tissue factor pathway inhibitor (TFPI) 230 ff, 242
– factor pathway of coagulation 232
– inhibitor of metalloprote(in)ase (TIMP) 267
– plasminogen activator (t-PA) 233
T-Lymphozyten 43, 194, 305, 307, 310, 315 f
– Charakteristika **309**
– Rezeptor, s. T-Zell-Rezeptor
– Stimulation, polyklonale 330
– zytotoxische 105, 261, 310, 339, 345
– – Stimulation 311
– s. auch T-Helfer-, T-Suppressor-zellen
TNF s. Tumornekrosefaktor
TNFR s. Tumornekrosefaktor-Rezeptor
Todesdomäne 22, 24
Todesfaktor 261, 269
Toleranz
– immunologische 326
– periphere 326
– rechtes Herz 216
– zentrale 326
Tollwut 129
Tonogene Dilatation 210
Tonsillen 306
Tonsillitis 3, 160
Tonus des sympathischen Nerven-systems 218
Tophi 161 f
Toxine 5, 184
– bakterielle 20, 283 f
– mikrobielle 242
– Streptococcus pyogenes 330
Toxische(r) Fettsäuren 341
– Hypoxie 148
– Schock 330
Toxizität, freies Eisen 172
Toxoplasma 334
– gondii 338
Toxoplasmose 338
t-PA (tissue-plasminogen activator) 233
Tränenflüssigkeit 174
TRAF3 s. Tumornekrosefaktor-assoziierter Faktor 3
TRANCE/RANK-Rezeptor (Osteoprotegrin) 306
Transbronchiale Lungenbiopsie 345
Transcription factor response ele-ments (TFRS) 123
Transducer 49
Transferrinrezeptor 173 f

Transformation
- maligne 248, 257
- Makrophagen 336
Transformierender Wachstumsfaktor (TGF)
- TGF-α 69, 76
- TGF-β 8, 56, 69, 71, 76 f, 84 f, 116, 192, 311, 326, 338
Transiente ischämische Attacken (TIA) 238
Transkription 126, 259
Transkriptionsfaktoren 49, 57, **124**, 125, 254 f
- Familie E2 F 57
- MyoD 119
- NF-ϰB **125**, 306
Translokation 63, 255
Translokations-Instabilität (TIN) **258**
Transmembrane conductance regulator, zystische Fibrose (CFTR) 92, 114
Transmembranöse Rezeptoren 77
Transplantat 277
- Abstoßung 305, 323 f
- - beteiligte Zellen **325**
- - Typen **324 f**
Transplantation
- Lungen 277
Transplantationsassoziierte Atherosklerose 197
Transport, passiver 115
Transportprotein(e) 52, 113, 183
- hepatozelluläres 182
Transsudat **299**
Transthyretin 8, 137
Transzytose 192
Treponema pallidum 338
Triglyceride 12 f, 144, **145**, 148
- Rezeptoren 148
Trijodthyronin 205
Trikuspidalklappe 160
Trisomie 21 132, 135
TRITC s. Tetramethyl-Rhodamin-Isothiocyanat
Trophoblastzellen der Plazenta 231, 237
Tropoelastin 31
Tropokollagen 30
Tropomyosin 204
Troponinkomplex 204
Trypsin 131, 160, 185
Tschernobyl 264
TSH s. Thyreoidea-stimulierendes Hormon
TSH-R s. Thyreoidea-stimulierendes Hormon, Rezeptor
T-Suppressorzellen 326, 332
TTAGG 60
TTP s. thrombotische thrombozytopenische Purpura
T-trope Viren 119

Tuberkelbakterien s. Mycobacterium tuberculosis
Tuberkulinähnliche Antigene 341
Tuberkulintest 340
Tuberkulöse Herde 344
Tuberkuloide Lepra 310 f
Tuberkulom 339
Tuberkulose 9, 20, 68, 137, 158, 215, 298, 337, 339, **343**
- bovine 343
- Erreger s. Mycobacterium tuberculosis
- exsudativ-käsige Form 343
- generalisierte 340
- Greisentuberkulose 344
- hämatogene Streuung 340, **344**
- infraklavikuläres Frühinfiltrat 344
- Lunge 343, **344**
- Miliartuberkulose 344
- - Sepsis 275, 344
- nichtverkäsende 344
- Primärherd **343**
- Primärkomplex **343**
- Primärstadium **343**, 344
- produktiv-proliferative 343
- Reaktivierung alter Herde 344
- Simon-Spitzenherde 344
- verkäsende **339**, 341 f
- Verkalkungen 158
- Verlauf 340
- verzögerte Hypersensitivität 340 f, **342**
- zellvermittelte Immunität 340 f, **342**
Tuberkulostatika 343, 345
Tubuläre Azidose 158
Tubuläres System der Thrombozyten 239
Tubulin 12, 131
Tubulointerstitielle Nierenkrankheiten 160
Tuftsin 297, 302
Tumor(en) 245
- benigne **249**, **252**
- Bezeichnung **252**
- Entstehung 259
- - „Zweiphasenmodell" 257, 264
- Histogenese 130
- Hoden 247
- Leber 270
- maligne **249**, **250**, **252**
  s. auch maligne Tumoren
- - Häufigkeiten **247**
- - lymphopoetische 136
- Meningen 248
- Merkmale **249**
- Metastasierung **266**, **268**
- Nävuszellen **169**
- neuroendokrine 208
- Ovarien 158
- Primärlokalisation **251**

- Progression **25**, 265
- Regression 25
- Schilddrüse 158
- semimaligne 250
- Staging 251, 253
- Symptome 270
Tumorantigene 321
Tumorbedingte Malabsorption 272
Tumorigene Viren **260**
Tumorinfiltration in Lymphspalten 270
Tumormarker 251
Tumormetastasierung 266 ff
Tumornekrosefaktor (TNF) 113, 119
- assoziierter Faktor 3 (TRAF3) 51, 261 f, 269
- - Dissoziation der CD40R-TRAF3-Komplexe 261
- Familie 306
- Rezeptoren 261
- - TNFR1 22, 24, 119
- - TNFR2 119
- TNF-α 9, 41, 70, 85, 103, 106, 119, 151, 194 f, 240, 267, 270, 272, 290, 292, 306, 314, 325, 339 f
- - Funktionen **120**
- - Sekretion 242
- - Stimulation 119
- - und Lupus erythematosus **329**
- TNF-β 119, 311, 314, 322
Tumorprogression 265
- durch Apoptose **25**
- durch Proliferation **25**
Tumorsuppression 58
Tyrosin, Stoffwechsel **168**
Tyrosinkinase 48, 50, 255
Tyrosinpigmente 167
T-Zelle s. T-Lymphozyten
T-Zell-Leukämievirus I, humanes (HTLV I) 258 f
T-Zell-Leukämievirus III, humanes (HTLV III) 258 f
T-Zell-Regionen der Lymphknoten 307
T-Zell-Rezeptor (TCR) 51, 308 f, 331
- β-Kette 311
- Gensegmente **312**, 313
- Proteinketten 312
- Typen
- - TCR-1 311 f
- - TCR-2 311 f
- variable Region
- - α-Kette 313
- - β-Kette 330
- Vergleich mit Immunglobulinen **313**

U

Ubiquitin 8, 55 f, 58 f
– Ligase 58
– System 8
Ubiquitinabhängige Proteolyse 260
UDPGT s. Uridindiphosphat-Glucuronosyltransferase
Überflussproteinurie 224
Überlebensfaktor(en) (s. auch Bax-Protein) 22, 255
Überlebensrate, 5-Jahres- 268
Ulkus s. Ulzera
Ultimate carcinogen 264
Ultraviolett-(UV-)Strahlen 78, 124, 167, **168**, 264, 283
Ulzera **67**, 68, 127
– Darmschleimhaut 325
– Magenschleimhaut **68**
– Mundschleimhaut **68**
– neuropathische 67
– trophische 67
Umweltfaktoren 100
Ungesättigte Fettsäuren, Nahrung 149
Unipotente Stammzellen 61
Unkonjugiertes Bilirubin 180
Urämie 218
Urat, Ablagerungen 163
Urease 68
Ureteren
– Obstruktion 270
Uridindiphosphat-Glucuronosyl-transferase (UDPGT) 180, 182
Urin
– Natriumkonzentration 218
– Stase 160
Urobilinogen 180
Urocystitis glandularis 14
Urogenitaltrakt 97
Urokinase 131, 229, 233
Urolithiasis 160
Urothelien 67
Urothelkarzinom 62, 265
Urticaria 316
Uvea 167, 169

V

Vacciniavirus 119
Vagale Nervenfasern, Typ C 99
Variable Region
– α-Kette, T-Zell-Rezeptor 313
– β-Kette, T-Zell-Rezeptor 330
Varikose 78, 222
Variola 129
Varizellavirus 129
Varizen 217, 237
Vascular cell adhesion molecule 1 (VCAM-1) 197, 292, 301

Vaskulärer endothelialer Wachstumfaktor (VEGF) 70 f, 76, 116, 191
Vaskulitis 202, 225, 237, 275
Vaskulopathie
– okklusive 288
Vasoaktive Amine 286
– Mediatoren 290
Vasoaktives intestinales Polypeptid (VIP) 218
Vasodilatation 120, 285, 289 f
– bei Sepsis 275
Vasokonstriktoren 192
Vasopressin 194
Vasospasmus 286
VCAM-1 s. vascular cell adhesion molecule 1
VDJ-Gensegment, T-Zell-Rezeptor 313
Vegetationen auf den Herzklappen 236
VEGF s. vaskulärer endothelialer Wachstumsfaktor
Vena
– porta 217
– pulmonalis 278
– cava inferior 217
– – Thrombose 217
Venenthrombosen 234
Venöse Infarkte 277
– Thromben 234, 236, **237**
Venolen
– mit hohem Endothel s. high endothelial venules
– postkapilläre 41, 306
Venookklusives Syndrom 217
Ventrikelmasse 278
Venulosklerose 215
Verapamil 4, 115
Verbrauchskoagulopathie 241, 272
Verbrennungen 242, 298
Verfettung, Hepatozyten 148, **149**, 216
Verkäsende Nekrose 20, 339, 341 f
– Tuberkulose **339**, 341 f
Verkalkungen 188, 343
– Herzklappen 160
– dystrophische **158**
– metastatische 159
– Nieren
– – parenchymatöse 158, 160
– Tuberkulose 158
Vermittlermoleküle 266
Vernarbung 71
Vernetzung 30 f
Verotoxine 243
Verruca vulgaris 127
Verschluss der Koronararterien 278
Verstärkerregion eines Gens 254
Verwalter des Genoms 254
Very late activation antigens (VLA) 39, 43

Very-Low-Density-Lipoproteine (VLDL) **146**, 147, 190
Verzögerte Hypersensitivität 323, 324, 340, **341 f**
Verzögerter Typ der Immunantwort 269, 316
Vesikel
– pinozytäre 306
Vibrio cholerae 16
Vimentin 140, 170
Vinblastin 131
Vincristin 131
Vinculin 267
Virale Antigene 330
– Onkogene 254, 267
Virchow 3
– Trias 234
Virokine 119
Virus (Viren) 5, 126, 259, 319 f, 330, 345
– Aufbau **126**, 129
– Ausschleusung 260
– DNA-Viren 259, 260
– – Erzeugung von Tumoren **260**
– Einschlüsse, intranukleäre **129**
– – intrazytoplasmatische **129**
– Genom 127, 259
– Infekt 79, 100, 124, 208, 248, 333 f, 340
– M-trope 119
– Replikation **128**
– RNA-Viren 129, 258 f, 334
– T-trope 119
– tumorigene **260**
– s. auch die einzelnen Viren
Virushepatitis 20
– chronische 320
Virusinfizierte Zellen 292, 309
Virionen, infektiöse 334
Virusprotein(e) 260
– Hemmung der Synthese 313
Viskosität
– des Gewebes 276
– Schleim 89, 93
Vitamin-B1-Mangel 202, 208
Vitamin B6 196
Vitamin B12 196
Vitamin C 5, 30, 78
Vitamin D 124, 157
Vitamin D3 339
Vitamin E 5, 167
Vitamin K 244
Vitiligo 171
VLA-2 s. very late activation antigens
VLDL s. Very-Low-Density-Lipoproteine
Volumenbelastung 210
von Pirquet, Clemens 100, 316
von-Willebrand
– Faktor (vWF) 192 f, 229, 231, **236**, 240 f

– – Multimere 240 f
– Krankheit 244
Vorhof
– Flattern 209
– Flimmern 208
– Myxom 248
Vorläufer-B-Zellen 309
Vorläufer, dendritische Zellen 308
Vorlast 202, 210
Vorwärtsinsuffizienz, Herz 213
V-Segment, TCR 312
VSV s. Stomatitisvirus
Vulvovaginitis 129
vWF s. von-Willebrand-Faktor

W

Wabenlunge 215
Wachstumsfaktor(en) 50, 67, 74,
 75, 76 f, 113, 194, 239, 316
– epidermaler (EGF) 8, 116, 254,
 261
– Nervenwachstumfaktor (NGF)
 119
– plättchenabhängiger (PDGF) 69,
 71, 75, 192, 195
– Rezeptoren 254
– transformierender (TGF)
– – TGF-α 69, 76
– – TGF-β 8, 56, 69, 71, 76 f, 84 f,
 116, 192, 311, 326, 338
Wächter über das Genom 254 f
Wandspannung, Herz 210
Wandstress, Herz 210
Warthin-Finkeldy-Riesenzellen 128
Wasser- und Natriumretention 224
Wasserstoffperoxid (H$_2$O$_2$) 291
Wege der intrazellulären Signal-
 transduktion **49**
Wegener-Granulomatose 225
Weibel-Palade-Körper 193
Weiße Pulpa der Milz 216
Wepfer, Jakob 237
Widerstand, linksventrikulärer 202
Wildtypallel 257
Willebrand, von
– Faktor (vWF) 192 f, 229, 231, **236**,
 240 f
– – Multimere 240 f
– Krankheit 244
Wilms-Tumor 247
– wt-Gen 255
Wilson-Krankheit 174
Wiskott-Aldrich-Syndrom 244, 333
Wolff-Gang 91
Wundheilung 82, 107

X

X-gebundene Hypogamma-
 globulinämie 332
Xanthelasma 150
Xanthin
– Dehydrogenase 5, 277
– Oxidase 5, 161, 277
Xanthome 150

Y

Yersinia
– enterocolica 173
– pseudotuberculosis 338

Z

Zahn, Friedrich 236
Zahnentwicklung 157
„Zahngranulom" 347, 347
Zahn-Linien 236
Zellatypien 249
Zelldifferenzierung, endgültige 61
Zellen, dendritische, reife 305, 307
– – follikuläre 141, 306, **307 f**
– – interdigitierende 306, **307**
– – Vorläufer 308
– fetale Stromazellen 77
– hämopoetische 43
– labile 61
– Langerhans 292, 305, 323
– M-Zellen (Darm) 305
– permanente 61
– P-Zellen (Myocard) 207
– stabile 61
– virusinfizierte 292, 309
Zellkern, Bestandteile 329
– DNA-Gehalt 61, 63
– Monomorphie 249
– Polymorphie 249
Zelllyse 317
Zellmembran(en)
– Invaginationen 239
– Phospholipide 73
– Rezeptoren 48
– Schädigung **4**
Zellödem 11
Zellproliferation 265
– Hemmung 315
Zellschädigung **4**, 72
Zelluläre Adaptationen 10
– Immunantwort 310
– Mediatoren der akuten
 Entzündungsreaktion 290
– Onkogene 254, 267
Zellvermittelte Hypersensitivitäts-
 reaktion 197
– Immunität 340, **341**, 342
Zellwanderung 33

Zell-zu-Zell-Kontakte 39
Zellzyklus 54, **61**
– M-Phase 62
– Phasen **55**
– S-Phase **55**, 256
– und verschiedene Zelltypen **61**
– Zwischenphasen **55**
Zentrale Toleranz 326
Zentrales Nervensystem (ZNS) 135
Zentralvenen 217
Zentromere 63
Zentrosomen 59
Zerebrale Fibrinthromben 243
Zervikale intraepitheliale Neoplasie
 (CIN) **15**
Zervixdysplasie **15**
Zervixkarzinom 260, 270
Ziehl-Neelsen-Färbung 340
Zigarettenrauch 10, 190, 244, 264
Zink 267
Zirkulierende Immunkomplexe 329
Zirrhose
– der Leber 13, 77, 79, 132, 174,
 181, 217
– – alkoholische 185
– primäre biliäre 174, 328
ZNS s. zentrales Nervensystem
Zona adhaerens 41
„Zweiphasenmodell" der
 Tumorentstehung 257, 264
Zweittumor nach Bestrahlung 264
Zyklisches AMP (cAMP) 47, 49
Zymogene 30
Zystadenokarzinom 158
Zystadenom 158
Zystenlunge 215
Zystennieren 162
Zystische Fibrose (CF) des Pankreas
– Symptome **91**, 92
– Ursache **92**
Zystizerkose 158
Zytoadhesine 39
Zytokine 11, 22, 51, 70, 105, **116**,
 124, 191, 194, 313
– der T-Zellen 309
– – T-Helferzellen 310, **314**
– – – TH1-Zellen **310**
– – – TH2-Zellen **310**
– Dysregulation 325
– inflammatorische 116, 151
– lymphozytenabhängige 116
– proapoptotische 206
– proinflammatorische 124, 151
– und Atherosklerose **194**
Zytologie von bronchoalveolären
 Lavagen 345
Zytolysin 318
Zytolytische Mediatoren 318
Zytomegalie 68, 127
Zytomegalievirus (CMV) 57, 119,
 129

Zytoskelett 40, 43, 130, 183, 193, 248, 260, 291
– Krankheiten mit Zytoskelett-veränderungen **131**
Zytostatika 78, 264, 269
Zytotoxische Hypersensitivitäts-reaktion 319 f
– Immunantwort 269
– T-Lymphozyten (TC) 105, 261, 310, 339
– Zellen bei der Transplantat-abstoßung **325**